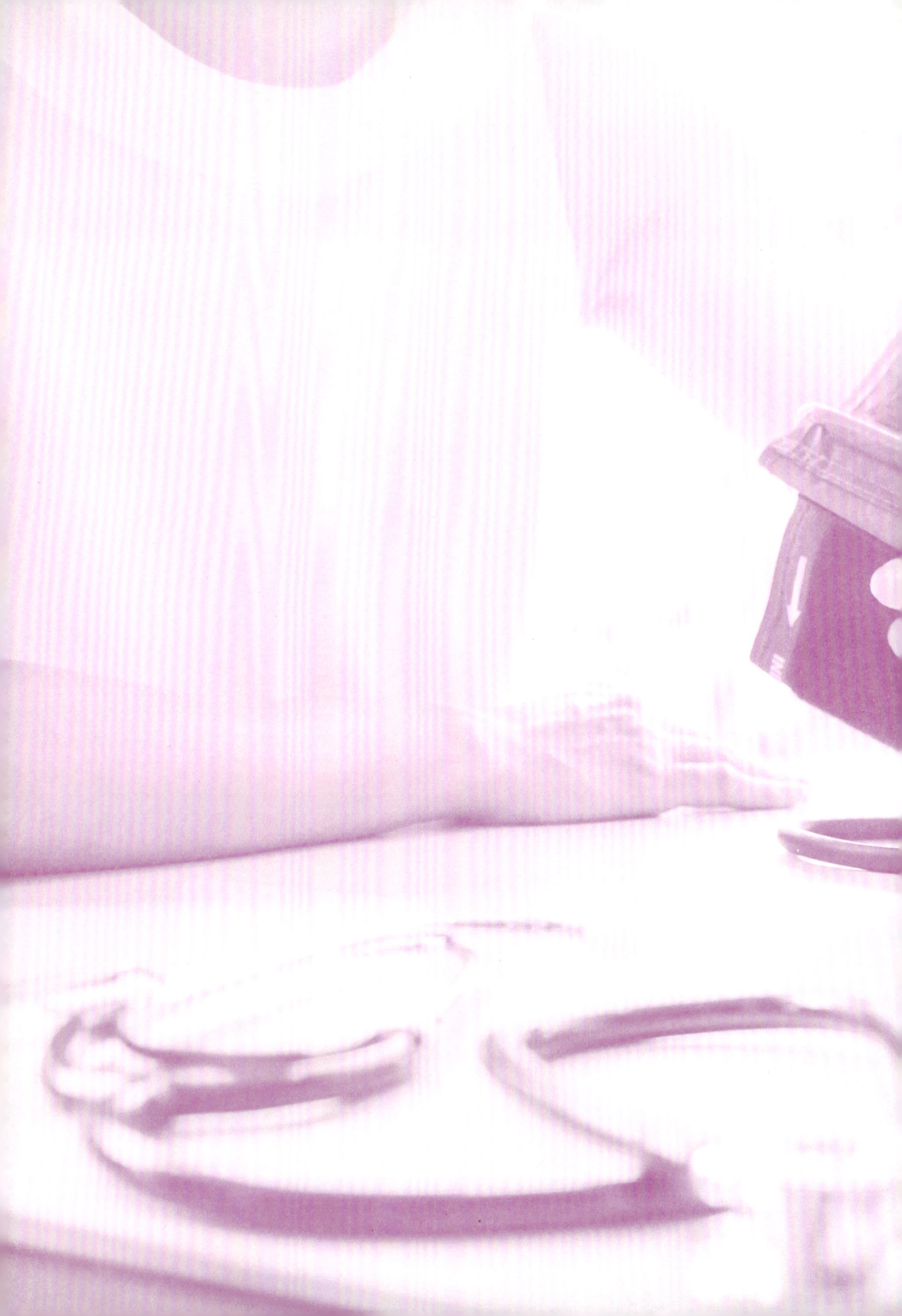

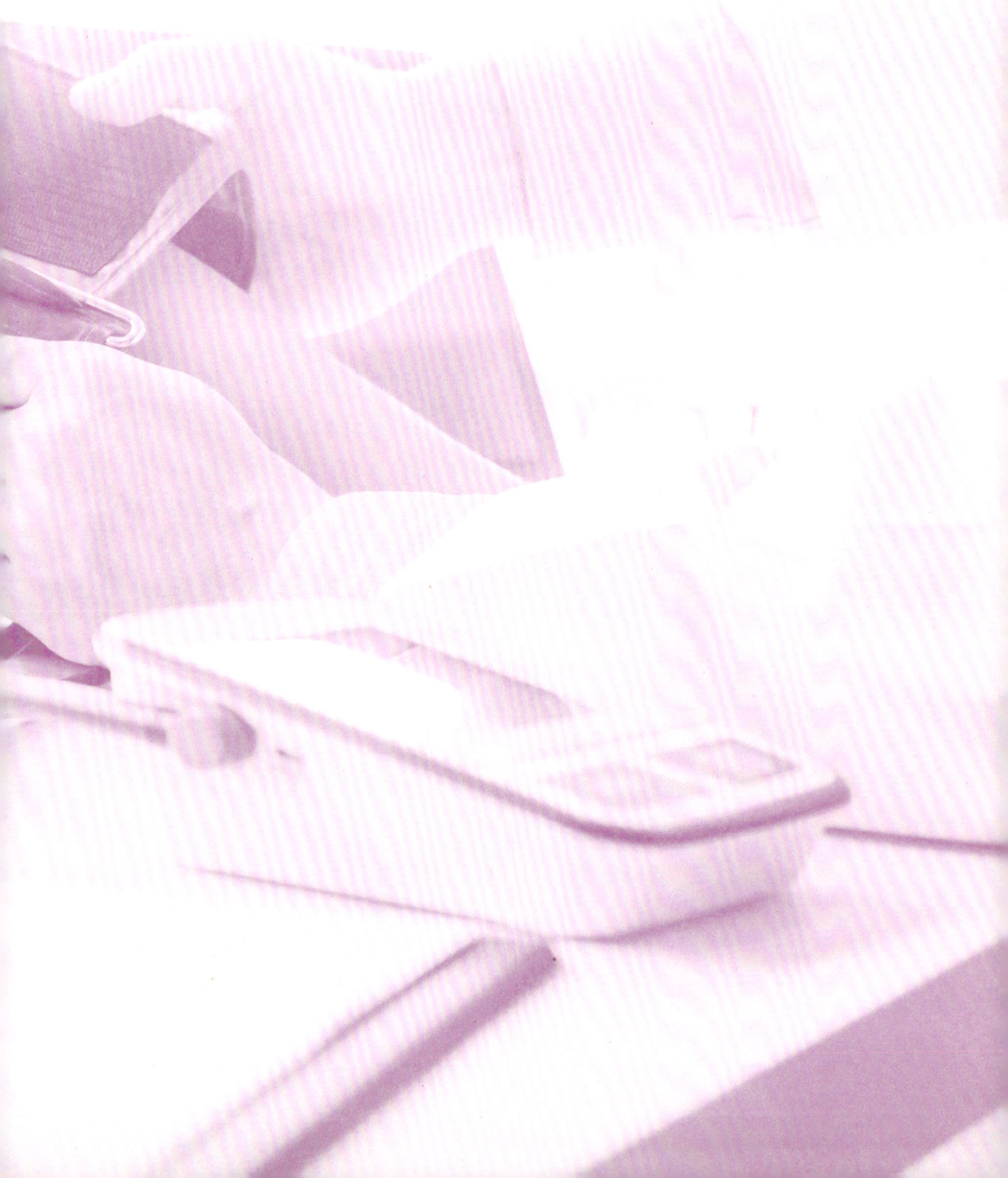

에센스

건강보험론

강공언 · 김재윤 · 남영희 · 류장근 · 박경렬
박재원 · 신은경 · 오향숙 · 유진영 · 홍보경

Essence

Comprehensive Health Insurance

메디시인

머리말

오늘날 국민건강보험은 국민의 보건향상과 사회보장 증진을 위해 가장 중요한 사회보장제도가 되었습니다. 우리나라에서는 1977년에 직장의료보험이 도입된 지 12년만인 1989년에 전국민 의료보험이 가능하게 되는 등 짧은 기간에 전국민 의료보험시대를 달성하면서 업무분야도 더욱 세분화되고 전문성이 정착되어 실무를 담당할 전문인력에 대한 수요도 급속히 늘어나고 있습니다.

특히 의료기관에서 국민건강보험공단에 청구하는 요양급여비용이 병원경영에 직접적인 영향을 주게 되면서 보험청구업무는 병원행정분야에서 가장 중요한 요소로 자리잡게 되었습니다. 더불어 보건의료인력을 양성하는 대학의 보건행정관련학과도 늘어나고 건강보험 등의 의료보장제도를 중요한 교과목으로 개설 · 강의되고 있으며, 국가자격 취득시험에서도 그 출제비중이 점차 늘어나고 있습니다.

본 교재를 출간하면서, 필자들은 보건의료 관련학과의 전공학생들과 국가자격시험을 준비하는 일반 학생들뿐만 아니라 의료관련 실무자들과 건강보험에 관심이 있는 일반인들이 쉽게 이해할 수 있도록 함에 목적을 두었습니다. 그러나 관련법 조항을 뒤져가면서 공부해야 되겠느냐는 독자들의 볼멘소리가 나오면서, 개정의 필요성을 실감하게 되었습니다. 이에 필자들은 불필요한 법 조항은 삭제하고 꼭 필요한 조항들은 요약하여 학생들과 독자들의 효율성을 높이고자 하였습니다.

본 교재는 건강보험 등의 의료보장제도에 대한 전반적인 이해와 함께 보험청구업무에 대한 실무의 전 단계로써 이론적인 토대가 구축될 수 있도록 구성하였습니다.

1장과 2장에서는 건강보험에 관한 기본적인 개념을 이해할 수 있도록 사회보장과 의료보장 및 건강보험의 역사에 대해 기술하였으며, 3장부터 9장까지는 건강보험체계, 건강보험급여, 보험료 및 보험재정, 건강보험 요양급여비용, 행위급여목록 · 상대가치점수표 및 산정 지침, DRG 지불제도, 요양급여비용 청구 및 심사 등에 대하여 각각 기술하였습니다. 또한 10장부터 13장까지는 우리나라 의료보장제도에 대한 전반적인 이해가 가능하도록 노인장기요양보험, 의료급여, 산업재해보상보험, 자동차보험 등에 대해 최근의 개정된 법령을 토대로 주요 내용을 간추려 정리하였습니다.

그러나 국민건강보험법을 비롯하여 이와 관련된 각종 고시에 이르기까지 자주 개정되고 있으므로 교재 내용의 상시 보완이 요구되는 실정입니다.

다행스러운 것은 본서의 저술이 대학의 강단에서 직접 건강보험관련 강의를 하고 있는 교수들이 참여하여 이루어졌기에 시기적절하게 출간 직전까지의 최근 관련법규 등의 내용을 수정 · 보완할 수 있었습니다.

아울러 이번 기회에 영문 등 보충설명으로 (괄호) 안에 들어갈 말들은 글자 point를 줄여서 가독성을 높이도록 배려했습니다.

마지막으로 본 교재가 더욱 더 알찬 교재가 될 수 있도록 성원해 주신 교수님들께 감사드리며, 개정판이 나오기까지 열과 성을 다해 주신 메디시언 임직원들께도 깊은 감사를 드립니다.

임인년 가을에

필자 대표

[추기] 지면을 아껴 쪽수를 줄이기 위하여 관련법 조항의 표시나 2022년 이전 개정일자 등은 삭제하였습니다. 혹시 법 조항이나 개정된 날짜 등을 참고하시고자 하시는 분은 본사로 연락주시면 관련법 조항과 개정일자가 포함된 데이터를 보내드리도록 하겠습니다.

차례

Contents

차례

Contents

차례

Contents

차례

Chapter 08 DRG 지불제도

Chapter 09 요양급여비용 청구 및 심사

Contents

차례

Contents

차례

Chapter 13 자동차보험

에센스 건강보험론

Comprehensive Health Insurance

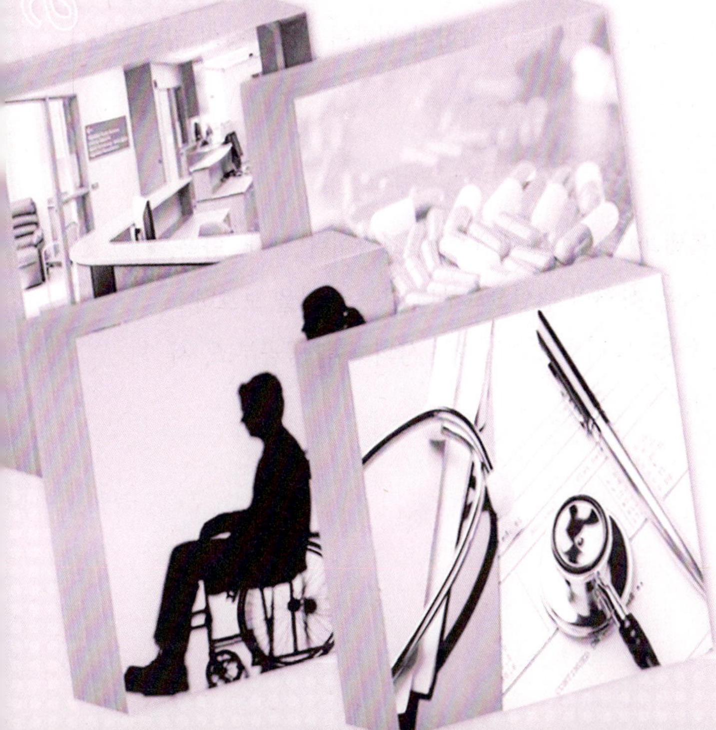

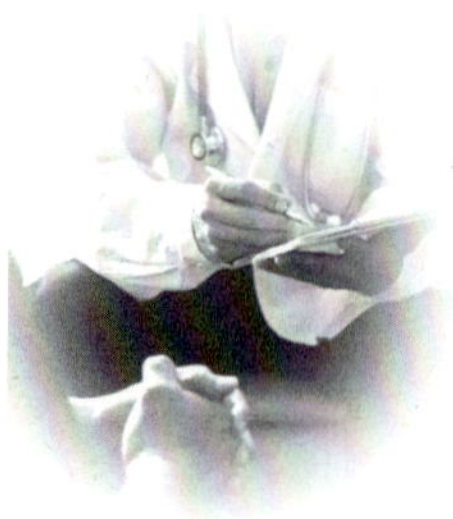

Chapter 1

사회보장과 의료보장

1. 사회보장의 개념 및 역사

1. 사회보장의 개념

사회보장social security의 security보장란 단어는 라틴어의 "securitas"에서 기원한 것으로 그 의미는 se=without:해방 + cura=care:걱정, 염려를 의미한다. 즉, '걱정에서 해방된다', '염려를 없게 한다'는 의미를 가지고 있다. social을 붙인 'social security', 즉 사회보장은 '사회적으로 걱정에서 해방된다'는 의미를 갖는다.

사회보장의 개념에 대해서는 사회 또는 학자마다 견해가 다르다. 그 이유는 각 국가가 추구하는 정책의 목표나 학자들이 추구하는 방법이 각각 다르기 때문이다. 사회보장의 이론적인 접근은 영국에서, 제도의 시행은 독일에서, 그리고 용어 사용은 미국에서 시작되었다. 그러나 공통적으로 사회보장의 영역을 "사회보험"과 "공공부조"로 보는 데에는 이견이 없다.

각각의 상이한 입장에서 사회보장의 본질적인 의미를 파악하기 위하여 사회보장의 정의를 소개하기로 한다.

(1) 우리나라 사회보장의 정의

우리나라는 사회보장을 사회보장기본법2021. 12. 9시행에서 "사회보장이란 출산, 양육, 실업, 노령, 장애, 질병, 빈곤 및 사망 등의 사회적 위험으로부터 모든 국민을 보호하고 국민 삶의 질을 향상시키는 데 필요한 소득 · 서비스를 보장하는 사회보험, 공공부조, 사회서비스를 말한다."라고 정의하고 있다.

여기에서 “사회보험”이란 국민에게 발생하는 사회적 위험을 보험의 방식으로 대처함으로써 국민의 건강과 소득을 보장하는 제도를 말하고, “공공부조”란 국가와 지방자치단체의 책임 하에 생활 유지 능력이 없거나 생활이 어려운 국민의 최저생활을 보장하고 자립을 지원하는 제도를 말한다.

또 “사회서비스”란 국가 · 지방자치단체 및 민간부문의 도움이 필요한 모든 국민에게 복지, 보건의료, 교육, 고용, 주거, 문화, 환경 등의 분야에서 인간다운 생활을 보장하고 상담, 재활, 돌봄, 정보의 제공, 관련 시설의 이용, 역량 개발, 사회참여 지원 등을 통하여 국민의 삶의 질이 향상되도록 지원하는 제도를 의미하며, “평생사회안전망”이란 생애주기에 걸쳐 보편적으로 충족되어야 하는 기본욕구와 특정한 사회위험에 의하여 발생하는 특수욕구를 동시에 고려하여 소득 · 서비스를 보장하는 맞춤형 사회보장제도를 말한다.

또한, “사회보장 행정데이터”란 국가, 지방자치단체, 공공기관 및 법인이 법령에 따라 생성 또는 취득하여 관리하고 있는 자료 또는 정보로서 사회보장 정책 수행에 필요한 자료 또는 정보를 말한다.

이와 같이 우리나라에서는 사회보장의 영역을 5개의 영역, 즉 사회보험, 공공부조, 사회서비스, 평생사회안전망 및 사회보장 행정데이터로 구분하고 있다.

이러한 사회보장의 권리 체계는 헌법상 기본권 중 사회적인 기본권생존권으로 ‘인간다운 생활을 할 권리헌법 제34조의 ①’가 있으며, 이를 보장하는 구체적인 수단으로 헌법 제34조의 ②항부터 제35조 및 제36조에서 보장하는 사회복지 수급권으로 ‘사회보장을 받을 수 있는 권리’를 규정하고 있다.

(2) 비버리지의 정의

영국 비버리지Beveridge는 1942년 연구 “사회보험 및 관련 서비스Social Insurance and Allied Service”에서 사회보장의 개념을 언급하고 있다. 이 보고서에서는 사회보장을 “실업 · 질병 또는 부상으로 인하여 수입이 중단된 경우에 대처하기 위하여, 노령에 의한 퇴직이나 부양 책임자의 사망으로 인한 부양 상실에 대비하고, 나아가서는 출생 · 사망 및 결혼 등에 관련된 특별한 지출을 감당하기 위한 소득보장”을 의미한다고 정의하였다. 즉, 비버리지의 사회보장은 소득보장 제도라고 할 수 있다.

또한, 그는 일반적으로 사회보장의 일부라고 보는 아동수당, 포괄적인 보건서비스, 완전고용 등을 사회보장이 성공을 거두기 위한 전제조건으로 보았다. 그러나 그의 이론은 특별히 소득보장에만 너무 좁게 한정되어 있다는 비판을 받고 있다.

(3) 국제노동기구(ILO)의 정의

국제노동기구에서는 1984년 사회보장 입문에서 사회보장이란 "질병, 부상, 출산, 실업, 노령, 폐질, 사망 등으로 인한 소득의 중단 또는 감소에 의하여 야기되는 경제적 · 사회적인 고난에 대하여 사회가 그 구성원들에게 마련해 주는 소득보장, 의료보장, 아동수당 등 일련의 공적 조처"라고 정의했다.

이와 같이 국제노동기구에서는 소득보장, 의료보장 및 아동 수당 등을 사회적인 권리로 규정하고 있다.

(4) 미국의 사회보장의 정의

미국은 1935년 루즈벨트 대통령이 뉴딜 정책의 일환으로 시작한 사회보장법에서 처음으로 사회보장이란 용어를 사용하였다. 사회보장은 세 부분으로 구성되는데, 첫째는 노령연금 · 실업보험 등 사회보험, 둘째는 고령자와 부양이 필요한 아동이 있는 가난한 가정에 대한 공적 부조, 셋째는 장애아와 아동 · 모자에 대한 의료 · 생활원조 · 사회복귀 등의 사회복지서비스이다.

이 중 노령연금만 연방정부에서 책임지고 나머지는 주정부에서 운영하며, 우리나라처럼 전 국민을 대상으로 하는 건강보험은 없다.

2. 사회보장의 역사

(1) 영국의 사회보장 제도

영국은 1010년에 에터리드왕의 칙령으로 구빈제도가 시작되었다. 기본 개념은 교회가 십일조의 1/3을 지역의 빈민구제사업에 사용하도록 하는 것이다.

그 후 1388년 리처드 2세 구빈법Poor Law부터 엘리자베스 구빈법 전까지의 사회보장은 노동 능력자에게 일자리 제공, 나태한 자의 처벌, 빈곤 아동의 도제화 및 노인과 병자, 장애자에게 구빈행정을 제공하는 것이었다.

1) 엘리자베스 구빈법

1601년 엘리자베스 구빈법The Poor law of 1601은 빈곤의 원인이 개인에게 있다고 보았기 때문에 먼저 가정에서 책임지고, 그래도 해결이 되지 않을 경우 국가에서 책임을 진다는 입장이었다.

그 내용은 ① 빈민 구제의 책임은 국가에 있으므로 구빈행정 체계를 갖추어 국가사업으로 시행하고, ② 주민들에게 구빈세를 징수하여 재원을 충당하며, ③ 노동 능력자와 무능력자를 선별하여 처우하고능력자는 강제노동, 무능력자는 구빈원에 수용보호, ④ 고아와 빈민 아동 보호 및 도제 방식의 직업교육 실시 등으로 설명할 수 있다.

엘리자베스 구빈법 이후에도 구빈법으로는 빈민의 이주를 제한하는 정주법, 빈민들을 공동 작업장에서 강제노동 하도록 하는 작업장법, 빈자들을 작업장에 보내는 대신 거주지 인근에 취업을 알선하는 길버트법, 임금이 최저 생활비에 미달할 경우 부족분을 보조해 주는 스핀햄랜드법 등이 있었다.

2) 신新 구빈법

1834년 신 구빈법이 제정되었는데 엘리자베스 구빈법과 마찬가지로 빈곤을 개인의 책임으로 규정하고 비인도적인 처우를 제공하였다. 그 특징은

첫째, 구빈행정의 중앙집권화로 구빈행정을 중앙집권화하고 행정수준을 통일하였다.

둘째, 구제수준의 최소화로 구제수준을 독자적으로 자립 · 자활하는 노동자의 일상 생활수준 이하로 유지하여야 한다는 원칙이다.

셋째, 빈민의 원내작업장 수용 구제로 빈민 구제는 작업장 내로 한정하고 수용이 불가능한 구빈 대상자는 원외 구호를 한다고 하였다.

3) 우애조합

영국의 사회보장 중 반드시 언급해야 할 분야가 우애조합Friendly Society의 기능이다. 우애조합은 조합원이 정기적으로 일정한 기여금을 부담하고 질병 · 노령 · 사망 등의 경우에 상호부조를 행하는 조직이다.

1793년 영국의 우애조합장려법An Act for the Encouragement and Relief of Friendly Society은 우애조합을 법정단체로 인정한 최초의 입법이다. 현대의 사회보장을 공적부조와 사회보험

으로 본다면 우애조합은 사회보험의 전신으로 볼 수 있다.

4) 조지형 사회보험

조지형 사회보험은 영국의 근대적인 사회보장제도의 근간으로, 1911년 국민보험법을 말한다. 이 법은 제1부 의료보험, 제2부 실업보험으로 구성되어 있다.

그 주요 내용은 ① 16세 이상 모든 육체 근로자의 강제가입, ② 보험료는 근로자 · 사용자 · 정부가 각각 정액 부담, ③ 보험급여는 단기적인 의료서비스와 상병 급여 및 장해급여를 제공, ④ 인가된 비영리 조합이 관리 · 운영하도록 되어있다.

5) 비버리지 보고서

1942년 영국의 비버리지는 "사회보험 및 관련 서비스Social Insurance & Allied Service"를 발표하였다. 이는 당시 사회보장의 포괄적인 접근, 즉 5대 사회악Five giants evils을 동시에 퇴치하고자 하는 발상에서 시작되었다.

5대 사회악이란 ① 빈곤want, ② 질병disease, ③ 무지ignorance, ④ 불결squalor, ⑤ 태만 또는 무위idleness를 의미하며 이를 제거하기 위해서는 국가의 개입이 필요하다고 주장하였다. 5대 사회악 중 빈곤에 대해서는 소득, 질병에 대해서는 의료, 무지에 대해서는 교육, 불결에 대해서는 주택 및 환경개선, 태만에 대해서는 완전고용이라는 정책이 각각 필요하고 이러한 사회악을 제거하는 것이 사회복지정책이라고 하였다.

비버리지 보고서 이후 영국은 1943년 신체장애자고용법, 1945년 가족수당법, 1946년 국민보험법, 1948년 국민부조법 등을 완성함으로써 현재 사회보장제도의 기본틀을 만들었다.

현행 영국의 사회보장제도는 국민건강보건서비스법, 공적부조법, 국민보험법 및 산재보험이 포함된 사회보험법으로 이루어져 있으며 국민보험법에 퇴직급여, 유족급여, 상병급여, 장해급여, 출산급여, 실업급여 등이 포함되어 있다.

(2) 독일의 사회보장 제도

1) 공제조합

중세 도시 수공업에 종사하는 장인들은 준프트Zunft ; guild라고 불리는 동업자 조합을 결성하였다. 조합원 상호 간에 일정 금액의 공제금을 갹출 · 적립하여 질병 · 장해 및 사망 시에, 치료, 장제 및 유가족의 생계까지 지원하였다.

이는 영국의 우애조합과 같은 성격으로 공제기능이 사회보험의 기초가 되었다.

1849년 프러시아 공제조합법은 특정 직종의 근로자에게 공제조합의 가입을 강제하고 사용자에게 기여금 지불을 의무화하는 최초 입법이었다.

2) 비스마르크형 사회보험

후발 산업국가로서 빠른 산업화로 인하여 독일에서는 노동계급, 지주계급, 신흥 자본가 사이에 계급 갈등이 시작되었다. 이들 갈등을 해결하기 위하여 비스마르크Bismark는 당근과 채찍의 일환으로, 노동계급의 사회주의 운동을 억압하기 위해 1878년 사회주의 탄압법을 시행하고, 노동계급을 포용하기 위하여 비스마르크형 사회보험이라고 불리는 사회보험 3법을 채택하였다. 1883년 공장 및 광산노동자를 위한 질병보험법, 1884년 근로자재해보험법, 1889년 폐질 · 노령보험법 등 사회보험법을 제정하였다.

이들 법은 최초의 국가주도 사회보험법이며 현재의 건강보험법, 산재보험법, 연금법의 성격을 띠고 있다는 데 의의가 있다. 한편 세 가지 사회보험법은 통합되어 1911년 독일국 보험법이 성립되었다.

3) 사회보장 체계

제2차 대전 후 서독 및 유럽 대부분의 국가들은 비스마르크형 사회보험의 원칙에 의거, 연금제도에 있어서 갹출과 급여는 소득비례방식에 의하고, 또한 공적 부조에 의한 최저생활을 보장하는 방법으로 출발하였다.

서독의 사회보장제도의 체계는 사회보험법과 공공부조법으로 구분할 수 있다. 사회보험법은 연금보험, 의료보험법, 산재보험법 및 실업보험법의 4가지로 구성되어 있다.

공공부조는 실업부조, 청소년부조, 아동수당, 모성보호, 전쟁희생자 원호, 각종 연금, 공중보건서비스, 공적부조 등으로 구성되어 있다. 그 범위와 내용이 매우 포괄적이다.

(3) 미국의 사회보장제도

1929년 시작된 세계대공황으로 대량실업과 빈곤이 사회문제화 되자 루즈벨트 행정부는 뉴딜정책의 일환으로 1935년 사회보장법social security act을 제정하였다. 이 법은 사회보험, 공적부조, 사회복지서비스로 구성되어 있다.

현대적 의미의 "사회보장법"의 전형이 된 이 법의 제정 의의는 연방정부 차원에서 강제보험제도를 확립하였다는 점이다. 사회보험에는 실업보험과 노령연금제도가 포함되었으나 전국적 차원의 의료보험제도는 의사들의 반대로 수립되지 못하였다.

미국 사회복지의 특징은 첫째, 자유주의 복지 모형으로서 자유시장경제를 존중하여 스스로 문제를 해결하지 못할 때 사회복지가 보충적인 역할을 수행하며, 둘째, 공식적으로 연방정부와 주정부가 사회복지의 분리운영 체계를 유지하고 있다는 점이다.

의료보험은 1920년대부터 실시되었는데 대학생 및 교직원을 대상으로 한 의료보험, 의과대학 부속병원과 생명보험회사의 지정병원 계약에 의한 의료보험, 1929년 Blue Cross 의료보험조합과 1939년 Blue Shield 의료보험조합에 의한 의료보험 등이 실시되었다. 즉, 의료보험은 Blue Cross와 Blue Shield 및 HMO health maintenance organization 등과 같은 사보험 형태의 민간의료보험회사 중심으로 발전하여 왔다.

공적 보장 형태로 의료보험을 변경하려는 시도는 몇 차례 있었으나 실패하고 1961년 노인의료보장법Medicare과 1967년 의료부조법Medicaid이 제정되었다. 미국의 의료보험제도는 민간의료보험 중심으로 발달하였으며, 공적 의료보장제도로는 메디케어Medicare와 메디케이드Medicaid만 있다.

2. 사회보장제도

1. 사회보장의 원칙

전 세계 160여 개국에서 사회보장제도를 실시하고 있지만 사회보장은 그 사회의 특성에 따라 내용이나 보장 정도를 달리하고 있다. 여기서 중요한 것은 사회보장의 원칙을 어떻게 설정하느냐 하는 것이다.

(1) 비버리지의 원칙

비버리지는 앞서 언급하였던 5대 사회악 중 빈곤퇴치를 위한 사회보험을 중시하여 사회보험의 6대 원칙을 제시하였는데 그 내용은 다음과 같다.

① **균일 생계급여의 원칙**Flat-rate of subsistence benefit : 정액급여의 원칙으로서 실업 · 장애 · 퇴직으로 인하여 수입 중단 시 과거 수입과 상관없이 국민들이 최저생활을 유지할 수 있도록 정액의 보험급여를 지급한다는 원칙이다.

② **균일 갹출의 원칙**Flat-rate of contribution : 정액 기여의 원칙으로, 국민은 소득과 관계없이 모든 사람이 같은 금액의 보험료를 낸다는 원칙이다.

③ **행정책임의 통합 원칙**Unification of administration responsibility : 하나의 기관에서 모든 사회보장제도를 통합하여 운영하여야 한다는 사회보험의 행정 통합을 의미하며 업무처리의 효율성과 경제성을 위해 보험료의 기여와 급여는 하나의 '사회보험기금'에서 관리해야 한다는 원칙이다.

④ **급여의 적정성**Adequacy of benefit : 정액급여를 함에 있어서 그 밖의 소득이 없더라도 국민의 생활이 가능할 정도로 급여기간과 금액이 적정 수준이어야 한다는 원칙이다.

⑤ **적용범위의 포괄성 원칙**Comprehensiveness : 적용 대상이 전국민이여야 한다는 대상의 포괄성 원칙과 사보험처럼 면책조항을 엄격히 제한적으로 해석해서는 안 된다는 대상사고의 포괄성 원칙이 있다. 즉, 전체 국민에게 모든 사고에 대한 보상이 이루어질 수 있어야 한다는 원칙이다.

⑥ **대상의 계층화 원칙**Classification : 사회보험은 원칙적으로 단순하고 포괄적이어야 하므로 사회적 · 경제적인 계급에 의한 차별없이 모든 사람에게 적용되어야 한다. 하지만 그룹별 최저생활 유지비의 차이 때문에 피고용자, 가정주부, 취업연령 미달자, 정년퇴직자 등 각 그룹별 생활양식의 차이에 따라 보험으로 조정한다는 원칙이다.

(2) ILO의 원칙

근로자들의 근로조건 향상을 위한 국제연합의 한 기구인 국제노동기구는 제2차 세계대전 이후 사회보장제도의 확장 보급을 위해 활발하게 노력하고 있다. 1952년 총회에서 채택된 '사회보장최저기준조약Convention Concerning Minimum Standards of Social Security'에서 사회보장에 관한 중요한 세 가지 원칙을 천명하였다.

이는 바로 '대상의 보편성 원칙', '비용부담의 공평성 원칙', '급여 수준의 적절성 원칙' 부양수준의 원칙, 균일급여의 원칙, 비례급여의 원칙 이다.

1) 대상의 보편성 원칙

대상의 보편성 원칙은 전체 국민을 사회보장의 대상으로 한다는 것이다. 사회보장의 시작은 근로자에 대한 사회보험으로 시작되었으나 질병의 위험이나 소득상실의 문제가 근로자에게만 국한되지 않고 모든 사람들에게 부딪치는 문제가 됨에 따라 사회보장의 적용대상을 전 국민으로 확대할 필요성이 제기되었기 때문에 확립된 원칙이다.

2) 비용부담(재원조달)의 공평성 원칙

재정에 관한 세 가지 원칙은 다음과 같다.

① 사회보장의 공동부담 원칙이다. 비용부담은 공동부담 원칙을 채택하여 기여금 또는 조세로 충당하되, 재산수준이 낮은 자에게 지나치게 과중한 부담을 주지 않도록 하였다. 또한, 피보험자의 경제적 상태를 고려하여 결정하도록 하였다.

② 피보험자들의 재정부담은 급여에 필요한 전체 재원의 50%를 넘지 않도록 해야 하며, 나머지는 사용자부담, 특별세 수입, 일반재정으로부터의 보조금 및 자본수입으로 충당해야 한다.

③ 급여의 적정 지급은 국가가 책임진다. 기여금은 급여에만 충당하고 관리운영비 등에 충당하면 안 된다. 어떤 경우이든 보험 자체의 수지로 운영이 어려울 경우에 궁극적으로는 국가가 책임을 져야 한다는 원칙이다.

3) 급여 수준의 적절성 원칙

① 비례 급여의 원칙이다. 급여액은 종전 소득에 기초하여야 한다.

② 균일 급여의 원칙이다. 급여는 생계수준을 고려한 정액급여를 의미한다. 즉, 누구든 최저수준까지는 동일하게 지원한다는 것이다.

③ 부양수준의 원칙이다. 보험급여와 수익자의 자산을 합한 금액이 최저생활을 보장하도록 하는 것이다. 즉, 수익자의 자산 변동에 따라 지원 금액이 다르다는 것을 의미한다.

(3) 세계노동조합연맹의 원칙 1961년

비정부 차원의 국제기구인 세계노동조합연맹 WFTU 이 1961년 채택한 '사회보장헌장'에서 제시하는 다섯 가지 원칙은 다음과 같다.

1) 근로자 무기여의 원칙

영구적 또는 일시적인 노동능력 상실자에 대해 어떠한 비용부담 없이 기본적인 사회적 권리로 보장되어야 한다.

2) 의료의 사회화 원칙

보장의 수준은 적정수준으로 재조정되어야 하고, 의료는 전액무료 의료제도가 확립되어야 한다.

3) 보험사고의 포괄성 원칙

질병, 출산, 심신장애, 노령, 노동재해, 직업병, 실업, 사망 등 모든 사회적 사고에 적용되어야 한다. 기본 전제로서 예방의료, 공중위생, 작업장의 환경위생, 산업안전, 최저임금의 보장, 임금 인하가 수반되지 않는 노동시간의 단축, 유급휴가, 주택 보장 등이 이행되어야 한다.

4) 적용대상의 포괄성 원칙

적용대상은 노동자, 농업, 가사, 임시근로자 등 모든 사람이 포함되어야 한다.

5) 급여의 무차별성 원칙

급여는 일체의 차별 없이 평등하게 지급되어야 한다.

표 1-1은 앞서 언급한 3가지 원칙의 비교분석표이다.

표 1-1 비버리지, ILO 및 세계노동조합연맹의 사회보장 원칙 비교

구분	비버리지 원칙	ILO의 원칙	세계노동조합 연맹 원칙
기여	모든 사람 정액기여	• 근로자 50% 이내 • 나머지 정부 및 사용자 • 부담의 공평성 원칙	근로자 무기여
급여	모든 사람 정액급여	• 최저액까지는 동일금액 • 그 이상은 종전소득과 비례	평등 급여
적용대상	전 국민	전 국민	전 국민
적용시기	수입 중단 시	모든 사회적 사고 발생 시	모든 사회적 사고 발생 시

2. 사회보장의 필요성 및 목적

사회보장의 목적은 시대가 변함에 따라 바뀌고 있으며, 사회적 · 정치적 · 경제적 불안을 없애기 위해 사회적 사고 발생 시 상호부조, 소득재분배 및 국민적 연대 사업 등의 사회보장제도 필요에 의한 것이다. 본 절에서는 사회보장의 필요성 및 목적을 고찰하기로 한다.

(1) 사회보장의 필요성

1) 상호부조제도의 붕괴

국가별 · 시대별로 실정에 따른 차이는 있지만 종교단체, 공제조합, 기타 혈연, 지연, 직업을 중심으로 상호부조제도가 다양하게 존재하여 왔다. 이러한 전통적인 상호부조제도는 도시와 문명의 발달, 인구의 증가, 개인주의의 발달, 대가족의 붕괴 및 핵가족의 발달 등으로 점차 붕괴하였으므로 그 역할을 대신할 각종 사회보장제도가 필요하게 되었다.

2) 산업구조 변화로 인한 근로 형태의 변화

과거 1차 산업에 종사할 때에는 실업자가 되는 경우가 적고, 세대주가 질병에 걸리거나 사망하여도 가족이 일을 대신할 수가 있었다. 그러나 산업 구조가 변화하여 세대주가

2, 3차 산업에 종사하게 되면서 근로를 계속할 수 없는 사회적인 사고 시에는 가족 중 누구도 대신할 수 없는 상황이 되었다.

이 경우에 사회보장이 없으면 수입 중단으로 인해 가족의 생계에 문제가 생기므로 산업화 과정에서는 사회보장제도가 필수적이다.

3) 사회체제 불안정에 따른 국민생활의 안정

사회보장은 자본주의가 발달하면서 생긴 역사적 산물이라고 할 수 있다. 독일에서는 근대화 과정에서 도시로 집중된 근로자들이 물가 및 주택난 등으로 빈곤을 겪으면서 파업과 사회주의 운동이 증가하였다. 이에 근로자들의 불만과 사회적 불안을 해소시킬 목적으로 비스마르크형 사회보험을 실시하였다.

선진국에서는 주로 불황기 이후 자본주의의 체제적 불안정성의 증대와 구조적 대량실업에 의한 국민생활의 전면적 궁핍으로부터 사회적인 안정을 지키기 위하여 사회보장제도를 실시하였다. 따라서 사회구성원간의 연대의식 제고로 국민들의 생활을 보장하고 사회적 안정을 유지하기 위해서 사회보장제도가 필요하다.

4) 국민의 생존권 실현

사회보장제도는 국민의 기본권으로서 인간의 생존 또는 생활에 필요한 제조건의 확보를 요구하는 권리인 생존권을 보장하는 것이다. 국가는 국민의 생존권 확보를 위하여 국민생활에 위협을 주는 사유에 대하여 건강하고 문화적인 생활을 유지하는 데 필요한 사회적 급부를 제공하여야 하므로 생존권 실현수단으로서 사회보장제도가 확대 · 실시되고 있다.

우리나라 헌법 제34조에서는 다음과 같이 규정하고 있다.

① 모든 국민은 인간다운 생활을 할 권리를 가진다.

② 국가는 사회보장 · 사회복지의 증진에 노력할 의무를 진다.

③ 국가는 여자의 복지와 권익의 향상을 위하여 노력하여야 한다.

④ 국가는 노인과 청소년의 복지향상을 위한 정책을 실시할 의무를 진다.

⑤ 신체장애자 및 질병 · 노령 기타의 사유로 생활능력이 없는 국민은 법률이 정하는 바에 의하여 국가의 보호를 받는다.

⑥ 국가는 재해를 예방하고 그 위험으로부터 국민을 보호하기 위하여 노력하여야 한다.

(2) 사회보장의 목적

1) 최저생활보장 기능

사회보장제도는 개인에게 의료와 소득에 대한 최저수준을 보장해 줌으로써 인간의 존엄성을 유지할 수 있도록 한다. 사회보장에서 생활수준은 최저생활이며 이것은 생리적 한계에 있어서의 생활뿐만 아니라, 사회적 한계에 있어서의 최저생활까지를 의미한다.

빈곤이 개인의 무지나 나태 때문만이 아니라, 저임금이나 실업 등 사회적인 요인에 의한 것이라는 빈곤의 사회적 책임을 인정하면서부터 최저생활은 국가적 차원에서 보장하는 국민의 권리로서 정착되었다. 사회보장이 최저생활을 보장하면 그 이상의 생활은 각자의 노력에 의하여 해결하여야 한다. 만약 현대국가가 그 이상의 생활을 보장한다면 국민은 노력과 근로의욕을 상실하기 때문이다.

2) 국민경제의 안정

예를 들어 실업보험처럼 소득보장이 강한 사회보험의 경우에 재원의 갹출과 급여 사이의 시간적인 격차로 인하여 호경기 때에는 갹출된 기금이 기업으로 대출이 되어 경제발전에 기여하지만, 불경기 때에는 실업자들에게 급여를 줌으로써 구매력을 향상시켜 경기회복에 기여하게 된다.

3) 소득재분배 효과

자본주의 사회에서 소득은 각자의 능력에 따라 차이가 크므로, 이러한 소득을 분배적 정의에 따라 재분배하는 것이 소득재분배 정책이다. 이러한 소득재분배 정책은 사회보장과 누진과세를 주요 수단으로 하는 조세에 의해 실현되며 고소득으로부터 저소득으로의 소득 이전을 말한다. 이렇게 자원과 기회의 평등한 배분이 이루어질 때 참된 분배정책이라고 할 수 있다.

사회보장제도에 의한 소득재분배의 형태는 다음과 같다.

① **계급 간 소득재분배** : 고용주와 근로자 간의 소득재분배를 의미한다. 고용주가 근로자의 보험료를 전부 또는 일부 부담함에 따라 재분배가 일어난다.

② **계층 간 소득재분배** : 고소득계층으로부터 저소득계층으로 소득을 이전시키는 것을 말한다. 이를 수직적 소득재분배라고 하며 건강보험처럼 고소득 근로자가 많은 보험료를 납부하고 혜택은 저소득 근로자와 동일하게 받으므로 소득재분배가 일어난다.

③ **계층 내 소득재분배** : 같은 소득계층 내에서 소득을 이전시키는 것을 말한다. 이를 수평적 소득재분배라고 한다. 동일한 소득계층의 건강한 자의 보험료가 질병에 걸린 환자에게로 이전되는 것이 이에 해당한다.

④ **시간적 소득재분배** : 개인의 소득 또는 지출을 시간적으로 배분하는 것을 말한다. 즉, 동일인이 경제활동 기간 중에 보험료를 납부하고 퇴직 후에 소득이 없을 때에 급여를 받는 것이 이에 해당한다공간적 소득재분배는 소득이 높은 지역과 낮은 지역 간의 소득재분배를 말한다.

4) 사회통합(연대) 기능

사회보장제도는 가입자 간의 상호 위험분산을 통하여 개인들 간에 상호 존재하는 의존성의 관계로 나타난다. 이러한 상호의존적인 관계가 사회적 연대 기능solidarity을 가진다. 사회보장에서의 연대란 개개인의 보험료 공동 갹출과 공동 사용이라는 위험분산 기능을 통해 일어난다.

사회보장의 목적 중의 하나는 모든 사람들이 지역사회의 다른 사람과 마찬가지로 동일한 생활수준을 누림으로써 지역사회에 소속되어 있음을 느낄 수 있도록 하는 것이다. 빈부의 격차가 심할 경우에 사회 연대성이 파괴되므로 사회보장을 통하여 사회통합을 조성해야 한다.

3. 사회보장의 형태

사회적인 사고에 대처하는 방법은 본인 스스로 해결하거나 사회보장에 의존할 수도 있으며 만약 이것이 불가능할 경우에 사회 또는 국가가 개입하여 해결할 수도 있다.

개인의 경제적 불안을 해결하기 위하여 세계은행에서 제시하는 3층 연금체계를 우리나라의 노후소득 보장체계로 적용하는 경우, 1층은 사회보장으로 국민연금 혹은 공무원 · 군인 · 사립학교교직원연금 등 공적 연금, 2층은 기업이 보장하는 퇴직금 민간이 운용하나 강제적용 방식, 3층은 개인연금 민간이 운용하나 임의적용 방식의 연금체계 3-pillar system로 구성할 수 있다.

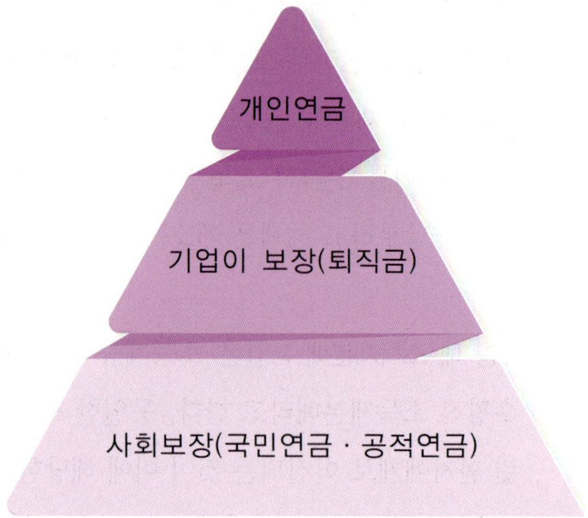

그림 1–1 3층 연금체계

우리나라는 **사회보장기본법**에서 **사회보장**을 사회보험, 공공부조, 사회서비스로 규정하고 있다.

① **사회보험제도**는 국민의 건강과 소득에 발생하는 사회적 위험을 보험방식에 의하여 대처하는 제도로서 국가가 법에 의해 가입을 의무화한 것이다. 종류로는 단기보험으로 의료 및 의료비 보장과 건강증진을 목적으로 하는 건강보험이 있고, 장기보험으로는 소득보장을 목적으로 하는 연금보험 및 실업보험이 있다.

② **공공부조제도**는 국가 또는 지방자치단체의 책임으로 생활유지능력이 없거나 생활이 어려운 국민의 최저생활을 보장하고 자립을 지원하는 제도이다.

③ **사회서비스**는 국가 · 지방자치단체 및 민간부문의 도움을 필요로 하는 모든 국민에게 복지, 보건의료, 교육, 고용, 주거, 문화, 환경 등의 분야에서 인간다운 생활을 보장하고 상담, 재활, 돌봄, 정보의 제공, 관련시설의 이용, 역량 개발, 사회참여 지원 등을 통하여 국민의 삶의 질이 향상되도록 지원하는 제도이다.

④ **평생사회안전망**은 생애주기에 걸쳐 보편적으로 충족되어야 하는 기본욕구와 특정한 사회위험에 의하여 발생하는 특수욕구를 동시에 고려하여 소득서비스를 보장하는 맞춤형 사회보장 제도를 말한다.

⑤ **"사회보장 행정데이터"**란 국가, 지방자치단체, 공공기관 및 법인이 법령에 따라 생성 또는 취득하여 관리하고 있는 자료 또는 정보로서 사회보장 정책 수행에 필요한 자

료 또는 정보를 말한다.

여기에서는 사회보장을 실천하기 위한 수단으로서 이들 각각에 대해 자세한 특성을 살펴보고자 한다.

(1) 사회보험

사회보험은 보험을 이용하여 일반 국민들을 정형화된 사회적 사고질병, 상해, 폐질, 실업, 분만 등로 인한 생활의 위협으로부터 보호하기 위하여 국가가 법에 의하여 보험가입을 의무화하며, 기여금을 부과하거나 보험료를 갹출하고 급여내용을 규정하여 이들이 사고를 당하였을 때 급여를 해주는 제도를 의미한다.

우리나라는 사회보장기본법제3조제2호에서 "사회보험이란 국민에게 발생하는 사회적 위험을 보험의 방식으로 대처함으로써 국민의 건강과 소득을 보장하는 제도를 말한다."라고 정의하고 있다. 현재 우리나라에는 국민연금, 건강보험, 산업재해보상보험, 고용보험이 있으며, 최근에 노인장기요양보험이 추가되어 5대 보험 방식으로 사회보험이 운용되고 있다.

사회보험의 요건을 살펴보면 다음과 같다.

첫째, 위험이 존재하되, 그 위험은 다수의 동질적 위험일 뿐만 아니라 우연적인 사고위험이어야 한다. 둘째, 위험은 과학적이고 합리적인 대수의 법칙이 적용되는 확률적으로 측정 가능한 위험이어야 한다. 셋째, 보험료를 통해 공동의 준비 재산이나 기금을 마련해야 한다. 넷째, 보험가입자가 납입하는 보험료 총액과 지급하는 급여액이 서로 일치하는 수지 상등의 원칙을 유지해야 한다.

1) 사회보험의 특징

① 재원 조달을 할 때에는 사용자나 근로자가 지불한 보험료를 근거로 하며, 국가는 일부를 부담하는 형태를 취한다.

② 임의가입이 아니라 강제가입이라는 특성을 지니고 있다.

③ 정부개입이 필요한 사회문제의 해결을 위해 운용되므로 비영리적인 사업이다.

④ 사회보험은 소득재분배 기능을 한다. 그 이유는 급여수준과 소득수준은 직접적인 연관이 없고, 현재의 욕구에 따라 급여가 결정되기 때문이다.

⑤ 사회보험은 정부정책이기 때문에 입법을 통해서만 그 규정을 변경할 수 있다.

⑥ 사회적 위험에 대비하기 위한 최저소득보장제도이다.

⑦ 개인적 형평성보다는 사회적 충분성을 중시한다. 사회적 충분성이란 모든 가입자들에게 최저생계수준 이상을 유지하도록 급여를 제공하는 것을 말한다.

⑧ 급여는 권리이며, 자산조사가 없다.

⑨ 재정의 완전적립이 원칙적으로 불필요하다. 그리고 사전에 규정된 욕구에 따라 급여가 제공된다.

우리나라는 현재 국가가 법으로 5대 사회보험 가입을 의무화하고 있다. 이는 질병, 장애, 노령, 사망, 실업 등 사회적 위험에 대처하는 사회안전망으로서 소득과 의료·재활·고용기회를 보장하기 위함이다. 5대 사회보험에 대한 종류와 관리운영 방식은 표 1-2와 같다.

표 1-2 5대 사회보험의 종류 및 관리운영

구 분	건강보험	노인장기요양보험	국민연금	산재보험	고용보험
관장부처	보건복지부			고용노동부	
근거법	국민건강 보험법	노인장기 요양보험법	국민연금법	보상보험법	고용보험법
시행일	‘77. 7	‘08.7	‘88.1	‘64. 7	‘95.7
집행기구	국민건강보험공단		국민연금공단	근로복지공단	고용노동부장관
보장내용	의료보장, 건강증진	장기요양	소득보장	의료보장, 건강증진	소득보장
관리대상	전 국민 (3.2%는 의료급여)	65세 이상 또는 노인성 질환자	5인 이상 근로자 18~65세 자영자	상시 1인 이상 근로자	

2) 사회보험의 4요소

사회보험을 실시하는 데 가장 중요한 4요소는 기여제도, 급여제도, 자격관리, 관리운영이다.

① 기여제도

기여제도는 사회보험의 재원을 마련하는 데 매우 중요하다. 사회보험은 보험료를 납부할 수 있는 능력이 있는 사람들에게만 적용된다. 일반적으로 보험료는 근로자와 고용주에게 적용되고 이들의 기여율은 나라에 따라 상이하다.

사회보험의 재원은 기여제도뿐만 아니라 비기여제도에 의해서도 가능하다. 예컨대, 영국의 가족수당은 일반조세로 마련되는 비기여제도에 해당된다.

우리나라에서 실시되고 있는 건강보험, 국민연금, 산재보험, 고용보험 및 노인장기요양보험은 모두 기여제도로 산재보험은 고용주가 부담하지만 나머지는 일반적으로 피고용자와 고용주가 소득에 따라 각각 반분하여 기여하고, 자영자는 등급에 따라 정액 기여하며 정부의 재정도 기여하고 있다.

과거에는 건강보험의 지역가입자에 대해서는 정부가 보험비용의 절반 정도를 지원했으나 현재는 국민건강보험법상제108조 정부가 매년 예산범위 안에서 당해년도 보험료 예상수입의 14%를 공단에 지원한다.

② 급여제도

급여란 사회적 사고를 당했을 때 피보험자가 받는 혜택을 말한다. 보험료는 기금으로 충당되며 보험혜택은 보험료 부담에 대한 반대급부로 주어진다. 사회보험은 법률에 의하여 운영되며 보험료를 부담하고 혜택을 받게 될 가입의 자격과 급여의 수급권을 법에 명기하여 자의적으로 운영되는 것을 방지한다.

사회보험에서 급여의 수준은 인간다운 생활을 영위할 수 있는 최저수준이 제공되어야 한다. 그 이유는 재원이 한정되어 있고 피보험자의 요구는 매우 다양하고 수준이 높기 때문에 이를 만족시키기 위한 무한급여가 불가능하기 때문이다. 급여제도에 적용할 수 있는 이론은 평등주의와 능력주의이다.

평등주의의 견지에서 보면 모든 피보험자들에게 동일하게 최저생활을 할 수 있는 급여만 행하고 그 이상은 각각 개인이 해결해야 한다.

능력주의란 보험료 및 급여를 각각 소득에 비례하여 징수하고 지급하는 제도이다. 능력주의는 소득에 비례하여 또는 사고위험의 정도에 따라 급부와 반대급부에 차이를 두는 것을 의미하는데, 이것은 사보험의 원리에 입각한 것이므로 사회보장의 합리성이 일정 부분 상쇄된다.

사회보장의 이념에서 보면 영국의 비버리지 보고서에서 기인한 평등주의가 합리적이지만, 점차 독일 비스마르크의 능력주의를 가미하려는 경향이 있다. 균일 급여는 모든 사람들에게 최저생활의 유지를 목적으로 하는데, 고소득자가 사회적인 사고를 당하였을 경우 생활수준을 일시에 최저로만 보장한다면 적응이 어렵기 때문이다. 따라서 재직 중의 생활수준에 준하는 소득의 보장이 요구되고 있다.

③ 적용자격대상

사회보험의 적용대상은 모든 국민들이어야 한다. 이러한 사회보험에는 보편성과 강제성의 원리가 적용된다. 보편성은 모든 국민이 사회보험에 가입할 수 있는 균등한 기회가 주어져야 한다는 것이며, 강제성의 원리는 보험의 역선택을 방지하기 위하여 대상이 되는 국민은 반드시 가입하여야 한다는 것이다.

그러나 후진국에서는 우리나라의 의료보장처럼 500인 이상의 사업장 근로자, 공무원, 사립학교 교직원과 같은 능력 있는 국민이 먼저 가입하고, 저소득층에게는 공적부조가 제공되기 때문에 전 국민을 상대로 사회보장이 확대되기 전에 한시적으로 능력이 있고 욕구도 있으나 가입 대상이 되지 않는 경우도 있을 수 있다.

④ 관리운영

사회보험의 행정제도는 나라에 따라 매우 다양하나 적어도 세 가지의 목적을 만족할 수 있어야 한다.

첫째, 경제적 효율성을 추구해야 한다. 관리운영비를 절감하여 급여율을 높여 피보험자에게 좀 더 많은 혜택이 돌아갈 수 있도록 하여야 한다.

둘째, 공공의 관심과 참여가 필요하다. 사회보험 행정에 대한 가입자는 물론 공익단체 대표자들의 참여와 관심이 행정의 합리화를 가져 온다.

셋째, 인간적인 서비스를 제공해야 한다. 사회적 사고를 당한 사람들은 경제적 고통과 함께 심리적인 고통도 받게 된다. 따라서 신속한 급여와 더불어 인간적인 서비스의 제공이 필요하다.

이와 같이 사회보험은 경제적 효율성과 공공의 참여 및 인간적인 행정을 위해 노력하여야 한다. 우리나라 건강보험의 운영은 과거 조합주의에서 통합주의로 바꾸어 국민건강보험공단으로 통합함으로써 관리운영비를 절감하여 경제적 효율성을 추구하였다.

(2) 공공부조

사회보장의 또 다른 접근법의 하나로서 공공부조가 있다. 공공부조는 자력으로 생계를 영위할 수 없는 사람들의 생활을, 그들이 자력으로 생활할 수 있을 때까지 국가가 재정자금으로 보호하여 주는 일종의 구빈제도이다. 공공부조는 공적부조, 사회부조, 국가부조 등으로 불린다. 공공부조는 노인부조, 실업부조, 연금부조, 의료부조의료급여, 기초생활보장과 같이 현금이나 서비스를 개인에게 제공하는 사회정책을 말한다.

우리나라는 사회보장기본법에서 "공공부조공적부조란 국가와 지방자치단체의 책임 하에 생활유지 능력이 없거나 생활이 어려운 국민의 최저생활을 보장하고 자립을 지원하는 제도를 말한다."라고 정의하고 있다. 우리나라의 공공부조는 소득보장과 의료보장으로 구분되어 있으며 소득보장은 기초생활보장으로, 의료보장은 의료급여의 형태로 제공되고 있다.

국민기초생활 보장제도는 가족이나 스스로의 힘으로 생계를 유지할 능력이 없는 최저생계비 이하의 절대 빈곤층 국민에게 국가가 생계 · 교육 · 의료 · 주거 등의 급여를 통해 기본적 생활을 보장해 주고, 근로능력이 있는 자에게는 체계적인 자활지원서비스를 제공하여 자활 · 자립을 지원해 주는 제도이다. 국민기초생활보장법은 보호가 필요한 절대빈곤층의 기초생활을 국가가 보장하되, 종합적 자활 · 자립서비스의 체계적 지원을 통해 생산적 복지를 구현하는 데 그 의의가 있다.

국민기초생활보장법의 주요 특징을 살펴보면 다음과 같다.

첫째, 최저생활보장에 대한 헌법상의 권리를 실체적으로 규정한 법률로서 큰 의의를 가진다.

둘째, 최저생계비 이하인 절대빈곤층 국민의 기초생활을 국가가 보장한다.

셋째, 근로능력이 있는 국민에게는 체계적인 자활지원서비스를 제공하여 일할 수 있도록 하는 생산적 복지를 구현한다.

의료급여제도는 생활유지능력이 없거나 경제능력을 상실한 사람들을 대상으로 정부가 의료서비스를 제공하는 공공부조제도로서, 저소득층의 의료보장을 통한 건강증진과 복지향상이 목적이다.

우리나라에서도 의료급여와 건강보험을 통해 전 국민 의료보장체계를 마련하고 있으며, 최저생계비 이하의 빈곤계층 등은 의료급여 수급권자로 선정하여 상대적으로 저렴한 비용으로 의료 이용을 할 수 있도록 하고 있다.

사회보험과 공공부조와의 특징을 비교하면 표 1-3과 같다.

표 1-3 사회보험과 공공부조의 차이점

구 분	사회보험	공공부조
기원	공제조합, 우애조합	구법(빈민법)
목적	사회적 사고 시 경제 및 의료보장	저소득층의 빈곤 완화
자산조사	불필요	필요
지불능력	보험료 지불능력 있는 국민	보험료 지불능력 없는 계층
개별성	사회적 사고의 종류별로 제도화	전체 사회적 사고를 통합 보장
재원	보험료	조세
대상	일정 소득 계층	저소득층
급여수준	가입자에게 급여 지급	필요한 사람에게 지급(범위설정)
사회보장의 의미	사회보장의 핵심	사회보장의 보완(저소득층)

사회보험이 사회보장제도의 핵심적인 역할을 담당하지만 그것만으로는 충분하지 않으므로 공공부조가 필요하며 그 이유는 다음과 같다.

첫째, 사회보험은 사회적으로 정형화된 사고에 한정되어 있어 천연재해 같은 비정형적인 사고 시에는 공공부조에 의존할 수밖에 없다.

둘째, 사회보험 재정의 기본이 되는 보험료를 모든 사람들이 다 낼 수 있는 것은 아니다. 특히 빈곤자와 저소득자들은 보험료 지불 능력이 없어 사회보험으로부터 배제된다.

공공부조는 사회보험과 함께 사회보장의 2대 지주를 형성하여 사회보험의 혜택을 누리지 못하는 생활곤궁자의 욕구에 따라 개별적인 생계유지가 가능하게 한다.

공공부조의 특징은 다음과 같다.

① 생활 곤궁자의 요보호성을 확인하기 위하여 자산조사가 필요하다.

② 다양한 종류의 급여가 제공된다. 우리나라의 경우 국민기초생활보장 수급자들에게 생계급여, 주거급여, 의료급여, 교육급여, 해산급여, 장제급여, 자활급여 등 다양한

형태의 급여가 주어진다.

③ 재원은 정부의 일반조세로 마련한다.

(3) 사회서비스

사회서비스의 개념은 매우 다양하다. 광의의 사회서비스는 모든 국민이 보다 나은 생활을 할 수 있도록 제공하는 것으로, 이는 지나치게 포괄적이다. 반면에 협의의 개념은 신체장애자와 아동 및 노인 등 공공부조의 적용을 받는 자가 자립하여 그 능력을 발휘할 수 있도록 필요한 생활지도 · 원호 · 육성을 행하는 것을 말한다. 즉, 특정한 범주에 있는 사람들이 자립하여 생활할 수 있도록 필요한 지도 및 서비스를 제공하는 것으로 아동복지서비스, 노인복지서비스, 장애자복지서비스, 부녀자복지서비스 등으로 구분할 수 있다.

사회보험과 공공부조는 경제적 보상을 주내용으로 하는 데 반하여 사회서비스는 경제적 보장뿐만 아니라 생활의 원호, 육성 및 갱생을 위한 비금전적인, 즉 비경제적인 보장까지 포함하는 것이 특징이다.

우리나라의 사회보장기본법 제3조제4호에서는 "사회서비스란 국가 · 지방자치단체 및 민간부문의 도움이 필요한 모든 국민에게 복지, 보건의료, 교육, 고용, 주거, 문화, 환경 등의 분야에서 인간다운 생활을 보장하고 상담, 재활, 돌봄, 정보의 제공, 관련시설의 이용, 역량개발, 사회참여 지원 등을 통하여 국민의 삶의 질이 향상되도록 지원하는 제도를 말한다."라고 되어 있다.

사회서비스는 특히 공공부조와 보다 직접적인 관련성을 갖고 있다. 그것은 공공부조가 노동 무능력자에 대한 경제적인 대책인 데 비하여, 사회서비스는 그 경제적 곤란에 기인하는 사회적 생활의 곤란 및 사회적 부적응 등에 대한 대책으로서 원호와 육성 또는 갱생의 조치를 요하는 자에 대하여 그의 독립심을 손상함이 없이 정상적인 사회인으로서 생활할 수 있도록 지원하는 것이기 때문이다.

생존권의 보장을 구체적으로 실현하기 위해서는 전 국민을 대상으로 하는 체계적이며 종합적인 생활보장제도로서의 사회보장제도가 필요하다. 사회보장은 소득보장과 의료보장을 주축으로 하지만 다양한 생활상의 곤란에 대응하기 위해서는 이를 보완하는 개별적이고 구체적인 생활보장제도로서의 사회서비스가 필요하다.

4. 사회보험과 사보험

보험은 사회보험과 사보험으로 나눌 수 있다. 사회보험은 건강보험, 연금보험, 산재보험, 고용보험 및 노인장기요양보험 등이다.

사보험은 보험관계자의 경제적 이익을 목적으로 한 영리적 보험으로서 생명보험, 화재보험, 교육보험, 자동차보험 등이 이에 해당된다.

사보험은 자본주의 경제의 소산으로써 경제의 발전에 따라 성장하여 왔다. 즉, 자본주의의 발달에 따라 근로자들의 경제생활 보장을 위하여 성립된 사회보험은 이들의 사회적인 사고 위험이 증대됨에 따라서 그 범위를 확장하여 왔다.

사회보험과 사보험의 가장 큰 차이점은 사보험은 개인적 적합성을, 사회보험은 사회적 공평성을 중요시한다는 점이다.

사회보험과 사보험을 비교하면 다음과 같다.

(1) 유사성

① **위험분산** : 위험분산을 통한 보험기능을 수행한다.

② **보험 수리적 계산** : 보험료 산정과 보험급여의 결정이 엄격한 확률계산의 기초 위에 이루어진다.

③ **가입, 급여, 재정에 관한 규정** : 사고의 적용범위와 급여 및 재정에 관련된 모든 조건이 사회보험은 관련법에 의해서, 사보험은 계약에 의한 약관에 의해서 규정된다.

④ **사전에 결정된 급여제공** : 급여는 신청된 욕구에 기초하지 않고 사전에 결정된 급여를 제공한다.

⑤ **경제적 안정** : 실제로 보장내용에는 다소의 차이점이 있지만 적용자에게 경제적 또는 의료적 보상을 해준다.

(2) 차이점

무엇보다도 중요한 두 보험의 차이는 가입에 있어 사회보험은 이타적이고 강제적인 제도이지만 사보험은 이윤추구의 자발적인 임의제도라는 것이다. 또한 사회보험은 법적 관계로 성립되지만, 사보험은 보험자와 피보험자 간의 완전한 계약관계에 의한 것이다.

그러므로 사회보험은 사회적 공평성에 기초하고, 사보험은 개인적 필요성에 기초하고 있다. 이것은 사회보험의 재원이 기여금에서 마련되는 데 반해 사보험은 가입자의 보험료로만 마련되기 때문이다.

자본주의 경제성장 과정에서 사보험과 사회보험은 처음에 각각 다른 목적에서 출발하여 다른 주체에 의하여 운영되어 왔으나 사회보험의 범위가 확대되고 재정압박 등 여러 가지 문제점이 발생함에 따라 앞서가고 있는 사보험의 기술을 도입하지 않을 수 없었다.

반면에 사보험의 입장에서도 보험의 공공성과 공익성이 요구되어 사회보험의 취지를 부분적으로 도입하지 않을 수 없었다. 오늘날 사보험 중에서 자동차보험의 책임보험은 사회보험에 완전히 접근하고 있다고 볼 수 있다.

사회보험과 사보험을 비교해 볼 때 여러 면에서 차이점을 가지고 있는데, 이를 표로 정리하면 다음과 같다.

표 1-4 사회보험과 사보험(민간보험)의 차이점

구 분	사회보험	사보험(민간보험)
제도의 목적	최저생계 또는 기본적 의료보장	개인적 필요에 따른 보장
보험가입	강제가입	임의가입
부양성	국가 또는 사회부양설	없음
보험보호대상	사회적 사고에 국한	계약에 따름
수급권	법적 수급권	계약적 수급권
독점/경쟁	정부 및 공공기관 독점	자유경쟁
공동부담 여부	공동부담의 원칙	본인부담 위주
재원부담	능력비례 부담	능력무관(동액 부담)
보험료부담 방식	주로 정률제	주로 정액제
보험료수준	위험률 이하의 요율	위험률 비례요율(경험률)
보험자의 위험 선택	할 수 없음	할 수 있음
급여수준	균등급여	차등급여(기여 비례 보상)
인플레이션 대책	가능	취약함
보험사고 대상	주로 대인보험	주로 대인 · 대물보험
성격	집단보험	개별보험

3. 의료보장의 개념

과거의 우리는 질병이 발생한 후에 병원을 찾아서 진료를 받는 행태를 취하였다. 그러나 현대에는 평상시에 질병을 예방하기 위한 각종 노력을 하고, 질병발생 시 치료하는 행위가 사회과학적 접근이 가미된 인간집단을 대상으로 하는 보건의료Health Care란 개념으로 진화하였다. 즉, 과거 치료행위로 국한되던 의료medical care의 개념이 예방 및 치료의 개념이 포함된 보건의료로 변한 것이다.

최근에는 질병의 치료뿐만 아니라 질병의 예방, 재활서비스, 건강증진활동 등을 포함하는 전 생애적 생활개념의 건강관리를 목적으로 하는 포괄적 보건의료Comprehensive Health Care 개념이 대두되었다.

여기에서 첫째, 건강의 개념, 둘째, 보건의료 분야의 시장실패의 개념, 셋째, 보건의료서비스의 공공재적 특성, 마지막으로 보건의료서비스의 사회경제적인 특성을 파악함으로써 의료보장을 이해하고자 한다.

1. 건강의 정의

세계보건기구WHO는 1948년 세계보건기구 헌장의 전문에서 "건강이란 질병이 없거나 허약하지 않을 뿐만 아니라 육체적 · 정신적 · 사회적 안녕이 완전한 상태이다Health is a state of complete physical, mental and social well-being and not merely the absence of disease or infirmity."라고 정의하고 있다. 즉 육체적 · 정신적으로 건강해야 함은 물론이고 사회생활 중에 자기의 역할과 기능을 극대화할 수 있는 상태를 건강의 개념으로 보았다.

2. 보건의료 시장의 특성

(1) 시장경제와 완전경쟁

자유주의경제 하에서 시장경제란 모든 경제주체의 생산 활동은 자유로우며, 시장에서의 물품구입도 자유의지에 의해 이루어지는 것을 말한다. 이는, 무질서한 경제활동처럼 인식되기 쉬우나, 자연스럽게 질서를 유지할 수 있는 가격이라는 메커니즘이 상품매매를 성사시키고, 아울러 생산과 소비를 조정할 수 있기 때문에 장기적으로 가격의 흐름에 따라 자원의 합리적 배분이 이루어진다.

완전한 시장에서는 상품 거래를 시장 기능에 맡김으로써 자원을 최적배분할 수 있다. 자원의 최적배분 상태를 '파레토 최적Pareto optimum'이라고 하는데, 현실적으로는 자유로운 거래가 오히려 비효율적인 자원배분을 낳는 경우가 있다.

시장경제에서 수요자와 공급자의 완전경쟁 요건은 다음과 같다.

첫째, 수요자와 공급자가 독립된 행동이나 의사결정이 가능해야 한다.

둘째, 상품은 동질적인 것이어야 한다.

셋째, 시장에 대한 정보가 충분해야 한다.

넷째, 시장에 대한 진출입이 자유로워야 한다.

(2) 보건의료 시장과 시장실패

보건의료 시장의 불완전성 또는 실패는 국가가 개입하게 되는 근거가 되고 있다. 그 이유는 다음의 특성으로 인하여 보건의료 시장에서 완전한 자유경쟁이 이루어지기 어렵기 때문이다.

① 정보의 비대칭성이다. 보건의료공급자는 보건의료서비스에 대한 지식과 정보를 많이 갖고 있지만, 소비자들은 시장에 대한 정보가 충분하지 못하다.

② 진출입이 극히 제한적이다. 보건의료서비스의 면허제도는 생산의 독점을 제공함과 동시에 자유로운 진입을 차단한다.

③ 비영리적인 동기를 가진다. 보건의료서비스의 생산 · 공급자의 비영리적 동기가 비용의 최소화라는 시장경제의 원리에 배치된다.

④ 보건의료서비스는 외부효과가 있다. 한 가지의 의료서비스가 주위의 다른 사람에게 영향을 미치는 것으로 예방접종을 통하여 면역이 형성되면 전파 효과가 떨어짐으로써 주위의 다른 사람이 감염병에 걸릴 확률이 줄어드는 것이다. 이런 효과 때문에 가격 결정에 영향을 미친다.

⑤ 보건의료서비스 문제는 인간의 기본권이므로 소득에 무관하게 공급해야 한다. 그 때문에 시장가격의 적용이 어렵다.

이와 같은 특성 때문에 보건의료서비스를 시장경제에만 맡길 수 없다. 이를 '불완전 시장' 또는 '시장실패'라고 한다.

3. 공공재와 보건의료서비스

(1) 공공재

경제활동 중에서 공공부문에 속하는 재화나 서비스, 즉 사법 · 행정 · 국방 · 도로 · 교육 · 공원 · 경찰 · 소방 등을 공공재라 한다. 이들 공공재는 무상 혹은 명목적 가격으로 공급되는 재화나 서비스라는 특성을 가지고 있다.

공공재가 무상으로 제공되는 이유로는 "재화의 성질상 무상으로 공급하지 않을 수 없기 때문에 무상으로 공급한다."라는 입장과 "무상으로 공급하는 것이 경제적으로 바람직하기 때문에 무상으로 공급한다."라는 입장이 있다. 전자는 공공재의 비배제성non-exclusion에 중점을 둔 입장이며, 후자는 공공재의 비경합성nonrival에 중점을 둔 입장이다.

이 두 가지는 순수공공재의 중요한 성질이다.

비배제성이란 재화를 무상으로 이용하는 사람을 그 재화의 이용으로부터 배재할 수 없는 성질을 말한다. 예를 들면 도시의 도로를 무상으로 이용하는 것을 배제하기 위하여 요금을 징수하면 오히려 비용이 증가하고, 기타 여러 문제를 야기하기 때문에 도로를 무상으로 이용하도록 할 수밖에 없다.

비경합성이란 재화나 서비스의 이용이 증가함에 따라 서비스 공급비용이 증가하지 않는 것을 말한다. 예컨대 금연에 관한 교육 홍보물을 만들어 홈페이지에 올려놓으면 한 명이 이를 이용하든지 수만 명이 이를 이용하든지 제작비용 및 유지관리비용은 똑같다.

이상 두 가지 성질은 공공재의 무상공급 근거를 제공하나, 무상으로 공공재를 공급하기 위해서 반드시 두 가지 조건을 다 충족할 필요는 없다.

(2) 보건의료서비스

현재의 보건의료서비스는 외부효과가 있는가? 과거에는 감염성 질환이 질병의 중심이었기에 의료서비스에 대한 외부효과가 높았으나 현재는 상대적으로 암이나 성인병 등 비감염성 질환이 증가하므로 상대적으로 외부효과가 감소하였다. 그러나 현대의 질병 특성상 거의 모든 진료와 간호활동은 과거와 달리 비배제성 및 비경합성이 성립하지 않는다.

비배제성에 관해서는 의료기관이 지불능력이 없는 환자를 비용-효과적으로 배제할 수 있다. 다만, 대중매체를 이용한 금연 캠페인을 할 경우에는 특정인을 배제하는 것이 비용-효과적이지 않기 때문에 비배제성이 성립된다.

현대의 질병은 한 사람의 치료 효과가 다음 사람에게 전파되지 않기 때문에 인원이 증가하면 비용은 계속 증가하므로 비경합성이 성립되지 않는다. 즉, 경합성이다. 단, 대중매체를 이용한 금연 캠페인을 할 경우에는 특정인이 실천하지 않더라도 다른 사람의 금연을 방해하진 않는다는 비경합성은 성립한다.

결론적으로 현대에서의 보건의료서비스는 공공재이면서 사적재라고 해도 무방하다.

4. 사회·경제적인 특성

다음은 보건의료서비스의 사회 · 경제적 특성에 관하여 살펴보기로 하자.

(1) 질병 예측의 불확실성

질병발생의 예측이 불가능하기 때문에 의료서비스의 경우에 수요 예측이 매우 어렵다. 아울러 발병하면 많은 비용을 투입하게 된다. 이러한 미래의 불확실한 큰 손실을 현재의 확실한 적은 손실, 즉 보험료로 대처하기 위해 건강보험이 필요하다.

(2) 정보의 비대칭성(불완전한 정보)

보건의료서비스는 서비스 제공자인 의사가 정보를 독점하고 소비자는 상대적으로 정보가 부족한 소비자의 무지 및 정보의 비대칭성을 갖는다. 이 때문에 의사가 환자의 이익을 대변하기보다는 주로 의사 자신의 이익을 대변하게 될 수 있다. 이 경우에 소비자의 무지는 의사가 환자의 의료수요를 유발하는 의사유인 수요의 원인이 되기도 하여 '공급이 수요를 창출한다'는 **세이의 법칙** Say's law 이 작용하기도 한다.

(3) 노동집약적 성격

병원은 단위면적당 가장 많은 전문인력들이 일하는 인적 서비스기관이므로 노동집약성이 매우 강하다. 이런 특성 때문에 인건비의 비중이 높으며 인건비의 상승에 취약한 구조적 특성을 가지고 있다.

(4) 외부효과의 존재

외부효과externality의 개념은 한 사람의 행위가 제3자에게 영향을 미치지만 그 영향에 대한 보상이 이루어지지 않는 경우에 발생한다. 이는 두 가지로 분류하는데 제3자의 경제적 후생수준을 낮추는 외부효과를 뜻하는 부정적 외부효과와 제3자에게 이득을 주는 외부효과를 뜻하는 긍정적 외부효과로 나눈다.

긍정적 외부효과는 양봉업자와 과수원을 운영하는 농장주의 관계를 예로 들 수 있으며, 부정적인 외부효과의 예로는 환경오염을 일으키는 기업을 들 수 있다.

일반적으로 보건의료서비스에서 외부효과가 있다고 하면 대표적으로 감염성 질환인 경우, 본인이 예방접종이나 혹은 치료를 통하여 면역이 되었을 때 주위의 다른 사람들이 병에 걸릴 확률이 줄어드는 것을 말한다.

이러한 외부효과가 있기 때문에 민간의료에 전적으로 의존하는 경우에 의료서비스 제공자들은 경제적인 수익을 위해 치료에만 치중하고, 수익성이 적은 일차의료서비스나 예방서비스를 등한시할 수밖에 없다. 따라서 정부가 적극적으로 개입하여 예방접종 및 기타 예방서비스를 제공해야 한다.

(5) 의료 공급의 독점성

보건의료서비스는 자유로운 경쟁이 존재하기 어려운 여건에 있다. 인간의 생명을 다루는 직업이므로 법적인 면허자에게만 보건의료서비스가 허용되어 독점성이 있다.

(6) 보건의료 공급의 비탄력성

보건의료인 양성에는 의과대학부터 면허 취득까지 오랜 시간을 필요로 한다. 때문에 보건의료 시장의 요구에도 불구하고 적시에 보건의료인을 공급하지 못하는 경우가 많다. 이러한 공급의 비탄력성은 의료가격인상으로 연결된다.

(7) 우량재

보건의료서비스는 우량재 또는 가치재merit goods에 해당한다. 국민 누구나 생존에 필요한 최소한의 보건의료서비스를 향유할 권리가 있으며 헌법에 명시된 건강권이 이를 뒷받침하고 있다.

교육이 그러하듯이 보건의료서비스 역시 소비를 통해서 국민 개인뿐만 아니라 국가 전체에도 장기적 편익을 가져다 주기 때문에 국가의 책임하에 기본적인 서비스가 이루어져야 한다.

(8) 소비적 요소와 투자적 요소의 혼재

보건의료서비스는 소비적 요소와 투자적 요소를 동시에 가지고 있다. 질병의 치료는 소비적인 요소이고, 질병의 치료로 인해 노동불능 상태가 된 근로자가 다시 건강한 노동력을 확보하면 이는 노동의 질과 생산력을 증가시킬 수 있으므로 투자재인 셈이다.

(9) 서비스와 교육의 공동생산

대학병원의 경우는 보건의료서비스와 수련의들에 대한 교육이 동시에 이루어지고 있다. 이처럼 서비스와 교육이 공동생산되기 때문에 보건의료의 수준이 높아진다. 하지만 대학병원의 경우는 교육이나 연구에 소요되는 비용까지 환자에게 전가하는 문제가 있으므로 이를 분리시켜야 한다는 주장이 있다.

4. 의료보장제도

1. 건강보험의 본질

(1) 건강보험의 정의

건강보험제도란 우연한 질병이나 부상으로 인한 고액의 진료비 때문에 가계가 파탄되는 것을 방지하기 위하여, 보험원리에 의거 국민들이 평소에 보험료를 내어 기금화하였다가 보험사고가 발생할 경우에 보험급여를 해줌으로써 국민 상호 간에 위험을 분담하고 의료서비스를 제공하는 사회보장제도이다.

질병은 발생이 불규칙하며 예측이 불가능하다는 특성이 있다. 아울러 많은 비용이 소요되기도 한다. 이러한 위험에 대처하기 위한 가장 쉬운 방법이 저축인데 큰 질병의 경우는 저축으로도 해결되지 않는 경우가 많다. 이러한 위험에 대처하기 위한 새로운 방법으로 건강보험이 필요하다.

개인을 보면 질병 발생을 예측할 수가 없지만 인구집단을 보면 통계적으로 질병의 발생을 예측하는 것은 그리 어려운 일이 아니다. 보험은 이런 통계를 이용해 예측한 결과를 통해 개인이 질병에 이환될 위험률을 계산하여 보험료를 산정하게 된다. 평소에 보험료를 납부하여 개인이 질병에 이환되었을 때의 위험을 분산시키는 역할을 한다.

(2) 건강보험의 필요성

1) 과중한 의료비 부담의 경감

건강보험은 예측 불가능한 질병의 발생으로 인한 위험을 분산시키는 역할을 통하여 일시에 과중한 경제적 부담으로부터 가입자를 보호하는 데에 그 목적이 있다.

2) 국민 간 균등한 의료혜택

지역, 직업, 연령 등 계층에 따른 의료수혜의 격차가 생기면 사회적인 불만의 원인이 된다. 이러한 사회적인 불만을 예방하기 위하여 모든 국민이 골고루 의료서비스 혜택을 누릴 수 있도록 하는 건강보험이 필요하다.

3) 국민의 건강권 실현

보건의료서비스는 헌법에 보장된 국민이 마땅히 누려야 할 기본적 생존권의 하나인 건강권으로 인식되고 있다. 따라서 국민의 건강권을 실현하기 위해서는 건강보험 실시의 필요성이 더욱 커진다.

(3) 사회보험으로서의 건강보험의 특성

1) 법률에 의한 강제가입

사회보험은 법적인 가입요건이 되면 본인의 의사와 관계없이 강제가입하여야 한다. 만약 임의가입 조건이 되면 보험의 역선택 현상이 일어나 질병에 걸릴 위험이 큰 사람만 가입하여 보험료가 증가하고 보험재정이 파탄날 수 있다.

2) 능력에 따른 보험료의 차등부과

사회보험인 건강보험은 소득재분배의 역할도 있으므로 보험료 부담능력에 따라 차등

부과하는 정률 기여의 원칙을 가진다. 그 반면에 사보험은 개인과 회사 사이의 계약 내용, 즉 약관에 따라 동일한 보험료를 부담한다.

3) 보험급여의 균등한 혜택

사회보험은 보험료 부담수준에 관계없이 필요에 따라 관계 법령에 의하여 균등하게 정액 급여를 한다. 한편, 사보험은 계약내용에 따라 차등급여를 받는다.

4) 보험료 납부의 의무성

강제가입의 실효성을 확보하기 위해 피보험자는 보험료 납부의무를 가지며, 보험료 징수의 강제성이 부여된다.

5) 보험료의 분담

사회보험에 있어서는 근로자 및 공무원의 경우, 사용자 또는 정부와 각각 공동으로 부담한다.

2. 건강보험의 종류

건강보험은 피보험자가입자, 보험자와 요양기관의 관계에 따라 제3자 지불형과 변이형 및 현금배상형으로 나눌 수 있다.

(1) 제3자 지불형 건강보험

제3자 지불형 건강보험은 현재 국내에서 활용하고 있는 방법으로 피보험자가 평소에 보험료를 납부하고 필요 시 요양기관에서 요양급여를 받는 방식이다. 요양기관은 피보험자에게 요양급여를 제공한 후 의료비의 일부를 피보험자에게 본인일부부담금으로 청구하고 나머지는 보험자국내의 경우는 국민건강보험공단에게 청구하면 이를 심사하여 요양기관에 지불한다.

제3자 지불방식은 직접 서비스형이라고도 하며, 우리나라를 비롯하여 독일이나 일본 등 사회보험 방식을 적용하는 나라에서 주로 사용한다.

이러한 방식은 피보험자들이 요양기관을 이용할 때 현금 배상형보다 환자 본인부담이 없거나 적어서 요양급여 이용이 용이하다. 그러나 진료비에 대한 인식이 약해 과잉진료를 요구하는 수진 남용문제가 있을 수 있다. 또, 요양기관이 보험자에게 진료비 청구 시 과잉진료 및 부당청구의 문제소지도 있다. 진료비 심사과정에도 갈등의 소지가 있으나, 보험자는 요양기관 의료서비스의 질과 양 및 비용을 관리할 수 있다.

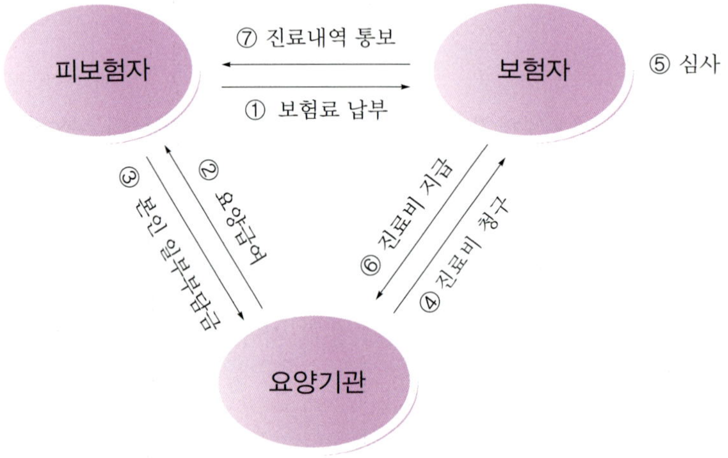

그림 1-2 제3자 지불형 건강보험 모형

(2) 변이형 건강보험

변이형 건강보험은 보험자가 요양기관을 직접 운영하거나 또는 요양기관과의 계약에 의해 요양급여를 제공하는 방식이다. 피보험자는 평소에 보험자에게 보험료를 납부하고 필요 시 요양기관에서 포괄적인 의료서비스를 받는다. 요양기관은 피보험자에게 요양급여를 제공한 후 의료비의 일부를 피보험자에게 본인일부부담금으로 청구하면 모든 절차가 끝난다.

이 방식은 주로 남미 국가나 미국의 건강유지기구HMO에서 운영된다. 우리나라의 임의 의료보험기에 운영되던 부산 청십자의료보험조합 및 그 직영의료기관인 부속 청십자의원에서 이러한 의료서비스를 제공하였으며, 현재 국민건강보험공단의 일산병원이 이와 같은 유형이라고 할 수 있다.

이 방식의 장점은 보험자가 직접 의료기관의 경영에 참여함으로써 의료비 절감의 효과를 거둘 수 있고, 진료비 심사가 필요없어 행정절차가 간편하다는 것이다. 단점은 피보험자들이 보험자의 직영 또는 계약된 병원만을 이용하여야 하므로 요양기관 선택권의 제한과 요양기관이 비용절감을 위해서 의료서비스 제공량을 최소화할 수 있는 등의 문제가 발생할 수 있다.

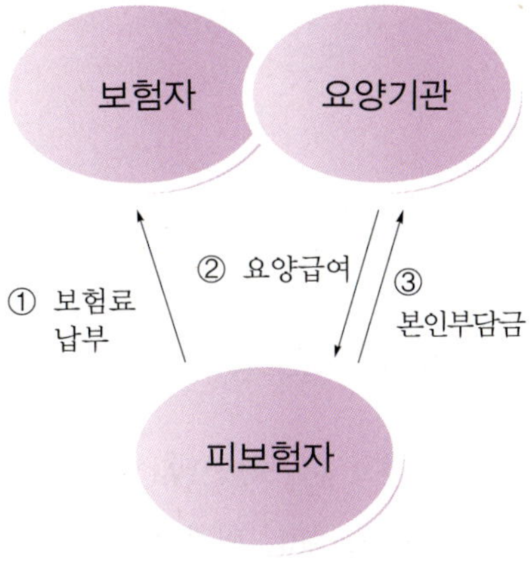

그림 1-3 변이형 건강보험 모형

(3) 현금 배상형 건강보험

현금 배상형 건강보험은 피보험자가 요양기관을 이용하고 진료비 전액을 지불한 후에 영수증을 보험자에게 제출하면 본인부담금을 제외한 일정비율의 현금을 보험급여로 받는 형태를 말한다. 프랑스가 대표적으로 이 방식의 건강보험을 사용한다.

이 종류의 장점은 피보험자의 요양기관 선택권을 보장할 수 있고, 요양기관은 환자로부터 진료비를 직접 받음으로써 진료비 청구절차가 필요없다는 것이다. 단점으로 요양기관 이용 시 현금을 지녀야 하므로 저소득층의 의료이용에 제약이 될 수 있고, 보험자는 요양기관에 영향력을 행사할 방법이 없다.

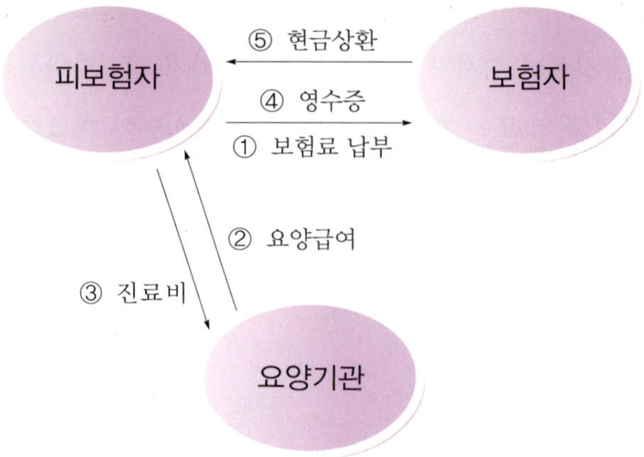

그림 1-4 현금 배상형 건강보험 모형

3. 의료보장의 유형(NHS, NHI, 사보험)

OECD는 의료보장제도를 세 가지로 분류하는데, 국민보건서비스National health service: NHS, 국민건강보험National health insurance: NHI, 민간보험방식Consumer sovereignty model이다. 이 중 국민보건서비스 및 국민건강보험은 공공 사회보장제도로서 운영되는 사회보험이고, 민간보험은 영리 혹은 비영리 단체에서 운영하는 사보험 방식이다.

국민건강보험NHI 방식을 취하고 있는 국가로는 독일, 프랑스, 일본, 한국, 대만 등이 있으며, 국민보건서비스NHS 방식으로 의료를 제공하고 있는 국가로는 영국, 스웨덴, 이탈리아 등이 있다.

(1) 국민보건서비스(NHS) 방식

국민보건서비스NHS 방식은 영국의 비버리지가 제안하였기 때문에 비버리지 방식이라고도 한다. 국민의 의료문제는 국가가 책임져야 한다는 관점에서 재원을 일반 조세로써 마련하여 보험료를 징수하지 않고 거의 무상으로 의료를 제공하는 방식이다.

의료기관은 일부를 제외하고는 국가에서 운영하고 있으며, 대표적인 국가는 영국이며 스웨덴이나 이탈리아 등 28개국이 이와 같은 방식을 채택하고 있다.

국민보건서비스 방식의 장점은 ① 소득수준에 관계없이 모든 국민에게 포괄적이고 균등한 의료를 보장하고 있으며, ② 조세제도를 통한 재원 조달로 비교적 소득재분배 효과가 강하고, ③ 관리주체가 정부이므로 의료비 증가에 대한 통제가 강하다는 것 등이다. 단점은 ① 상대적으로 낮은 의료의 질, ② 장기간 진료대기, ③ 정부의 과다한 복지비용 부담 등이다.

(2) 국민건강보험(NHI) 방식

국민건강보험NHI 방식은 독일의 비스마르크가 제안하였으므로 비스마르크 방식이라고도 한다. 의료문제는 국민의 자기책임의식을 견지해야 한다는 관점에서 피보험자가 낸 보험료 및 정부의 일정 부분 지원으로 재원을 마련한다. 이는 사회보험으로서의 특성을 가지며 정부는 지원 및 감독의 기능을 한다.

의료기관은 사유화되어 있으며 독일이 대표적인 국가이고, 우리나라와 프랑스 및 일본 등 87개국이 채택한 방식으로 공적의료보험제도가 있는 나라 중 약 70% 정도가 이와 같은 방식을 취하고 있다.

국민건강보험NHI의 장점은 ① 조합원의 대표가 이사회를 통하여 의사결정에 참여하므로 민주적이고, ② 양질의 의료를 제공할 수 있다는 것이다.

단점은 ① 소득의 특성이 다른 가입자들에 대한 보험료 부과의 어려움, ② 의료비 증가 억제기능 취약 등이 있다.

국민건강보험NHI 방식과 국민보건서비스NHS 방식 간의 특징을 비교하면 표 1-5와 같다.

표 1-5 NHS와 NHI의 특징

구 분	국민보건서비스(NHS)	국민건강보험(NHI)
적용 대상	전 국민	전 국민(근로자, 자영자, 공무원 등 구분 적용)
재원	조세	보험료 및 일부 정부 지원
의료기관	국유화 및 일부 사유화	사유화
급여 내용	예방 및 치료	치료 중심
의료보수	1차: 인두제, 2 · 3차: 봉급제	행위별수가제 및 DRG 지불제도
관리기구	국가	보험자
적용국가	영국, 스웨덴, 이탈리아	독일, 대한민국, 프랑스, 네덜란드, 일본 등

(3) 민간의료보험방식

공공의료보장이 제공되지 않거나 사회보험의 취약한 부분을 충족하기 위하여 민간의료보험, 즉 사보험도 중요한 역할을 차지하고 있다.

미국의 경우는 공공의료보장의 대상이 노령자Medicare 및 일부 저소득층Medicaid에 국한되어 사회보험이 적용되고, 나머지 국민들은 사회보험의 적용대상이 아니기 때문에 영리단체 혹은 Blue Cross/Blue Shield 및 HMO Health maintenance organization로 대변되는 비영리단체의 의료보험, 즉 사보험에 가입되어 있다. 그러나 일부 국민은 비용문제 등으로 사보험에도 가입하지 못하고 있어 의료보험의 사각지대에 놓여 있다.

영국에서는 국민보건서비스 방식의 공공의료보장이 무료로 제공됨에도 불구하고 의료서비스의 질적 저하 및 입원 시 장기간 대기 문제 등으로 인하여 사보험이 필요한 실정이다. 이들의 보험 대상은 일부 민간병원에서 진료받거나 NHS병원의 유료병상Pay Bed을 이용할 경우에 적용받게 된다. BUPA British United Provident Association로 대표되는 비영리단체에 의해 민간보험제도가 운영되고 있으며 국민의 약 10%가 가입하고 있다.

독일은 공공의료보험이 일정 소득 이상인 자 및 공무원에 대해서는 강제가입이 아닌 임의가입이기 때문에 이들은 민간의료보험에 가입하고 있으며, 그 비율은 약 10% 정도였다.

프랑스는 국민의 대부분이 공공의료보험에 가입하고 있으나 환자 본인부담률이 높아 본인부담률을 대상으로 하는 실손보험 형태의 민간보험이 성행하고 있다. 사회보험과 사보험은 상호보완적인 관계가 있어 실손보험의 경우는 환자가 본인부담이 전혀 없으면 병원에 장기 입원할 가능성이 있으므로 사보험에서 환자부담을 전액 급여하는 것은 법으로 금지되어 있다.

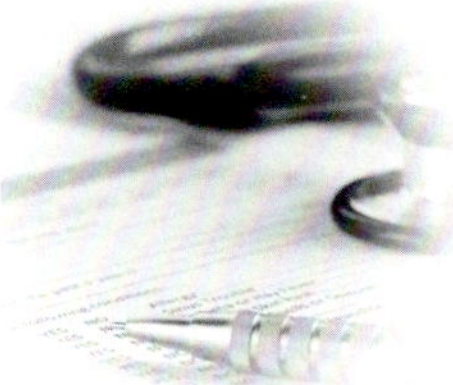

Chapter 2

건강보험의 역사

우리나라의 건강보험에 관해서는 1959년 보건사회부 의정국 주관 아래 '건강보험제도 도입을 위한 연구회' 발족을 그 효시로 보고 있다. 1960년 이후 대한의학협회를 중심으로 의료보험 실시에 관한 논의가 활발하게 진행되었다.

1961년 5월 군사정변이 일어나자 지지기반 확보를 위하여 사회보장에 관심을 보였으며 그 결과 1961년 생활보호법 제정에 따른 의료보호제도를 실시하고, 1962년 사회보장제도 도입을 위한 '사회보장 심의위원회'를 설치하였다. 이 시기까지는 실제 의료보험이 없었기 때문에 학자에 따라 '**의료보험 전사기**' 또는 '**의료보험의 총체적 부재기**'로 분류하고 있다.

1963년 헌법 제6호가 개정되면서 제30조와 제31조에서 국민의 인간다운 생활을 할 권리, 국가의 사회보장 증진 노력, 생활능력이 없는 국민의 국가 보호 및 보건에 관한 국가의 보호가 포함되었다. 같은 해에 '사회보장에 관한 법률', '산업재해보상보험법', '의료보험법' 등이 제정되었다.

이 시기 의료보험은 300인 이상 사업장에 적용되면서 의료보험이 시작되었다. 그러나 가장 중요한 것은 의료보험이 강제적용이 아닌 임의적용이기 때문에 일부 사업장에서만 의료보험이 시작되어서 이를 '**통상 임의 의료보험기**'라고 분류한다.

1977년부터 새로 개정된 의료보험법이 적용되면서 500인 이상의 사업장에 강제적용하기 시작하였다. 아울러 공 · 교 의료보험법이 제정되면서 사회보험으로서의 기본적인 요건을 갖추기 시작하였다. 그래서 이 시기를 **'사회보험으로 의료보험 확장기'**라 한다.

1981년부터는 이전까지 근로자를 위주로 운영되었던 의료보험을 지역 가입자에게 적용하기 위하여 지역의료보험 시범사업을 농어촌 지역에서 시작하였고, 1989년 도시 지역으로 확산하여 전 국민이 의료보험 혜택을 받을 수 있도록 하였다. 그래서 이 시기를 **'지역의료보험 시범사업기'**로 분류한다.

1989년까지 직장의료보험의 적용대상 사업장이 확대되고 지역의료보험이 도시 지역까지 확대되면서 전 국민이 의료보험 가입자가 되는 **'전 국민 의료보험시대'**가 시작되었다.

초기에 의료보험은 직장의료보험조합, 지역의료보험조합, 공무원 및 사립학교 교직원 의료보험조합으로 분리 운영되었으나 1998년 공 · 교 의료보험과 지역의료보험으로 통합되었다.

2000년에는 국민건강보험법이 시행되면서 직장의료보험까지 완전 통합되었으며, 의료보험이 건강보험으로 변천되었다. 아울러 국민건강보험관리공단과 건강보험 심사평가원이 업무를 개시함으로써 이른바 **'통합 의료보험 시대'**가 시작되었다

국민건강보험법은 그 목적제1조을 "이 법은 국민의 질병 · 부상에 대한 예방 · 진단 · 치료 · 재활과 출산 · 사망 및 건강증진에 대하여 보험급여를 실시함으로써 국민보건 향상과 사회보장 증진에 이바지함을 목적으로 한다."라고 규정하고 있다.

이러한 국민건강보험제도는 보험의 원리를 이용하여 의료비의 지출 부담을 국민건강보험가입자 모두에게 분산시켜 국민생활의 안정을 도모하기 위한 사회보험의 형태를 갖추고 있다.

우리나라의 건강보험의 발전과정을 요약하면 표 2-1과 같다.

표 2-1 우리나라 건강보험의 발전과정

연도	직장의료보험	지역의료보험	시대 구분	
1963	• 의료보험법 제정(12월) • (300인 이상 사업장에 대해 임의 적용) • 사회보장에 관한 법률 • 산재보상보험법 제정		임의 의료보험기	
1976	• 의료보험법개정(임의+강제적용)			
1977	• 500인 이상 사업장 및 공단 근로자 강제 적용 • 공 · 교 의료보험법 제정		사회 보험으로 의료보험 확장기	
1979	• 300인 이상 사업장까지 확대 • 공무원 및 사립학교 교직원 • 의료보험 실시			
1981	• 100인 이상 사업장까지 확대	• 1차 시범사업 (홍천군, 옥구군, 군위군)		지역 의료 보험 시범 사업기
1982	• 16인 이상 사업장까지 확대	• 2차 시범사업 (강화, 보은, 목포)		
1987	• 한방 의료보험 실시			
1988	• 5인 이상 사업장까지 확대	• 농어촌지역 실시		
1989	• 약국 의료보험 실시	• 도시지역까지 확대 실시		
1997	• 국민의료보험법 제정		전 국민 의료보험시대	
1998	• 국민의료보험관리공단 출범 (10월, 공 · 교 의료보험과 지역 • 의료보험 통합(조합주의 ⇒ 통합주의)		통합 의료보험기	
2000	• 국민건강보험법 시행(7월) (지역, 공 · 교, 직장의료보험 완전통합)			
2001	• 5인 미만 사업장 근로자 직장가입자 편입			
2003	• 재정 통합(직장의료보험조합 + 지역의료보험조합)			
2007	• 「국민건강보험재정건전화특별법」 만료에 따른 해당 법령 근거 국민건강보험법 삽입 시행		통합 의료보험기	
2008	• 노인장기요양보험 실시(7월)			
2011	• 사회보험 징수 통합			

자료 : 2010 건강보험통계연보, 건강보험심사평가원, 2011.(재정리)
2010 보건복지백서, 보건복지부, 2011.

1. 임의 의료보험기 1963~1976년

1963년 의료보험법이 최고회의를 통과하였지만 사회보험의 가장 중요한 강제성 원칙이 임의적용으로 변질된 채 통과되었다. 그 당시 사회보장심의위원회가 의료보험제도 도입을 위한 연구결과 의료보장제도의 도입은 시기상조로 판단하였으므로 당초의 강제적용 방식이 심의과정에서 임의적용 방식으로 변질되어 의료보험이 시작되었다. 이러한 임의적용 방식의 의료보험조합이 1977년 사회보험으로서 강제보험이 실시되기까지 존속하였는데 그래서 1963년부터 1976년까지를 '임의 의료보험기'라고 칭한다.

의료보험 적용 대상이 임의적용 방식이므로 이 시기의 의료보험조합은 직장근로자 대상 의료보험조합과 자영자 대상의 의료보험조합 및 기타 정부 미인가 의료보험조합으로, 3종류의 의료보험조합이 설립 · 운영되었다.

1. 근로자 대상 의료보험조합

1963년 의료보험법에 따라 근로자 300인 이상 사업장에 대해 임의적용되었고 대상 사업장 중 1965년 최초로 호남비료주식회사현 한국종합화학가 근로자를 대상으로 하는 의료보험조합을 설립하였다. 이어서 1966년 봉명흑연광업소, 1973년 대한석유공사, 1977년 대구지역의 교육재단인 협성재단에서 각각 의료보험조합을 설립하였다.

표 2-2 근로자 대상 의료보험조합

조합명	설립년도
호남비료 의료보험조합	1965
봉명흑연광업소 의료보험조합	1966
대한석유공사 의료보험조합	1973
협성의료보험조합(학교재단)	1975

2. 자영업자 대상 의료보험조합

1969년 부산에서 자영업자를 대상으로 하는 '부산 청십자 의료보험조합'이 설립되어 자영업자 대상 의료보험이 시작되었다. 그 후 옥구 및 거제 청십자 의료보험조합 등 총 7개의 자영자 대상 의료보험조합이 설립 · 운영되었다. 그러나 1976년 근로자 대상 및 자영업자 대상 의료보험조합 총 11개에 가입되어 의료보험 적용을 받는 인원은 총 6만 5천 명으로 전체 인구의 0.2%에 불과하였다.

1977년 사회보험이 실시된 후에 설립된 삼화의료보험까지 총 12개의 임의 의료보험조합은 정부가 재정을 지원하였다.

표 2-3 자영업자 대상 의료보험조합

조합명	설립년도
부산 청십자 의료보험조합	1969
옥구 청십자 의료보험조합	1973
춘성 의료보험조합	1974
거제 청십자 의료보험조합	1974
백령 적십자 의료보험조합	1974
영동 의료보험	1975
증평메리놀 의료보험	1975
삼화 의료보험(사회보험실시 후)	1977

3. 정부 미인가 의료보험조합

정부로부터 인가 및 지원을 받지 못하는 미인가 의료보험조합도 많이 생겼다. 서울 청십자 의료협동조합 외에도 대한, 전주, 인천, 대전, 수원, 제주, 광주, 협성, 동해, 경주, 영덕 청십자 등 12개의 청십자 의료협동조합과 연세대학교에서 지원한 봉화 의료협동조합, 영동신협 의료협동조합 등 14개 조합이 생겨났다.

서울대학교, 연세대학교, 경희대학교 등 대학이 의료보험조합을 만들었는데 주로 부속병원을 지정병원으로 하고 교직원과 그 가족, 또한 일부 대학에서는 학생까지를 가입대상으로 하기도 하였다. 일부 기업에서는 의료보험의 형태를 갖추지는 못하였지만 종업원을 대상으로 의료비를 보조해 주기도 하였다.

4. 임의 의료보험조합의 문제점

1977년 사회보험으로 의료보험이 실시되기 이전에는 강제적용이 아닌 임의적용이기 때문에 다음과 같은 문제점을 안고 있었다.

첫째, 재정상태가 불안정했다. 보험의 역선택 문제 때문에 질병에 걸렸거나 질병에 걸릴 위험이 높은 사람이 가입하고 건강한 사람은 가입을 회피하여 폭넓은 위험분산효과를 기대하기가 어려웠고, 그 결과 낮은 급여수준임에도 불구하고 조합의 재정 상태가 불안정한 문제점을 가지고 있었다.

둘째, 이용가능한 의료기관 및 급여의 종류와 범위를 제한하고 매우 낮은 급여수준을 유지하였다. 이용가능한 병원을 의료보험조합에서 지정한 병원으로 국한하고, 보험 재정의 건전성을 유지하기 위하여 급여의 종류와 범위를 제한하여 낮은 급여수준을 유지하였다.

셋째, 동일부담의 원칙이다. 가입자의 경제적인 능력에 관계없이 모든 가입자가 동일부담을 함으로써 저소득층에서는 가입이 어렵거나 보험료를 부담하기 어려운 상황이 되었다.

넷째, 관리 운영비의 과다이다. 소규모의 의료보험조합이므로 보험료로 납부한 금액 중 조합의 유지 관리비에 상대적으로 많은 돈을 지출하여야 하는 문제점을 안고 있었다.

그러나 이러한 여러 문제점에도 불구하고 이러한 의료보험조합들은 후일에 기업체에서 운영하던 것은 직장의료보험조합, 대학에서 운영하던 것은 공 · 교 의료보험조합, 기타 자영업자 대상의 것은 지역의료보험조합으로 흡수 · 발전하는 초석이 되었다.

2. 사회보험으로 의료보험 확장기 1977~1989년

1976년 12월 개정된 2차 의료보험법의 가장 큰 특징은 다음과 같다.

① 가입대상이 임의적용 방식에서 일정 규모 이상의 사업장에 대한 강제적용 방식으로 변경되었다.

② 가입대상 피보험자를 1, 2종 피보험자로 구분하여 1종은 사업장의 일반 근로자로, 2종은 다시 지역주민을 대상으로 하는 지역의료보험대상자와 특수직 자영업자를 대상으로 하는 직종의료보험대상자로 구분하였다. 1종은 일정 규모 이상의 사업장에 대해서 강제적용을, 2종은 임의적용을 실시하였다.

③ 사업장의 종류 및 근로자의 수 등에 따라 의료보험조합을 독립적으로 설립할 수 있도록 하는 조합자율주의를 원칙으로 하고 있었다.

표 2-4 의료보험 가입대상자 및 적용 구분

구분 명칭		적용대상	적용방식	비고
1종 피보험자		사업장 일반근로자	강제적용 (사업장 일정 규모 이상)	후에 직장가입자로 변경
2종 피보험자	지역의료보험	지역주민	임의적용	후에 지역가입자로 변경
	직종의료보험	특수직 자영업자	임의적용	
공무원 및 사립학교 교직원			강제적용	후에 직장가입자로 변경
생활보호대상자			의료보호	의료급여로 명칭 변경

표 2-5는 피보험자의 변화 추이이다. 표에서 보는 바와 같이 처음 사회보험으로서 근로자 대상 의료보험이 생겨난 이후 300인 이상의 사업장에 강제적용된 1980년을 살펴보면 직장의료보험조합 423개와 공무원 및 사립학교 의료보험조합 1개, 임의의료보험조합 8개가 조직되어 있었다.

표 2-5 연도별 의료보험자(단체) 수

구분	1980	1985	1990	1995	1998	2000	2005	2010
계	432	170	409	373	143	1	1	1
국민건강보험공단						1(235)	1(277)	1(178)
국민의료보험관리공단					1			
공 · 교공단	1	1	1	1				
지역의료보험조합		6	254	227				
직장의료보험조합	423	144	154	145	142			
직종의료보험		12						
임의 보험	8	7						

주: 1) 직종 및 임의지역 의료보험조합은 '89.6월 해산
2) 공 · 교 의료보험관리공단과 지역의료보험조합이 '98.10월 통합
3) 국민의료보험관리공단과 직장의료보험조합이 2000.7월 통합
자료 : 2010 건강보험통계연보, 건강보험 심사평가원, 2011

지역의료보험을 도입하기 위해 1981년에 3개 지역, 1982년에 3개 지역에 지역의료보험 시범 사업을 실시하다가 1989년 농촌 및 도시 전 지역으로 확대하여 직장, 지역, 공무원 및 사립학교 의료보험으로 전 국민 의료보험기가 시작되었다.

한편, 1998년 10월 공무원 및 사립학교 교직원의료보험관리공단과 지역의료보험조합이 통합하고 2000년 7월 국민의료보험관리공단과 직장의료보험조합이 마침내 국민건강보험공단으로 통합된 의료보험기가 도래하였다.

1. 직장의료보험조합의 발전과정

1976년 12월 의료보험법을 전면 개정하고 강제적용 방식의 의료보험제도를 1977년 7월 본격적으로 실시하면서 가장 크게 적용이 확대된 부문은 사업장 근로자 집단이다. 또 사업장의 근로자에 대해서도 사업장 규모근로자의 수에 따라 단계적으로 강제적용 대상을 확대하였다. 표 2-6은 사업장 근로자를 대상으로 하는 의료보험조합의 확대과정을 요약한 것이다.

표 2-6 사업장 근로자를 대상으로 하는 의료보험조합의 발전과정

연월	관련 근거	확대 내용
1976. 12	의료보험법 전문(2차) 개정	500인 이상 사업장 당연적용 (공무원, 교직원, 군인 제외)
1977. 7	1종 의료보험조합(486개소) 업무 개시	500인 이상 사업장 의료보험 실시
1979. 7	26개 지구공동조합 신설	300인 이상 사업장 의료보험 실시
1981. 1		100인 이상 사업장 의료보험 실시
1982. 12	의료보험법 시행령 개정	16인 이상 사업장 당연적용 및 5인 이상 사업장 임의적용
1988. 7	의료보험법 시행령 개정	5인 이상 사업장 당연가입

1976년 의료법이 개정되면서 공무원과 교직원 및 군인이 제외된 500인 이상 사업장의 근로자 및 공업단지 내 사업장의 근로자에 대해서는 당연적용하도록 하였고, 1977년 7월 전국에 486개의 1종 의료보험조합이 업무를 개시하면서 사업장 근로자에 대한 강제적용 의료보험이 시작되었다.

이때 500인 이상 사업장은 19개였으며, 공업단지 내에 486개의 의료보험조합이 설립되었고 적용 인구는 피보험자 및 피부양자를 포함하여 300만 명 정도였다.

그 후 당연적용 사업자의 증가에 따라 조합이 늘어나는 과정에서 드러난 소규모 조합의 문제점을 보완하기 위하여 1979년 7월 당연적용 대상 사업장을 300인 이상으로 확대하면서 여러 개의 사업장을 묶어 26개 지구 공동조합을 신설하였다. 그 이후 지구 공동조합을 계속 확대 적용하여 소규모 의료보험조합을 통폐합하는 방향으로 발전하였다.

1981년 1월에는 당연적용 대상을 100인 이상 사업장으로 확대하고, 1982년 12월에는 16인 이상 사업장에 대해서는 강제적용, 5인 이상의 사업장에는 임의적용할 수 있도록 하였다. 1988년 7월부터는 5인 이상 사업장에 대해서 당연적용하도록 하였다. 2001년부터는 당시 지역 가입자로 분류되던 5인 미만 사업장 가입자도 직장 가입자로 적용하도록 하였다.

그 결과 직장의료보험조합의 가입자 중 근로자는 300인 이상 사업장 근로자가 당연가입한 이후 1980년 538만 명으로 전체 인구의 14%이던 것이 1982년 16인 이상 당연가입이 적용된 이후 1985년에는 1,221만 명으로 전체 인구의 30%, 1988년 5인 이상 사업장 당연가입 이후 1990년도에는 38%로 증가하였다가, 2001년 5인 미만 사업장도 당연가입으로 전환된 후 계속 증가하여 2009년에는 전체 인구의 55%가 직장가입자가 되었다. 한편, 직장 가입자 중 근로자 1인당 1.5~2.1명의 피부양자를 부양하고 있는 것으로 나타났으며, 최근에는 부양비가 감소하는 경향을 보이고 있다.

표 2-7 사업장 근로자 대상 의료보험 적용 인구변화 추이 (단위: 만 명)

연도		2011	2012	2013	2014	2015	2016	2017	2018	2019	2020
총 인구		4,993	5,020	5,042	5,074	5,101	5,121	5,136	5,160	5,170	5,178
근로자	계	286	295	304	314	320	325	328	330	333	332
	가입자	118	124	130	136	142	148	153	159	165	169
	피부양자	168	171	174	178	178	177	175	171	168	163
비율% (총 인구 대비)		5.7	5.9	6.0	6.2	6.3	6.3	6.4	6.4	6.4	6.4
부양비		1.4	1.4	1.3	1.3	1.3	1.2	1.1	1.1	1.0	1.0

참고문헌 : https://kosis.kr
통계청(2021)
통계청(2019) 장래인구추계 2017-2067년(2017년 인구총조사 결과를 기초로 하며 55년 주기로 작성된 자료임)

2. 공무원 및 사립학교 교직원 의료보험조합의 발전과정

공무원 및 사립학교 교직원은 1976년 의료보험법을 개정하면서 연금법을 통해 재해보상 및 단기급여에 의한 의료보험혜택을 받을 수 있게 한다는 전제하에 의료보험대상에서 제외되었다. 이들에 대한 의료보험 적용을 위해 1977년 12월 공무원 및 사립학교 교직원의료보험법을 별도로 제정하고, 1978년에 공무원 및 사립학교 교직원의료보험관리공단을 발족하였다. 1978년 제정된 시행령에 따라 1979년 1월부터 공무원 및 사립학교 교직원의료보험이 실시되었다.

공무원 및 사립학교 교직원의료보험은 수혜대상범위를 꾸준히 확대하여 1980년에는 군인가족 및 사립학교 직원이, 이듬해에는 공무원과 사립학교 교직원 및 군인 퇴직연금 수급자까지 적용대상이 확대되었다. 1981년부터는 선거에 의해 취업하는 공무원 및 국외 근무 공무원, 1985년부터는 퇴직연금 일시금 수령자, 1986년에는 유족연금 · 장애연금 · 상이연금 수급자까지 대상을 확대하였다. 그 중 연금수급자는 전 국민 의료보험을 실시하면서 농촌 또는 도시 지역의료보험의 적용대상으로 변경되었다.

표 2-8 공무원 및 사립학교 교직원 의료보험조합의 발전과정

연월	관련 근거	확대 내용
1976. 12	의료보험법 전문(2차)개정	500인 이상 사업장 당연 적용 (공무원, 교직원, 군인 제외)
1977. 12	공무원 및 사립학교 교직원 의료보험법 제정	
1978. 8	공무원 및 사립학교 교직원 의료보험관리공단 발족	
1979. 1		공무원 및 사립학교 교직원 의료보험 업무 개시

그 결과 공무원 및 사립학교 교직원 의료보험조합의 업무가 개시된 1979년 이후 1980년 기준으로 378만 명으로 전체 인구 대비 10%이던 것이, 그 이후 가입 대상 및 가입자는 증가하였으나 전체 인구 대비 9.5~11%의 범위를 유지하고 있었다. 한편, 공무원 및 사립학교 교직원 의료보험조합 가입자 1인당 부양가족은 1980년 3명에서 점차 감소하여 2010년에는 1.9명으로 감소되었다.

표 2-9 공 · 교 대상 의료보험 적용 인구변화 추이 (단위: 만 명)

연도		2011	2012	2013	2014	2015	2016	2017	2018	2019	2020
총 인구		4,993	5,020	5,042	5,074	5,101	5,121	5,136	5,160	5,170	5,178
공·교	계	46	45	45	42	41	41	40	39	39	38
	가입자	16	16	16	15	15	15	15	15	16	16
	피부양자	30	29	29	27	26	26	25	24	23	22
비율% (총 인구 대비)		0.9	0.9	0.9	0.8	0.8	0.8	0.8	0.8	0.8	0.7
부양비		1.9	1.8	1.8	1.8	1.7	1.7	1.7	1.6	1.4	1.4

참고문헌 : https://kosis.kr
통계청(2021)
통계청(2019) 장래인구추계 2017-2067년(2017년 인구총조사 결과를 기초로 하며 55년 주기로 작성된 자료임)

3. 지역의료보험 시범사업기 1981~1989년

사업장 근로자를 대상으로 한 의료보험이 1977년부터 계속 확장되고 있는 반면, 사업장 근로자 및 공무원 사립학교 교직원에 포함되지 않는 자영업자 및 일반 지역주민들은 의료보험에 대한 소외 계층으로 남을 수밖에 없었다. 구조적으로는 조직에 포함된 근로자 및 공무원들에 대한 의료보험을 지역주민에 대한 의료보험보다 먼저 실시하는 것은 선진국의 예로 보아 당연하였다.

그러나 의료보험이 실시된 이후 가입자들은 의료비를 정부에서 통제하는 의료보험수가를 적용받으면서 그 중 본인일부부담금만 납부하는 반면에 미가입자들은 보험수가보다 비싼 일반수가를 적용받음으로써 의료비 격차는 더욱 더 커지게 되었다. 이러한 문제점 때문에 농어촌 주민 및 도시 자영업자들에 대한 의료보험 실시가 시급한 당면 과제였다.

이러한 문제점을 해결하기 위해 먼저 1981년 1차 지역의료보험 시범사업을, 1982년 2차 지역의료보험 시범사업을 실시하게 되었다.

그 결과 1988년 농어촌지역부터 1989년 도시지역까지 전면 실시가 확대되어 1989년 전 국민 의료보험시대가 도래할 수 있게 되었다.

표 2-10 지역 및 직종 의료보험의 발전과정

연월	관련 근거	확대 내용
1981. 4	의료보험법 (4차) 개정	직종, 지역조합 설립근거
1981. 7	지역의료보험 1차 시범사업 실시	홍천군, 옥구군, 군위군
1981. 12	직종의료보험조합 발족	문화예술인, 이 · 미용 등
1982. 7	지역의료보험 2차 시범사업 실시	강화군, 보은군, 목포시
1984. 12	의료보험법 (6차)개정	1종, 2종 의료보험을 직장, 지역, 직종의료보험으로 용어 개정
1988. 1	농 · 어촌지역의료보험 실시	
1989. 7	도시지역의료보험 실시	전 국민 의료보장 실현

1. 지역의료보험 시범사업

지역의료보험 시범사업은 1981년에 시작하여 1982년까지 2차례 확대 시행되었다.

제1차 시범사업은 1981년 7월부터 강원도 홍천군, 전라북도 옥구군, 경상북도 군위군의 3개 군에서 실시하였다. 시범사업과 동시에 최초의 의약분업도 실시하였는데 동년 9월 3개 시범지역에 임의분업 형태로나마 20개의 약국을 요양기관으로 지정하여 급여를 실시하게 되었다.

제2차 시범사업은 1982년 7월부터 경기도 강화군, 충청북도 보은군, 전라남도 목포시를 추가 시범지역으로 선정하여 시행하였다. 지역주민에 대해서는 시범사업을 거쳐 그 결과를 토대로 1988년 1월에 군 지역주민이 당연적용되었고, 1989년 7월에는 도시지역 주민이 당연적용됨으로써 우리나라는 의료보험제도 도입 12년만에 전 국민 의료보험을 달성하게 되었다.

시범지역의 주민 중 적용 대상은 직장의료보험 공무원 및 사립학교 교직원의료보험 또는 의료보호 대상자를 제외한 전체 주민을 대상으로 강제적용하였고 그 대상은 전체 주민의 약 70%를 차지하고 있었다.

지역의료보험 시범사업 전후로 지역 가입자의 숫자 및 전체 비율을 살펴보면 표 2-11과 같다.

표 2-11 지역, 직종 의료보험 및 의료보호 적용 인구변화 추이 (단위: 만 명)

연도		1980	1985	1990	1995	1998	2000	2007	2009	2010
총 인구		3,812	4,081	4,287	4,509	4,629	4,701	4,846	4,875	4,888
지역의료보험	총 가입자		38	1,942	2,246	2,367	2,349	1,840	1,720	1,652
지역의료보험	비율 % (총 인구대비)		1	45	50	51	50	38	35	34
지역의료보험	세대수		8	562	722	790	822	814	811	794
지역의료보험	군 지역 가입자		27	618	388	339	329	198	185	179
지역의료보험	군 지역 세대수		6	166	120	112	114	89	90	89
지역의료보험	도시 지역 가입자		10	1,324	1,858	2,028	2,021	1,641	1,535	1,473
지역의료보험	도시 지역 세대수		2	396	602	678	707	725	721	705
직종의료보험	소계		95	11	11	11	10	10	9.5	9.5
직종의료보험	가입자		23							
직종의료보험	피부양자		72							
임의보험	가입자	7	24							
	세대수	2	6							
의료급여	계	214	326	393	141	132	157	185	168	167
	비율 % (총 인구대비)	6	8	9	3	3	3	4	3.4	3.4

1981년 시범사업이 시작되기 전인 1980년에는 지역 가입자는 임의 가입자가 약 7만 명이 있었다. 시범사업이 실시되고 있던 1985년을 보면 총 인구 대비 약 1%가 시범지역 가입자였으며, 그 중 군 지역이 27만 명, 시 지역이 10만 명이었다. 한편, 전 국민 의료보험이 실시되고 난 1990년에는 총 인구 대비 45%에서 50% 정도를 차지하다가 직장 가입자의 가입 대상이 점차 확대됨에 따라 2010년의 경우는 총 인구 대비 34%로 감소하였다.

정부는 시범사업 실시 결과를 바탕으로 우리나라의 여건에 맞는 지역의료보험 모형을 개발하여 전 국민 의료보험 실시를 위한 준비를 하였다.

시범실시 동안 드러난 문제점은 다음과 같다.

첫째, 가입자의 보험료 부담능력이 근로자에 비해 상대적으로 부족하였다.

둘째, 가입자의 소득파악 문제이다. 보험료의 책정 · 부과는 가입자의 소득 수준 등 능력에 따라 등급제로 부과하였는데 근로 소득자와는 달리 농 · 어촌 및 도시 자영업자들의 소득파악이 어려웠다.

셋째, 보험료 징수의 어려움이었다. 근로자의 경우 원천징수하므로 보험료의 징수가 쉬우나 지역가입자의 경우는 수입의 불균형과 보험료 직접납부 부담 때문에 보험료의 징수가 어려웠다.

넷째, 그 결과 조합의 재정 적자이다. 지역의료보험의 가입대상자들이 보험료 부담능력이 부족하고, 보험료 전체를 가입자가 부담하도록 한 결과로 나타난 재정 적자가 지역의료보험의 확대 적용에 걸림돌이 되었다.

다섯째, 요양기관의 지역적인 불균형으로 의료서비스를 제대로 받을 수가 없었다.

이러한 각종 문제점 때문에 지역의료보험의 전면 실시가 전반적으로 연기되었다.

2. 한방의료보험 시범사업

요양기관 지정에서 제외되었던 한방 의료기관에 대한 요양급여를 실시하기 위한 시범사업도 실시되었는데, 1984년 12월부터 1986년 11월까지 2년 동안 충북 청주시 및 청원군을 시범지역으로 지정하여 시범실시하였다. 이 지역의 요양기관 24개를 시범기관으로 지정한 후 지역주민의 38.5% 19. 1만 명를 대상인구로 하였다. 시범사업의 결과에 따라 1987년 2월 한방 의료기관을 요양기관에 포함하여 전체 의료보험에 한방 요양기관을 확대 적용하였다.

3. 직종의료보험

근로자에 대한 의료보험이 확장되면서 아울러 일반 지역주민의 의료보험 욕구가 높아지게 되었다. 이에 정부는 1981년 의료보험법을 4차 개정하면서 직종별 의료보험조합의 설립근거를 만들었다. 그 결과 1981년 12월 문화예술인 의료보험조합 및 이 · 미용 의료보험조합이 직종 의료보험조합으로 발족하였다. 강제가입의 방식을 채택하였으나 운영과정에서 강제적용할 수 없어 강제가입도 임의가입도 아닌 상태에서 운영되었다.

문화예술인, 양곡상, 이 · 미용, 개인택시, 숙박목욕업, 대구상인, 축산기업, 특종물업, 생명보험모집인, 의사, 해외취업선원, 부산시장상인, 약사, 기독교 교역자, 손해보험모집인 등 전국적으로 15개의 직종의료보험조합이 설립되었으며, 표 2-11에서 보는 바와 같이 1985년에는 적용 인구가 95만 명에 이르게 되었다. 그러나 전 국민 의료보험의 실시와 더불어 직종의료보험은 자취를 감추고 지역의료보험으로 흡수되었다.

4. 의료급여

한편, 국민기초생활보장 대상자들을 국가에서 전액 지원하는 의료급여대상자는 표 2-11에서 보는 바와 같이 1980년 214만 명으로 총 인구 대비 6% 였다가 1990년 9%로 증가했으나 점차 감소하여 2010년의 경우에는 총 인구 대비 약 3.4%약 154만 명였다.

4. 전 국민 의료보험기 1989~1998년

5공화국 출범 이후 정부에서는 경제성장에 힘입어 복지정책을 보다 강화하기 시작하였으며 1986년 정부가 국민복지증진대책을 수립할 때 1988년부터 농어촌 지역, 1989년부터 도시 지역의 의료보험을 실시하기로 방침을 결정하고 그 계획을 수립하였다. 이 계획은 1987년 대통령선거로 연결되어 선거 공약으로 전 국민 의료보험정책을 약속하면서 의료보험의 전 국민 확대 가능성이 커졌다.

직장의료보험조합은 1977년 500인 이상 사업장에 강제적용하면서 시작되어 1988년 5인 이상 사업장에까지 강제적용하게 되었다. 공무원 및 사립학교 교직원은 1979년부터 의료보험의 적용을 받기 시작하여 그 대상자를 계속 확대하여 나갔다. 한편, 의료보험을 적용받지 못하는 국민기초생활보장 대상자들은 의료급여 혜택을 받게 되었다.

지역의료보험조합은 의료보험이나 의료급여의 적용에서 누락된 농어촌 주민이나 도시 자영업자들의 의료보험 욕구 만족을 위하여, 본 사업을 시행하기 전에 1981년, 1982년 6개 시군에 1, 2차 시범사업을 실시하였다. 시범실시결과를 반영하여 1987년 11월 전국 134개 군 지역농·어촌에 지역의료보험조합을 설립한 후, 직장 및 공무원 및 사립학교 교직원의료보험조합의 피보험대상자와 의료보호대상자를 제외한 전체 주민에게 지역의료보험을 실시하였다.

또한 1989년 7월부터 전국의 도시지역 주민에 대한 지역의료보험도 실시됨으로써 1977년 사회보험으로서 의료보험을 실시한 지 12년 만인 1989년 7월 명실상부한 전 국민 의료보험시대를 맞이하게 되었다.

표 2-7, 9, 11에서 살펴본 바와 같이 1990년의 경우에 직장의료보험 가입자가 전체 인구의 38%, 공무원 및 사립학교 교직원 가입자가 11%, 지역가입자가 45%, 의료급여가 약 9%로 전체 인구가 의료보험 또는 의료보호 혜택을 받게 되었다총 인구와 의료보장 인구는 차이가 있을 수 있음.

도시지역까지 전 국민 의료보험이 실시되고 난 1989년 10월부터 약국의료보험도 전국에 확대 실시하였다.

1990년대 이후에는 각종 의료보험 내실화를 위한 조치가 따랐는데, 지역의료보험의 재정 적자를 완화하기 위한 조처로서 고액 진료비에 대하여 재정력이 상대적으로 좋은 직장조합과 공무원 · 교직원공단이 더 부담하는 대신에 노인인구가 많고 재정력이 취약한 지역조합이 덜 부담하도록 하는 보험제도 간의 재정 공동부담사업을 실시하였다.

표 2-12 지역 및 직종 의료보험의 발전과정

연월	관련 근거	확대 내용
1989. 7	도시지역의료보험 실시	전 국민 의료보장 실현
1989. 10		약국 의료보험급여 실시
1994. 1	의료보험법 (8차) 개정	요양급여기간 연장(65세 이상 피보험자 및 피부양자: 연간 180일 → 210일)
1995. 8	의료보험법 (10차) 개정	요양급여기간 연장(모든 피보험자: 연간 180일 → 210일) 및 폐지(65세 이상, 등록 장애인, 국가유공자 등)
1995.12	의료보험법 시행령 개정	1996년부터 요양급여기간 연장(연간 210일 → 240일)
1996. 1	의료보험급여범위 확대	전산화단층촬영(C/T) 급여 실시
		1997년부터 요양급여기간 연장(연간 240일 → 270일)
1997. 12	의료보험법 (13차) 개정	요양급여기간 연장(연간 270일 → 300일)

또한, 의료보험 요양급여기간을 1995년 6월부터 모든 피보험자 및 피부양자에 대해 연간 180일에서 210일로 확대하고, 그 이후 240일, 270일, 300일로 연장하다가 2000년 1월에 365일로 연장하였다. 또한 2016년 1월 16일부터는 365일 초과에 따른 요양급여상한일수를 완전 폐지하여 진료 기회를 확대하였다.

기타 보건 · 예방사업을 확대, 고가 의료장비인 CT에 대한 보험급여 인정, DRG 지불제도 시범 사업 등을 시행하였다.

5. 통합 의료보험기 1998년 이후

과거 근로자 대상 의료보험조합이 발전하는 과정에서 소규모 조합의 문제점을 보완하기 위하여 여러 개의 사업장을 묶어 지구 공동조합을 만들고, 그 이후 지구 공동조합을 계속 확대적용하여 소규모 의료보험조합을 통폐합하는 방향으로 발전하였다.

그러나 표 2-5에 나타났듯이 의료보험조합을 통폐합하기 전인 1995년의 경우를 보면 총 373개 조합이 존재하였으며 그 중 공무원 및 사립학교 교직원의료보험공단이 1개, 직장의료보험조합이 145개, 지역의료보험조합이 227개였다.

과거부터 이러한 의료보험조합을 통합하기 위한 논의는 꾸준히 지속되어 왔다. 논의의 핵심은 ① 보험료 부담의 공평성 및 의료보장의 차별 철폐, ② 위험분산 기능과 소득재분배, ③ 국민 건강권 보장의 내실화, ④ 관리업무의 효율성 추구 등이었으나 쉽게 추진되지 못하였다.

그러나 조합별로 운영함으로써 조합 간의 재정격차로 인해 ① 국민 의료비의 증가와 의료 이용자 및 공급자의 불만 제기 ② 국민 계층 간 · 지역 간 보험료부과의 형평성 취약 및 보험재정의 악화 ③ 조합별 과다한 관리운영비 지출 등의 문제점이 나타났다.

정부는 이러한 문제점을 제거하기 위해 먼저 조직의 통합을 도모하게 되었는데, 227개의 지역의료보험조합과 1개의 공무원 및 사립학교 교직원 의료보험관리공단의 조직을 통합하는 국민의료보험법을 1998년 10월부터 시행하였다. 그러나 조직만 통합되었을 뿐 재정은 당분간 분리운영되었다.

1999년 2월 의료보험관리체계를 단일보험자로 통합하기 위한 국민건강보험법을 제정함으로써 국민의료보험법은 폐지되었다. 이때까지는 단일보험자로 운영하였어도 직장 및 지역가입자의 재정은 분리운영하고 있었으나 2000년 7월 재정 통합에 관한 법적 근거를 만들고 2003년 7월부터는 조직과 재정을 완전 통합하여 운영하였다.

표 2-13 통합 의료보험기의 발전과정

연월	관련 근거	확대 내용
1998. 10	국민의료보험관리공단 업무 개시	조합주의 ⇒ 통합주의(조직 통합)
1999. 2	국민건강보험법 제정	질병 · 부상에 대한 예방 · 재활 확대 보험자의 단일화 (국민건강보험공단) 건강보험 심사평가원 신설
1999. 12	국민건강보험법 개정	직장 · 지역 가입자의 한시적 보험재정 구분
2000. 7	국민건강보험재정 건전화특 별법 제정 국민건강보험법 개정	재정통합에 관한 법적 근거
2003. 7	재정통합	직장과 지역 재정통합(조직과 재정의 완전 통합)

국민건강보험법의 주요 내용은, 가입 대상이 의료급여대상자 등을 제외한 모든 국민이며 가입대상자를 직장가입자와 그 피부양자 및 지역가입자로 구분하였다. 또한 보험자는 '국민건강보험공단'으로 하고 보험급여는 가입자 및 피부양자의 질병 · 부상 · 출산 등에 대하여 진찰 · 약제지급 · 치료 · 예방 등의 요양급여를 요양기관에서 실시하고 기타 장제비, 상병수당 및 임신출산진료비 등의 임의급여를 실시하도록 하였다. 한편, 요양급여비용 심사 및 요양급여의 질적 적정성 평가를 위해 '건강보험심사평가원'을 두고 있다.

2003년 7월부터는 건강보험 직장가입자의 적용범위를 근로자 1인 이상의 모든 사업장에 대해 당연가입하는 것으로 확대하였다. 그 결과 표 2-7, 9, 11에서 보는 바와 같이 2007년의 경우 직장건강보험가입자가 전체 인구의 51%, 공무원 및 사립학교 교직원 가입자가 10%, 지역가입자가 38%, 의료급여가 약 4%로 전체 인구가 의료보험 또는 의료급여혜택을 받게 되었다.

6. 외국의 의료보장제도

1. 영국의 의료보장제도

영국은 1811년부터 사회보험방식으로 보건의료체계를 유지해 오다가 2차 대전 이후에 증가하는 의료 수요를 민간의 의료공급체계에서 담당하기 어렵다는 전망에 따라 국가가 병원을 매입하여 의료에 관해서는 국가가 책임을 담당하게 되었다.

1946년 국민보건서비스법National Health Service Act이 제정되고 1948년 국민보건서비스National Health Service : NHS가 설립되었다. 영국의 NHS는 영국에 거주하는 '누구나, 무료로, 의료 필요에 근거하여 의료서비스를 받을 수 있다'는 원칙에 기초하고 있다.

NHS는 크게 세 가지 영역으로 구분되는데, 1차 의료와 병원진료입원 및 외래 포함, 지역사회서비스 및 장기 요양간호이다.

NHS의 관리체계는 다음과 같다.

① 주관 중앙부처는 보건부이며 보건부 산하에 10개의 보건전략국SHA: Strategic Health Authorities이 있고, 여기에서 152개의 PCT Primary Care Trust ; 1차 의료연합를 감독한다. PCT는 1차 보건의료와 공중보건서비스를 관리한다.

② PCT는 29,000개의 1차 진료기관과 18,000개의 치과의원을 감독하고 NHS 트러스트와 민간기관에 급성서비스를 위임하며, 관할지역의 1차 의료서비스와 2차 예방, 예방접종의 관리, 감염병 억제 등을 관리한다.

PCT에서 전체 예산의 80%를 관리하고 보건국으로부터 인구와 지역의 특성에 따라서 예산을 배정받는다. 재원은 전체의 90%를 일반 조세에 의존하고 있으며, 거의 전적으로 공적 재원 체제를 갖고 있다. 총 보건의료 지출 수준은 2006년 GDP 대비 8.4%로서 OECD 평균 9.1%보다 낮다.

의료서비스 이용 시 1차 진료기관 방문이나 입원에 대해서는 본인부담이 전혀 없으나, 처방약과 안과 및 치과 서비스에 대해서는 본인이 부담한다. 치과의 경우는 80% 정도를 본인이 부담해야 하고, 정기검진의 경우도 일정 부분 지불해야 한다. NHS에 입원한 환자의 경우에는 본인부담이 면제되고, 처방 건에 대해서 85% 정도는 본인부담이 없다. NHS 내의 민간 병상을 이용하는 경우에는 본인부담이 있다.

의료전달체계가 엄격히 구분되어 있어 모든 국민은 자신의 거주지역 내의 1차 진료의를 주치의로 등록해야 하고 주치의를 통해서만 전문적인 2차 진료를 받을 수 있다.

1차 진료기관과 치과의원 등은 대부분 자영업의 형태로 운영된다. 진료의사의 보수는 등록 인두지불보수와 기본진료수당, 특정항목에 대한 성과분 부분, 제경비 수당이라는 4종류로 구성된다. 그리고 약제 및 치료재료, 진료실, 인건비 및 기타 경비 등이 보조된다.

2, 3차 의료기관에 근무하는 의사 및 간호사들은 NHS에 고용되어 있거나 NHS에서 운영하는 병원에 소속되어 있으며 매년 정부에서 정한 월급을 받는다. 2, 3차에 고용된 의사들 중 전문의는 수입의 10% 이내에서 민간보험환자를 볼 수 있도록 하고 있다. NHS에 속한 트러스트Trust는 PCT로부터 의료 제공에 대한 진료비를 총액계약방식 또는 비용과 수량에 의한 방식 및 건당 비용 계약방식 등 주로 세 가지 방식에 의해 예산을 배분받는다.

영국에는 매우 적은 수의 민간의료시스템이 존재하는데, 민간병원은 주로 민영보험 가입자 혹은 보험적용이 되지 않는 사람들에게 서비스를 제공한다.

NHS의 발전 방향은 다음과 같이 요약할 수 있다.

첫째, 재원의 투자와 의료서비스 공급자의 효율적인 관리

둘째, 의료서비스 현대화 및 대기시간의 단축

셋째, 의료비 증가 둔화, 형평적인 의료서비스를 제공받는 것

넷째, 의료서비스 이용 시 개인의 권리가 강화되는 것

다섯째, 1차 진료와 지역사회서비스를 강조하여 통합된 서비스를 제공하는 것

2. 독일의 의료보장제도

우리나라의 국민건강보험은 독일의 공적 의료보험제도를 기본 모델로 도입하여 우리나라 특성에 맞게 발전시켰다.

독일의 공적 의료보험제도는 엄밀한 의미에서 전 국민을 대상으로 하는 것이 아니다. 일정소득 이하의 국민은 공적 의료보험에 강제가입이 법제화되어 있으나 그 이상의 소득 계층은 민간의료보험을 선택할 수 있도록 개방되어 있으며, 그 중 1개는 반드시 가입해야 하는 의무가 있다.

공적 의료보험은 1차 의료보험자와 고소득 근로자로 구성된 2차 의료보험자로 나누어지며, 공적 의료보험에 가입하지 않은 일정소득 이상인 사람과 공무원은 민간의료보험에 가입하게 되어 있다. 그 밖에 공적 의료보험에서 제외된 의료비용 특별부담자는 공공부조에 의해서 의료혜택을 받을 수 있도록 되어 있다.

2003년 말, 공적 의료보험의 피보험자는 87.3%, 민간의료보험에 가입한 고소득자 및 공무원이 10.1%, 공공부조와 같은 사회보장제도로서 의료보장을 받는 자가 2.4% 정도이다.

공적 의료보험의 평균 보험료율이 2000년도 13.6%에서 계속 증가하여 2006년도에는 14.2%이었다.

진료보수지불방식은 외래의 경우, 2009년부터 진료 내용에 따른 상대가치 및 환산지수에 따라 진료 보수가 결정된다. 입원의 경우는 2005년에 시작된 DRG 지불제도가 강화되었다.

3. 미국의 의료보장제도

미국은 다른 나라에 비해 매우 다양한 형태의 보건의료체계가 운영되고 있다. 이에 대해 칭찬하는 측은 '세계 최고의 의료보장 시스템 구축'이라고 하며, 반대하는 측에서는 '보건의료비 지출은 세계 최고이지만 미가입자, 비형평성, 관리운영의 비효율성으로 많은 문제점이 있는 나라'로 평가하고 있다.

미국에서 공적 의료보험이 발달하지 않은 이유는, 첫째는 의료보장은 개인의 책임으로 처리하는 것이 당연하다는 논리, 둘째는 의료보험 방식이 민간방식으로서, 공적 의료보험제도 창설을 미국 사회가 반대하고 있기 때문이다.

1965년 존슨 대통령은 미국 최초의 공적 의료보장인, 고령자를 대상으로 하는 메디케어Medicare와 저소득층을 대상으로 하는 메디케이드Medicaid 제도를 도입하였고 현재까지 이 제도만 공적 의료보험제도로 남아 있다. 1912년 루즈벨트 대통령부터 시작하여 오바마 대통령까지 의료보험 개혁을 위해 노력하였으나 전 국민을 대상으로 확대하지는 못하였다.

Medicare는 연방정부에서 운영하며 65세 이상의 노인을 위한 의료보장제도로서 장애인 및 만성신장질환자 등도 가입할 수 있도록 되어 있다. Part A 입원, Part B 보충적 보험, Part C Managed Care와 Part D 처방약 급여 및 이들 각각의 조합으로 구성된다.

Medicare의 재원은 연방정부의 조세와 급여세 및 가입자 본인부담금이다. 진료비지불방식은 Part A의 경우 연방정부가 질병당 정해진 금액을 병원에 직접 지불하고, Part B의 경우 연방정부에서 정한 금액을 정부에서 직접 또는 환자를 통하여 간접적으로 지급한다.

Medicaid는 특정한 저소득층 및 장애인을 보호하기 위해서 도입된 의료부조제도로서 어린아이가 없는 성인 저소득층은 대상이 아니다. 운영은 연방정부의 50~80% 보조와 주정부 자체의 비용으로 주정부에서 운영한다.

그 밖에도 Medicaid의 지원을 받지 못하는 저소득층 어린이를 위한 공적보험인 S-CHIP, 재향군인의 의료보장을 하는 VA, 연금수급자 및 퇴직 연방직원 등을 위한 연방공무원 공제 및 인디언 보호구역 거주자를 위한 인디언 보건 서비스Indian Health Service 등이 있다.

민간 의료보험제도는 대기업과 정규직을 주 대상으로 하는 고용주 지원건강보험과 개인 및 중소기업을 대상으로 하는 건강보험으로 구분된다. 보험자는 영리기업 혹은 비영리기업Blue Cross/Blue shield이 있다. 재원은 주로 사용자와 근로자가 부담하는데 대부분의 부담은 사용자가 마련하고 있다. 개인 가입은 자영업자나 퇴직자 등이 대상이 되는데 보험료는 개인의 건강 정도에 따라 차등 부과된다.

민간 보험회사는 수많은 조직이 있는데, 그 중 HMOs Health Maintenance Organization, PPO Preferred Provider Organization, Blue Cross 및 Blue shield 등이 비교적 규모가 크고 공적인 성격이 강하다.

건강유지기구HMO는 통상의 보험과는 달리 가입자로부터 매월 일정액의 갹출금을 징수하고 여기에 연방정부에서 보조금을 더해 이를 재원으로 3자 지불기구 없이 진료 담당자에게 미리 지급하고 추후 가입자가 현물 급여를 받는 방식으로 의료서비스를 제공한다.

Blue Cross/Blue Shield는 역사가 길고 규모가 큰 민간 의료보험회사로서 보험가입자의 약 40%가 여기에 가입되어 있다.

초기에는 두 보험자가 영리기업Blue Cross의 경우는 입원을 위주로, 비영리기업Blue Shield의 경우는 외래를 위주로 운영되어 왔으나, 1982년 완전 통합되어 총칭하여 Blue Cross/Blue Shield라고 한다. 이는 비영리 조직으로 각각의 이익을 대표하는 사람으로 구성된 이사회에 의하여 운영된다. Blue Cross/Blue Shield는 가입자에게 의료서비스를 현물 급여 방식으로 제공하고 그 비용을 병원이나 의사에게 직접 지불한다.

미국의 의료보험 가입자 구성비를 2016년 기준으로 보면 다음 표와 같다.

표 2-14 미국의 의료보험 가입현황(2016) (단위: 만 명)

Medicare (65세 이상)	Medicaid/CHIP (저소득층 및 아동)	ACA/ Obamacare	사적 보험	고용주 기반보험	보훈	무보험
5,300 (16.31%)	5,700 (17.54%)	1,000 (3.08%)	800 (2.46%)	1억 5,500 (47.69%)	1,500 (4.61%)	2,700 (8.31%)

*미국 전체 인구 3억 2,500만 기준

미국의 건강보험은 공적의료보장과 사적의료보장으로 구분되어 있고 고용주의 지원계획과 메디케이드 보험적용 범위 안에 있는 사람 및 여러 보험 소스를 가진 사람들 때문에 통계분석에 어려움이 많다.

2016년 기준 미국의 전체 인구는 약 3억 2천 5백만 명이었으며, 연방 Medicare 프로그램 적용 대상이 되는 65세 이상 인구는 5천 300백만16.31% 명이었다. 나머지 인원 중 고용주 기반보험으로 1억 5,500만47.7% 명이 가입되었고, Medicaid 및 CHIP아동건강보험 5,700만17.5% 명이 가입되었다. 또한 1,500만4.6% 명의 인원이 보훈정책Veteran's Administration으로 보호를 받았으며 기타 사적으로 보험을 구입하고 있는 형편이다.

공적 의료보장인 Medicare 및 Medicaid 등에 전체 인구의 30.8%만 가입되어 있고 나머지는 민간 및 사적보험에 가입되어 있는 형편이다.

보험에 가입하지 않은 무보험자는 2,700만 명으로 전체 인구의 8.31%에 해당하며 이 중 2,100만 명이 미국 시민권자에 해당되고 600만 명은 서류 미비 이민자 및 비 시민권자에 해당된다. 인종별로는 백인 45%, 히스패닉 32%, 흑인 15%, 기타 8%에 해당하고 있다.

미국은 세계 경제대국임에도 불구하고 전 국민 대상 보편적 공적 의료보험이 없는 세계유일의 산업국가이다. 보험에 가입하지 않는 주된 이유는 가입 능력이 없다는 것이다.

미국의 진료비 지불은 행위별 수가제를 기존으로 하고 포괄수가제 및 정액제인두제가 혼용되고 있다. 본인 부담은 일정액 전액 본인부담, 정액 본인부담, 정률 본인부담을 각각 적용하고 있다.

이러한 미국의 의료보장 제도의 문제점은 다음과 같다.

첫째, 취약한 의료 접근성으로 2016년 기준 의료보험 미가입자가 미국민의 8.31%인 약 2,700만 명 정도이며 의료 혜택에서 제외되고 있다. 또한 고용주의 높은 보험료 때문에 고용주가 지원하는 의료보험의 비율이 2,000년 68%에서 2009년 46%로 축소되고 있다.

둘째, 세계 최고 수준의 높은 의료비용이다. 2008년 국민 의료비 지출은 GDP의 약 18%로서 OECD 평균의 2.4배에 달하고 있다. 개인 지출 건강보험료도 1999년 2,196＄에서 2009년 4,824＄로, 고용주 부담 보험료도 근로자 1인당 1999년 4,274＄에서 2009년 9,860＄로 인상되고 있다.

셋째, 낮은 건강성과이다. 높은 의료비 지출에도 불구하고 의료의 질이 낮아 2007년 기준 영아 사망률은 6.7명으로 OECD 평균 4.9명 보다 높고, 평균수명은 78.1세로 OECD 30개 국가중 24위에 해당하는 낮은 수준이다.

4. 일본의 의료보장제도

일본 의료보험제도의 특징은 다음과 같다.

첫째, 전 국민 의료보험제도로서 표 2-15와 같이 전 국민이 의료보험에 가입되어 있다.

둘째, 자유롭게 의료기관을 선택할 수 있다.

셋째, 저비용 고품질의 서비스를 추구한다.

넷째, 정부 지원이 많다.

일본의 건강보험은 전 국민을 대상으로 5개 그룹으로 구분되어 있다. 우리나라의 건강보험과 비교하면 우리나라의 지역가입자는 일본의 국가 건강보험, 직장가입자 중 공무원은 일본의 상호부조협회보험과 비교되며, 기타 직장 가입자는 일본의 일본건강보험협회 관장 건강보험 및 협회/조합관장 건강보험, 노인장기요양보험은 고령자보험과 비교할 수 있다.

현재 우리나라는 국민건강보험으로 통합되어 있지만 일본은 통합되기 전의 우리나라 같이 수천 개의 작은 조합들로 구성되어 있다.

2008년 기준 전체 의료비 부담은 본인 직접 부담분이 14.1%, 공공부분에서 부담이 37.1%, 보험료로 부담하는 부분이 48.8%로 공공부분의 부담률이 높다. 2011년도의 직장가입자에 해당하는 종류에 따라, 보험료율은 7.83% ~ 9.5%로 우리나라의 6.12%보다는 높게 책정되었다. 보험료는 피보험자와 사업주가 50%씩 부담한다.

표 2-15 일본의 건강보험 시스템의 구성 (2008년 기준)

명칭	가입대상자	보험자 수	가입자 수	비고
국가건강보험	자영업자, 연금생활자 비정규직 등	1,888개	39 백만 명	
일본건강보험협회 관장 건강보험	소기업 근로자	1개	35 백만	
협회/조합관장 건강보험	대기업 근로자	1,473개	30 백만 명	
상호부조협회	공무원	83개	9 백만 명	
고령자보험	75세 이상	47개	14 백만 명	

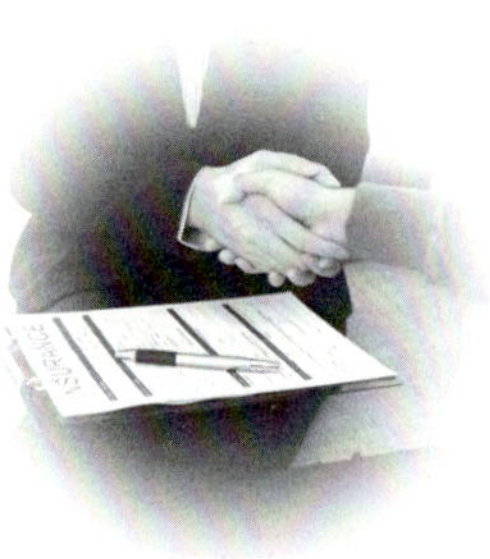

Chapter 3

건강보험체계

1. 국민건강보험

1. 국민건강보험의 목적

우연한 질병이나 부상에 대한 예방 · 진단 · 치료 · 재활과 출산 및 건강증진에 대하여 보험급여를 실시함으로써 진료비 부담을 경감시키고, 국민보건 및 사회보장을 증진함으로써 국민의 삶의 질 향상에 기여한다.

국민건강보험의 원리는 국민 상호간의 위험 분담으로써, 국민들이 평소에 보험료를 내어 기금화한 후 보험사고 발생 시 보험급여 의료서비스 제공 를 받는 형식이다.

2. 국민건강보험의 기능

① 사회 연대성 제고

② 소득재분배 기능

③ 건강 · 사회보장 증진

④ 위험분산 기능

3. 국민건강보험 관련 용어 정의

① 보험자는 건강보험 사업의 주체로서 국민건강보험공단이다.

② 사용자는 사업주 또는 사업의 경영주로서 사업장은 사업주가 되며, 공무원은 소속 기관의 장이 되고 사립학교는 학교를 설립 · 운영하는 자가 된다.

③ 가입자는 직장가입자 및 지역가입자로 구분하며, 모든 사업장의 근로자 및 사용자와 공무원 및 교직원은 직장가입자가 되고, 가입자 중 직장가입자와 그 피부양자를 제외한 자는 모두 지역가입자가 되어야 한다.

④ 피부양자는 다음의 어느 하나에 해당하는 사람 중 직장가입자에게 주로 생계를 의존하는 사람으로서 소득 및 재산이 보건복지부령으로 정하는 기준 이하에 해당하는 사람을 말한다. 법 제5조제2항

- 직장가입자의 배우자
- 직장가입자의 직계존속 배우자의 직계존속을 포함한다
- 직장가입자의 직계비속 배우자의 직계비속을 포함한다 및 그 배우자
- 직장가입자의 형제 · 자매

4. 국민건강보험 가입자

(1) 가입자 적용 체계

국민건강보험 적용 대상 : 가입자 명칭위주의 통합 그림

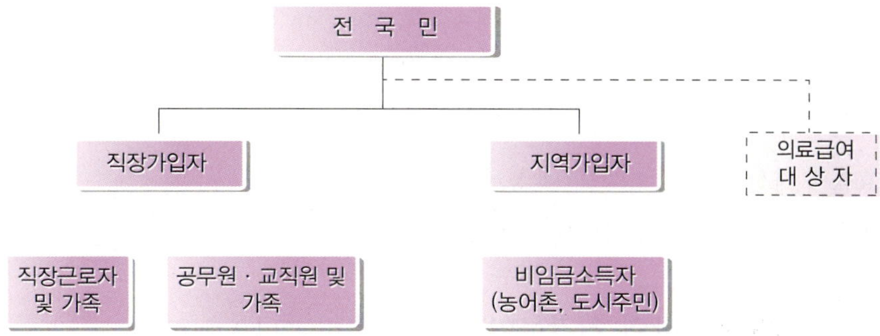

그림 3-1 국민건강보험 적용 대상 : 가입자

(2) 가입자의 범위

① 국내 거주 국민 중 의료급여대상자를 제외한 전부

② 국민건강보험법령에 정한 취득요건을 갖춘 외국인 및 국내거소신고를 필한 재외국민 중 국민건강보험공단에 건강보험 적용을 신청한 자

(3) 가입자의 자격상실 시기(법 제10조제1항)

① 사망한 날의 다음 날

② 국적을 잃은 날의 다음 날

③ 국내에 거주하지 아니하게 된 날의 다음 날

④ 직장가입자의 피부양자가 된 날

⑤ 의료급여법에 의한 수급권자가 된 날

⑥ 유공자 등 의료보호대상자가 되어 건강보험의 적용배제신청을 한 날

2. 국민건강보험공단(보험자)

국민건강보험공단 이하 "공단"은 국민건강보험의 관리 · 운영 주체이다.

1. 보험자의 기능

① 가입자 및 피부양자의 자격관리

② 재원조달이나 기금관리 등 재정관리

③ 적절한 보험급여범위 설정 등을 통한 급여관리

④ 보험료 부과, 고지 등 징수관리 직장가입자–원천징수, 지역가입자–원천징수 불가능

⑤ 효율적 자산관리 장기예금으로 이자 창출 등

⑥ 가입자 및 피부양자의 질병예방 관리 세대주, 40세 이상의 지역가입자에 건강검진 실시

2. 국민건강보험공단의 건강보험사업 업무(법 제14조제1항)

① 가입자 및 피부양자 자격관리

② 건강보험료 등의 부과 · 징수

③ 건강보험급여의 관리

④ 가입자 및 피부양자 질병의 조기발견 · 예방 및 건강관리를 위하여 요양급여 실시 현황과 건강검진 결과 등을 활용하여 실시하는 예방사업으로서 대통령령으로 정하는 사업

⑤ 건강보험급여비용 지급

⑥ 자산관리 · 운영 및 증식사업

⑦ 의료시설 운영

⑧ 건강보험에 관한 교육훈련 및 홍보

⑨ 건강보험에 관한 조사연구와 국제협력

⑩ 이 법에서 공단의 업무로 정하고 있는 사항

⑪ 「국민연금법」, 「고용보험 및 산업재해보상보험의 보험료 징수 등에 관한 법률」, 「임금채권보장법」 및 「석면피해구제법」에 따라 위탁받은 업무

⑫ 그 밖에 이 법 또는 다른 법령에 따라 위탁받은 업무

⑬ 그 밖에 건강보험과 관련하여 보건복지부장관이 필요하다고 인정한 업무

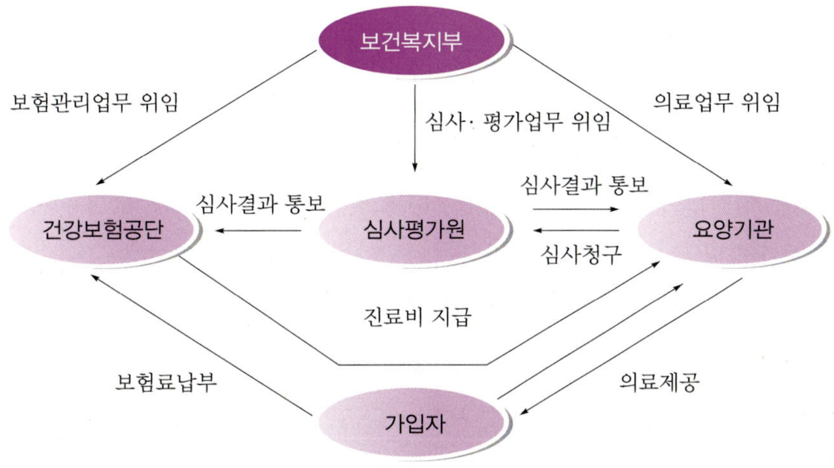

그림 3-2 국민건강보험 운영체계 : 제3자 지불방식과 본인일부부담제

3. 국민건강보험공단의 장기요양사업 업무(노인장기요양보험법 제48조제2항)

① 장기요양보험 가입자 및 그 피부양자와 의료급여수급권자의 자격관리

② 장기요양보험료 등의 부과 · 징수

③ 신청인에 대한 조사

④ 등급판정위원회의 운영 및 장기요양등급 판정

⑤ 장기요양인정서의 작성 및 표준장기요양이용계획서의 제공
⑥ 장기요양급여의 관리 및 평가
⑦ 수급자에 대한 정보제공 · 안내 · 상담 등 장기요양급여 관련 이용지원에 관한 사항
⑧ 재가 및 시설 급여비용의 심사 및 지급과 특별현금급여의 지급
⑨ 장기요양급여 제공내용 확인
⑩ 장기요양사업에 관한 조사 · 연구 및 홍보
⑪ 노인성 질환 예방사업
⑫ 이 법에 따른 부당이득금의 부과 · 징수 등
⑬ 장기요양급여의 제공기준을 개발하고 장기요양급여 비용의 적정성을 검토하기 위한 장기요양기관의 설치 및 운영
⑭ 그 밖에 장기요양사업과 관련하여 보건복지부장관이 위탁한 업무

4. 국민건강보험공단의 임원(법 제20조)

이사장 1인, 이사 14인, 감사 1인 정기회의 매년 2월과 10월, 이 외 임시회의

① 공단은 임원으로서 이사장 1명, 이사 14명 및 감사 1명을 둔다. 이 경우 이사장, 이사 중 5명 및 감사는 상임으로 한다.
② 이사장은 「공공기관의 운영에 관한 법률」 제29조에 따른 임원추천위원회 이하 "임원추천위원회"라 한다가 복수로 추천한 사람 중에서 보건복지부장관의 제청으로 대통령이 임명한다.
③ 상임이사는 보건복지부령으로 정하는 추천 절차를 거쳐 이사장이 임명한다.
④ 비상임이사는 다음 각 호의 사람을 보건복지부장관이 임명한다.
- 노동조합 · 사용자단체 · 시민단체 · 소비자단체 · 농어업인단체 및 노인단체가 추천하는 각 1명
- 대통령령으로 정하는 바에 따라 추천하는 관계 공무원 3명

⑤ 감사는 임원추천위원회가 복수로 추천한 사람 중에서 기획재정부장관의 제청으로 대통령이 임명한다.
⑥ 비상임이사는 정관으로 정하는 바에 따라 실비변상實費辨償을 받을 수 있다.

⑦ 이사장의 임기는 3년, 이사공무원인 이사는 제외한다와 감사의 임기는 각각 2년으로 한다.

징수이사(법 제21조)

① 상임이사 중 징수이사는 경영, 경제 및 사회보험에 관한 학식과 경험이 풍부한 사람으로서 보건복지부령으로 정하는 자격을 갖춘 사람 중에서 선임한다.

② 징수이사 후보를 추천하기 위하여 공단에 이사를 위원으로 하는 징수이사추천위원회이하 "추천위원회"라 한다를 둔다. 이 경우 추천위원회의 위원장은 이사장이 지명하는 이사로 한다.

③ 추천위원회는 주요 일간신문에 징수이사 후보의 모집 공고를 하여야 하며, 이와 별도로 적임자로 판단되는 징수이사 후보를 조사하거나 전문단체에 조사를 의뢰할 수 있다.

④ 추천위원회는 징수이사 후보자인 경우, 징수이사 후보 심사기준에 따라 심사하여야 하며, 징수이사 후보로 추천될 사람과 계약 조건에 관하여 협의하여야 한다.

⑤ 이사장은 심사와 협의 결과에 따라 징수이사 후보와 계약을 체결하여야 하며, 이 경우 상임이사의 임명으로 본다.

⑥ 계약 조건과 계약 체결 등에 필요한 사항은 보건복지부령으로 정한다.

(1) 회의(시행령 제12조)

① 정기회의 : 매년 2회정관으로 정하는 시기

② 임시회의 : 수시이사장 포함 재적이사 1/3 이상 요구 시 또는 이사장이 필요하다고 인정할 때

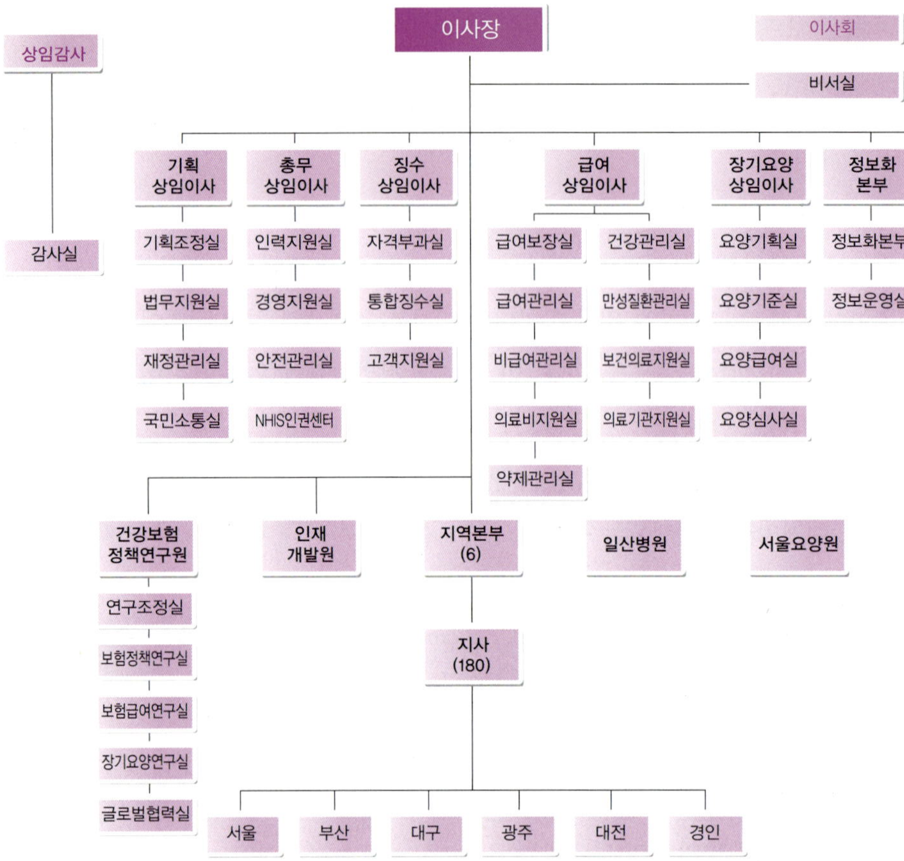

그림 3-3 국민건강보험공단 조직도(2022. 8. 현재)

5. 국민건강보험공단의 각종 위원회

(1) 재정운영위원회(법 제33조)

① 구성(법 제34조)

요양급여비용의 계약 및 보험료의 결손처분 등 보험재정과 관련된 사항을 심의 · 의결하기 위한 공단의 재정운영위원회로, 위원의 임기는 2년이다.

- 직장가입자, 지역가입자 및 공익을 대표하는 위원 각각 10인으로 구성 총 30인
- 위원장은 공익을 대표하는 위원 중에서 호선
- 위원은 다음에 해당하는 자를 보건복지부장관이 임명 또는 위촉

1. 직장가입자를 대표하는 위원은 노동조합 및 사용자단체에서 추천하는 각 5명

2. 지역가입자를 대표하는 위원은 농어업인단체 · 도시자영업자단체 및 시민단체에서 추천하는 사람

3. 공익을 대표하는 위원은 기획재정부장관 및 보건복지부장관이 그 소속 4급 이상 공무원 또는 고위공무원단에 속하는 일반직 공무원 중에서 지명하는 자 각 1명과 건강보험에 관한 학식과 경험이 풍부한 사람

- 위원장은 공단 소속 직원 중에서 간사 1인을 임명하며, 간사는 위원장의 명을 받아 위원회의 사무를 처리
- 농어업인 단체, 도시자영업자단체 및 시민단체는 다음 각 호의 구분에 따라 위원을 추천한다.

1. 농어업인 단체 및 도시자영업자단체 : 각각 3명씩 추천

2. 시민단체 : 4명 추천

② 운영(시행령 제15조)

- 재정운영위원회의 회의는 정기회의와 임시회의로 구분한다.
- 정기회의는 매년 1회 정관에 정하는 시기에 재정운영위원회의 위원장이 소집한다.
- 임시회의는 공단 이사장 또는 재적위원 3분의 1 이상이 요구할 때 또는 재정운영위원회의 위원장이 필요하다고 인정할 때에 위원장이 소집한다.
- 재정운영위원회의 위원장은 재정운영위원회 회의의 의장이 되며, 회의는 재적위원 과반수의 출석으로 개의하고, 출석위원 과반수의 찬성으로 의결한다.
- 재정운영위원회의 회의 소집 절차 등 재정운영위원회 운영에 필요한 그 밖의 사항은 공단의 정관으로 정한다.

(2) 이의신청위원회(시행령 제54조)

가입자 및 피부양자의 자격 · 보험료 등, 보험급여 및 보험급여비용에 관한 처분에 이의가 있는 자가 제기한 이의신청을 효율적으로 처리하기 위하여 공단 및 심사평가원에 이의신청위원회를 둔다. 위원의 임기는 3년이다.

① 위원장 1명을 포함한 25명의 위원으로 구성

② 위원장은 공단 이사장이 지명하는 공단의 상임이사가 되고, 위원은 공단의 이사장이 임명하거나 위촉하는 다음 각 호의 사람으로 한다.

- 공단의 임직원 1명
- 사용자단체 및 근로자단체가 각각 4명씩 추천하는 8명
- 시민단체, 소비자단체, 농어업인단체 및 자영업자단체가 각각 2명씩 추천하는 8명
- 변호사, 사회보험 및 의료에 관한 학식과 경험이 풍부한 사람 7명

(3) 장기요양심사위원회(노인장기요양보험법 제55조제3항 및 시행령 제23조)

장기요양인정, 장기요양등급, 장기요양급여, 부당이득, 장기요양급여비용 또는 장기요양보험료 등에 관한 처분에 이의가 있는 자가 제기한 이의신청사항을 심의 · 의결하기 위하여 공단에 장기요양심사위원회를 두며, 장기요양심사위원회는 위원장 1명을 포함한 50명 이내의 위원으로 구성한다. 위원의 임기는 3년으로 하되, 한 차례만 연임할 수 있다. 다만 공단 직원인 위원의 임기는 재임기간으로 한다.

6. 국민건강보험공단 일산병원(국내 최초의 보험자 직영 병원)

[법적 근거] 가입자 및 피부양자의 질병 또는 부상의 요양과 건강의 유지 및 증진을 도모하고 국민보건 의료 수준 향상과 의학 및 건강보험제도의 발전에 기여함을 목적으로 한다.

[병원사업 내용]

① 진료사업

② 가입자 및 피부양자의 의료복지 증진을 위한 사업

③ 건강보험제도 발전을 위한 연구 및 평가

④ 전공의 수련 및 임상의학 연구

⑤ 기타 국민보건의료 향상에 필요한 사업

3. 건강보험심사평가원(심사 · 평가기구)

의료기관요양기관은 환자가입자가 진료를 받은 경우 총 진료비 중 일부를 환자에게 받고 나머지는 건강보험심사평가원이하 심평원에 청구한다.

심평원은 청구된 진료비에 대한 심사와 진료가 적정하게 이루어졌는지에 대해 평가한다. 즉, 요양기관이 제공한 의료서비스와 서비스비용의 적정성을 객관적으로 공정하게 심사 · 평가하기 위한 기관으로 평가한 내용과 요양기관에 지급할 비용을 확정하여 공단에 통보한다.

1. 건강보험심사평가원 주요업무(법 제63조)

① 요양급여비용의 심사 : 병 · 의원, 약국 등에서 환자를 진료하고 그 진료비를 건강보험법에서 인정하는 기준으로 올바르게 청구하였는지를 확인하여 의료보장 취지에 합당한 적정진료 보장, 부적절한 진료비용 발생 방지

② 요양급여비용의 적정성에 대한 평가 : 의 · 약학적 면과 비용효과적인 면에서 진료가 적정하게 이루어졌는지를 평가하여 의료기관에 그 결과를 알려줌으로써 의료서비스의 질을 향상시킬 수 있도록 하여 부적절한 진료 최소화 및 진료 오 · 남용 예방, 효과 대비 경제적인 진료를 권장

③ 심사기준 및 평가기준의 개발

④ ①부터 ③까지의 규정에 따른 업무와 관련된 조사연구 및 국제협력

⑤ 다른 법률에 따라 지급되는 급여비용의 심사 또는 의료의 적정성 평가에 관하여 위탁받은 업무 : 응급의료비 대불-교통사고 등 응급상황에서 보호자가 없거나 경제적인 이유로 적기에 진료를 받지 못해 생명에 위협이 발생하는 것을 방지하기 위한 '응급의료비 대불 제도' 대행

⑥ 그 밖에 이 법 또는 다른 법령에 따라 위탁받은 업무

⑦ 건강보험과 관련하여 보건복지부장관이 필요하다고 인정한 업무 : 정부정책지원

- 진료비의 허위 · 부당청구를 차단하여 건강보험재정을 보호하고 국민불신을 해소하기 위한 '요양기관 현지조사' 업무 지원
- 신 의료행위, 약제 · 치료재료의 건강보험 적용여부 및 금액에 대한 경제성과 적용여부의 적정성을 검토함 보건복지부 최종 확정

⑧ 그 밖에 보험급여 비용의 심사와 보험급여의 적정성 평가와 관련하여 대통령령으로 정하는 업무

2. 건강보험심사평가원 임원(법 제65조)

(1) 임원 구성

① 심사평가원에 임원으로서 원장, 이사 15명 및 감사 1명을 둔다. 이 경우 원장, 이사 중 4명 및 감사는 상임으로 한다

② 원장은 임원추천위원회가 복수로 추천한 사람 중에서 보건복지부장관의 제청으로 대통령이 임명한다.

③ 상임이사는 보건복지부령으로 정하는 추천 절차를 거쳐 원장이 임명한다.

④ 비상임이사는 다음 각 호의 사람 중에서 10명과 대통령령으로 정하는 바에 따라 추천한 관계 공무원 1명을 보건복지부장관이 임명한다.

- 공단이 추천하는 1명
- 의약관계단체가 추천하는 5명
- 노동조합 · 사용자단체 · 소비자단체 및 농어업인단체가 추천하는 각 1명

⑤ 감사는 임원추천위원회가 복수로 추천한 사람 중에서 기획재정부장관의 제청으로 대통령이 임명한다.

⑥ 제4항에 따른 비상임이사는 정관으로 정하는 바에 따라 실비변상을 받을 수 있다.

⑦ 원장의 임기는 3년, 이사공무원인 이사는 제외한다와 감사의 임기는 각각 2년으로 한다.

3. 건강보험심사평가원의 각종 위원회

(1) 진료심사평가위원회(법 제66조)

① 심사평가원의 업무를 효율적으로 수행할 목적으로 진료심사평가위원회를 둔다.

② 진료심사평가위원회의 구성은 위원장을 포함한 90명 이내의 상근심사위원과 1,000명 이내의 비상근심사위원으로 구성하며, 진료과목별 분과위원회를 둘 수 있다.

③ 심사위원회 위원의 자격(시행규칙 제32조)

- 의사인 경우에는 의사 면허를 취득한 후 10년이 지난 사람으로서 의과대학 또는 의료기관에서 종사한 사람
- 치과의사인 경우에는 치과의사 면허를 취득한 후 10년이 지난 사람으로서 치과대학 또는 의료기관에서 종사한 사람

- 한의사인 경우에는 한의사 면허를 취득한 후 10년이 지난 사람으로서 한의과대학 또는 의료기관에서 종사한 사람
- 약사인 경우에는 약사 면허를 취득한 후 10년이 지난 사람으로서 약학대학 · 의료기관 · 약국 또는 한국희귀 · 필수의약품센터에서 종사한 사람
- 고등교육법의 규정에 의한 학교에서 전임강사 이상의 경력을 가진 사람으로서 보건의약 관련분야에 10년 이상 종사한 사람
- 보건의약 또는 건강보험과 관련된 분야에 10년 이상 종사한 사람 중 보건복지부장관이 심사위원 자격이 있다고 인정하는 사람

(2) 이의신청위원회(시행령 제54조제3항)

① 이의신청에 대한 처분업무를 효율적으로 수행하기 위하여 심사평가원에 이의신청위원회를 설치한다.

② 이의신청위원회는 위원장 1명을 포함한 25명의 위원으로 구성한다.

③ 심사평가원에 설치하는 이의신청위원회의 위원장은 심사평가원의 원장이 지명하는 심사평가원의 상임이사가 되고, 위원은 심사평가원의 원장이 임명하거나 위촉하는 다음 각 호의 사람으로 한다.

- 심사평가원의 임직원 1명
- 가입자를 대표하는 단체 시민단체를 포함한다가 추천하는 사람 5명
- 변호사, 사회보험에 관한 학식과 경험이 풍부한 사람 4명
- 의약관련 단체가 추천하는 사람 14명

④ 위촉된 위원의 임기는 3년으로 한다.

(3) 중증질환심의위원회(국민건강보험 요양급여 기준에 관한 규칙 제5조의 2)

① 중증환자에게 처방 · 투여되는 약제에 대한 요양급여 적용기준 및 방법 등에 관한 사항을 심의하기 위하여 건강보험심사평가원에 중증질환심의위원회를 둔다.

② 중증질환심의위원회는 보건의료분야에 관한 학식과 경험이 풍부한 45인 이내의 위원으로 구성한다.

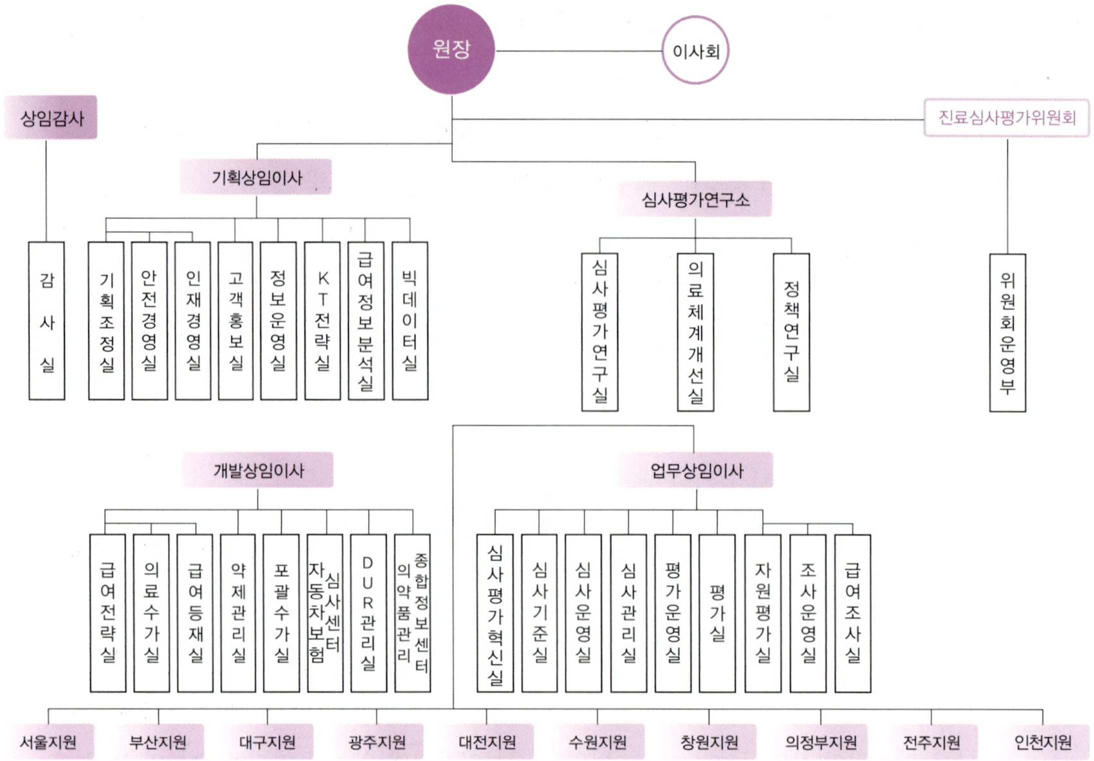

그림 3-4 건강보험심사평가원 조직도 (2022. 8. 현재)

4. 요양기관

1. 요양기관 종류(법 제42조)

① 의료법에 따라 개설된 의료기관 : 상급종합병원, 종합병원, 병원, 요양병원, 정신병원, 한방병원, 치과병원, 의원, 치과의원, 한의원, 조산원

- 상급종합병원, 전문요양기관 : 보건복지부령이 정하는 시설 · 장비 · 인력 및 진료과목 등 전문성이 강화된 기준을 갖춘 의료기관

② 약사법에 따라 등록된 약국

③ 약사법에 따라 설립된 한국희귀 · 필수의약품센터

④ 지역보건법에 따른 보건소 · 보건의료원 및 보건지소

⑤ 「농어촌 등 보건의료를 위한 특별조치법」에 따라 설치된 보건진료소

2. 국민건강보험법 요양급여 절차(국민건강보험 요양급여 기준에 관한 규칙 제2조)

① 가입자 또는 피부양자는 건강보험 적용을 받기 위해서는 1단계 요양급여를 받은 후 2단계 요양급여를 받아야 한다.

② 가입자 등이 상급종합병원에서 2단계 요양급여를 받고자 하는 때에는 1단계 요양기관에서 발급한 건강진단 · 건강검진결과서2단계 진료가 필요하다는 의사소견 요함 또는 요양급여의뢰서를 건강보험증 또는 신분증명서를 함께 제출해야 한다.

③ 상급종합병원에서 1단계 진료로 바로 요양급여를 받을 수 있는 경우

- 「응급의료에 관한 법률」에 해당하는 응급환자인 경우제2조제1호
- 분만의 경우
- 치과 진료를 받는 경우
- 「장애인복지법」에 따른 등록 장애인 또는 단순 물리치료가 아닌 작업치료 · 운동치료 등의 재활치료가 필요하다고 인정되는 자가 재활의학과에서 요양급여를 받는 경우
- 가정의학과에서 요양급여를 받는 경우
- 당해 요양기관에서 근무하는 가입자가 요양급여를 받는 경우
- 혈우병 환자의 경우

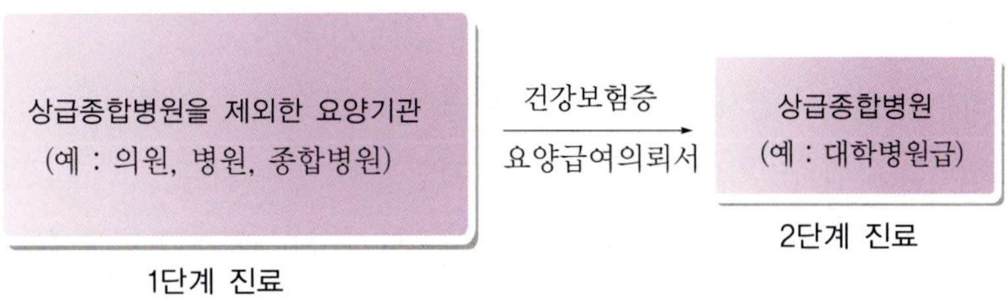

그림 3-5 국민건강보험 요양급여 절차

3. 요양기관 현황(변경) 신고(법 제43조, 시행규칙 제12조)

(1) 요양기관은 요양급여 비용을 최초로 청구하는 때에 요약기관의 시설·장비 및 인력 등에 대한 현황을 건강보험심사평가원에 신고하여야 한다.

(2) 요양기관은 (1)에 따라 신고한 내용이 변경된 경우에는 그 변경된 날부터 15일 이내에 보건복지부령으로 정하는 바에 따라 심사평가원에 신고하여야 한다.

(3) 요양기관 현황 신고 절차(시행규칙 제12조)

① 요양기관은 시설 · 장비 및 인력 등에 대한 현황을 신고하려면 별지 제14호서식의 요양기관 현황 신고서약국 및 한국희귀 · 필수의약품센터용 및 의료장비 현황변경 신고서에 다음 각 호의 구분에 따른 서류를 첨부하여 건강보험심사평가원에 제출하여야 한다. 다만, 보건소 · 보건의료원, 보건지소 및 보건진료소는 다음 각 호의 구분에 따른 서류를 첨부하지 아니한다.

1. 요양기관 현황 신고서
   - 의료기관 개설신고증, 의료기관 개설허가증, 약국 개설등록증 또는 한국희귀의약품센터 설립허가증 사본 1부
   - 삭제 〈2018. 9, 28.〉
   - 요양기관의 인력에 관한 면허나 자격을 확인할 수 있는 서류
   - 통장 사본 1부
2. 의료장비 현황 신고서
   - 장비의 허가 · 신고 · 등록을 확인할 수 있는 서류
   - 장비의 검사나 검사면제에 관한 사항을 확인할 수 있는 서류
   - 장비를 구입하였거나 임차한 사실을 확인할 수 있는 서류

② 요양기관은 요양기관의 인력 · 시설 · 장비 등의 내용이 변경된 경우에는 의료장비 현황변경 신고서 및 요양기관 현황 변경신고서에 변경된 사항을 증명하는 서류를 첨부하여 심사평가원에 제출하여야 한다. 다만, 요양급여비용 수령 계좌를 변경하려는 경우에는 개설자나 대표자의 인감증명서 또는 본인서명사실확인서를 첨부하여야 하며, 요양기관 현황 변경신고서에 그 등록된 인감을 날인하거나 본인서명사실확인서와 동일한 서명을 하여야 한다.

③ ① 및 ②에 따른 신고서를 제출받은 심사평가원은 행정정보의 공동이용을 통하여 사업자등록증 신고인이 요양기관인 경우는 제외 및 법인등기 사항증명서를 확인하여야 하

며, 신고인이 사업자등록증을 확인하는 것에 동의하지 아니하는 경우에는 그 사본을 첨부하도록 하여야 한다.

④ ① 및 ②에도 불구하고 심사평가원은 특별시장 · 광역시장 · 특별자치시장 · 도지사 · 특별자치도지사이하 "시 · 도지사"라 한다 또는 시장 · 군수 · 구청장으로부터 다음 각 호의 사항을 통보받은 경우에는 요양기관이 요양기관 현황변경 신고서 또는 의료장비 현황변경 신고서 및 첨부 서류를 심사평가원에 제출한 것으로 본다. 〈개정 2020. 10. 30.〉

1. 「의료법 시행규칙」 제30조의2제2항에 따라 처리한 사항
2. 「약사법 시행규칙」 제9조의2제2항에 따라 처리한 사항
3. 「진단용 방사선 발생장치의 안전관리에 관한 규칙」 제3조의2제2항에 따라 처리한 사항
4. 「특수의료장비의 설치 및 운영에 관한 규칙」 제4조의2제2항에 따라 처리한 사항
5. 「약사법」 제23조제5항에 따라 보건복지부장관이 정하는 의료기관이 없는 지역 또는 약국이 없는 지역에 해당한다는 사실

⑤ 심사평가원은 제출받는 요양기관 현황 변경 신고사항 중 다음 각 호의 사항을 소관 시 · 도지사 또는 시장 · 군수 · 구청장에게 통보하여야 한다. 〈개정 2018. 9. 28.〉

1. 의료기관 개설자가 입원 · 해외 출장 등으로 다른 의사 · 치과의사 · 한의사 또는 조산사에게 진료하게 할 경우 그 기간 및 해당 의사 등의 인적 사항
2. 「의료법」 제33조제5항 및 같은 법 시행규칙 제26조제1항제6호에 따른 의료기관의 의료인 수
3. 「의료법」 제33조제5항 및 같은 법 시행규칙 제28조제1항제5호에 따른 의료기관의 의료인 수

⑥ 심사평가원은 신고받은 사항 중 요양급여비용 지급을 위하여 필요한 다음 각 호의 사항을 공단에 통보하여야 한다. 〈개정 2018. 9. 28.〉

1. 요양기관의 명칭, 기호 및 소재지
2. 대표자의 성명 및 주민등록번호
3. 개설 신고허가 · 등록일, 폐업일
4. 사업자등록번호

5. 금융기관의 계좌명세 등

⑦ 요양기관이 심사평가원에 신고하여야 하는 장비 등 요양기관의 현황을 관리하는데에 필요한 사항은 보건복지부장관이 정하여 고시한다. 〈개정 2018. 9. 28.〉

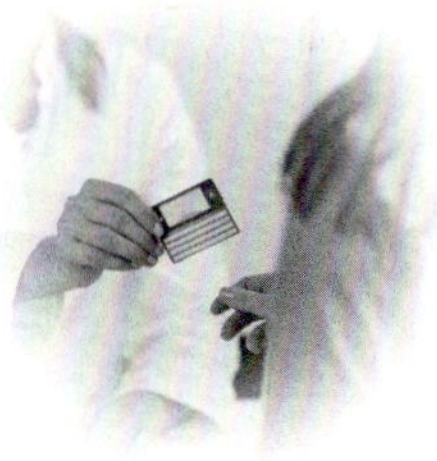

Chapter 4

건강보험급여

1. 보험급여의 정의

1. 정의

가입자 및 피부양자의 질병 · 부상에 대한 예방 · 진단 · 치료 · 재활과 출산 · 사망 및 건강증진에 대하여 법령이 정하는 바에 따라 건강보험공단이 현물 또는 현금 형태로 제공하는 것을 보험급여라고 한다.

2. 보험급여의 수준

사회보험으로서의 건강보험은 인구집단의 적용에 있어서 보편적 보호의 원칙을 고수하여 건강보험이 전체 인구에 적용되어야 하고, 건강보험의 적용을 받지 못하는 인구집단이 있어서는 안 될 것이다. 건강보험을 전 인구집단에게 적용하기 위해서는 보험급여 수준이 최저한도의 적정급여이어야 한다.

한 사회에 속한 구성원이 질병에 이환되었을 경우에 인간의 존엄성을 상실하지 않고 예방과 치료 및 재활서비스를 제공받아서 정상인으로 사회에 복귀하는 데 필요한 최저 수준의 급여가 건강보험에서 이루어져야 할 것이다.

이때 한 나라의 급여수준은 그 나라의 경제적 수준에 의해 결정되어 일반적으로 국민 소득과 비례하게 되지만 의료체계의 유형에 따라 그 비율이 다양할 수 있다. 보험급여의 재원은 보험료이므로 보험급여의 비용이 늘어나면 보험료 부담도 증가하게 되므로 보험 급여의 수준과 범위는 보험료를 부담하는 피보험자 및 사용자의 부담능력을 고려해서 결정해야 한다.

건강보험 급여수준은 정부나 보험자가 임의로 결정하기보다는 해당국가의 경제체제 및 보건의료체계를 반영하여 국민의 공감과 합의를 거쳐 결정되어야 할 것이다.

2. 보험급여의 종류

우리나라에서 현재 시행되고 있는 건강보험급여는 크게 국민건강보험법에서 정하고 있는 법정급여와 대통령령에 의한 부가급여로 나눌 수 있다.

1. 요양급여(법 제41조)

가입자 및 피부양자의 질병 · 부상 · 출산 등에 대하여 진찰 · 검사, 약제 · 치료재료의 지급, 처치 · 수술, 그 밖의 치료 · 예방 · 재활, 입원 · 간호 · 이송 등의 요양급여를 실시한다. 요양급여의 방법 · 절차 · 범위 · 상한 등 요양급여의 기준은 보건복지부령시행규칙으로 정한다. 요양급여의 기준을 정함에 있어 업무 또는 일상생활에 지장이 없는 질환 및 그 밖에 보건복지부령이 정하는 사항은 요양급여의 대상에서 제외할 수 있다.

표 4-1 보험급여의 종류

보험급여의 종류	종별	지급대상	비고
요양급여	현물급여	가입자, 피부양자	법정급여
건강검진	현물급여	가입자, 피부양자	법정급여
요양비	현금급여	가입자, 피부양자	법정급여
장애인보조기기급여비	현금급여	장애등록된 가입자, 피부양자	법정급여
본인부담상한액	현금급여	가입자, 피부양자	부가급여
임신 · 출산 진료비	현물급여	가입자, 피부양자	부가급여

• **약제의 요양급여 정지**(법 제41조의 2)

① 보건복지부장관은 요양급여 비용의 상한금액이 감액된 약제가 감액된 날부터 5년의 범위에서 대통령령으로 정하는 기간 내에 다시 「약사법」의 위반과 관련된 경우에는 해당 약제에 대하여 1년의 범위에서 기간을 정하여 요양급여의 적용을 정지할 수 있다.

② 보건복지부장관은 약제에 대한 요양급여비용의 상한금액을 감액하거나 요양급여의 적용을 정지한 경우에는 그 사실을 공단과 심사평가원에 통보하여 상한금액 감액 및 요양급여적용 정지 내역을 기록 · 관리하도록 하여야 한다. 시행령 제18조의2제1항

③ 요양급여 비용 상한금액의 감액 및 요양급여 적용정지의 기준, 절차, 그 밖에 필요한 사항은 대통령령으로 정한다.

2. 건강검진(법 제52조)

(1) 목적

정확한 건강검진을 통하여 질병의 조기발견으로 건강보험 가입자의 건강유지를 도모하고, 질병의 조기발견을 통한 조기치료로 재정지출을 최소화할 수 있다. 건강검진은 일반건강검진, 암검진, 생애전환기 건강검진 및 영유아건강검진으로 구분하여 실시한다.

(2) 실시대상(제52조제2항)〈신설 2018. 12. 11.〉

1) **일반건강검진** : 직장가입자, 세대주인 지역가입자, 20세 이상인 지역가입자 및 20세 이상인 피부양자

2) **암검진** : 「암관리법」 제11조제2항에 따른 암의 종류별 검진주기와 연령기준 등에 해당하는 사람

표 4-2　암의 종류별 검진주기와 연령 기준 등(암관리법 시행령 제8조제2항 관련)

암의 종류	검진주기	연령 기준 등
위 암	2년	40세 이상의 남 · 여
간 암	6개월	40세 이상의 남 · 여 중 간암 발생 고위험군
대장암	1년	50세 이상의 남 · 여
유방암	2년	40세 이상의 여성
자궁경부암	2년	20세 이상의 여성
폐암	2년	54세 이상 74세 이하의 남 · 여 중 폐암 발생 고위험군

※ 비고

1. "간암 발생 고위험군"이란 간경변증, B형간염 항원 양성, C형간염 항체 양성, B형 또는 C형 간염 바이러스에 의한 만성 간질환 환자를 말한다.
2. "폐암 발생 고위험군"이란 30갑년[하루 평균 담배소비량(갑)×흡연기간(년)] 이상의 흡연력(吸煙歷)을 가진 현재 흡연자와 폐암 검진의 필요성이 높아 보건복지부장관이 정하여 고시하는 사람을 말한다.

3) 영유아건강검진 : 6세 미만의 가입자 및 피부양자

(3) 실시주기(시행령 제25조제1항)

① 건강검진은 2년마다 1회 이상 실시하되, 사무직에 종사하지 아니하는 직장가입자는 1년에 1회 실시한다. 다만, 암검진은「암관리법 시행령」에서 정한 바에 따르며, 영유아건강검진은 영유아의 나이 등을 고려하여 보건복지부장관이 정하여 고시하는 바에 따라 검진주기와 검진횟수를 다르게 할 수 있다.

② 건강검진의 검진항목은 성별 · 연령 등의 특성 및 생애주기에 맞게 설계되어야 한다. 법 제52조제3항

③ 검진 실시(시행령 제25조)

㉮ 건강검진은 지정된 건강검진기관에서 실시해야 한다.

㉯ 공단은 건강검진을 실시하려면 건강검진의 실시에 관한 사항을 다음의 구분에 따라 통보해야 한다

- 일반건강검진 및 암검진 : 직장가입자에게 실시하는 건강검진의 경우에는 해당 사용자에게, 직장가입자의 피부양자 및 지역가입자에게 실시하는 건강검진의 경우에는 검진을 받는 사람에게 통보
- 영유아건강검진 : 직장가입자의 피부양자인 영유아에게 실시하는 건강검진의 경우에는 그 직장가입자에게, 지역가입자인 영유아에게 실시하는 건강검진의 경우에는 해당 세대주에게 통보

㉰ 건강검진을 실시한 검진기관은 공단에 건강검진의 결과를 통보해야 하며, 공단은 이를 건강검진을 받은 사람에게 통보해야 한다. 다만, 검진기관이 건강검진을 받은 사람에게 직접 통보한 경우에는 공단은 그 통보를 생략할 수 있다.

㉱ 건강검진의 검사항목, 방법, 그에 드는 비용, 건강검진 결과 등의 통보 절차, 그 밖에 건강검진을 실시하는 데 필요한 사항은 보건복지부장관이 정하여 고시한다.

(4) 검진항목 [건강검진 실시기준(보건복지부고시) 2022.6.20 개정]

1) 일반건강검진(고시 제5조)

건강검진의 검사항목, 방법, 그에 드는 비용, 건강검진의 결과 등의 통보절차 그 밖에 건강검진을 실시하는 데 필요한 사항은 보건복지부장관이 고시한다.

① 문진과 진찰

② 신체계측, 혈압측정, 시력 · 청력 측정

③ 흉부방사선 촬영, 요검사, 혈액검사

④ 구강검진

⑤ 심뇌혈관질환 위험평가문진과 검사결과 등을 토대로 건강검진을 받은 자의 심뇌혈관질환 위험도와 건강위험요인 등을 평가하는 것을 말한다.

⑥ 인지기능장애 검사

⑦ B형간염 검사

⑧ 구강 치면세균막 검사

⑨ 골밀도 검사, 노인신체기능검사

⑩ 생활습관 평가생활습관과 관련된 흡연, 음주, 운동, 영양, 비만 건강위험요인을 평가하고 평가 결과에 따라 생활습관 개선을 위한 상담 및 처방 등을 실시하는 것을 말한다.

⑪ 정신건강검사는 우울증에 대한 선별검사를 실시하는 것을 말한다.

2) 생애전환기 검진

① 문진과 진찰

② 신체계측, 시력 · 청력 측정

③ 인지기능장애 검사

④ 골밀도검사, 노인신체기능검사

⑤ 생활습관평가생활습관과 관련된 흡연, 음주, 운동, 영양, 비만 건강위험요인을 평가하고 평가 결과에 따라 생활습관 개선을 위한 상담 및 처방 등을 실시하는 것을 말한다.

⑥ 정신건강검사는 우울증에 대한 선별검사를 실시하는 것을 말한다.

3) 영유아건강검진

① 문진과 진찰　　② 신체계측

③ 발달평가 및 상담 공인된 질문 도구를 이용하여 영유아의 발달사항을 점검하고 상담을 실시하는 것을 말한다.

④ 건강교육 매 시기별 육아에 필요한 사항을 보호자에게 교육하고 보호자 설명서 등 자료를 제공하는 것을 말한다.

⑤ 구강검진

(5) 검진 실시 시기(고시 제8조)

① 건강검진의 실시는 해당 연도에 실시한다. 다만, 다음 표에서 정한 검진항목의 검진 실시 시기는 이를 따른다.

표 4-3　연령별 검진 항목 및 검진 실시 시기

구분	검진 항목	실시 시기
일반 건강검진	총 콜레스테롤	남성 만 24세 이상, 여성 만 40세 이상 4년마다
	HDL 콜레스테롤	
	트리글리세라이드	
	LDL 콜레스테롤	
	B형간염 표면항원/표면항체	만 40세
	골밀도 검사	만 54세, 66세 여성
	인지기능장애	만 66세 이상 2년 마다
	정신건강검사(우울증)	만 20, 30, 40, 50, 60, 70세 (해당 연령을 시작으로 10년 동안 1회)
	생활습관평가	만 40, 50, 60, 70세
	노인신체기능검사	만 66, 70, 80세
구강검진	치면세균막검사	만 40세
의료급여 생애전환기 검진	골밀도 검사	만 66세 여성
	인지기능장애	만 66세 이상 2년 마다
	정신건강검사(우울증)	만 70세(해당 연령을 시작으로 10년 동안 1회)
	생활습관평가	만 70세
	노인신체기능검사	만 66, 70, 80세

② 영유아구강검진은 다음 각 호에서 정한 시기에 각 1회 실시한다.

표 4-4 영유아 건강검진

구 분	일반건강검진 실시 시기	구강검진 실시 시기
1차 검진	생후 14~35일	생후 18~29개월
2차 검진	생후 4~6개월	생후 30~41개월
3차 검진	생후 9~12개월	생후 42~53개월
4차 검진	생후 18~24개월	생후 54~65개월
5차 검진	생후 30~36개월	–
6차 검진	생후 42~48개월	
7차 검진	생후 54~60개월	
8차 검진	생후 66~71개월	

③ 의료급여수급권자에 대한 일반건강검진은 2년마다 1회 이상 실시한다.

(6) 검진 실시 절차(고시 제9조)

① 공단은 대상자에게 건강검진표를 미리 송부하고 건강검진 실시방법 · 절차 등을 안내하여야 한다. 이 경우 지역가입자에게는 각 세대에 통보하는 보험료고지서에 이를 수록하여 안내할 수 있다.

② 시장 · 군수 · 구청장자치구의 구청장에 한한다. 이하 같다은 관할 지역 의료급여수급권자 중 건강검진 대상자에게 보건복지부장관이 정한 지침에 따라 건강검진 실시에 대하여 안내할 수 있다.

③ 대상자는 ①에 따른 건강검진표와 본인임을 확인할 수 있는 증명서 등을 지참하고, 검진기관에서 건강검진을 받는다.

④ ③에 따라 건강검진을 받는 대상자 중「장애인 복지법 시행규칙」제2조에 따른 장애의 정도가 심한 장애인이 장애인 검진기관이하 "장애인 검진기관"이라 한다에서 건강검진을 받을 경우에는 장애의 정도가 심한 장애인임을 확인할 수 있는 증명서 등을 지참하여야 한다.

⑤ 검진기관은 대상자가 제시한 건강검진표 및 본인임을 확인할 수 있는 증명서 등으로 본인 및 검사 항목별 대상자 여부 등영유아건강검진의 경우 검진 시기별 대상자 및 검진가능 기간을 포함한다을 확인하여야 한다.

다만, 대상자가 건강검진표를 지참하지 아니한 경우에는 본인의 동의에 따라 검진기관이 공단 홈페이지에서 열람 또는 공단에 유선 등의 방법으로 대상자 및 검사항목 등을 확인한 후 건강검진을 실시하여야 한다.

⑥ 검진기관은 검진 실시에 앞서 다음 각 호의 문진표별지 제1호~제15호서식 등을 구비하여야 하고 대상자는 검진기관의 안내에 따라 해당 문진표 등을 작성하여 제출한다.

1. 건강검진 문진표별지 제1호서식
2. 건강검진 추가 문진표별지 제2호서식
3. 구강검진 문진표별지 제3호서식
4. 영유아건강검진 문진표별지 제4호부터 제4호의 8까지의 서식
5. 영유아구강검진 문진표별지 제5호부터 제5호의 4까지의 서식
6. 한국 영유아 발달선별검사 도구K-DST
7. 인지기능장애 평가도구별지 제13호서식
8. 정신건강검사우울증 평가도구별지 제14호서식
9. 생활습관 평가도구 및 처방전별지 제15호부터 제15호의 10까지의 서식

(7) 검진비용의 부담(고시 제12조)

① 건강보험가입자 및 피부양자의 검진비용은 공단이 전액 부담한다.

② 의료급여수급권자의 검진비용은 국가와 지방자치단체에서 부담한다.

③ 시장 · 군수 · 구청장은 의료급여수급권자의 검진비용 등을 보건복지부장관이 정하는 소정기일까지 공단의 지정된 계좌로 예탁한다.

④ 공단과 시장 · 군수 · 구청장은 이 기준에서 정한 검사항목이 아니거나 검사방법 등에 의하지 않은 비용은 부담하지 아니한다.

(8) 검진비용의 청구·지급(고시 제13조)

① 검진기관은 건강검진을 완료한 날로부터 30일 이내에 다음 각 호 중 해당 내용을 수록한 전산자료로 검진비용을 공단에 청구하여야 한다.

1. 검진비용 청구서
2. 일반건강검진 결과통보서
3. 생애전환기 검진 결과통보서

4. 구강검진 결과통보서

5. 영유아건강검진 결과통보서

6. 영유아구강검진 결과통보서

7. 문진표

② 검진기관이 검진비용을 청구할 경우에는 공단의 전산시스템 건강검진포털 등에 검진 결과내역을 등록한 후 공단에 청구하여야 한다.

③ 공단은 검진비용 청구서가 접수된 날로부터 15일 이내에 해당 검진기관의 건강보험 요양급여비용 지급계좌로 검진비용을 지급하여야 한다. 다만, 공단이 검진기관의 기재 오류 등 청구 착오에 대한 정정을 요청한 경우는 그에 소요되는 기간은 제외한다.

④ 공단은 검진비용을 지급함에 있어 정산사유가 있을 경우에는 '검진비용정산기준 별표 6'에 따라 정산 · 지급한다.

⑤ 공단은 토요일 및 「관공서의 공휴일에 관한 규정」에 따른 공휴일에 검진을 실시한 기관에 대하여 건강검진 상담료 및 행정비용의 30%를 가산하여 지급할 수 있다.

⑥ 공단은 장애의 정도가 심한 장애인이 장애인건강검진기관에서 일반건강검진, 의료급여생애전환기검진을 받을 경우 장애인 안전 · 편의관리비를 지급할 수 있다.

⑦ 공단은 대상자가 검진일을 달리하여 실시하였을 경우 해당 검진기관에 별표 1의 건강검진 상담료 및 행정비용을 지급할 수 있다. 단, 대상자는 검진기관을 달리하여 건강검진을 받고자 하는 경우에는 건강검진 결과통보서를 지참하여야 한다.

3. 요양비(법 제49조)

가입자나 피부양자가 보건복지부령으로 정하는 긴급하거나 그 밖의 부득이한 사유로 요양기관과 유사한 기능을 수행하는 기관으로서 보건복지부령이 정하는 기관 업무상 정지처분기간 중인 요양기관을 포함 에서 질병 · 부상 · 출산 등에 대하여 요양을 받거나 요양기관이 아닌 장소에서 출산한 경우에는 그 요양급여에 상당하는 금액을 보건복지부령으로 정하는 바에 따라 그 가입자나 피부양자에게 요양비로 지급한다. 〈개정 2020. 12. 29〉

(1) 긴급하거나 그 밖의 부득이한 사유(시행규칙 제23조제1항)

'보건복지부령으로 정하는 긴급하거나 그 밖의 부득이한 사유'란 **첫째**는 요양기관을 이용할 수 없거나 요양기관이 없는 경우, **둘째**는 만성신부전증 환자가 의사의 처방전에 따라 복막관류액 또는 자동복막투석에 사용되는 소모성 재료를 요양기관 외의 의약품판매업소에서 구입 · 사용한 경우, **셋째**는 산소치료를 필요로 하는 환자가 의사의 산소치료 처방전에 따라 보건복지부장관이 정하여 고시하는 방법으로 산소치료를 받는 경우, **넷째**는 당뇨병 환자가 의사의 처방전에 따라 혈당검사 또는 인슐린 주사에 사용되는 소모성 재료나 당뇨병 관리기기를 요양기관 외의 의료기기 판매업소에서 구입 · 사용한 경우, **다섯째**는 신경인성 방광 환자가 의사의 처방전에 따라 자가도뇨에 사용되는 소모성 재료를 요양기관 외의 의료기기 판매업소에서 구입 · 사용한 경우, **여섯째**는 보건복지부장관이 정하여 고시하는 질환이 있는 사람으로서 인공호흡기 또는 기침유발기를 필요로 하는 환자가 의사의 처방전에 따라 인공호흡기 또는 기침유발기를 대여받아 사용하는 경우, **일곱째**는 수면무호흡증 환자가 의사의 처방전에 따라 양압기수면 중 좁아진 기도에 지속적으로 공기를 불어 넣어 기도를 확보해 주는 기구를 말한다를 대여받아 사용하는 경우 등이다.

(2) 준요양기관(시행규칙 제23조제2항)〈개정 2021. 6. 30〉

준요양기관으로 '보건복지부령으로 정하는 기관'이란 다음 각 호의 어느 하나에 해당하는 기관을 말한다.

① 국민건강보험법에 의한 요양기관에서 제외된 의료기관 등

② 만성신부전증 환자 중 복막투석으로 요양급여를 받고 있는 사람에게 다음 각 목의 물품을 판매하는 요양기관 외의 의약품판매업소나목의 경우 공단에 등록한 의약판매업소만 해당

- 복막관류액
- 자동복막투석에 사용되는 소모성 재료

③ 산소치료를 필요로 하는 환자에게 의료용 산소발생기 등으로 산소치료 서비스를 제공하는 요양기관 외의 기관으로서 공단에 등록한 기관해당 환자가 제공받는 경우만 해당

④ 당뇨병 환자에게 혈당검사 또는 인슐린 주사에 사용되는 소모성 재료나 당뇨병 관리기기를 판매하는 요양기관 외의 의료기기 판매업소로서 공단에 등록한 업소

⑤ 신경인성 방광환자에게 자가도뇨에 사용되는 소모성 재료를 판매하는 요양기관 외의 의료기기 판매업소로서 공단에 등록한 업소

⑥ 인공호흡기 또는 기침유발기를 필요로 하는 환자에게 이를 대여하는 요양기관 외의 기관으로서 공단에 등록한 기관

⑦ 양압기를 필요로 하는 환자에게 이를 대여하는 요양기관 외에 기관으로서 공단에 등록한 기관

(3) 요양비 지급신청(시행규칙 제23조제3항)

가입자나 피부양자가 요양비를 지급받으려면 다음 각 호의 서류를 공단에 제출해야 한다. 다만, 제1항제3호 · 제6호 및 제7호에 해당하여 요양비를 지급받은 사람이 같은 종류의 요양비를 지급받으려는 경우로서 이미 제출한 처방전의 처방기간이 지나지 않은 경우에는 처방전을 제출하지 않을 수 있다.〈개정 2021. 2. 26〉

① 요양기관을 이용할 수 없거나 요양기관이 없는 경우에 해당하는 사유로 질병 · 부상 · 출산[사산死産, 임신 16주 이상의 포함]에 대하여 요양을 받은 경우에는 별지 제18호서식의 요양비 지급청구서와 다음 각 목의 서류

- 요양비 명세서 또는 세금계산서약국의 경우에는 처방전과 세금계산서를 말한다 사본 1부
- 요양기관에서 요양을 받을 수 없었던 사유를 증명할 수 있는 서류 1부

② 만성신부전증 환자 중 복막투석으로 요양급여를 받고 있는 사람에게 복막관류액이나 자동복막투석에 사용되는 소모성 재료의 물품을 판매하는 요양기관 외의 의약품판매업소 또는 신경인성 방광환자에게 자가도뇨에 사용되는 소모성 재료를 판매하는 요양기관 외의 의료기기 판매업소로서 공단에 등록한 업소에 해당하는 경우에는 별지 제18호서식의 요양비 지급청구서와 다음 각 목의 서류

- 의사의 처방전 1부
- 세금계산서, 현금영수증 등 가입자나 피부양자가 지출한 금액 명세를 확인할 수 있는 서류 각 1부

③ 산소치료를 필요로 하는 환자가 의사의 산소치료 처방전에 따라 보건복지부장관이 정하여 고시하는 방법으로 산소치료를 받는 경우에는 별지 제19호서식의 요양비 지급청구서와 다음 각 목의 서류

- 의사의 처방전 1부
- 산소치료를 하였음을 증명할 수 있는 서류 1부

• 세금계산서, 현금영수증 등 가입자나 피부양자가 지출한 금액 명세를 확인할 수 있는 서류 각 1부

④ 당뇨병 환자가 의사의 처방전에 따라 혈당검사 또는 인슐린 주사에 사용되는 소모성 재료나 당뇨병 관리기기를 요양기관 외의 의료기기 판매업소에서 구입 · 사용한 경우에는 별지 제19호의2서식 또는 별지 제19호의3서식의 요양비 지급청구서와 다음 각 목의 서류

• 의사의 처방전 1부
• 세금계산서, 현금영수증 등 가입자나 피부양자가 지출한 금액 명세를 확인할 수 있는 서류 각 1부

⑤ 보건복지부장관이 정하여 고시하는 질환이 있는 사람으로서 인공호흡기 또는 기침유발기를 필요로 하는 환자가 의사의 처방전에 따라 인공호흡기 또는 기침유발기를 대여받아 사용하는 경우에는 별지 제19호의4서식의 요양비지급청구서와 다음 각 목의 서류

• 의사의 처방전 1부
• 인공호흡기 또는 기침유발기를 대여하였음을 증명할 수 있는 서류 1부
• 세금계산서, 현금영수증 등 가입자나 피부양자가 지출한 금액 명세를 확인할 수 있는 서류 각 1부

⑥ 수면무호흡증 환자가 의사의 처방전에 따라 양압기수면 중 좁아진 기도에 지속적으로 공기를 불어넣어 기도를 확보해 주는 기구를 대여받아 사용하는 경우에 해당하는 경우에는 별지 제19호의5서식의 요양비 지급청구서와 다음 각 목의 서류

• 의사의 처방전 1부
• 양압기를 대여하였음을 증명할 수 있는 서류 1부
• 세금계산서, 현금영수증 등 가입자나 피부양자가 지출한 금액 명세를 확인할 수 있는 서류 각 1부

⑦ 요양기관 외의 장소에서 출산한 경우에는 별지 제18호서식의 요양비 지급청구서와 출산 사실을 증명할 수 있는 서류 1부

• 요양기관 외의 장소에서 출산한 경우의 요양비 지급은 25만원

[고시 제8조관련 별표6]

⑧ 준요양기관이 법 제49조제3항에 따라 공단에 요양비의 지급을 직접 청구하는 경우에는 다음 각 호의 서류를 공단에 제출해야 한다. 〈신설 2021. 6. 30.〉

- 제3항 각 호에 따른 서류
- 별지 제19호의6서식의 요양비 지급청구 위임장 1부
- 가입자나 피부양자의 신분증 사본 1부
- 준요양기관의 대표자 신분증이나 사업자등록증 사본 1부

⑨ 요양비의 지급금액은 보건복지부장관이 정하여 고시하는 금액으로 한다. 〈개정 2021. 6. 30.〉

⑩ 공단은 제3항 및 제4항에 따른 요양비의 지급청구를 받으면 청구된 내용의 적정성을 지체 없이 확인한 후 요양비를 지급해야 한다. 다만, 공단은 제2항제1호에 따른 의료기관 등 및 법 제98조제1항에 따라 업무정지 중인 요양기관에서 요양을 받은 경우의 요양비에 대해서는 심사평가원의 심사를 거쳐 지급해야 한다. 〈개정 2021. 6. 30.〉

⑪ 규정한 사항 외에 요양비의 지급 기준, 절차, 방법, 의약품판매업소 등의 등록기준, 등록절차, 등록취소, 그 밖에 필요한 사항은 보건복지부장관이 정하여 고시한다.

(4) 가정 산소치료(시행규칙 제23조제1항제3호)

산소치료를 필요로 하는 환자가 의사의 산소치료 처방전에 의하여 보건복지부장관이 정하여 고시하는 방법으로 가정에서 산소치료를 받는 경우에는 요양비 급여를 실시할 수 있다.

(5) 만성신부전증 환자(시행규칙 제23조제1항제2호)

만성신부전증 환자가 의사의 처방전에 따라, 복막관류액 또는 자동복막투석에 사용되는 소모성 재료를 요양기관 외의 의약품판업소에서 구입 · 사용한 경우에도 요양비급여를 실시할 수 있다.

표 4-5 만성신부전증 환자 중 복막투석 환자의 관련 비용

<table>
<tr><td colspan="2">① 복막관류액
[고시 별표6]</td><td>요양기관 외의 의약품판매업소에서 구입한 경우 실구입금액(부가가치세 포함)의 90%를 급여한다. 의사의 원외처방전과 구입한 세금계산서, 요양비지급청구서(공단비치)를 구비하여 건강보험 지사에 청구한다.</td></tr>
<tr><td rowspan="2">② 자동복막투석에 사용되는 소모성 재료인 카세트, 배액백 및 카테터 말단 폐색기
[고시 별표5]</td><td>가. 세부 인정 기준</td><td>가. 자동복막투석에 사용되는 소모성 재료에 대한 보험급여는 다음과 같은 경우에 적용한다.
• 복막평형검사 결과 등 자동복막투석이 적합하다고 내과전문의(소아의 경우, 소아청소년과전문의 가능)가 판단한 자
나. 처방전은 내과전문의(소아의 경우, 소아청소년과전문의 가능)가 발행하여야 한다.
다. 처방기간은 1회 1개월 처방을 원칙으로 하되, 해당 전문의의 판단에 따라 변경 가능하다.
라. 처방전에는 소모성 재료 처방일수를 기재한다.</td></tr>
<tr><td>나. 구입 업소 기준 등</td><td>가. 자동복막투석에 사용되는 소모성 재료는 식품의약품안전처장으로부터 허가받은 품목에 한한다.
나. 자동복막투석 소모성 재료 공급업소는 식품의약품안전처장으로부터 당해 자동복막투석에 사용되는 소모성 재료의 수입 또는 제조품목 허가(신고 포함)를 받은 업소 및 동 제품의 판매대행 업소에 한한다.
다. 자동복막투석에 사용되는 소모성 재료 공급업소의 서비스 기준은 다음 각 목과 같다.
• 공급업소는 환자가 소모성 재료를 구입할 경우 사용장소까지 직접 공급하되, 운임비용 등의 명목으로 일정 금액을 징수하여서는 아니 된다.
• 공급업소는 전문의의 처방에 따라 적정한 투석이 될 수 있도록 기기 조작 등의 지원을 하여야 한다.
• 공급업소는 자동복막투석기 사용료 등의 명목으로 별도의 금액을 징수하여서는 아니 된다.
• 자동복막투석에 사용되는 소모성 재료의 기준가격은 1일 10,420원으로 한다.
• 자동복막투석에 사용되는 소모성 재료를 공급하고자 하는 업체는 공단이사장이 정하여 공고하는 기준에 따라 공단에 등록신청을 하여야 한다.
• 공단은 자동복막투석에 사용되는 소모성 재료 공급업소의 기준과 서비스내용 및 가격 등에 대하여 공고하여야 한다.</td></tr>
</table>

표 4-6 가정산소 요양급여 기준

① 지급 대상 세부 인정 기준 [고시 별표5]	가. 가정산소치료서비스는 다음과 같은 경우에 적용한다. 나. 중증의 만성심폐질환자 등 산소치료가 필요하다고 인정되는 자 중 90일 동안의 적절한 내과적 치료 후 별도로 시행된 동맥혈 가스검사 또는 산소포화도 검사 결과가 다음의 각 항목 중 하나에 해당하는 경우 1) 동맥혈 산소분압이 55mmHg 이하인 경우 2) 동맥혈 산소포화도가 88% 이하인 경우 3) 동맥혈 산소분압이 56~59mmHg이면서 적혈구 증가증(헤마토크릿 > 55%)이 있거나, 울혈성 심부전을 시사하는 말초부종이 있거나, 폐동맥고혈압이 있는 경우 4) 동맥혈 산소포화도가 89%이면서 적혈구 증가증(헤마토크릿 > 55%)이 있거나, 울혈성 심부전을 시사하는 말초부종이 있거나, 폐동맥고혈압이 있는 경우 다. 호흡기 1급 및 2급 장애인으로서 별도 검사없이 “2항”전문의 판단에 따라 처방전을 발급받은 경우 라. 산소치료 처방전은 호흡기내과 전문의, 결핵과 전문의 및 흉부외과 전문의가 발행하여야 한다. 다만, 소아의 경우에는 소아청소년과 전문의가 발행할 수 있다. 마. 산소치료의 처방기간은 1회 1년 이내로 할 수 있다.
② 서비스 가격 [고시 별표6]	가. 제1호의 가정산소치료서비스 기준에 따른 가정산소치료서비스 가격(‘기준 가격’이라 한다)은 12만 원/월(유지 · 보수시 소요된 재료비 등 제반비용을 포함한다. 이하 같다)으로 한다. 나. 가정산소치료서비스 제공업소는 제1호의 가정산소치료서비스 기준을 초과하는 서비스(장비기준 및 서비스내용 등)를 제공하는 경우 초과하는 서비스(장비기준 및 서비스내용 등)에 관한 세부사항과 16만 원/월을 넘지 않는 범위에서 가정산소치료서비스 가격을 공단에 등록하여야 한다. 다. 가정산소치료서비스 계약은 공단 이사장이 정하여 공고하는 표준계약서에 의하여 체결하여야 한다. 이 경우, 가정산소치료서비스 제공업소는 제2호 나목에 의하여 기준가격을 초과하는 가정산소치료서비스 가격을 적용하는 경우 제1호의 가정산소치료서비스 기준을 초과하는 서비스(장비기준 및 서비스내용 등)에 관한 세부사항을 피보험자 등 계약당사자에게 설명하여야 한다. 라. 공단은 가정산소치료서비스 제공업소별 장비기준, 서비스 내용 및 가격 등 가정산소치료서비스 계약조건을 공고하여야 한다.
③ 서비스의 기준 [고시 제3조 별표2]	가. 의료용 산소발생기는 산소농도 90% 이상, 소음 45dB 이하, 소비전력 300Watt 이하이어야 하고 기능 이상(산소농도 또는 유량, 전원중단 등)에 대한 경보기능이 있어야 한다. 나. 365일 24시간 콜센터를 운영하고 환자의 응급상황에 즉각적으로 대처 할 수 있는 전국적인 조직망을 갖추어 응급상황 발생 시 필요한 긴급서비스를 제공하여야 한다.

③ 서비스의 기준	다. 장비성능검사 및 유지 · 보수, 환자의 사용상태 확인 등을 위해 정기적으로 방문하고 그 결과를 기록 · 보존하여야 한다. 라. 장비 및 서비스 전반에 대한 업무지침서를 구비하여 환자 및 보호자에게 장비사용법, 응급상황 시의 대처요령 등에 대한 안전교육을 실시하여야 한다. 마. 사용 후 회수된 장비에 대하여 성능 검사 및 유지 · 보수, 청소 · 살균 등 위생처리를 실시하여야 한다. 바. 장비를 사용한 환자 현황, 장비의 이상 및 수리점검 내역 등에 관한 기록을 작성 · 보존하고 장비사용자에게 이를 고지하여야 한다.

(6) 제1형 당뇨병 환자의 소모성 재료(시행규칙 제23조제1항제4호)

제1형 당뇨병 환자가 의사의 처방전에 따라 혈당검사에 사용되는 소모성 재료나 당뇨병 관리기기를 요양기관 외의 의료기기 판매업소에서 구입 · 사용한 경우에는 요양비 급여를 실시할 수 있다.

(7) 신경인성 방광환자의 소모성 재료(시행규칙 제23조제1항제5호)

선천성 및 후천성 신경인성 방광환자가 의사의 처방전에 따라 자가도뇨에 사용되는 소모성 재료를 요양기관 외의 의료기기 판매업소에서 구입 · 사용한 경우에는 요양비 급여를 실시할 수 있다.

4. 장애인 보조기기에 대한 급여비(시행규칙 제26조)

장애인복지법에 따라 등록한 장애인 가입자 및 피부양자에게는 보조기기에 대하여 건강보험급여를 실시할 수 있다.

(1) 급여대상 보조기기

① 국민건강보험법 시행규칙 별표7에서 정한 것으로서 「장애인복지법」에 따라 의지 · 보조기 기사가 제조 · 수리하였거나 「의료기기법」 등에 따라 신고 또는 허가받은 보조기기로 한다.

② 급여대상 보조기기 중 전동휠체어 · 전동스쿠터 및 보청기는 공단에 등록된 품목이어야 한다.

(2) 지급 일반원칙 [별표7] 〈개정 2021. 6. 30〉

① 보조기기는 장애인 보조기기의 유형 · 기준액 및 내구연한에서 정한 것으로서, 의지義肢 · 보조기는 「장애인복지법」에 따라 의지 · 보조기 기사가 제조 · 수리한 것팔 보조기는 「의료기사 등에 관한 법률」에 따라 의사의 지도를 받아 작업치료사가 제조한 것을 포함한다이어야 하고, 의료기기는 「의료기기법」에 따라 신고하거나 허가받은 것이어야 하며, 자세보조용구는 공단이 정하는 품질 및 안전에 관한 기준을 충족하는 것이어야 하고, 그 밖의 보조기기는 관련 법령 등에 따라 제조 · 수입 또는 판매된 것이어야 한다.

② 위 항목의 보조기기 중 수동휠체어, 보청기, 전동휠체어, 전동스쿠터, 자세보조용구, 욕창예방방석, 욕창예방 매트리스, 이동식 전동리프트 및 전 · 후방보행차는 공단에 등록된 제품으로서 공단이 부여한 제품을 식별하기 위하여 각 제품마다 부여된 코드로서 표준화된 체계에 따라 표기된 영문자와 숫자이하 "표준코드"라 한다와 바코드로 표시된 것이어야 한다. 이 경우 보청기, 전동휠체어, 전동스쿠터, 자세보조용구, 욕창예방방석, 욕창예방매트리스, 이동식 전동리프트 및 전 · 후방보행차를 등록하려면 보험급여 대상으로서의 적정성, 적정 가격 등에 대한 평가이하 이 표에서 "급여평가"라 한다를 거쳐야 하며, 품목 등록의 기준 · 절차, 급여평가, 등록취소 등에 필요한 사항은 보건복지부장관이 정하여 고시한다.

③ 의지 · 보조기, 맞춤형 교정용 신발, 수동휠체어, 보청기, 전동휠체어, 전동스쿠터, 자세보조용구, 욕창예방방석, 욕창예방매트리스, 이동식 전동리프트 및 전 · 후방보행차에 대해서는 공단에 등록한 보조기기 판매업자에게 구입한 경우에만 보험급여를 한다. 이 경우 보조기기 판매업자의 등록기준, 등록절차 및 등록취소 등에 필요한 사항은 보건복지부장관이 정하여 고시한다.

④ 보조기기는 재료의 재질 · 형태 · 기능 및 종류에 관계없이 같은 보조기기의 유형별로 내구연한耐久年限 내에 1인당 한 번만 보험급여를 한다. 다만, 다음의 어느 하나에 해당하는 경우에는 각각을 1회로 본다.

1. 같은 유형의 팔 의지, 다리 의지, 팔 보조기, 다리 보조기, 의안義眼 또는 보청기를 양쪽에 장착하는 경우
2. 손가락 의지를 2개 이상 장착하는 경우

3. 몸통 및 골반 지지대를 다음 자세보조용구 중 하나 이상과 동시에 장착한 경우나 몸통 및 골반 지지대를 장착한 후 그 내구연한 내에서 다음 자세보조용구의 하나 이상을 추가로 장착한 경우

- 머리 및 목 지지대
- 팔 지지대 및 랩트레이 lap tray
- 다리 및 발 지지대

4. 보청기를 구입한 후 판매자로부터 보청기의 청력개선 효과를 높이기 위한 성능유지 · 관리 서비스 이하 "적합관리서비스"라 한다 를 받는 경우

⑤ 진료담당 의사가 훼손, 마모 또는 장애인의 성장 · 신체변형 등으로 계속 장착하기 부적절하거나 그 밖의 부득이한 사유로 교체해야 할 필요가 있다고 판단하여 별지 제22호서식 및 별지 제22호의2서식부터 별지 제22호의4서식까지에 따른 처방전을 발행한 경우에는 제2호에 따른 내구연한 내라도 보험급여를 할 수 있다. 다만, 제2호에 따른 보험급여 대상 소모품은 제외한다.

⑥ 보조기기 중 실리콘형 다리 의지는 절단 후 남아 있는 신체부분 stump 이 불안정하여 실리콘형 소켓이 필요하다는 진료담당의사의 의학적 소견이 있는 경우에만 보험급여를 한다.

⑦ 보조기기에 대한 보험급여는 해당 보조기기의 기준액 제2호에 따른 기준액을 말하며, 이하 이 표에서 같다, 고시금액 보건복지부장관이 공단의 급여평가 결과를 고려하여 제품별로 고시하는 금액을 말하며, 이하 이 표에서 같다, 실구입금액 중에서 제3호에서 정하는 기준에 따라 실시한다.

⑧ 뇌병변장애인, 심장 및 호흡기 장애인에 대한 수동휠체어는 보행이 불가능하거나 현저하게 제한된 경우에만 보험급여를 한다.

⑨ 제2호에 따른 수동휠체어, 보청기, 전동휠체어, 전동스쿠터, 자세보조용구, 욕창예방방석, 욕창예방매트리스, 이동식 전동리프트 및 전 · 후방보행차의 보험급여 대상자 및 진료과목 등 급여기준에 관한 세부적인 사항은 보건복지부장관이 정하여 고시한다.

⑩ 보조기기 소모품에 대한 보험급여는 장애인인 가입자 · 피부양자 또는 「의료급여법」 제13조제1항에 따른 급여를 받은 사람이 해당 보조기기를 지속적으로 사용하는 경우 다음의 구분에 따라 지급한다.

1. 전동휠체어 및 전동스쿠터용 전지 : 전동휠체어 또는 전동스쿠터를 구입한 날부터 1년 6개월이 지난 때부터 지급한다.

2. 다리 의지 소켓 및 실리콘라이너 : 다리 의지를 구입한 날부터 1년이 지난 때부터 지급하되, 해당 다리 의지의 내구연한 내에 1회에 한하여 지급한다.

⑪ 「장애인복지법」에 따라 장애인 등록을 한 가입자 및 피부양자가 그 장애인 등록 전 6개월 이내에 구입한 보조기기 해당 장애와 관련하여 해당 과목 전문의가 발행한 보조기기처방전에 따라 구입한 것으로 한정한다에 대해서도 보험급여를 한다. 다만, 활동형 수동휠체어, 틸팅형 수동휠체어, 리클라이닝형 수동휠체어, 진동휠체어, 전동스쿠터, 자세보조용구 및 이동식전동리프트는 제외한다.

⑫ 자세보조용구에 대한 보험급여는 스스로 앉기 어렵고 독립적으로 앉은 자세를 유지하지 못하는 장애인의 앉은 자세를 고정하거나 유지하기 위하여 해당 장애인의 체형에 맞게 제작된 몸통 및 골반 지지대에 대하여 실시한다. 이 경우 앉은 자세를 고정하거나 유지하기 위하여 머리, 팔 또는 다리를 고정할 필요가 있는 경우에는 다음의 자세보조용구에 대하여도 추가로 보험급여를 실시할 수 있다.

1. 머리 및 목 지지대
2. 팔 지지대 및 랩 트레이 lap tray
3. 다리 및 발 지지대

⑬ 보청기에 대한 보험급여는 다음의 구분에 따라 실시한다.

1. 제품급여 : 보청기 제품에 대하여 다음의 구분에 따른 경우에 실시한다.
   - 2019년 1월 1일부터 12월 31일까지 처방되는 보청기 : 보청기 구입 후 1개월이 경과한 날 이후에 그 보청기를 착용한 상태에서 청력개선 효과가 있다고 의사가 검수 확인한 경우
   - 2020년 1월 1일부터 처방되는 보청기 : 보청기 구입 후 1개월이 경과한 날 이후에 그 보청기를 착용한 상태에서 음장검사한 결과 청력개선 효과가 있다고 의사가 검수 확인한 경우
2. 적합관리급여 : 적합관리서비스에 대하여 실시한다. 이 경우 적합관리급여의 지급 방법 · 시기 등 세부적인 사항은 보건복지부장관이 정하여 고시한다.

(3) 보조기기에 대한 공단의 부담금액 [별표 7]

표 4-7 보조기기에 대한 공단의 부담금액

구 분	공단 부담금액
전동휠체어, 전동스쿠터, 자세보조용구	① 기준액, 고시금액 및 실구입금액 중 최저금액(이하 이 난에서 "지급기준금액"이라 한다)의 100분의 90에 해당하는 금액 ② 가목에도 불구하고 영 별표 2 제3호라목1)의 희귀난치성질환 등을 가진 사람과 별표 2 제3호라목2)의 희귀난치성질환 등 외의 질환으로 6개월 이상 치료를 받고 있거나 6개월 이상 치료가 필요한 사람 또는 18세 미만의 아동인 경우에는 지급기준금액에 해당하는 금액
그 밖의 사항	① 보조기기의 제작 또는 장착 등을 위하여 요양기관에서 한 진찰 · 검사 · 처치 등은 법 제41조제3항에 따른 요양급여로 본다. ② 보조기기의 사용에 필요한 건전지 등 소모품의 구입비용과 수리비용은 공단이 부담하지 않는다. 다만, 제2호에 따른 보험급여 대상 보조기기의 소모품은 제외한다. ③「의료급여법」제3조에 따른 의료급여 수급권자였던 가입자 또는 피부양자에게 보조기기에 대한 보험급여를 하는 경우, 제2호의 내구연한을 산정할 때에는「의료급여법」제13조에 따라 지급받은 보조기기의 급여내용과 연계하여 산정한다.

(4) 제출서류

① 장애인 보조기기에 대한 보험급여의 범위 및 공단의 부담금액 등은 별표 7과 같다. 규칙 제26조

② 보조기기활동형 수동휠체어, 틸팅형 수동휠체어, 리클라이닝형 수동휠체어, 전동 휠체어, 전동 스쿠터, 자세보조용구 및 이동식전동리프트는 제외한다에 대한 보험급여를 받으려는 사람은 별지 제21호서식의 보조기기급여 지급청구서에 다음 각 호의 서류를 첨부하여 공단에 제출해야 한다. 〈개정 2021. 6. 30〉

1.「의료법」제77조제4항 및「전문의의 수련 및 자격 인정 등에 관한 규정」제3조에 따른 전문과목 중 보조기기 유형별로 보건복지부장관이 정하여 고시하는 과목의 전문의가 발행한 별지 제22호서식 및 별지 제22호의2서식부터 별지 제22호의4서식까지에 따른 보조기기 처방전과 해당 검사 결과 관련 서류 1부. 다만, 지

팡이 · 목발 · 흰지팡이 또는 보조기기의 소모품[전동휠체어 및 전동스쿠터용 전지電池로 한정한다]에 대한 보험급여를 받으려는 경우에는 제외한다.

1의2. 별지 제23호서식의 보조기기 검수확인서 1부. 다만, 지팡이 · 목발 · 흰지팡이 또는 보조기기의 소모품전동휠체어 및 전동스쿠터용 전지로 한정한다, 일반형 수동휠체어, 욕창예방방석, 욕창예방매트리스, 전 · 후방보행차, 돋보기 또는 망원경에 대한 보험급여를 받으려는 경우에는 제외한다.

2. 요양기관 또는 보조기기 제조 · 판매자가 발행한 세금계산서, 현금영수증 등 가입자나 피부양자가 지출한 금액 명세를 확인할 수 있는 서류 각 1부

3. 별표 7 제1호나목 전단에 따른 보조기기에 대한 보험급여를 받으려는 경우에는 표준코드와 바코드를 확인할 수 있는 보조기기 사진 1장

③ 보조기기 중 활동형 수동휠체어, 틸팅형 수동휠체어, 리클라이닝형 수동휠체어, 전동휠체어, 전동스쿠터, 자세보조용구 및 이동식전동리프트에 대한 보험급여를 받으려는 사람은 별지 제24호서식의 보조기기급여 사전승인 신청서에 별지 제22호서식 및 별지 제22호의2서식부터 별지 제22호의4서식까지에 따른 보조기기 처방전과 해당 검사 결과 관련 서류를 첨부하여 공단에 보조기기급여 사전 승인을 신청해야 한다. 〈개정 2021. 6. 30〉

④ 공단은 ③항에 따른 신청을 받으면 해당 처방전에 적힌 장애상태 등을 확인하여 신청인이 급여 대상에 해당하는지를 결정 · 통보하여야 하고, 급여 대상으로 통보받은 신청인은 별지 제21호서식의 보조기기급여비 지급청구서에 다음 각 호의 서류를 첨부하여 공단에 제출해야 한다.〈개정 2021. 2. 26〉

- 별지 제23호서식의 보조기기 검수확인서자세보조용구만 해당한다
- 보조기기에 대한 보험급여를 받으려는 경우에는 표준코드와 바코드를 확인할 수 있는 보조기기 사진 1장
- 별표 7 제1호다목에 따라 공단에 등록한 보조기기 업소에서 발행한 세금계산서, 현금영수증 등 각 1부

⑤ 보조기기 판매업자가 법 제51조제2항 전단에 따라 공단에 보조기기 보험급여의 지급을 직접 청구하는 경우에는 다음 각 호의 서류를 공단에 제출해야 한다.

〈개정 2021. 6. 30.〉

1. 제2항 각 호의 서류 또는 제4항 각 호의 서류 1부
2. 별지 제21호의2서식의 보조기기 급여 지급청구 위임장 1부
3. 가입자나 피부양자의 신분증 사본 1부
4. 보조기기 판매업자의 대표자 신분증 사본 1부
5. 「장애인복지법」에 따라 개설된 의지義肢 · 보조기 제조 · 수리업자이거나 「의료기기법」에 따라 허가받은 수입 · 제조 · 판매업자보조기기 소모품 중 전동휠체어 및 전동스쿠터용 전지의 경우는 「의료기기법」에 따라 신고한 수리업자를 말한다임을 증명하는 서류 1부. 다만, 다음 각 목의 어느 하나에 해당하는 경우에는 제외한다.
   가. 별표 7 제1호다목에 따라 공단에 등록한 보조기기 판매업자
   나. 지팡이, 목발 또는 흰지팡이를 판매한 경우
   다. 보조기기를 제조 · 수입한 자로서 해당 보조기기의 소모품 중 전동휠체어 및 전동스쿠터용 전지를 판매한 경우

⑥ 공단은 지급청구를 받으면 장애인의 보조기기 구입 여부 등을 지체 없이 확인한 후 지급청구를 한 사람 또는 보조기기의 판매업자에게 공단의 부담금액을 지급하여야 한다.

⑦ 규정한 사항 외에 보조기기의 급여 기준 및 방법에 관한 세부적인 사항은 보건복지부장관이 정하여 고시한다.

표 4-7(1) 전동휠체어 세부기준(고시 제3조제1항 관련)

<table>
<tr><th colspan="3" rowspan="2">장애유형</th><th colspan="2">세부인정기준</th></tr>
<tr><th>대상자</th><th>해당검사 및 결과</th></tr>
<tr><td rowspan="5">지체장애</td><td>절단장애</td><td>하지절단</td><td>절단장애 1년 경과 후에도, 의지를 장착한 상태로 평지에서 100m 이상 보행이 어려우며 상지기능 장애가 있는 자</td><td rowspan="5">• 맨손근력검사(팔) : 최대근력 3등급 이하</td></tr>
<tr><td>관절장애</td><td>하지관절</td><td rowspan="4">평지에서 100m 이상 보행이 어려우며 상지기능 장애가 있는 자</td></tr>
<tr><td rowspan="2">지체 기능장애</td><td>하지기능</td></tr>
<tr><td>척추장애</td></tr>
<tr><td colspan="2">변형 등의 장애</td></tr>
</table>

<table>
<tr><th colspan="3" rowspan="2">장애유형</th><th colspan="2">세부인정기준</th></tr>
<tr><th>대상자</th><th>해당검사 및 결과</th></tr>
<tr><td rowspan="2">지체장애</td><td rowspan="2">척수장애</td><td>완전손상</td><td>T10(가슴신경10번) 부터 목신경 사이 손상자</td><td rowspan="2">• 맨손근력검사(팔) : 최대근력 3등급 이하</td></tr>
<tr><td>불완전 손상</td><td>평지에서 100m 이상 보행이 어려우며 팔기능 장애 3등급 이하</td></tr>
<tr><td colspan="3">뇌병변장애</td><td>평지에서 100m 이상 보행이 어려우며 팔기능 장애가 있는 자</td><td>• 맨손근력검사(팔) : 최대근력 3등급 이하
• 간이정신진단검사(MMSE) : 24점 이상
• 일상생활동작검사(MBI이용) : 적합</td></tr>
<tr><td colspan="3">심장장애</td><td>전신기능이 저하된 자로 평지에서 100m 이상 보행이 어려운 자 또는 평지에서 100m 이상 보행이 어려우며 팔기능 장애가 있는 지체 중복장애자</td><td>• 운동부하검사 : 2METs 이상 3METs 미만
• 간이정신진단검사(MMSE) : 24점 이상
• 일상생활동작검사(MBI이용): 적합
• 맨손근력검사(팔): 최대근력 3등급 이하(지체장애가 있는 경우 해당)</td></tr>
<tr><td colspan="3">호흡기장애</td><td>전신기능이 저하된 자로 평지에서 100m 이상 보행이 어려운 자 또는 평지에서 100m 이상 보행이 어려우며 팔기능 장애가 있어 지체에 대한 중복장애를 가진 자</td><td>• BODE Index : 9점 이상
• 간이정신진단검사(MMSE) : 24점 이상
• 일상생활동작검사(MBI이용) : 적합
• 맨손근력검사(팔): 최대근력 3등급 이하(지체장애가 있는 경우 해당)
• BODE Index : 8점 이상 9점 미만</td></tr>
<tr><td colspan="3">지체 · 뇌병변 · 심장 및 호흡기장애</td><td colspan="2">위 장애유형별 기준에 적합하고, 다음 각 호의 어느 하나에 해당하는 사람(최소한의 교통규칙을 이해하고 전동휠체어의 조작을 원활하게 할 수 있을 것)
1. 자동차 운전면허 취득자
2. 다음 각 목의 검사 결과에 모두 해당할 것
가. 간이인지기능 검사(MMSE) : 24점 이상
나. 일상생활동작 검사(MBI이용) : 적합</td></tr>
</table>

* 비고)

1. 호흡기장애 정도가 심한 사람이 비오디이 지수(BODE Index) 검사 항목 중 6분 보행검사를 실시할 수 없는 경우에 6분 보행검사의 점수는 3점으로 한다.
2. 심장장애 또는 호흡기장애를 가진 사람이 지체장애를 중복하여 가진 경우에는 둘 중의 하나의 장애에 대하여 대상자 세부인정 기준을 충족하면 전동휠체어에 대하여 보험급여를 실시할 수 있다.
3. 팔에 대한 맨손 근력검사 결과 양쪽 최대근력등급이 상이한 경우 낮은 쪽의 최대근력 등급을 적용한다.
4. 팔에 대한 맨손근력 검사 결과 최대 근력이 4등급이라도 근육 노화 등 기타 사유로 팔의 근력 유지가 힘든 경우에는 전동휠체어를 급여할 수 있다.

표 4-7(2) 전동스쿠터 세부기준

<table>
<tr><th colspan="3" rowspan="2">장애유형</th><th colspan="2">세부인정기준</th></tr>
<tr><th>대상자</th><th>해당검사 및 결과</th></tr>
<tr><td rowspan="7">지체장애</td><td>절단장애</td><td>하지절단</td><td>절단장애 1년 경과 후에도, 의지를 장착한 상태로 평지에서 100m 이상 보행이 어려우며, 팔기능에 이상이 있거나, 이상이 없는 경우 내부기관 중복장애를 가진 자</td><td rowspan="7">• 맨손근력검사(팔)
: 최대근력 4등급 이상</td></tr>
<tr><td>관절장애</td><td>하지관절</td><td rowspan="4">평지에서 100m 이상 보행이 어려우며, 팔기능에 이상이 없는 경우로 내부기관 중복장애가 있는 자</td></tr>
<tr><td rowspan="2">지체 기능장애</td><td>하지기능</td></tr>
<tr><td>척추장애</td></tr>
<tr><td colspan="2">변형 등의 장애</td></tr>
<tr><td rowspan="2">척수장애</td><td>완전손상</td><td>T10(가슴신경10번) 이상 손상되고, 내부기관 중복장애를 가진 자</td></tr>
<tr><td>불완전 손상</td><td>평지에서 100m 이상 보행이 어려우며, 팔기능에 이상이 있거나, 이상이 없는 경우로 내부기관 중복장애가 있는 자</td></tr>
<tr><td colspan="3">뇌병변장애</td><td>평지에서 100m 이상 보행이 어려우며, 팔기능에 이상이 있거나, 이상이 없는 경우로 내부기관 중복장애를 가진 자</td><td>• 맨손근력검사(팔)
: 최대근력 4등급 이상
• 간이정신진단검사(MMSE)
: 24점 이상
• 일상생활동작검사(MBI이용) : 적합</td></tr>
<tr><td colspan="3">심장장애</td><td>전신기능이 저하된 자로 평지에서 100m 이상 보행이 어려운 자</td><td>• 운동부하검사
: 3METs 이상 4METs 미만
• 간이정신진단검사(MMSE)
: 24점 이상
• 일상생활동작검사(MBI이용) : 적합</td></tr>
<tr><td colspan="3">호흡기장애</td><td>전신기능이 저하된 자로 평지에서 100m 이상 보행이 어려운 자</td><td>• BODE Index : 8점 이상~9점 이상
• 간이정신진단검사(MMSE)
: 24점 이상
• 일상생활동작검사(MBI이용) : 적합</td></tr>
</table>

<table>
<tr><th rowspan="2">장애유형</th><th colspan="2">세부인정기준</th></tr>
<tr><th>대상자</th><th>해당검사 및 결과</th></tr>
<tr><td>지체 · 뇌병변 · 심장 및 호흡기장애</td><td colspan="2">위 장애유형별 기준에 적합하고, 다음 각 호의 어느 하나에 해당하는 사람(최소한의 교통규칙을 이해하고 전동스쿠터의 조작을 원활하게 할 수 있을 것)
1. 자동차 운전면허 취득자
2. 다음 각 목의 검사 결과에 모두 해당할 것
가. 간이인지기능 검사(MMSE) : 24점 이상
나. 일상생활동작 검사(MBI이용) : 적합</td></tr>
</table>

* 비고)

1. 호흡기장애 정도가 심한 사람이 비오디이 지수(BODE Index) 검사 항목 중 6분 보행검사를 실시할 수 없는 경우에는 그 6분 보행검사의 점수는 3점으로 본다.
2. 팔에 대한 맨손 근력검사 결과 양쪽 최대근력등급이 상이한 경우 낮은 쪽의 최대근력 등급을 적용한다.

표 4-8 보조기기 유형별 처방 · 검수확인 전문의의 전문과목(고시 제4조의 별표 1)

<table>
<tr><th>구분</th><th colspan="2">보조기기 유형</th><th>전문과목</th></tr>
<tr><td>의지보조기</td><td colspan="2">팔의지, 다리의지, 팔보조기, 다리보조기, 척추보조기, 골반보조기, 교정용신발류</td><td>재활의학과, 정형외과, 신경외과, 신경과, 외과</td></tr>
<tr><td rowspan="8">그 밖의 보조기기</td><td colspan="2">저시력 보조안경, 콘택트렌즈, 돋보기, 망원경, 의안</td><td>안과</td></tr>
<tr><td colspan="2">보청기, 개인용 음성 증폭기</td><td>이비인후과</td></tr>
<tr><td rowspan="2">수동휠체어</td><td>지체장애</td><td rowspan="2">재활의학과, 정형외과, 신경외과, 신경과, 외과</td></tr>
<tr><td>뇌병변장애</td></tr>
<tr><td rowspan="2">전동휠체어, 전동스쿠터</td><td>심장장애</td><td>재활의학과, 내과(순환기분과), 흉부외과</td></tr>
<tr><td>호흡기장애</td><td>재활의학과, 내과(호흡기분과, 알레르기분과), 흉부외과, 결핵과</td></tr>
<tr><td colspan="2">자세보조용구</td><td>재활의학과, 정형외과</td></tr>
<tr><td colspan="2">욕창예방방석, 욕창예방매트리스, 이동식전동리프트, 전방보행차, 후방보행차</td><td>재활의학과, 정형외과, 신경외과, 신경과, 외과</td></tr>
</table>

* 비고) 1. 흰지팡이, 지팡이, 목발 및 소모품(전지)은 제외한다.
2. 전동휠체어 · 전동스쿠터의 경우에는 보조기기 유형별 처방전 발급 시에만 해당한다.

[별표 7] (2018. 12.31)

표 4-9 보험급여대상 보조기기의 유형 · 기준액 및 내구연한 (1)

분류	유 형	용 도	구분	기준액(원)	내구연한
팔의지	어깨가슴 의지 (fore-quarter amputation prosthesis)	어깨뼈, 빗장뼈 및 어깨관절을 포함한 팔 전체가 상실된 경우에 사용	미관형	930,000	4
			기능형	1,530,000	4
	어깨관절 의지(shoulder disarticulation amputation prosthesis)	어깨뼈를 제외하고 어깨관절부터 팔전체가 상실된 경우 또는 어깨관절부터 위팔뼈 길이의 30% 이하를 남기고 팔이 상실된 경우에 사용	미관형	1,020,000	4
			기능형	1,530,000	4
	위팔 의지(trans-humeral prosthesis)	어깨관절부터 위팔뼈 길이의 30%~90%를 남기고 팔이 상실된 경우에 사용	미관형	740,000	4
			기능형	1,490,000	4
	팔꿈치관절 의지(elbow disarticulation amputation prosthesis)	어깨관절부터 위팔뼈 길이가 90% 이상 남았거나 또는 팔꿈치관절이 절단된 경우에 사용	미관형	720,000	3
			기능형	1,640,000	3
	아래팔 의지(trans-radial prosthesis)	팔꿈치관절부터 아래팔뼈가 상실되거나 손목관절 바로 위 부위를 남기고 팔이 상실된 경우	미관형	650,000	3
			기능형	980,000	3
	손목관절 의지(wrist disarticulation amputation prosthesis)	손목관절면을 남기고 손 전체가 상실된 경우에 사용	미관형	520,000	3
			기능형	830,000	3
	손 의지(cosmetic partial hand amputation prosthesis or functional partial hand amputation prosthesis)	손목뼈 또는 손바닥뼈 이하의 일부 또는 전부가 상실된 경우에 사용	미관형	330,000	1
			기능형	610,000	2
	손가락 의지(cosmetic thumb or fingers amputation prosthesis)	엄지손가락 또는 그 밖의 손가락의 근위지골 이하가 상실된 경우에 사용	미관형	150,000	1

〈계속〉

표 4-9 보험급여대상 보조기기의 유형 · 기준액 및 내구연한 (2)

분류	유 형	용 도	구분	기준액(원)	내구연한
다리의지	골반 의지trans-pelvic prosthesis)	골반 한쪽 및 엉덩이관절을 포함하여 다리 전체가 상실된 경우에 사용		2,260,000	4
	엉덩이관절 의지 (hip disarticulation prosthesis)	골반을 제외하고 엉덩이관절부터 다리전체가 상실된 경우 또는 엉덩이관절부터 넓적다리뼈 길이의 25% 미만을 남기고 다리가 상실된 경우에 사용		2,260,000	4
	넓적다리 의지 (trans-femoral prosthesis)	엉덩이관절부터 넓적다리뼈 길이의 25% 이상을 남기고 다리가 상실된 경우에 사용	일반형	1,950,000	3
			실리콘형	2,960,000	5
	무릎관절 의지 (knee disarticulation prosthesis)	무릎관절이 절단된 경우에 사용	일반형	1,930,000	3
			실리콘형	2,610,000	5
다리의지	종아리 의지(trans-tibial prosthesis)	하퇴부에서 절단되어 다리가 상실된 경우에 사용	일반형	1,38,000	3
			실리콘형	2,230,000	3
	발목 의지 (ankle disarticulation prosthesis)	발목관절 바로 위 정강이뼈와 종아리뼈 부위를 남기고 (발목관절은 상실) 다리가 상실된 경우에 사용	일반형	680,000	2
			실리콘형	1,440,000	3
	발의지(foot aprosthesis)	발이 상실된 경우에 사용	일반형	280,000	1
			실리콘형	790,000	2
팔보조기	어깨 보조기(shoulder orthoses)	어깨부위의 뼈나 근육이 손상되어 어깨관절과 위팔을 받쳐주어 손상부위를 보호하기 위한 경우에 사용		290,000	3

〈계속〉

표 4-9 보험급여대상 보조기기의 유형 · 기준액 및 내구연한 (3)

분류	유형	용도	구분	기준액(원)	내구연한
팔보조기	팔꿈치–손목–손 보조기 (elbow-wrist-hand orthoses)	팔꿈치관절 운동을 제한 또는 고정하는 경우 또는 팔꿈치 관절과 손목관절을 동시에 고정하는 경우에 사용(팔꿈치 및 손목관절 고정 목적)	일반형	240,000	3
		손목의 관절운동을 제한하거나 고정하는 경우 또는 팔꿈치 관절과 손목관절을 동시에 고정하는 경우에 사용(팔꿈치 관절 조절형)	각도 조절형	260,000	3
	손목–손 보조기(wrist-hand orthoses)	손목과 손가락 관절운동을 제한 또는 고정 및 가동하는 경우에 사용		90,000	3
	손가락 보조기(finger orthoses)	손가락이 마비, 관절구축, 변형된 경우에 사용		50,000	3
척추 보조기	목 보조기	머리와 목뼈의 회전, 또는 굽히는 것을 제한하는 경우에 중등도 환자에 사용하는 소형 칼라식 보조기	필라델피아 (Philadelphia)	70,000	3
		목을 굽히고 펼 수 있는 경증환자에 사용하는 소형 칼라식보조기	토머스소프트칼라 (Thomas Soft Collar)	60,000	3
		가슴, 목뼈 상부 등뼈의 운동을 강하게 제한하는 경우 사용하는 플라스틱 또는 금속으로 성형된 보조기		380,000	3
	등–허리보조기 (thoraco-lumbar orthoses)	등 · 허리뼈의 관절운동을 모두 제한하거나 고정하는 경우에 사용	나이트-테일러식(knight taylor type)	150,000	3

〈계속〉

표 4-9 보험급여대상 보조기기의 유형 · 기준액 및 내구연한(4)

분류	유형	용도	구분	기준액(원)	내구연한
척추 보조기	허리 · 엉치 보조기 (lumbo-sacral orthoses)	허리 · 엉치뼈의 관절운동을 제한하거나 고정하는 경우에 사용	윌리암식 (William type)	190,000	3
	등 · 허리 · 엉치 보조기 (thoraco-lumbo-sacral orthoses)	등 · 허리 또는 허리 · 엉치뼈의 관절운동을 모두 제한하거나 고정하는 경우에 사용하는 플라스틱으로 성형된 보조기	등 · 허리 · 엉치뼈 재킷 (TLSO식 Jacket)	400,000	3
	허리보조기(lumbar orthoses)	천이나 망사로 허리뼈 및 골반부의 관절운동을 제한하거나 고정하는 경우 사용	코르셋 (corset)	80,000	3
골반 보조기	골반보조기(pelvic orthoses)	골반운동, 특히 엉덩뼈 · 엉치뼈의 관절운동을 제한하거나 고정하는 경우에 사용		120,000	2
다리 보조기	엉덩–무릎–발목–발 보조기 (hip-knee-ankle-foot orthoses)	엉덩이관절을 포함하여 무릎 및 발목의 관절운동을 제한 또는 고정하는 경우에 사용	한쪽	540,000	3
			양쪽	790,000	3
	무릎–발목–발 보조기 (knee-ankle-foot orthoses)	엉덩이 관절을 제외한 무릎 및 발목의 관절운동을 제한하거나 고정하는 경우에 사용	한쪽	410,000	3
	무릎 보조기(knee orthoses)	무릎관절 또는 넓적다리 무릎뼈관절의 운동을 견고하게 제한하거나 고정하는 경우에 사용	관절운동 제한장치 부착형	190,000	3

〈계속〉

표 4-9 보험급여대상 보조기기의 유형 · 기준액 및 내구연한(5)

분류	유 형	용 도	구분	기준액(원)	내구연한
다리 보조기	무릎 보조기(knee orthoses)	무릎인대 손상 시 무릎관절 축 회전운동을 방지하기 위한 경우에 사용	레녹스힐 (Lenox-Hill)	160,000	3
		무릎 안쪽 및 바깥쪽 곁인대 손상 및 앞 십자인대 손상 시 무릎관절 축의 회전운동을 방지하기 위하여 경증환자에게 사용하는 보조기	인대 손상용	80,000	3
	발목-발 보조기(ankle-foot orthoses)	플라스틱형 테두리를 사용한 체중부하 장치가 포함된 보조기로 종아리 및 발뼈 또는 발목관절의 안정과 보호를 위한 경우에 사용	체중부하식	370,000	3
		발목관절의 발등 굽힘 근육과 발바닥 굽힘 근육의 안정 또는 발목의 관절운동 제한을 위한 경우에 사용	일체형 (플라스틱)	120,000	3
			90도 고정형 (플라스틱)	310,000	3
			90도 고정형 (금속형)	300,000	3
		스프링이 들어 있는 금속 발목관절인 크렌자크 발목관절 장치를 사용한 보조기로 근력이 약한 발목관절을 보조하는 경우 사용	크렌자크식 (금속형)	350,000	3

〈계속〉

표 4-9 보험급여대상 보조기기의 유형 · 기준액 및 내구연한 (6)

분류	유 형	용 도	구분	기준액(원)	내구연한
교정용 신발류	맞춤형 교정용 신발 (Orthopedic shoes)	19세 이상인 사람으로서 발에 기능장애가 있거나(발에 변형이 없는 사람은 제외) 다리길이의 차이가 있어 맞춤형 교정용 신발이 필요한 경우에 사용		250,000	2
		18세 이하인 사람으로서 발에 기능장애가 있거나(발에 변형이 없는 사람은 제외) 다리길이의 차이가 있어 맞춤형 교정용신발이 필요한 경우에 사용		250,000	1
그 밖의 보조기기	수동휠체어	의지, 보조기, 지팡이 등 다른 보조기기를 사용해도 실외보행이 곤란한 경우 사용	일반형	480,000	5
		양팔 및 자세균형 제어기능이 양호하여 다른 사람의 도움 없이 휠체어를 안전하게 작동할 수 있는 경우 사용	활동형	1,000,000	5
		스스로 앉기가 어렵고, 독립적으로 앉은 자세를 유지하지 못하여 압박과 자세관리가 필요한 경우 사용	틸팅형, 리클라이닝형	800,000	5
	지팡이	지체장애 및 뇌병변장애에 대한 보행보조를 위한 보조기구		20,000	2
	목발(crutches)			15,000	2
	의안(ocular prostheses)	실명 시각장애인의 미관 개선을 위한 보조기구		620,000	5
	저시력보조안경	시각장애에 대한 시력개선이나 보행보조를 위한 보조기구		100,000	3
	콘택트렌즈			80,000	3
	돋보기			100,000	4
	망원경			100,000	4
	흰지팡이			25,000	0.5

〈계속〉

표 4-9 보험급여대상 보조기기의 유형 · 기준액 및 내구연한(7)

분류	유형	용도	구분	기준액(원)	내구연한
그 밖의 보조기기	보청기(hearing aid)	청각장애에 대한 청력개선을 위한 보조기구		1,310,000 (적합관리 급여 400,000을 포함한다)	5
	개인용 음성 증폭기	언어장애에 대한 음성기능개선을 위한 보조기구		500,000	5
	• 전동휠체어	보행이 불가능한 사람으로서 팔기능이 약화되거나 완전히 상실되어 수동휠체어를 혼자서 조작할 수 없는 사람이 다른 사람의 도움 없이 전동휠체어를 안전하게 작동할 수 있는 경우 사용		2,090,000	6
	• 전동스쿠터(Moped)	보행이 불가능한 사람으로서 팔기능에 이상이 있거나, 이상이 없는 경우에도 수동 휠체어를 완전하게 조작하기 어렵거나 불가능한 사람이 다른 사람의 도움 없이 전동 수쿠터를 안전하게 작동할 수 있는 경우 사용		1,670,000	6
	• 자세보조용구– 앉기형 (seating and positioning systems)	앉은 자세를 유지하기 위하여 척추, 골반 또는 엉덩관절을 고정하는 데 사용	몸통 및 골반 지지대	880,000	3
		앉은 자세를 유지하기 위하여 가눌 수 없거나 흔들림이 심한 머리를 고정할 필요가 있는 경우에 사용	머리 및 목지지대	210,000	3
		앉은 자세를 유지하기 위하여 팔을 일정한 자세로 유지하거나 일정한 위치에 고정할 필요가 있는 경우에 사용	팔지지대 및 랩트레이 (lap tray)	170,000	3
		앉은 자세를 유지하기 위하여 다리를 일정한 자세로 유지하거나 일정한 위치에 고정할 필요가 있는 경우에 사용	다리 및 발 지지대	240,000	3

〈계속〉

표 4-9 보험급여대상 보조기기의 유형 · 기준액 및 내구연한(8)

분류	유 형		용 도	구분	기준액(원)	내구연한
그 밖의 보조기기	• 욕창예방방석		휠체어 사용자가 신경손상, 근 약화 등의 사유로 스스로 체위변환을 할 수 없는 경우 욕창을 예방하기 위하여 사용하는 기구		250,000	3
	• 욕창예방매트리스		신경손상, 근 약화 등의 사유로 스스로 체위변환을 할 수 없는 경우 욕창을 예방하기 위하여 사용하는 기구		400,000	3
	• 이동식 전동리프트		신경손상, 근 약화 등의 사유로 스스로 체위변환 및 이동을 할 수 없어 타인에 의하여 이동을 하여야 하는 사람에게 사용하는 이동 보조기구		2,500,000	5
	• 보행차	전방	지체 및 뇌병변장애인 중 하지근력 저하 및 강직이 있으나 상지의 보조로 보행이 가능한 경우에 사용하는 보조기구		50,000	3
		후방	뇌성마비로 인한 뇌병변장애인 중 상지의 보조로 보행이 가능한 경우에 사용하는 보행 보조기구		300,000	3
소모품	• 전동휠체어 및 전동스쿠터용 전지		전동휠체어 · 전동스쿠터의 전력 공급용 장치(2개 1세트)		160,000	1.5
	넓적다리 의지 소켓		절단부위를 연결하는 부품	일반형	444,000	
				실리콘형	664,000	
	종아리 의지 소켓		절단부위를 연결하는 부품	일반형	416,000	
				실리콘형	527,000	
	넓적다리 의지 실리콘라이너		절단면의 피부를 감싸는 보호품		646,000	
	종아리 의지 실리콘라이너		절단면의 피부를 감싸는 보호품		435,000	
	발목 의지 실리콘라이너		절단면의 피부를 감싸는 보호품		517,000	

5. 임신·출산 진료비(부가급여)

(1) 정의

① 부가급여는 임신 · 출산유산 및 사산을 포함한다. 이하 같다 진료비로 한다. 시행령 제23조

② 임신 · 출산 진료비 지원 대상은 다음과 같다. 〈개정 2021. 6. 29.〉

1. 임신 · 출산한 가입자 또는 피부양자
2. 2세 미만인 가입자 또는 피부양자"2세 미만 영유아"의 법정대리인 출산한 가입자 또는 피부양자가 사망한 경우에 한정한다.

③ 공단은 ② 각 호의 어느 하나에 해당하는 사람에게 다음 각 호의 구분에 따른 비용을 결제할 수 있는 임신 · 출산 진료비 이용권을 발급할 수 있다. 〈개정 2021. 6. 29.〉

1. 임신 · 출산한 가입자 또는 피부양자의 진료에 드는 비용
2. 임신 · 출산한 가입자 또는 피부양자의 약제 · 치료재료의 구입에 드는 비용
3. 2세 미만 영유아의 진료에 드는 비용
4. 2세 미만 영유아에게 처방된 약제 · 치료재료의 구입에 드는 비용

④ 이용권을 발급받으려는 사람"신청인"은 보건복지부령으로 정하는 발급 신청서에 ②의 어느 하나에 해당한다는 사실을 확인할 수 있는 증명서를 첨부해 공단에 제출해야 한다.

⑤ ④에 따라 이용권 발급 신청을 받은 공단은 신청인이 ②의 어느 하나에 해당 하는지를 확인한 후 신청인에게 이용권을 발급해야 한다.

⑥ 이용권을 사용할 수 있는 기간은 ⑤에 따라 이용권을 발급받은 날부터 다음 각 호의 구분에 따른 날까지로 한다. 〈개정 2021. 6. 29.〉

1. 임신 · 출산한 가입자 또는 피부양자 : 출산일유산 및 사산의 경우 그 해당일부터 2년이 되는 날
2. 2세 미만 영유아의 법정대리인 : 2세 미만 영유아의 출생일부터 2년이 되는 날

⑦ 이용권으로 결제할 수 있는 금액의 상한은 다음 각 호의 구분에 따른다. 다만, 보건복지부장관이 필요하다고 인정하여 고시하는 경우에는 다음 각 호의 상한을 초과하여 결제할 수 있다. 〈개정 2021. 6. 29.〉

1. 하나의 태아를 임신 · 출산한 경우 : 100만 원

2. 둘 이상의 태아를 임신 · 출산한 경우 : 140만 원

⑧ ②부터 ⑦까지에서 규정한 사항 외에 임신 · 출산 진료비의 지급 절차와 방법, 이용권의 발급과 사용 등에 필요한 사항은 보건복지부령으로 정한다.

(2) 이용권의 신청 및 발급(시행규칙 제24조)

① 영 제23조제4항에 따라 임신 · 출산 진료비 이용권의 발급을 신청하려는 사람은 산부인과전문의 또는 조산사가 임신 · 출산 사실을 확인한 신청서를 공단에 제출해야 한다. 이 경우 임신 사실은 산부인과전문의만 확인할 수 있다.

② 영 제23조제5항에 따라 이용권을 발급받은 사람이 영 제23조제3항 각 호의 비용을 결제하려는 경우 요양기관에 이용권을 제시해야 한다.

③ 공단은 임신 · 출산과 관련된 진료 등의 사실을 확인한 후 지체없이 요양기관에게 ②에 따라 결제된 비용을 지급해야 한다.

④ ①부터 ③까지에서 규정한 사항 외에 이용권의 신청 및 발급 등에 필요한 세부적인 사항은 보건복지부장관이 정하여 고시한다. [전문개정 2018. 12. 31.]

6. 본인부담상한제

(1) 정의

고액 · 중증질환자의 과다한 진료비 지출로 인한 가계의 경제적 부담을 덜기 위한 제도로 2004년 7월 1일부터 시행되었으며, 병 · 의원약국포함에서 진료를 받고 가입자 또는 피부양자 본인이 부담하는 본인부담상한액은 지역가입자의 세대별 보험료부담수준 또는 직장가입자의 개인별 보험료부담수준에 따라 그 금액을 달리 한다.

〈시행령 제19조제4항 관련 별표3〉

가입자의 보험료 수준별로 소득분위 1분위는 연간 122만 원, 2~3분위는 152만 원, 4~5분위는 205만 원, 6~7분위는 256만 원, 8분위는 308만 원, 9분위는 411만 원, 10분위는 514만 원의 상한액을 초과하는 경우에 그 초과액을 공단이 부담한다.

(2) 본인부담액 경감 인정(시행규칙 제14조)

① 본인부담액을 경감받을 수 있는 요건을 갖춘 희귀난치성 질환자 등은 본인부담액 경감 인정을 받으려면 경감인정신청서 전자문서를 포함한다 에 다음 각 호의 서류 전자문서를 포함한다 를 첨부하여 특별자치도지사 · 시장 · 군수 · 구청장에게 제출하여야 한다.

- 부양의무자 이하 "부양의무자"라 한다 와의 관계를 확인할 수 있는 가족관계등록부의 증명서 세대별 주민등록표 등본으로 부양의무자와의 관계를 확인할 수 없는 경우만 해당한다
- 임대차계약서 주택을 임대하거나 임차하고 있는 사람만 해당한다
- 요양기관이 발급한 진단서 1부 6개월 이상 치료를 받고 있거나 6개월 이상 치료가 필요한 사람만 해당한다

② 신청인의 가족, 친족, 이해관계인 또는 「사회복지사업법」에 따른 사회복지 전담공무원은 신청인이 신체적 · 정신적인 이유로 신청을 할 수 없는 경우에는 신청인을 대신하여 신청을 할 수 있다. 이 경우 다음 각 호의 구분에 따른 서류를 제시하거나 제출하여야 한다.

- 신청인의 가족 · 친족 또는 이해관계인 : 신청인과의 관계를 증명하는 서류
- 사회복지 전담공무원 : 공무원임을 증명하는 신분증

③ 신청을 받은 특별자치도지사 · 시장 · 군수 · 구청장은 신청인이 본인부담액경감 대상자의 기준에 해당하는지를 확인하여 부득이한 사유가 없으면 그 결과를 신청일부터 30일 이내에 공단에 통보하여야 한다. 다만, 다음 각 호의 어느 하나에 해당하는 경우에는 신청일부터 60일 이내에 통보할 수 있다.

- 부양의무자의 소득 조사에 시간이 걸리는 특별한 사유가 있는 경우
- 경감인정신청서를 제출한 희귀난치성질환자 등 또는 부양의무자가 같은 항 또는 관계 법령에 따른 조사나 자료제출 요구를 거부 · 방해 또는 기피하는 경우

④ 공단은 확인 결과를 통보받았을 때에는 부득이한 사유가 없으면 통보를 받은 날부터 7일 이내에 인정 여부를 결정하여 그 결과를 신청인에게 통보하여야 한다.

3. 진료비 지불방식

1. 진료비 지불제도

환자가 병원을 이용할 때 진료의 대가로 의료공급자에게 지불되는 의료비의 보상 방식을 진료비 지불제도라 한다. 대체로 한 나라의 진료비 지불제도는 그 나라의 보건의료체계와 함께 발전하고 영향을 받아 나라의 실정에 맞게 변형되거나 혼합 형태로 존재하게 된다. 일반적으로 진료비 지불제도는 의료의 질, 의료비, 진료비 심사 및 관리방식에 큰 영향을 미치게 된다.

(1) 진료행위별수가제 Fee-for-service

① 정의

진료에 소요된 약제 또는 재료비를 별도로 산정하고 의료인이 제공한 진료개별행위마다 일정한 값을 정하여 의료비를 지급하는 제도이다.

전 국민보건서비스NHS를 제공하는 국가를 제외한 자본주의 경제체제를 갖고 있는 대부분의 나라에서 시행되며 의료인이 제공한 시술내용에 따라 값을 정하여 의료비를 지급하므로 전문의의 치료방식에 적합하다.

모든 의료행위 기술료뿐만 아니라 약품 · 진료재료까지 모두 각각 별도의 진료가액을 정하여 두고, 환자에 대해 행해지고 투여된 행위료와 약품 또는 진료재료대를 전부 합하여 진료비를 산정하게 된다. 위중하거나 진료에 시간이 많이 걸리며 특별한 기술을 요하는 질병이나 진료재료가 많이 소요되는 질병에 대하여는 정확히 그만큼 많은 진료비를 의료인에게 지급하여 의료인의 모든 노력과 시간이 보상되므로 의료인이 가장 선호하는 방식이라 할 수 있다.

② 문제점

국민들의 건강이 나빠져 의료기관을 자주 이용하고 더 많은 의료자원을 소비할수록 의료기관의 수입이 늘어나는 구조로 의료기관은 예방적 처치보다는 치료적 의료행위에 더 비중을 두고 행동양식을 고치는 보건교육보다는 의약품이나 고가의 진료재료에 더 의존하게 되어 국민의료비를 상승하게 하는 한 원인이 되고 있다.

의료기관측은 환자에게 많은 진료를 제공하면 할수록 의사 또는 의료기관의 수입은 늘어나게 되는 속성으로 인해 환자에 대한 과잉진료의 위험성이 있고, 적은 횟수의 더 철저한 검사보다는 짧고 빈도가 높은 진료를 유도하게 된다. 환자측도 의료이용을 자주 하게 되어 의료기관까지의 교통시간과 의료기관 내에서의 진찰, 주사, 투약 등을 받기 위한 대기시간이 기회비용으로 소모되어 국민경제적인 측면으로 볼 때 손실이 있다.

이러한 의료비 증가현상은 행위별수가제를 선택하지 않은 전 국민보건서비스체계의 나라들의 GNP 대비 국민의료비의 비율이 행위별수가제를 선택하는 나라들보다 비교적 낮다는 사실로 증명되고 있다.

또한, 행해진 모든 의료행위에 대해 청구하여야 하므로 종류도 많고 상세한 의학적 처치에 대한 진료비 산정 시 의료기관에서 행정적 절차가 복잡하여 행정비용이 증가하고, 환자나 보험자 모두 잘못 청구된 것을 발견하기 어려워 진료비 부당청구의 유혹과 가능성도 높아지는 측면이 있다. 따라서 이러한 진료비를 청구 · 심사하는 절차도 복잡해져 보험자의 관리운영비가 늘어나게 된다.

③ 장점

행위별수가제는 의사의 행위와 투입된 자원이 모두 보상되므로 새로운 의학기술을 발달하게 하고, 현대 첨단과학기술을 응용한 고급의료서비스, 신약개발을 촉진하여 왔으며 의료의 다양성이 반영될 수 있어 의사 · 의료기관의 제도 수용성이 높다. 환자측면에서도 투입이 필요한 모든 처치와 약재, 재료대가 보상이 되므로 충분한 양질의 의료서비스를 제공받는 것이 가능하다.

(2) 봉급제 Salary

① 정의

NHS체계는 사회주의 국가에서의 의사들에 대한 보수 지불방식으로, 의료인들에게 그들 각자의 '근무경력', '의료기술 수준', 근무하는 의료기관의 유형 및 직책에 따라 보수수준을 결정하고, 그에 따라 월 1회 또는 일정기간에 한 번씩 급료를 지급하는 방법으로 의사는 시간제로 근무한다.

② 문제점

정해진 월급만 받는 월급의사들은 진료행위별수가제의 적용을 받는 의료인에 비해 개인적 동기가 적기 때문에 진료의 질을 높인다든가 효율성을 제고시킨다든가 하는 점에서 열의가 훨씬 적으며 관료화 · 형식주의화 · 경직화되어 환자진료를 소홀히 할 수 있는 측면이 있다. 또한, 의사의 관심이 환자진료보다는 승진 또는 더 높은 보수를 위해서 승진결정권을 가진 상사나 고위공직자의 만족에 맞추어질 수 있다.

그리고 만일 개인적 진료가 어떠한 형식으로라도 허용되게 되면 그가 근무하고 있는 의료기관에서는 최소한의 의무이행만 하고, 개인적으로 환자를 진료하고 수입을 올리려는 유혹에 빠지게 된다. 또한 의료시설 및 인력이 부족하고 의사의 윤리적 기준이 낮은 나라에서는 의사들이 개인적 친밀관계 내지는 뇌물수수관계를 가진 환자들의 우선 입원과 진료를 조장할 수 있다.

③ 장점

과다한 의료행위의 배제로 국민 의료비를 절감할 수 있다.

(3) 인두제Capitation

① 정의

인두제는 NHS 체계인 영국의 개업의들에게 적용되고 있는 보수지불방식으로 의료인이 주치의로서 맡고 있는 환자수, 즉 주치의에게 등록한 일정지역의 주민수에 일정금액을 곱하여 이에 상응하는 보수를 지급받는 방식이다. 주민이 의사를 선택하고 등록을 마치면, 등록된 주민이 주치의로부터 의료서비스를 1년에 몇 회 이용하든지 간에 보험자 또는 국가가 등록된 환자수에 따라 일정 수입을 지급하게 된다.

인두제는 기본적으로 비교적 단순한 1차 보건의료에 적용하게 되므로 1차, 2차, 3차로 분류되는 의료전달체계의 확립이 선행되어야 한다. 즉, 어떤 환자든지 전문적인 치료를 받기 이전에 주치의의 1차 진료 후에 후송 의뢰가 필요한 경우에만 전문의의 진료를 받을 수 있다.

인두제 수가에는 일정기간 동안 대상 피보험자에게 제공하는 모든 서비스 비용이 포함되어 있으며, 경쟁과 질 높은 서비스를 장려하기 위하여 보험가입자는 일정기간, 보통은 1개월 내지 1년이 지나면 등록의사를 바꿀 수 있는 권리가 부여되어야 한다.

한 개업의가 등록받을 수 있는 환자수를 제한함으로써 주민들이 의사를 만나기 위한 대기시간을 적절히 조절할 수 있으며, 개업의들의 지리적 분포를 조절할 수 있다. 농·어촌 등의 벽·오지는 의사들이 근무하기를 선호하지 않는 지역이므로 균점의료를 위하여 농·어촌에 근무하는 의사에게 각종 특별 수당 등의 동기를 주어 개업의들이 벽·오지에 자발적으로 개업하도록 유도하기도 한다.

의사의 수입은 얼마나 많은 환자들을 등록시키느냐에 달려 있기 때문에 환자들을 끌어들이기 위해 의사들 간의 서비스경쟁을 이끌어 낼 수 있다. 지역사회 개원의의 경우는 의료보험조합의 장비, 진료재료 및 추가인력의 비용도 지불하게 된다.

② 장점

의사의 진료행위 하나하나를 계산할 필요 없이 등록한 환자수에 의해 의사의 보수가 결정되므로 관리운영상 간편하고 사전에 지출비용을 예상할 수 있다. 또한 이 제도하의 의사들은 자기가 맡은 주민들에 대한 예방의료 내지는 공중보건, 개인위생에까지 노력을 기울일 수 있으므로 질병이 심각하게 진행되는 것을 사전에 막을 수 있고, 가능한 한 적은 처방과 효율성 있는 진료로 환자들을 진료하게 되어 국민의료비가 감소될 수 있다.

③ 단점

등록한 환자는 1차 진료 시 다른 의사를 선택할 수 없으므로 선택의 제한점이 있고, 등록한 의사의 과소진료를 불평할 수가 있다. 또한 중증 질병환자의 등록을 기피하는 일이 발생될 우려가 있다. 그러므로 환자의 나이, 성, 거주 지역, 진단별로 차등하여 주민의 특성에 따라 1인당 등록비용이 차등지불될 수 있다.

인두제는 고급진료, 최첨단 진료가 행해지는 데에 대한 경제적 유인책이 없어 의학기술의 발달이 늦어질 수 있는 측면이 있으므로 1차 진료에 적합하다.

(4) 포괄수가제Case-payment

① 정의

포괄수가제는 한 가지 치료행위가 기준이 아니고, 환자가 어떤 질병의 진료를 위하여 입원했었는가에 따라 질병군또는 환자군별로 미리 책정된 일정액의 진료비를 지급하는 제도로 환자가 병원에서 어떤 치료를 받든지 입원일수와 질병의 정도중증도에 따라 미리 정해진 진료비를 요양기관에 지불하는 제도이다. 행위별수가제가 개별 진료행위의 수가를 모두 합해 총 진료비를 산출하는 데 반해 포괄수가제는 진료비 총액이 미리 책정되어 있는 점이 다르다.

② 장점

의료비용의 사전예측이 가능하기 때문에 장기입원에 대한 인센티브를 제거할 수 있으며 의료서비스의 남용을 억제할 수 있다. 진료비 총액이 환자의 특성과 질환의 중증도에 따라 일정한 기준으로 정해져 있으므로 투입을 최소화하여 경영과 진료를 효율화해야 하며, 이런 과정에서 과잉진료나 의료서비스 오남용을 억제할 수 있다.

또한 포괄수가제는 정해진 진료비 내에서 의료의 투입에 대한 일정한 자율을 부여함으로써 의료인과 심사기구 및 보험자 간의 마찰을 감소시킬 수 있고, 진료비 청구방법이 간소화될 수 있으며, 진료비 계산의 투명성이 제고될 수 있다.

③ 단점

의료기관이 환자진료 비용을 줄이기 위하여 서비스 제공을 무리하게 최소화하여 의료의 질적 수준을 저하시킬 우려가 있고, 환자진료 방법에 대해 환자와의 마찰 우려가 있으며, 비용절감을 위한 조기 퇴원으로 환자에게 위험부담을 증가시킬 수 있다. 또한 의료의 다양성이 반영되지 않으므로 의료기관에 대한 환자의 불만이 커져 환자의 제도수용성이 낮아질 우려가 있으며, 의료기관은 환자 질병의 중증도 등의 조작으로 허위 · 부당청구의 우려도 있다.

④ DRG

포괄수가제의 대표적 지불방식인 DRG Diagnosis Related Groups 방식은 미국에서 개발된 복합적 제도로서 질병 진단군을 약 470개로 분류하여 각 진단군별로 병원측에 전체 진료기간에 해당하는 진료비를 총액으로 지불하는 방식이다. DRG는 미국 메디케어의 입원 진료비 지불방식으로 1983년에 처음 시작되어 그 적용이 다른 나라로 확대되었으며, 현재는 DRG 방식을 포괄수가제와 같은 뜻으로 사용하는 경우가 많다.

(5) 총액계약제Global budget

① 정의

총액계약제는 행위별수가제의 단점인 의료비 지출증가를 조절하기 위해 시도된 제도로, 국민에게 제공되는 의료서비스에 대한 연간 진료비를 추계하여 보험자측보험자단체과 의사단체보험의협회 간에 총액으로 계약하여 진료비를 지급하는 방식이다. 의료공급자와 보험자의 협상에 의해 전체 예산의 크기만을 결정하고 전체 예산을 개별공급자에게 구체적으로 배분하는 것은 공급자 단체가 책임지게 된다.

총액계약제는 전체 보건의료체계 또는 총액계약제가 적용되는 보건의료 부문의 비용에 대해 진료의 가격과 양을 동시에 통제 · 조정함으로써 진료비지출 증가 속도를 조절하고 예측을 가능하게 한다. 총액계약제 시행 국가는 독일과 대만으로 보험자측과 의사단체보험의협회 간에 인두방식 또는 건수방식으로 1년간의 진료비 총액을 추계 협의 후 그 총액을 개산불槪算拂로 지급한다.

보험의협회는 이후 나름대로의 의사 평가기준표와 행위별수가기준 등에 의하여 각각의 개업보험의에게 그 총액 진료비를 배분한다.

② 장점

일단 보험자와 의사단체 간에 계약 및 진료비총액의 개산불지급이 끝나면 과잉진료니 과잉청구니 하는 시시비비가 줄어들고 진료비 심사 · 조정과 관련된 공급자의 불만이 감소될 수 있다. 단위지역 내 연간 진료비 총액은 그 지역 내 의사 수에 의하여 결정되는 것이 아니라, 주로 그 지역 내 인구 수에 의하여 결정되므로 지역 간 의사 수의 편중문제도 의사들의 자율적 의사결정으로 조정될 수 있다. 보험자는 의료비 지출의 사전 예측이 가능하여 보험 재정의 안정적 운영이 가능하고 의료공급자를 자율적으로 규제하는 것이 가능해진다.

③ 단점

보험자 및 의사단체 간 계약 체결의 어려움은 항상 존재하고, 전문과목별 · 요양기관별로 진료비를 많이 배분받기 위한 갈등이 유발될 소지가 있다.

한편, 신기술 개발 및 도입을 비롯하여 의료의 질 향상 동기가 저하되며, 과소진료의 가능성 등으로 의료의 질 관리가 어려울 수 있다.

(6) 일당진료비 지불방식

① 정의

주로 병원의 입원진료에 적용되는 방식으로 투입자원이나 서비스 강도의 차이를 두지 않고 진료 1일당 수가를 책정하여 진료기간에 따라 진료비 총액이 결정되는 제도로, 일당진료비 방식도 일종의 포괄수가제로 보는 경우도 있다. 일당진료비 총액을 보험자와 제도에 참여하고 있는 병원 간에 사전 협상하는 방법으로 매년 재협상이 가능하며 일반적으로 서유럽에서 사용하고 있다.

일당진료비의 유형은 첫째, 크게 의사의 보수를 포함한 전체비용을 포괄하는 방식으로 질병의 종류나 전문분야 등을 구분하지 않고 모든 입원환자에게 동일한 일당 진료비를 부과하는 방법과 둘째, 의사의 진료서비스에 대한 보수를 제외한 병원의 전체비용을 포괄하는 방식 의사의 진료비는 행위별수가제를 적용하고 병원에 대한 진료비 상환은 일당으로 산정하여 지불, 셋째로 의사의 보수를 포함한 전체비용을 포괄하여 일당진료비를 산정하되 전문과별 또는 특별진료서비스에 대해 차별수가를 적용하는 방식 등이 있다.

② 장점

수가표나 제공되는 서비스 항목에 관한 표도 불필요하기 때문에 진료비의 지불을 위한 행정관리비용이 비교적 적게 지출되는 이점이 있다. 병원 측면에서는 일당진료비 협상을 위한 상세한 회계체계만 갖추면 되지만, 모든 병원의 회계 시스템이 동일해야만 보험자가 병원 간의 비용을 비교할 수 있다.

③ 단점

총액예산을 토대로 일당진료비제가 채택될 경우, 병원은 정해진 기간 내의 총 비용을 늘려 일당진료비를 높이도록 하거나, 환자진료일수를 늘려 병원의 수입을 증가시킬 우려가 있다. 또한 비용절감을 위해 서비스의 질을 낮추거나 불충분한 검사 또는 저질의 약제를 사용할 염려가 있으며, 장기입원 등 환자진료일수를 늘려 수입을 극대화할 수도 있다.

2. 우리나라의 진료비 지불방식

우리나라의 진료비 지불방식은 크게 행위별수가제와 포괄수가제로 이루어져 있다. 일반적으로 입원과 외래 모두에서 기본적으로 행위별수가제로 이루어져 있고, 예외적으로 포괄수가제인 DRG나 일당진료비 및 방문당 진료비를 사용하고 있다.

3. 국민건강보험 수가

표 4-10 우리나라의 진료비 지불방식

유 형	적용 범위
행위별수가제	일반적인 입원과 외래진료
DRG	4개 진료과의 7개 질병군 입원진료에서 사용
일당 진료비	의료급여환자의 정신과 입원진료
방문당 진료비	• 수진자가 보건기관을 방문하여 진료를 받는 경우 • 진료 요청에 의해서 의료인력이 환자 가정을 방문하여 진료를 행하는 경우

(1) 특징

국민건강보험 수가는 보험자와 의료공급자 사이의 단체 협약에 의한 협정수가이다. 그러므로 보험자가 지불을 보증하는 보증수가로 한 번 발생한 정당한 진료비는 소멸될 수 없이 보험자에게 지불을 받는 것이 보장된다. 또한, 국가가 의료보장의 목적을 달성하기 위하여 정책적으로 고시한 공정가격이므로 가격을 높이 산정하거나 할인할 수 없다.

지역별이나 의료인 종류별로 수가에 차등을 두지 않는 단일수가주의를 원칙으로 하고 있으며, 의료기관종별에 따라 상급종합병원 30%, 종합병원 25%, 병원 20%, 의원 15%의 가산율을 의료기술료에만 적용하여 약간의 차등을 인정하고 있다. 진료행위별수가제의 문제점을 보완하기 위하여 진료비 심사제도가 존재하고 과잉진료를 억제하려는 장치가 존재한다.

(2) 국민건강보험 진료수가 체계

국민건강보험의 진료수가 체계는 크게 진료행위료와 재료대인 약제비 및 진료재료비로 이루어져 있으며 약제비와 진료재료비는 원칙적으로 이윤을 인정하지 않고 원가만을 보상하고 있다.

진료행위료는 상대가치수가로 상대가치점수에 점수당 단가환산지수를 곱하여 산정되며 점수당 단가는 매년 계약에 의해 갱신된다.

표 4-11 상대가치수가 구성 요소

구분	내용
상대가치점수	요양급여에 소요되는 시간 · 노력 등 업무량, 인력 · 시설 · 장비 등 자원의 양과 요양급여의 위험도 및 요양급여에 따른 사회적 편익 등을 고려하여 산정한 요양급여의 가치를 각 항목 간에 상대적 점수로 나타낸 것으로, 보건복지부장관이 건강보험정책심의위원회의 심의를 거쳐 보건복지부장관의 고시로 정한다.
환산지수	요양급여비용계약에서 보건복지부장관에 의해 고시된 요양급여비용의 상대가치점수를 기준으로 상대가치점수당 단가를 계약한다.

(3) 계약 절차

상대가치점수당 단가환산지수 계약은 공단 이사장과 의약계를 대표하는 자와의 계약으로 정하며 계약기간은 1년이다. 계약은 그 직전 계약기간 만료일이 속하는 연도의 5월 31일까지 체결하여야 하며, 그 기한까지 계약이 체결되지 아니하는 경우 보건복지부장관이 그 직전 계약기간 만료일이 속하는 연도의 6월 30일까지 심의위원회의 의결을 거쳐 요양급여 비용을 정한다. 이 경우 보건복지부장관이 정하는 요양급여비용은 계약으로 정한 요양급여 비용으로 본다.

계약의 내용은 건강보험법의 규정에 의하여 정한 각 요양급여에 대하여 보건복지부장관이 고시로 정한 항목별 상대가치점수의 점수당 단가를 정하는 것이다.

약제 · 치료 재료에 해당하는 요양급여비용은 보건복지부장관이 정하는 범위 내에서 요양기관이 당해 약제 · 치료 재료를 구입한 금액으로 한다.

상대가치수가 = 상대가치점수 × 점수당 단가 (환산지수)

표 4-12　2016년~2017년 환산지수 (단위 : 원, %)

구분	환산지수			협상결과
	2016년도	2017년도	인상률(%)	
병원	71.0	72.3	1.8	체결
의원	76.6	79.0	3.1	체결
치과	79.0	80.9	2.4	체결
한방	77.7	80.0	2.9	체결
약국	77.4	80.1	3.5	체결
조산원	117.1	121.4	3.7	체결
보건기관	74.9	77.1	2.9	체결
평균(계)	81.96	84.4	1.99	체결

* 병원, 치과 협상결과 : 건강보험정책심의위원회 결정

4. 진료비 본인부담방식

1. 진료비 본인일부부담제

(1) 정의

의료기관을 이용할 때 발생하는 진료비는 의료보장이 적용되지 않는다면 본인이 전액을 부담하게 된다.

그러나 의료보장이 적용되는 체계에서도 입원이나 외래로 의료기관을 이용하는 사람이 실제로 의료보장의 적용을 받게 될 당시에, 본인이 진료경비의 일부를 이용한 의료기관에 지불하는데 이것을 진료비 본인일부부담이라 한다.

(2) 필요성

의료보험 하에서 보험자가 발생하는 진료비를 모두 보장해 준다면 의료공급자와 소비자는 의료비용의 발생에 대하여 둔감해지므로 의료공급자는 과잉진료, 의료소비자는 과잉수진이 발생할 가능성이 증가하게 된다.

표 4-13 연도별 수가인상 현황

인상 연월	건강보험 수가		소비자 물가		인상 연월	건강보험 수가		소비자 물가	
	증가율	누적지수	증가율	누적지수		증가율	누적지수	증가율	누적지수
1977.7	–	100.00	–	100.00	1995.12	11.82	434.51	4.50	432.64
1979.1	20.75	120.75	14.40	114.40	1996	0.00	434.51	4.90	453.84
1979.7	11.14	134.20	18.20	135.22	1997.1	5.00	456.24	–	453.84
1980.5	19.38	160.21	28.80	174.16	1997.9	9.00	497.30	4.50	474.27
1981.6	16.60	186.80	21.50	211.61	1998.7	3.50	514.71	7.50	509.84
1982.6	7.10	200.06	7.20	226.85	1999.11(약가인하)	9.00	561.03	0.80	513.92
1983.1	4.00	208.06	3.40	234.56	2000.4	6.00	594.70	–	513.92
1984	0.00	208.06	2.30	239.95	2000.7.	9.20	649.41	–	513.92
1985.3	3.00	214.30	2.50	245.95	2000.9	6.50	691.62	2.30	525.74
1986.6	3.00	220.73	2.80	252.84	2001.1	7.08	740.59	4.30	548.34
1987	0.00	220.73	3.00	260.42	2002.4	?2.90	719.12	2.70	561.53
1988.2	12.20	247.66	7.10	278.91	2003.1	2.97	740.48	3.60	582.30
1989.7	9.00	269.95	5.70	294.81	2004.1	2.65	760.11	3.60	603.26
1990.2	7.00	288.85	8.60	320.17	2005.1	2.99	782.83	2.80	620.15
1991.7	8.00	311.96	9.30	349.94	2006.1	3.50	810.23	2.09	633.11
1992.4	5.98	330.62	6.20	371.64	2007.1	2.30	828.86	1.95	645.46
1993.3	5.00	347.15	4.80	389.48	2008.1	1.94	844.94	3.89	670.57
1994.8	5.80	367.28	6.30	414.01	2009.1	2.22	847.27	3.70	669.34
1995.4	5.80	388.58	–	414.01	2010.1	2.05	862.27	2.90	690.01

이는 보험급여비의 지출증가를 야기하여 보험재정의 불안정을 유발하는 원인을 제공하여 보험료를 인상해야 하는 한 요인으로 작용하게 된다. 이렇게 제3자 지불방식의 의료보장체계에서 비용을 의식하지 않는 행태를 '보험의 도덕적 해이moral hazard'라고 한다.

따라서 진료비 본인일부부담제는 이러한 보험의 도덕적 해이를 방지하기 위하여 가격에 둔감한 의료소비자에게 의료비의 일부를 부담시킴으로써 불필요한 의료비용을 감소시켜 의료비의 증가를 억제하기 위해 시행되고 있다.

(3) 제한점

소득과 관계없는 일정률의 비용일부부담은 소득역진적이어서 고소득층에 비하여 저소득층에게 상대적으로 더 큰 부담을 줄 수 있다. 그러므로 의료이용이 절실한 저소득층에는 큰 부담을 주는 제도이므로 본인일부부담금은 가계지출에 위험이 되지 않아야 함과 동시에 보험수급자의 과도한 수진을 억제할 수 있는 균형점이 가장 이상적이다. 이 수준에 대한 계량적 측정과 표준화가 어렵기 때문에 이에 대한 사회적 합의를 도출하기 위한 의견수렴 과정이 필요하여 본인일부부담상한제를 도입하고 있다.

2. 비용부담의 제 수단

(1) 정률부담제 Coinsurance

정률부담제는 보험자가 의료비용의 일정비율만 지불하고 나머지 부분은 보험수급자가 부담하는 방식으로 의료소비자의 직접부담을 증가시켜 불필요한 의료이용을 억제할 수 있다. 그러나 이 제도는 본인부담률이 너무 높게 책정되면 저소득층의 필수적인 의료이용이 제한되고, 고소득층의 의료이용 억제에는 효과가 미미할 수 있다. 또한, 사회보험하에서 본인부담률이 너무 높아서 의료이용 시 재정적 부담을 느끼는 수요자들은 보험자에 의해 지불되지 않는 본인부담금에 대해 다시 추가적인 보험을 구입하려는 유인이 생길 수 있다.

이에 대한 해결책은 본인부담률의 크기를 소득에 연결시키는 방법으로 일정소득 이하인 자에게는 본인일부부담률을 축소하거나 면제시키는 조항을 적용시킬 수 있다. 정률부담제는 우리나라의 입원과 외래에서 가장 일반적으로 사용되는 방법이다.

(2) 정액부담제 Co-payment

정액부담제는 의료서비스 이용내역과 관계없이 서비스 건당 미리 정해진 일정액만 소비자가 부담하고 나머지는 보험자가 지불하는 방법이다. 장점은 불필요한 값싼 서비스의 이용을 억제하는 효과가 있으나 이 역시 저소득층의 의료이용을 억제하는 단점이 있다. 의료서비스 이용 건당 본인이 정액으로 부담하는 일정액의 크기를 적절한 수준에서 결정하는 것이 중요한 요점이다. 이 제도도 저소득층에게 부담이 되는 점은 동일하다.

(3) 정액수혜제 Indemnity

정액수혜제는 보험자가 의료서비스 건당 일정액만 부담하고 나머지는 소비자가 직접 지불하는 방식으로 의료소비자에게는 상당한 부담이 되는 방식이다. 의료소비자는 보험자가 책정한 금액으로 의료서비스를 이용해야 하므로 값싼 의료제공자를 찾게 하는 경제적 동기를 부여하게 되며, 소비자가 값싼 의료를 찾는다면 의료공급자간에서도 계속적으로 의료서비스의 가격과 질에서 경쟁을 유도하는 효과를 낼 수 있다. 그러나 의료서비스의 특성상 의료공급자에 의해 수요가 창출되고, 우량재의 특성을 갖고 있는 의료서비스가 기대만큼 가격경쟁이 이루어질 수 있는가에 대해서는 논란이 있다.

(4) 일정금액 공제제 Deductible clause

일정금액 공제제는 어느 일정한 기간 동안 의료비가 일정수준에 이르기까지는 전혀 보험급여를 해주지 않고, 그 이상에 해당되는 의료비만 의료보험급여 대상으로 인정하는 제도이다.

공제액은 개인단위 또는 세대단위로 적용시킬 수 있으며, 소득역진성을 제거하기 위하여 소득수준별 차등공제액을 적용할 수 있다.

이 제도는 소화불량과 초기감기 같은 가벼운 질환에 대해서 예방과 자가치료를 유도하여 의료서비스 이용과 의료비 증가를 억제할 수 있으나 공제액의 크기에 따라서는 강력한 비용억제책이 되며, 동시에 소득역진성이 매우 크다.

(5) 급여상한제 Limit

급여상한제는 의료보험에서 지불하는 보험급여의 최고액을 정하여 그 이하의 진료비에 대해서는 의료보험의 혜택을 받게 하고, 최고액을 초과하는 비용에 대해서는 보험이 적용되지 않게 하여 서비스를 이용하기가 부담스럽게 만드는 방법이다.

이 제도는 고액진료비를 발생시키는 노인인구와 암과 퇴행성 질환군 환자의 고가의료장비 이용을 억제할 수가 있고, 사치성 의료가 급격하게 감소되어 의료비 절감 효과가 매우 크다. 그러나 필수의료에도 급여상한의 설정으로 노인 계층과 중대질환에 걸린 환자군에게 선택적 불이익이 발생하고 의료보장의 위험분산효과가 없게 되어 제도 존재가치가 훼손될 수 있다.

(6) 급여제한제 Exculusion clause

급여제한제는 생활에 지장이 없는 신체상의 조건 등에 대하여 고가장비를 이용하는 고급의료의 경우에 보험급여를 제한하는 방법으로, 우리나라에서는 보험급여의 제한으로 국민건강보험에서 시행하고 있다. 민간보험에서 가입 이전의 질환은 보험급여에서 제외시키는 것도 이러한 방법에 속한다.

5. 진료비 본인일부부담 현황

1. 일반 현황

진료비 부담액 중 보험급여가 되지 않는 항목을 제외한 보험급여가 적용되는 항목에 대한 본인부담액은 다음과 같이 적용된다.

(1) 입원진료 국민건강보건법 시행령 [별표 2] 〈개정 2021. 11. 1.〉

① 입원진료 보건복지부장관이 정하는 의료장비를 이용한 진료의 경우는 제외한다 및 보건복지부장관이 정하는 요양급여를 받은 경우 약국 또는 한국희귀 · 필수의약품센터인 요양기관에서 처방전에 따라 의약품을 조제받는 경우를 포함한다 는 다음의 구분에 따라 계산한 금액

1) 요양급여비용 총액 보건복지부장관이 정하여 고시하는 식대와 장애인 치과진료에 대한 가산금액은 제외한다 의 100분의 20에 입원기간 중 식대[입원환자의 식사의 질과 서비스에 영향을 미치는 부가적 요소에 드는 비용에 해당하는 가산금액. 이하 "식대가산금액"이라 한다 을 포함한다. 이하 이 호, 제2호 및 제3

호가목 · 나목 · 아목에서 같다]의 100분의 50을 더한 금액. 다만, 상급종합병원에서 법 제43조에 따라 신고한 입원병실 중 일반입원실의 2인실 · 3인실 · 4인실 및 정신과 입원실의 2인실 · 3인실 · 4인실을 이용한 경우에는 그 입원료에 한정하여 각각 100분의 50 · 100분의 40 · 100분의 30으로 하고, 종합병원 · 병원 · 한방병원 · 요양병원 · 정신병원에서 법 제43조에 따라 신고한 입원병실 중 일반입원실의 2인실, 3인실 및 정신과 입원실의 2인실 · 3인실을 이용한 경우에는 그 입원료에 한정하여 각각 100분의 40 · 100분의 30으로 하며, 보건복지부장관이 정하여 고시하는 격리입원에 대해서는 그 입원료에 한정하여 100분의 10으로 한다.

2) 의료법에 따른 요양병원에서 입원진료를 받는 사람 중 입원치료보다는 요양시설이나 외래진료를 받는 것이 적합한 환자로서 보건복지부장관이 정하여 고시하는 환자군에 해당하는 경우에는 요양급여비용 총액의 100분의 40에 입원기간 중 식대의 100분의 50을 더한 금액

(2) 외래진료

외래진료 및 보건복지부장관이 정하는 의료장비 · 치료재료를 이용한 진료는 표 4-14에 따라 계산한 금액

표 4-14 종류별 본인 일부부담액 (1)

기관의 종류	소재지	환자 구분	본인일부부담액
상급 종합병원	모든 지역	일반환자	진찰료 총액 + (요양급여비용 총액−진찰료 총액) × 60/100. 다만, 임신부 외래진료의 경우에는 요양급여비용 총액의 40/100, 1세 미만 영유아 외래진료의 경우에는 요양급여 비용 총액의 20/100으로 한다.
		의약분업 예외환자	진찰료 총액 + (요양급여비용 총액−약값 총액−진찰료 총액) × 60/100 + 약값 총액 × 30/100 다만, 임신부 외래진료의 경우에는 (요양급여비용 총액−약값 총액) × 40/100 + 약값 총액 × 30/100, 1세 미만 영유아 외래진료의 경우에는 (요양급여비용 총액−약값 총액) × 20/100+약값 총액 × 21/100으로 한다.

〈계속〉

표 4-14 종류별 본인일부부담액(2)

기관의 종류	소재지	환자 구분	본인일부부담액
종합병원	동 지역	일반환자	요양급여비용 총액 × 50/100(임신부 외래진료의 경우에는 30/100, 1세 미만 영유아 외래진료의 경우에는 15/100)
		의약분업 예외환자	(요양급여비용 총액–약값 총액) × 50/100(임신부 외래진료의 경우에는 30/100, 1세 미만 영유아 외래진료의 경우에는 15/100)+ 약값 총액 ×30/100(1세 미만 영유아 경우에는 21/100)
	읍 · 면 지역	일반환자	요양급여비용 총액 × 45/100(임신부 외래진료의 경우에는 30/100, 1세 미만 영유아 외래진료의 경우에는 15/100)
		의약분업 예외환자	(요양급여비용 총액 – 약값 총액) × 45/100(임신부 외래진료의 경우에는 30/100, 1세 미만 영유아 외래진료의 경우에는 15/100)+ 약값 총액 ×30/100(1세 미만 영유아 경우에는 21/100)
병원, 치과 병원, 한방 병원, 요양 병원, 정신병원	동 지역	일반환자	요양급여비용 총액 × 40/100(임신부 외래진료의 경우에는 20/100, 1세 미만 영유아 외래진료의 경우에는 10/100)
		의약분업 예외환자	(요양급여비용 총액 – 약값 총액) × 40/100(임신부 외래진료의 경우에는 20/100, 1세 미만 영유아 외래진료의 경우에는 10/100)+ 약값 총액 ×30/100(1세 미만 영유아 경우에는 21/100)
	읍 · 면 지역	일반환자	요양급여비용 총액 × 35/100(임신부 외래진료의 경우에는 20/100, 1세 미만 영유아 외래진료의 경우에는 10/100)
		의약분업 예외환자	(요양급여비용 총액 – 약값 총액) × 35/100(임신부 외래진료의 경우에는 20/100, 1세 미만 영유아 외래진료의 경우에는 10/100)+ 약값 총액 ×30/100(1세 미만 영유아 경우에는 21/100)
의원, 치과 의원, 한의원, 보건의료원	모든 지역	일반환자	요양급여비용 총액 × 30/100(임신부 외래진료의 경우에는 10/100, 1세 미만 영유아 외래진료의 경우에는 5/100). 다만, 요양급여를 받는 사람이 65세 이상이면서 해당 요양급여비용 총액이 보건복지부령으로 정하는 금액을 넘지 않으면 보건복지부령으로 정하는 금액을 본인일부부담금으로 한다.

〈계속〉

표 4-14 종류별 본인일부부담액(3)

기관의 종류	소재지	환자 구분	본인일부부담액
		의약분업 예외환자	요양급여비용 총액−약값 총액 × 30/100(임신부 외래진료의 경우에는 10/100, 1세 미만 영유아 외래진료의 경우에는 5/100) + 약값 총액 × 30/100(1세 미만 영유아 경우에는 21/100). 다만, 요양급여를 받는 사람이 65세 이상이면서 해당 요양급여비용 총액이 보건복지부령으로 정하는 금액을 넘지 않으면 보건복지부령으로 정하는 금액을 본인일부부담금으로 한다.
보건소, 보건지소, 보건진료소	모든 지역		요양급여비용 총액 × 30/100. 다만, 요양급여비용 총액이 보건복지부령으로 정하는 금액을 넘지 않으면 보건복지부령으로 정하는 금액을 본인일부 부담금으로 한다.

비고: 1. 위 표에서 "의약분업 예외환자"란 「약사법」 제23조제4항제3호 중 조현병 또는 조울증 등으로 자신 또는 타인을 해칠 우려가 있는 정신질환자, 같은 항 제4호 중 『감염병의 예방 및 관리에 관한 법률』에 따른 제1급감염병환자, 같은 항 제8호 및 제9호에 해당하는 환자를 말한다. 다만, 제1호 가목에 따라 요양급여비용 총액의 100분의 20을 적용받는 사람은 제외한다.

2. 위 표에서"약값 총액"이란 요양기관이 해당 약제를 구입한 금액의 총액을 말한다.
3. 보건복지부장관이 정하는 의료장비를 이용한 입원진료인 경우의 요양급여비용 총액은 의료장비를 이용한 비용의 총액으로 한정한다.
4. 요양기관의 외래진료를 통하여 주기적으로 의사의 처방에 따라 구입(사용)하여야 하는 치료재료 중 보건복지부장관이 정하여 고시하는 치료재료의 경우에는 해당 치료재료 비용 및 관련행위(교체를 위한 직접적 행위에 한정한다. 이하 같다) 비용을 제외한 요양급여비용 총액을 위 표의 요양급여비용 총액으로 하여 위 표에 따라 산정한 금액에 해당 치료재료 비용 및 관련 행위 비용의 100분의 20(1세 미만 영유아의 경우에는 14/100)을 더한 금액을 본인부담액으로 한다. 다만, 제3호마목이 적용되는 중증 질환자는 제외한다.
5. 보건복지부장관이 정하는 질병의 환자가 요양기관(의원으로 한정한다)에 보건복지부장관이 정하는 절차 또는 방법에 따라 외래진료를 지속적으로 받겠다는 의사를 표시한 경우에는 해당 질병에 대하여 그 다음 진료부터 (진찰료 총액 × 20/100) + {(요양급여비용 총액 − 진찰료 총액) × 30/100}에 해당하는 금액을 본인일부부담금으로 한다. 다만, 요양급여를 받는 사람이 65세 이상인 경우에는 요양급여비용 총액이 보건복지부령으로 정하는 금액을 넘지 않으면 보건복지부령으로 정하는 금액을 본인일부부담금으로 한다.
6. 임신부가 유산 또는 사산을 한 경우, 해당 유산 또는 사산에 따른 외래진료는 위 표에 따른 임신부 외래진료에 포함한다.

(3) 약국 또는 한국희귀·필수의약품센터의 경우

① 진료를 담당한 의사 또는 치과의사가 발행한 처방전에 따라 의약품을 조제받은 경우에는 요양급여비용 총액의 100분의 30 요양급여를 받는 사람이 65세 이상인 경우에 요양급여비용 총액이 보건복지부령으로 정하는 금액을 넘지 아니하면 보건복지부령으로 정하는 금액.

다만, 제1호가목 중 보건복지부장관이 정하는 요양급여를 받은 경우약국 또는 한국희귀 · 필수의약품센터인 요양기관에서 처방전에 따라 의약품을 조제 받은 경우를 포함한다는 제외한다.

② 의료기관이 없는 지역에서 조제를 하는 경우로서 진료를 담당한 의사 또는 치과의사가 발행한 처방전에 따르지 아니하고 의약품을 조제받은 경우에는 다음의 구분에 따라 산정한 금액

- 요양급여비용 총액이 보건복지부령으로 정하는 금액을 넘는 경우에는 요양급여비용 총액의 100분의 40
- 요양급여비용 총액이 보건복지부령으로 정하는 금액을 넘지 않는 경우에는 보건복지부령으로 정하는 금액

③ 위 ①에도 불구하고 상급종합병원 또는 종합병원의 의사가 발행한 처방전에 따라 질병의 중증도를 고려하여 보건복지부장관이 정하여 고시하는 질병에 대한 의약품을 조제받은 경우[읍 · 면 지역 소재 종합병원의 의사가 발행한 처방전에 따라 의약품을 조제받거나 「한국보훈복지의료공단법」에 따른 보훈병원의 의사나 「독립유공자예우에 관한 법률」, 「국가유공자 등 예우 및 지원에 관한 법률」, 「보훈보상대상자 지원에 관한 법률」, 「5 · 18민주유공자예우 및 단체 설립에 관한 법률」, 「참전유공자 예우 및 단체설립에 관한 법률」, 「고엽제후유의증 등 환자지원 및 단체설립에 관한 법률」, 「특수임무유공자 예우 및 단체설립에 관한 법률」 및 「제대군인지원에 관한 법률」에 따라 국가보훈처장이 진료를 위탁한 상급종합병원 또는 종합병원의 의사가 해당 법률에서 정한 의료지원대상자에게 발행한 처방전에 따라 의약품을 조제받은 경우는 제외한다]에는 다음의 금액

- 상급종합병원의 의사가 발행한 처방전에 따라 의약품을 조제받은 경우 : 요양급여비용 총액의 100분의 50
- 종합병원의 의사가 발행한 처방전에 따라 의약품을 조제받은 경우 : 요양급여비용 총액의 100분의 40

(4) 보건복지부장관이 정하여 고시하는 질병군

보건복지부장관이 정하여 고시하는 질병군에 대하여 입원진료를 받은 경우에는 다음 각 목의 구분에 따라 계산한 금액에 입원기간 중 식대의 100분의 50을 더한 금액을 부

담한다. 이 경우 질병군 분류번호 결정 요령, 평균입원일수, 입원실 이용비용 등 해당 질병군의 본인일부부담금 산정에 필요한 사항은 보건복지부장관이 정하여 고시한다.

가. 다음 산식에 따라 계산한 금액의 100분의 20

Check point

질병군에 대한 본인일부부담금의 계산식

[질병군별 기준 상대가치점수+(입원 일수 - 질병군별 평균 입원 일수)×질병군별 일당 상대가치점수]×제21조제1항에 따라 정해진 상대가치점수의 점수당 단가

비고 : 위 표에서 "고정비율"이란 요양급여비용 총액 중 입원 일수와는 관계없이 평균적으로 발생하는 비용이 차지하는 비율을 말한다.

나. 가목에도 불구하고 보건복지부장관이 정하여 고시하는 입원실을 이용한 경우에는 가목에 따라 계산한 금액에 보건복지부장관이 정하여 고시하는 입원료 계산식에 따라 계산한 금액을 더한 금액

다. 삭제 〈2021. 11. 1.〉

라. 가목 및 나목에도 불구하고 제1호나목에 따라 보건복지부장관이 정하는 의료장비를 이용한 진료의 경우에는 가목 또는 나목에 따라 계산한 금액에 제1호나목 표의 구분에 따라 계산한 금액을 더한 금액

2. 본인일부부담금 경감

(1) 입원기간 중 식대를 제외한 본인부담금 면제

다음의 경우는 식대를 제외한 요양급여비용 총액이 면제되고 식대의 100분의 50에 해당되는 금액만 본인부담한다.

① 자연분만에 대한 요양급여

② 「모자보건법」 제2조제4호 따른 신생아 및 보건복지부장관이 정하는 기준에 해당하는 영유아에 대한 입원진료로서 보건복지부장관이 정하는 요양급여

③ 보건복지부장관이 정하여 고시하는 결핵 질환을 가진 사람에 대하여 보건복지부장관이 정하는 요양급여

④ 「장기 등 이식에 관한 법률」 제4조제2호에 따른 장기 등 기증자뇌사자 또는 사망한 사람만 해당한다의 장기 등 적출에 대하여 보건복지부장관이 정하는 요양급여

(2) 보건복지부장관 고시 희귀난치성 질환자 및 고위험 임신부

① 다음의 경우에는 요양급여비용 총액의 100분의 10에 입원기간 중 식대의 100분의 50을 더한 금액을 본인부담한다.

- 보건복지부장관이 정하여 고시하는 희귀난치성 질환을 가진 사람에 대하여 보건복지부장관이 정하는 요양급여
- 보건복지부장관이 정하여 고시하는 고위험 임신부에 대한 입원진료로서 보건복지부장관이 정하는 요양급여

(3) 6세 미만의 아동(신생아 제외)

① 다음의 경우에는 본인이 부담할 비용의 부담률의 100분의 70에 해당하는 금액을 본인 부담한다.

- 1세 이상 6세 미만인 가입자 또는 피부양자가 상급종합병원, 종합병원, 병원, 치과병원, 한방병원, 요양병원, 정신병원, 의원, 치과의원, 한의원 및 보건의료원에서 외래진료를 받는 경우
- 6세 미만인 가입자 또는 피부양자가 보건소, 보건지소 및 보건진료소에서 외래진료를 받는 경우로서 요양급여비용 총액이 보건복지부령으로 정하는 금액을 넘는 경우. 다만, 요양급여비용 총액이 보건복지부령으로 정하는 금액을 넘지 않는 경우에는 제1호 나목 표에 따른 금액을 부담한다.
- 6세 미만인 가입자 또는 피부양자가 약국 또는 한국희귀 · 필수의약품센터인 요양기관에서 처방전에 따라 의약품을 조제받는 경우

(4) 희귀난치성 질환 등 경감 대상

보건복지부장관이 정하여 고시하는 희귀난치성 질환 또는 중증질환이하 "희귀난치성 질환 등"이라 한다을 가진 사람, 희귀난치성 질환 등 외의 질환으로 6개월 이상 치료를 받고 있거나 6개월 이상 치료가 필요한 사람 또는 18세 미만의 아동이하 "희귀난치성 질환자 등"이라 한

다 중 희귀난치성 질환자 등이 속한 세대 배우자를 포함한다 의 소득 및 재산을 더하여 계산한 가액 이하 "소득인정액"이라 한다 이 「국민기초생활 보장법」에 따른 기준 중위소득의 100분의 50 이하이고, 희귀난치성 질환자 등의 1촌의 직계혈족 및 그 배우자 이하 "부양의무자"라 한다 가 없거나 부양의무자가 있어도 부양능력이 없거나 부양을 받을 수 없는 사람으로서 보건복지부령으로 정하는 바에 따라 공단의 본인일부부담금 경감 인정 신청을 하여 그 경감 인정을 받은 사람 또는 희귀난치성 질환자 등 중 본인일부부담금의 경감이 필요하다고 보건복지부장관이 정하는 사람으로서 경감인정신청을 한 사람에 대한 요양급여의 경우에는 다음의 구분에 따라 계산한 금액. 이 경우 소득인정액 산정의 기준이 되는 세대의 범위, 소득 및 재산의 범위, 소득인정액 산정방법 등 소득인정액의 산정에 필요한 사항 및 부양의무자가 부양능력이 없거나 부양을 받을 수 없는 경우의 구체적인 기준은 보건복지부령으로 정한다.

① 희귀난치성 질환 등을 가진 사람인 경우에는 입원기간 중 식대 식대가산금액은 제외한다. 이하 이 목에서 같다 의 100분의 20

② 희귀난치성 질환 등 외의 질환으로 6개월 이상 치료를 받고 있거나 6개월 이상 치료가 필요한 사람 또는 18세 미만의 아동인 경우에는 표 4-15 차상위대상 질환자의 본인부담액 에 해당하는 금액에 입원기간 중 식대의 100분의 20을 더한 금액. 다만, 가목에 해당하거나 6세 미만 아동의 입원진료 또는 보건복지부장관이 정하여 고시하는 중증질환으로 요양급여를 받는 경우에는 입원기간 중 식대의 100분의 20만을 부담한다.

③ 희귀난치성 질환 등을 가진 사람 중 65세 이상인 사람이 틀니 요양급여를 받는 경우에는 해당 요양급여비용 총액의 100분의 5

④ 희귀난치성 질환 등 외의 질환으로 6개월 이상 치료를 받고 있거나 6개월 이상 치료가 필요한 사람 중 65세 이상인 사람이 틀니 요양급여를 받는 경우에는 해당 요양급여비용 총액의 100분의 15

⑤ 희귀난치성 질환 등을 가진 사람 중 65세 이상인 사람이 치과임플란트 요양 급여를 받는 경우에는 해당 요양급여비용 총액의 100분의 10

⑥ 희귀난치성 질환 등 외의 질환으로 6개월 이상 치료를 받고 있거나 6개월 이상 치료가 필요한 사람 중 65세 이상인 사람이 치과임플란트 요양급여를 받는 경우에는 해당 요양급여비용 총액의 100분의 20

표 4-15 차상위대상 질환자의 본인일부부담금(1)

기관종별	구 분		본인부담액
상급 종합병원	외래진료 및 입원진료		요양급여비용 총액의 14/100에 해당하는 금액. 다만, 다음의 어느 하나에 해당하는 경우 그 다음의 구분에 따라 계산한 금액 부담 가) 정신건강의학과 입원진료 또는 나목2(치매는 제외)에 따라 보건복지부장관이 정하는 요양급여를 받는 경우에는 해당 요양급여비용 총액의 10/100 나) 제1호나목(임신부 외래진료만 해당한다), 이 호 나목2)(치매만 해당) · 3), 마목, 차목 또는 하목에 따라 보건복지부장관이 정하는 요양급여를 받는 경우에는 해당 요양급여비용 총액의 5/100 다) 자목(6세 이상 15세 이하 아동의 입원진료만 해당한다)에 따라 보건복지부장관이 정하는 요양급여를 받는 경우에는 해당 요양급여비용 총액의 100분의 3, 라) 1세 미만 영유아 외래 진료의 경우에는 요양급여비용 총액의 100분의 5
종합병원, 병원, 치과병원, 한방병원, 요양병원, 정신병원	「의료급여법 시행령」[별표 1] 제2호(치매 제외) 가목2) 가)에 따른 만성질환자에 해당하는 사람이 그 만성 질환에 대하여, 외래진료를 받거나 해당 만성질환자가, 나목2) 또는 마목에 따른 외래진료에 대하여 보건복지부장관이 정하는 요양급여를 받는 경우	「약사법」 제23조제4항에 따라 의사 또는 치과의사가 의약품을 직접 조제하는 경우와 법률 제8365호 약사법전부개정법률 부칙 제8조에 따라 한의사가 한약 및 한약제제를 직접 조제하는 경우	1,500원, 다만, 1세 미만인 영유아 외래진료의 경우에는 본인 일부 부담금 없음
		그 밖의 외래진료	1,000원, 다만, 1세 미만인 영유아 외래진료의 경우에는 본인 일부 부담금 없음

〈계속〉

표 4-15 차상위대상 질환자의 본인일부부담금 (2)

기관종별	구 분		본인부담액
		그 밖의 외래진료 및 입원진료	요양급여비용 총액의 14/100에 해당하는 금액. 다만, 다음의 어느 하나에 해당하는 경우 그 다음의 구분에 따라 계산한 금액 부담 가) 정신건강의학과 입원진료 또는 나목2)(치매는 제외)에 따라 보건복지부장관이 정하는 요양급여를 받는 경우에는 10/100 나) 제1호 나목(임산부 외래진료만 해당), 이 호 나목 2)(치매만 해당) · 3), 마목, 차목 또는 하목에 따라 보건복지부장관이 정하는 요양급여를 받는 경우에는 해당 요양급여비용 총액의 5/100 다) 자목(6세 이상 15세 이하 아동의 입원진료만 해당한다)에 따라 보건복지부장관이 정하는 요양급여를 받는 경우에는 해당 요양급여비용 총액의 100분의 3 라) 1세 미만 영유아 외래 진료의 경우에는 요양급여비용 총액의 100분의 5
의원, 치과의원, 한의원, 보건의료원	외래진료	「약사법」 제23조제4항에 따라 의사 또는 치과의사가 의약품을 직접 조제하는 경우와 법률 제8365호 약사법전부개정법률 부칙 제8조에 따라 한의사가 한약 및 한약제제를 직접 조제하는 경우	1,500원, 다만, 1세 미만인 영유아 외래진료의 경우에는 본인 일부 부담금 없음
		그 밖의 외래진료	1,000원, 다만, 1세 미만인 영유아 외래진료의 경우에는 본인 일부 부담금 없음

〈계속〉

표 4-15 차상위대상 질환자의 본인일부부담금(3)

기관종별	구 분	본인부담액
	입원진료	요양급여비용 총액의 14/100에 해당하는 금액. 다만, 다음의 어느 하나에 해당하는 경우 그 다음의 구분에 따라 계산한 금액 부담 가) 정신건강의학과 입원진료 또는 나목2)(치매는 제외)에 따라 보건복지부장관이 정하는 요양급여를 받는 경우에는 해당 요양급여비용 총액의 10/100 나) 나목2)(치매만 해당) · 나목3), 마목 또는 차목(입원 진료만 해당)에 따라 보건복지부장관이 정하는 요양급여를 받는 경우에는 해당 요양급여비용 총액의 5/100 다) 자목(6세 이상 15세 이하 아동의 입원진료만 해당한다)에 따라 보건복지부장관이 정하는 요양급여를 받는 경우에는 해당 요양급여비용 총액의 100분의 3
보건소, 보건지소, 보건진료소	외래진료 및 입원진료	없음
약국, 한국희귀 · 필수의약품센터	「약사법」 제23조제3항 단서에 따라 처방전에 따르지 않고 직접 조제한 경우	900원
	보건소, 보건지소 및 보건진료소를 제외한 요양기관에서 발급한 처방전에 따라 조제한 경우	500원
	보건소, 보건지소 및 보건진료소에서 발급한 처방전에 따라 조제한 경우	없음

비고: 1. 「약사법」 제23조제4항에 따라 의사 또는 치과의사가 의약품을 직접 조제하거나 법률 제8365호 약사법 전부 개정법률 부칙 제8조에 따라 한의사가 한약 및 한약제제를 직접 조제하고 처방전을 함께 발급하는 경우에는 1,000원을 부담한다.

2. 외래진료로서 전산화단층촬영(CT), 자기공명영상진단(MRI) 등 보건복지부장관이 정하여 고시하는 장비를 이용한 진료에 대해서는 그 의료장비를 이용한 비용총액의 100분의 14 [나목2)(치매는 제외한다)에 따른 환자의 경우에는 100분의 10, 나목2)(치매만 해당한다), 마목, 하목 또는 제1호나목(임신부 외래진료만 해당한다)에 따른 환자 및 1세 미만 영유아 외래진료의 경우에는 100분의 5]를 부담한다.

3. 제21조제3항제2호에 따른 질병군에 대한 입원 진료의 경우 본인일부부담금은 제2호가목, 나목 또는 라목에 따라 계산한 금액에 위 표의 해당 기관 종류별 입원진료에 해당하는 본인부담률을 곱한 금액으로 한다.

4. 보건복지부장관이 정하여 고시 하는 격리 입원에 대해서는 그 입원료에 한정하여 해당 입원료의 100분의 5를 부담한다.

5. 임신부가 유산 또는 사산을 한 경우 해당 유산 또는 사산에 따른 외래진료는 위 표에 따른 임신부 외래진료에 포함한다.

⑦ ②에도 불구하고 희귀난치성 질환 등 외의 질환으로 6개월 이상 치료를 받고 있거나 6개월 이상 치료가 필요한 사람 또는 18세 미만의 아동이 상급 종합병원 또는 종합병원의 의사가 발행한 처방전에 따라 질병의 중증도를 고려하여 보건복지부장관이 정하여 고시하는 질병에 대한 의약품을 조제받은 경우[읍 · 면 지역 소재 종합병원의 의사가 발행한 처방전에 따라 의약품을 조제받거나 「한국보훈복지의료공단법」에 따른 보훈병원의 의사나 「독립유공자예우에 관한 법률」, 「국가유공자 등 예우 및 지원에 관한 법률」, 「보훈보상대상자 지원에 관한 법률」, 「5 · 18민주유공자예우 및 단체설립에 관한 법률」, 「참전유공자예우 및 단체설립에 관한 법률」, 「고엽제후유의증 등 환자지원 및 단체설립에 관한 법률」, 「특수임무유공자 예우 및 단체설립에 관한 법률」 및 「제대군인지원에 관한 법률」에 따라 국가보훈 처장이 진료를 위탁한 상급종합병원 또는 종합병원의 의사가 해당 법률에서 정한 의료지원대상자에게 발행한 처방전에 따라 의약품을 조제받은 경우는 제외한다]에는 요양급여비용 총액의 100분의 3. 다만, 본인일부부담금이 500원 미만이 되는 경우에는 500원을 본인일부부담금으로 한다.

⑧ ②에도 불구하고 희귀난치성 질환 등 외의 질환으로 6개월 이상 치료를 받고 있거나 6개월 이상 치료가 필요한 사람 또는 18세 미만 아동의 입원진료로서 제왕절개분만에 대한 요양급여를 받는 경우에는 입원기간 중 식대의 100분의 20

⑨ 희귀난치성 질환 등을 가진 사람이 보건복지부장관이 정하여 고시하는 추나요법에 대하여 보건복지부장관이 정하는 요양급여를 받는 경우에는 해당 요양급여비용의 100분의 30. 다만, 보건복지부장관이 따로 정하여 고시하는 추나요법에 대하여 요양급여를 받는 경우에는 해당 요양급여비용의 100분의 80으로 한다.

⑩ 희귀난치성 질환 등 외의 질환으로 6개월 이상 치료를 받고 있거나 6개월 이상 치료가 필요한 사람 또는 18세 미만 아동이 보건복지부장관이 정하여 고시하는 추나요법에 대하여 보건복지부장관이 정하는 요양급여를 받는 경우 해당 요양급여비용의 100분의 40, 다만, 보건복지부장관이 따로 정하여 고시하는 추나요법에 대하여 요양급여를 받는 경우에는 해당 요양급여비용의 100분의 80으로 한다.

(5) 보건복지부장관 고시 중증질환자 본인일부부담금 등

① 보건복지부장관이 정하여 고시하는 중증질환자에 대하여 보건복지부장관이 정하는 요양급여라목에 해당하는 사람에 대한 요양급여는 제외한다의 경우에는 요양급여비용 총액의 100분의 5에 입원기간 중 식대의 100분의 50을 더한 금액

② 65세 이상인 사람이 틀니 요양급여라목에 해당하는 사람에 대한 요양급여는 제외한다를 받는 경우에는 그 요양급여비용 총액의 100분의 30

③ 65세 이상인 사람이 치과임플란트 요양급여라목에 해당하는 사람에 대한 요양급여는 제외한다를 받는 경우에는 해당 요양급여비용 총액의 100분의 30

④ 제왕절개분만을 위한 입원진료에 대하여 요양급여[라목8)에 해당하는 사람에 대한 요양급여는 제외한다]를 받는 경우에는 요양급여비용 총액의 100분의 5에 입원기간 중 식대의 100분의 50을 더한 금액

⑤ 15세 이하 아동의 입원진료에 대하여 보건복지부장관이 정하는 요양급여 [가목2) 및 라목에 해당하는 사람에 대한 요양급여는 제외한다]를 받는 경우에는 해당 요양급여비용 총액의 100분의 5에 입원기간 중 식대의 100분의 50을 더한 금액

⑥ 18세 이하 아동의 치아홈메우기 외래진료 또는 16세 이상 18세 이하 아동의 치아홈메우기 입원진료에 대하여 보건복지부장관이 정하는 요양급여라목에 해당하는 사람에 대한 요양급여는 제외한다를 받는 경우에는 해당 요양급여비용 총액의 100분의 10

⑦ 보건복지부장관이 정하여 고시하는 난임진료인공수정 및 체외수정시술을 포함한다에 대하여 보건복지부장관이 정하는 요양급여라목에 해당하는 사람에 대한 요양급여는 제외한다를 받는 경우에는 해당 요양급여비용 총액의 100분의 30

(6) 본인일부부담금이 없는 경우

① 일반건강검진 결과에 따라 보건복지부장관이 정하여 고시하는 질환이나 질병에 대하여 추가적인 진료 또는 검사의 필요성이 인정되는 사람이 그 질환이나 질병에 대하여 일반건강검진을 받은 날이 속하는 연도의 다음 연도 1월 31일까지 보건복지부장관이 정하여 고시하는 요양급여 의원 및 병원만 해당하되, 결핵에 대한 진료 또는 검사의 경우

에는 종합병원 및 상급종합병원도 해당한다를 받은 경우에는 본인일부부담금은 없는 것으로 한다.

② 「의료법」 제34조에 따른 원격의료에 대하여 보건복지부장관이 정하여 고시하는 요양급여를 받는 경우

③ 요양급여를 의뢰 받은 요양기관이 환자의 상태가 호전됨에 따라 요양급여를 의뢰한 요양기관 등으로 환자를 회송하는 경우로서 해당환자가 회송과 관련하여 보건복지부장관이 정하여 고시하는 요양급여를 받는 경우

(7) 보건복지부장관 고시항목에 대해 정신건강의학과 외래진료를 받은 경우

① 보건복지부장관이 정하여 고시하는 항목에 대해 정신건강의학과 외래진료를 받은 경우라목에 해당하는 사람에 대한 요양급여는 제외한다에는 다음 표에 따라 계산한 금액에 제1호나목에 따라 계산한 금액다음 표에 따라 보건복지부장관이 정하여 고시하는 항목에 대한 요양급여비용을 계산한 금액은 제외한다을 더한 금액. 다만, 6세 미만의 경우에는 본인이 부담할 비용의 부담률제1호나목 및 다음 표에 따른 부담률을 말한다의 100분의 70에 해당하는 금액으로 하고, 65세 이상인 경우에는 요양급여 비용 총액이 보건복지부령으로 정하는 금액을 넘지 않으면 보건복지부령으로 정하는 금액으로 한다.

표 4-16 병원 분류별 본인일부부담금

병원의 분류	본인일부부담금
상급종합병원	보건복지부장관이 정하여 고시하는 항목에 대한 요양급여비용 × 40/100
종합병원	보건복지부장관이 정하여 고시하는 항목에 대한 요양급여비용 × 30/100
병원, 치과병원, 한방병원, 요양병원, 정신병원	보건복지부장관이 정하여 고시하는 항목에 대한 요양급여비용 × 20/100
의원, 치과의원, 한의원, 보건의료원	보건복지부장관이 정하여 고시하는 항목에 대한 요양급여비용 × 10/100

(8) 국민건강보험법 시행령 [별표 2]

보건복지부장관이 정하여 고시하는 조산아早産兒와 저체중출생아의 외래진료출생일부터 5년이 되는 날까지의 외래진료를 말한다에 대한 요양급여로서 보건복지부장관이 정하는 요양급여의 경우에는 요양급여비용 총액의 100분의 5

삭제 〈2019. 10. 22〉

※ 가목 1) · 2) · 3), 나목, 다목 1) 마목, 자목 및 하목에도 불구하고 보건복지부장관이 정하여 고시하는 추나요법에 대하여 보건복지부장관이 정하는 요양급여를 받는 경우에는 해당 요양급여비용의 100분의 50. 다만, 보건복지부장관이 따로 정하여 고시하는 추나요법에 대하여 요양급여를 받는 경우에는 해당 요양급여비용의 100분의 80으로 한다. 보건복지부장관이 정하여 고시하는 경증질환자가 상급종합병원에서 외래진료를 받는 경우에는 요양급여비용 총액에 보건복지부장관이 정하여 고시하는 본인부담률을 곱한 금액으로 한다.

(9) 선별급여

① 법 제41조의 4 및 영 제18조의 4에 따른 선별급여 항목의 경우에는 요양급여비용의 100분의 100의 범위에서 보건복지부장관이 정하여 고시하는 금액을 부담한다.

(10) 16일 이상 연속 입원

① 요양병원 및 정신병원 외의 요양기관에서 입원진료를 받는 경우로서 법 제43조에 따라 신고한 입원병실 중 일반입원실에 16일 이상 연속하여 입원하는 환자의 경우에는 요양급여비용 총액 중 입원료에 한정하여 다음 표의 구분에 따라 계산한 금액을 부담한다. 다만, 제21조제3항제2호에 따라 보건복지부장관이 정하여 고시하는 질병군에 대하여 입원진료를 받는 경우 및 질병 또는 환자 특성상 16일 이상 장기입원이 불가피한 경우로 보건복지부장관이 정하여 고시하는 경우는 제외한다.

표 4-17 입원료 본인일부부담금

구분	본인일부부담금	
	입원일수 16일 이상 30일 이하	입원일수 31일 이상
상급종합병원의 5인실 이상, 요양기관의 4인실 이상	16일째 입원일부터 30일째 입원일까지의 입원료 × 25/100	1일째 입원일부터의 입원료 × 30/100
상급종합병원의 4인실, 종합병원 · 병원 · 한방병원의 3인실	16일째 입원일부터 30일째 입원일까지의 입원료 × 35/100	31일째 입원일부터의 입원료 × 40/100
상급종합병원의 3인실, 종합병원 · 병원 · 한방병원의 2인실	16일째 입원일부터 30일째 입원일까지의 입원료 × 35/100	31일째 입원일부터의 입원료 × 40/100
상급종합병원의 2인실	16일째 입원일부터 30일째 입원일까지의 입원료 × 55/100	31일째 입원일부터의 입원료 × 60/100

(11) 다음 각 목의 어느 하나에 해당하는 경우에는 보건복지부령으로 정하는 항목의 요양급여비용의 100분의 100의 범위에서 보건복지부령으로 정하는 금액을 부담한다.

- 법 제53조제3항에 따라 급여가 제한되는 경우
- 법 제54조제3호 및 제4호에 따라 급여가 정지되는 경우
- 법 제109조제10항에 따라 공단이 보험급여를 하지 않는 경우
- 학교폭력 중 학생 간의 폭행에 의한 경우
- 보험재정에 상당한 부담을 준다고 인정되는 경우
- 그 밖에 보건복지부령으로 정하는 경우

3. 요양급여비용 본인부담(100분의 100) 항목 [시행규칙 별표 6] 〈개정 2021. 6. 30〉

(1) 요양급여비용의 본인부담 항목(시행규칙 제16조관련)

① 다음에 해당하는 경우에는 그에 든 비용총액을 본인부담한다.

- 가입자 또는 피부양자가 「국민건강보험요양급여의 기준에 관한 규칙」 제2조에 따른 요양급여의 절차에 따르지 아니하고 요양기관을 이용한 경우

- 「병역법」에 따른 현역병지원에 의하지 아니하고 임용된 하사를 포함한다, 전환복무된 사람 또는 무관후보생으로 군에 복무 중인 가입자 또는 피부양자 및 교도소 또는 그 밖에 이에 준하는 시설에 수용되어 있는 가입자 또는 피부양자가 요양기관을 이용한 경우
- 법 제53조제3항 및 제4항에 따라 가입자 또는 피부양자가 보험료 체납으로 급여 제한을 받은 기간에 요양기관을 이용한 경우
- 「학교폭력예방 및 대책에 관한 법률」 제2조제1호에 따른 학교폭력 중 학생 간의 폭행에 의한 부상 또는 질병으로 요양기관을 이용한 경우
- 「의료법」 제3조제2항제3호라목의 요양병원 중 「장애인복지법」 제58조제1항제4호의 장애인 의료재활시설을 제외한 요양병원에서 입원진료를 받는 가입자 또는 피부양자가 「국민건강보험 요양급여의 기준에 관한 규칙」 제6조제1항에 따라 요양급여를 의뢰하지 않고 다른 요양기관에서 진료를 받는 경우
- 법 제109조제10항에 따라 보험급여를 하지 않는 기간에 요양기관을 이용한 경우

② 다음에 해당하는 경우에는 보건복지부장관이 정하여 고시하는 공단이 부담하는 요양급여비용의 상한금액을 초과하는 비용

- 요양급여의 필요성이 의학적으로 인정되는 약제 · 치료재료로서 해당 약제 · 치료재료의 상한금액이 대체 가능한 약제 · 치료재료의 상한금액의 2배 이상인 경우
- 약제 · 치료재료에 대한 요양급여비용이 연간 200억 원 이상 들어 보험재정에 상당한 부담을 줄 우려가 있는 약제 · 치료재료의 경우

③ 다음 어느 하나에 해당하는 보험급여 항목의 경우에는 해당 보험급여 항목의 성격, 유형 및 빈도 등을 고려하여 보건복지부장관이 정하여 고시하는 비용

- 보건복지부장관이 정하여 고시하는 고가의 의료장비 또는 의료용품 등을 사용하는 보험급여 항목으로서 해당 항목의 요양급여 비용이 보험재정에 상당한 부담을 준다고 인정되는 경우
- 대체가능한 다른 요양급여 항목에 비하여 상대적으로 보험급여 비용이 높아 보험재정에 상당한 부담을 준다고 인정되는 경우

④ 혈액성분채집술을 위한 혈액 제공 적합성 검사에서 부적합으로 판정되어 혈액성분채집술을 하지 않은 경우 이에 든 검사비용

⑤ 요양기관의 과실이 없는 상태에서 가입자 또는 피부양자가 기피하여 준비된 혈액을 폐기하였을 경우의 혈액비용과 미리 채혈한 자기혈소판을 수혈하지 못한 경우 이에 든 비용

⑥ 「응급의료에 관한 법률」에 따라 요양기관의 구급차를 이용하여 이송되었을 경우의 이송처치료 및 응급의료수가 기준에서 정한 응급의료관리료 산정 대상이 아닌 환자의 응급의료관리료. 다만, 본문에 따른 응급의료관리료 산정 대상이 아닌 환자가 「공공보건의료에 관한 법률」에 따라 보건복지부장관이 정하여 고시하는 의료취약지에 위치한 「응급의료에 관한 법률」에 따라 지정된 지역응급의료기관에 내원하는 경우에는 요양급여비용 중 「국민건강보험법」 제44조에 따른 본인일부부담금을 말한다.

⑦ 영 별표 2 제2호에 따라 보건복지부장관이 정하여 고시하는 질병군에 대한 입원진료의 경우에는 가목에 해당하는 비용 및 사목 중 이송처치료에 해당하는 비용

⑧ 「호스피스 · 완화의료 및 임종과정에 있는 환자의 연명의료결정에 관한 법률」 제28조에 따라 호스피스전문기관으로 지정된 요양기관에서 호스피스 · 완화의료의 입원진료를 받는 경우에는 가목에 해당하는 비용 및 사목 중 이송처치료에 해당하는 비용

(2) 요양급여비용의 본인부담률

요양급여비용의 100분의 100. 다만, 제1호다목의 경우에는 100분의 70에서 100분의 100 범위에서 보건복지부장관이 정하여 고시하는 부담률을 적용한다.

6. 요양급여비용의 청구 및 지급

1. 요양급여비용의 청구(법 제47조)

① 요양기관은 요양급여비용을 국민건강보험공단에 청구할 수 있으며, 요양급여비용 심사청구는 심사평가원에서 한다. 절차를 간소하게 하기 위하여 심사평가원에 대한 심사청구를 국민건강보험공단에 대한 요양급여비용의 청구로 간주한다.

② 심사평가원은 요양급여비용에 대한 심사청구를 받으면 그 심사청구 내용이 요양급여의 기준 및 보건복지부장관이 고시한 요양급여비용의 명세에 적합한지를 심사한다. 이 경우 심사평가원의 원장은 제공받은 자료의 사실 여부를 확인할 필요가 있는 경우에는 소속 직원으로 하여금 현장 조사를 통하여 해당 사항을 확인하게 할 수 있다. 시행규칙 제20조

③ 심사평가원의 원장은 요양급여비용의 심사청구를 받은 날부터 40일 전자문서교환방식에 의한 경우에는 15일 이내에 심사하여 그 내용이 기재된 요양급여비용 심사결과통보서를 공단 및 당해 요양기관에 각각 송부하여야 하며, 요양급여비용 심사결과를 송부받은 공단은 지체없이 요양급여비용 지급내역이 기재된 요양급여비용 지급통보서에 의하여 요양급여비용을 해당 요양기관에 지급하여야 한다.

이 경우 심사기간을 산정함에 있어 심사평가원의 원장이 요양급여비용을 심사청구한 요양기관에 심사에 필요한 자료를 요청한 경우 등 특별한 사유가 있는 경우에는 그에 소요되는 기간을 제외한다.

④ 요양기관은 요양급여비용 심사청구서 및 명세서 등의 서류를 전산매체 또는 전자문서교환방식으로 공단 또는 심사평가원에 제출할 수 있다. 이 경우에는 보건복지부장관이 고시한 전산관리기준에 따라 검사를 받은 소프트웨어를 사용해야 한다. 또한, 심사평가원은 요양급여비용 심사결과통보서 등을, 공단은 요양급여비용 지급통보서 등을 전산매체 · 전자문서교환방식 또는 정보통신망을 이용하여 요양기관에 송부할 수 있다.

2. 요양급여비용의 심사 및 지급

① 심사청구를 받은 건강보험심사평가원은 요양급여의 기준과 요양급여비용의 내역에 적합한지를 40일 전자문서교환방식에 의한 경우에는 15일 이내에 심사하여 그 내용을 건강보험공단 및 요양기관에 통보하여야 하며, 공단은 지체없이 요양급여비용을 요양기관에게 지급한다.

② 이 경우 이미 납부한 본인일부부담금이 통보된 금액보다 과다한 경우에는 요양기관에 지급할 금액에서 그 과다하게 납부된 금액을 공제하여 당해 가입자에게 지급하여야 하고, 그 공제내역을 요양기관에 통보하여야 한다.

가입자에게 지급하여야 하는 금액을 당해 가입자가 납부하여야 하는 보험료, 기타 이 법에 의한 징수금과 상계처리할 수 있다.

③ 공단은 요양급여비용을 지급함에 있어 건강보험심사평가원이 법 제47조의 4에 따라 요양급여의 적정성을 평가하여 공단에 통보한 경우에는 그 평가결과에 따라 요양급여비용을 가산 또는 감액 조정하여 지급한다. 이 경우 평가결과에 따른 요양급여비용의 가감지급의 기준에 관하여는 보건복지부령으로 정한다. 〈개정 2022. 6. 10〉

④ 요양기관은 심사청구를 다음 각 호의 단체로 하여금 대행하게 할 수 있다.

- 「의료법」에 따른 의사회 · 치과의사회 · 한의사회 · 조산사회 또는 각각의 지부 및 분회
- 「의료법」에 따른 의료기관단체
- 「약사법」에 따른 약사회 또는 지부 및 분회

3. 심사청구 시 요양기관의 기재사항(시행규칙 제19조)

① 가입자 지역가입자의 경우에는 세대주를 말한다 의 성명 및 건강보험증번호

② 요양급여를 받은 사람의 성명 및 주민등록번호

③ 질병명 또는 부상명

④ 요양개시 연월일 및 요양일수

⑤ 요양급여비용의 내용

⑥ 본인부담금 및 비용청구액

⑦ 처방전 내용 등

4. 심사청구 시 요양기관의 신고사항(시행규칙 제12조)

(1) 요양급여비용을 최초로 청구하는 때

요양기관은 시설 · 장비 및 인력 등에 대한 현황을 신고하려면 별지 제14호서식의 요양기관 현황신고서[약국 및 한국희귀 · 필수의약품센터의 경우에는 별지 제15호 서식의 요양기관 현황 신고서약국 및 한국희귀 · 필수의약품센터용를 말한다] 및 별지 제16호 서식의 의료장비 현황변경 신고서에 다음 각 호의 구분에 따른 서류를 첨부하여 건강보험심사평가원에 제출하여야 한다.

다만, 보건소 · 보건의료원 · 보건지소 및 보건진료소는 다음 각 호의 서류를 첨부하지 아니한다. 〈개정 2018. 6. 29〉

① 요양기관 현황 신고서의 경우에는 다음 각 목의 서류

- 의료기관개설신고증 · 의료기관개설허가증 · 약국개설등록증 또는 한국희귀 · 필수의약품센터 설립허가증 사본 1부
- 요양기관의 인력에 관한 면허나 자격을 확인할 수 있는 서류
- 통장 사본 1부

② 의료장비 현황 신고서의 경우에는 다음 각 목의 서류

- 장비의 허가 · 신고 · 등록을 확인할 수 있는 서류
- 장비의 검사나 검사면제에 관한 사항을 확인할 수 있는 서류
- 장비를 구입하였거나 임차한 사실을 확인할 수 있는 서류

(2) 변경사항이 있을 때

p. 91의 "요양기관 현황" 변경 신고 참조

5. 요양급여비용의 지급 보류(법 제47조의2)

(1) 공단은 요양급여비용의 지급을 청구한 요양기관이 「의료법」 또는 「약사법」 을 위반하였다는 사실을 수사기관의 수사 결과로 확인한 경우에는 해당 요양기관이 청구한 요양급여비용의 지급을 보류할 수 있다.

(2) 공단은 요양급여비용의 지급을 보류하기 전에 해당 요양기관에 의견 제출의 기회를 주어야 한다.

(3) 법원의 무죄 판결이 확정되는 등 대통령령으로 정하는 사유로 요양기관이 「의료법」 또는 「약사법」을 위반한 혐의가 입증되지 아니한 경우에는 공단은 지급 보류된 요양급여비용에 지급 보류된 기간 동안의 이자를 가산하여 해당 요양기관에 지급하여야 한다. 〈개정 2020. 12. 29〉

(4) 지급 보류 절차 및 의견 제출의 절차 등에 필요한 사항, 지급 보류된 요양급여비용 및 이자의 지급 절차와 이자의 산정 등에 필요한 사항은 대통령령으로 정한다.

7. 급여의 제한 및 정지

1. 보험급여의 제한(법 제53조)

① 공단은 보험급여를 받을 수 있는 사람이 다음 각 호의 어느 하나에 해당하면 보험급여를 하지 아니한다.

- 고의 또는 중대한 과실로 인한 범죄행위에 그 원인이 있거나 고의로 사고를 발생시킨 경우
- 고의 또는 중대한 과실로 공단이나 의료기관의 요양에 관한 지시에 따르지 아니한 경우
- 고의 또는 중대한 과실로 문서 그 밖의 물건의 제출을 거부하거나 질문 또는 진단을 기피한 경우
- 업무 또는 공무로 생긴 질병 · 부상 · 재해로 다른 법령에 따른 보험급여나 보상을 받게 되는 경우

② 공단은 보험급여를 받을 수 있는 사람이 다른 법령에 따라 국가나 지방자치단체로부터 보험급여에 상당하는 급여를 받거나 보험급여에 상당하는 비용을 지급받게 되는 경우에는 그 한도에서 보험급여를 하지 아니한다.

③ 공단은 가입자가 대통령령으로 정하는 기간 이상 다음 각 호의 보험료를 체납한 경우 그 체납한 보험료를 완납할 때까지 그 가입자 및 피부양자에 대하여 보험급여를 실시하지 아니할 수 있다. 다만, 월별 보험료의 총체납횟수이미 납부된 체납보험료는 총체납횟수에서 제외하며 보험료의 체납기간은 고려하지 아니한다가 대통령령으로 정하는 횟수 미만이거나 가입자 및 피부양자의 소득 · 재산 등이 대통령령으로 정하는 기준 미만인 경우에는 그러하지 아니하다. 〈개정 2018. 12. 11.〉

- 소득월액보험료법 제69조제4항제2호
- 세대단위의 보험료법 제69조제5항

④ 공단은 제77조제1항제1호에 따라 납부의무를 부담하는 사용자가 제69조제4항제1호에 따른 보수월액보험료를 체납한 경우에는 그 체납에 대하여 직장가입자 본인에게 귀책사유가 있는 경우에 한하여 제3항의 규정을 적용한다.

이 경우 해당 직장가입자의 피부양자에게도 ③의 규정을 적용한다. 〈개정 2019. 4. 23.〉

⑤ ③및 ④에도 불구하고 공단으로부터 분할납부 승인을 받고 그 승인된 보험료를 1회 이상 낸 경우에는 보험급여를 할 수 있다. 다만, 제82조에 따른 분할납부 승인을 받은 사람이 정당한 사유없이 5회같은 조 제1항에 따라 승인받은 분할납부 횟수가 5회 미만인 경우에는 해당분할납부 횟수 이상 그 승인된 보험료를 내지 아니한 경우에는 그러하지 아니하다. 〈개정 2019. 4. 23.〉

⑥ 앞의 ③과 ④에 따라 보험급여를 하지 않은 기간이하 이 항에서 급여제한기간이라 한다. 에 받은 보험급여는 다음 각 호의 어느 하나에 해당하는 경우에만 **보험급여로 인정**한다. 〈개정 2019. 4. 25.〉

- 공단이 급여제한기간에 보험급여를 받은 사실이 있음을 가입자에게 통지한 날부터 2개월이 지난 날이 속한 달의 납부기한 이내에 체납된 보험료를 완납한 경우
- 공단이 급여제한기간에 보험급여를 받은 사실이 있음을 가입자에게 통지한 날부터 2개월이 지난 날이 속한 달의 납부기한 이내에 제82조에 따라 분할납부 승인을 받은 체납보험료를 1회 이상 낸 경우. 다만, 제82조에 따라 분할납부승인을 받은 사람이 정당한 사유없이 5회 이상 그 승인된 보험료를 납부하지 아니한 경우에는 그러하지 아니하다.

2. 급여의 정지(법 제54조)

보험급여를 받을 수 있는 사람이 다음 각 호의 어느 하나에 해당하면 그 기간에는 보험급여를 하지 아니한다. 다만, ③과 ④의 경우에는 제60조에 따른 요양급여를 실시한다. 〈개정 2020. 4. 7.〉

① 삭제 〈2020. 4. 7.〉

② 국외에 체류하는 경우

③ 병역법에 따른 현역병지원에 의하지 아니하고 임용된 하사를 포함, 전환복무된 사람 및 군간부후보생

④ 교도소, 그 밖에 이에 준하는 시설에 수용되어 있는 경우

요양급여비용과 요양비의 예탁 [법 제60조제1항, 시행령 제27조]

공단은 제54조제3호 및 제4호에 해당하는 사람이 요양기관에서 대통령령으로 정하는 치료 등을 받은 경우에 그에 따라 공단이 부담하는 비용과 요양비를 법무부장관 · 국방부장관 · 경찰청장 · 소방청장 또는 해양경찰청장으로부터 예탁받아 지급할 수 있다. 이 경우, 법무부장관 · 국방부장관 · 경찰청장 · 소방청장 또는 해양경찰청장은 예산상 불가피한 경우 외에는 연간 들어갈 것으로 예상되는 요양급여비용과 요양비를 대통령령으로 정하는 바에 따라 미리 공단에 예탁하여야 한다. 〈개정 2018. 12. 11.〉

3. 구상권 및 부당이득금

(1) 구상권(법 제58조)

공단은 제3자의 행위로 보험급여사유가 생겨 가입자 또한 피부양자에게 보험급여를 한 때에는 그 급여에 들어간 비용의 한도 내에서 그 제3자에 대한 손해배상청구의 권리를 얻는다. 이 권리를 구상권이라 한다. 이 경우 보험급여를 받은 사람이 제3자로부터 이미 손해배상을 받은 경우에는 공단은 그 배상액의 한도에서 보험급여를 하지 아니한다.

(2) 수급권 보호(법 제59조)

① 보험급여를 받을 권리는 양도하거나 압류할 수 없다.

② 요양비등 수급계좌에 입금된 요양비 등은 압류할 수 없다.

(3) 부당이득금(법 제57조)

① 공단은 속임수나 그 밖의 부당한 방법으로 보험급여를 받은 사람, 준요양기관 및 보조기기 판매업자나 보험급여 비용을 받은 요양기관에 대하여 그 보험급여나 보험급여 비용에 상당하는 금액의 전부 또는 일부를 징수한다. 〈개정 2020. 12. 29.〉

② 공단은 제1항에 따라 속임수나 그 밖의 부당한 방법으로 보험급여 비용을 받은 요양기관이 다음 각 호의 어느 하나에 해당하는 경우에는 해당 요양기관을 개설한 자에게 그 요양기관과 연대하여 같은 항에 따른 징수금을 납부하게 할 수 있다. 〈개정 2020. 12. 29.〉

- 「의료법」을 위반하여 의료기관을 개설할 수 없는 자가 의료인의 면허나 의료법인 등의 명의를 대여받아 개설 · 운영하는 의료기관
- 「약사법」을 위반하여 약국을 개설할 수 없는 자가 약사 등의 면허를 대여받아 개설 · 운영하는 약국
- 「의료법」 제4조제2항 또는 제33조제8항을 위반하여 개설 · 운영하는 의료기관
- 「약사법」 제21조제1항을 위반하여 개설 · 운영하는 약국

③ 사용자나 가입자의 거짓 보고나 거짓 증명제12조제5항을 위반하여 건강보험증이나 신분증명서를 양도 · 대여하여 다른 사람이 보험급여를 받게하는 것을 포함, 요양기관의 거짓 진단 또는 준요양기관이나 보조기기를 판매한 자의 속임수 및 그 밖의 부당한 방법으로 보험급여가 실시된 경우 공단은 이들에게 보험급여를 받은 사람과 연대하여 제1항에 따른 징수금을 내게 할 수 있다. 〈개정 2020. 12. 29〉

④ 공단은 속임수나 그 밖의 부당한 방법으로 보험급여를 받은 사람과 같은 세대에 속한 가입자속임수나 그 밖의 부당한 방법으로 보험급여를 받은 사람이 피부양자인 경우에는 그 직장가입자를 말한다에게 속임수나 그 밖의 부당한 방법으로 보험급여를 받은 사람과 연대하여 제1항에 따른 징수금을 내게 할 수 있다.

⑤ 요양기관이 가입자나 피부양자로부터 속임수나 그 밖의 부당한 방법으로 요양급여 비용을 받은 경우 공단은 해당 요양기관으로부터 이를 징수하여 가입자나 피부양자에게 지체 없이 지급하여야 한다. 이 경우 공단은 가입자나 피부양자에게 지급하여야 하는 금액을 그 가입자 및 피부양자가 내야 하는 보험료 등과 상계할 수 있다.

4. 이의신청

(1) 개념(법 제87조)

가입자 및 피부양자의 자격 · 보험료등 · 보험급여 및 보험급여 비용에 관한 공단의 처분에 이의가 있는 자는 공단에 이의신청을 할 수 있다.

또한 요양급여비용 및 요양급여의 적정성 평가 등에 관한 심사평가원의 처분에 이의가 있는 공단 · 요양기관 그 밖의 자는 심사평가원에 이의신청을 할 수 있다.

이의신청은 처분이 있음을 안 날부터 90일 이내에 문서전자문서 포함로 하여야 하며 처분이 있은 날부터 180일을 지나면 이를 제기하지 못한다. 다만, 정당한 사유에 의하여 그 기간 내에 이의신청을 할 수 없었음을 소명한 때에는 그러하지 아니하다. 요양기관이 건강보험심사평가원의 확인에 대하여 이의신청을 하려면 통보받은 날부터 30일 이내에 이를 하여야 한다.

(2) 이의신청위원회(시행령 제53조)

이의신청에 대한 처분업무를 효율적으로 수행하기 위하여 공단 및 심사평가원에 각각 이의신청위원회를 설치한다.

이의신청위원회는 각각 위원장 1명을 포함한 25명의 위원으로 구성하며 위원의 임기는 3년으로 한다.

공단에 설치하는 이의신청위원회의 위원장은 공단의 이사장이 지명하는 공단의 상임이사가 되고, 위원은 다음 각 호에 해당하는 자 중에서 공단의 이사장이 임명 또는 위촉한다.

① 공단의 임직원 1명
② 사용자단체 및 근로자단체가 각각 4명씩 추천하는 8명
③ 시민단체, 소비자단체, 농어업인단체 및 자영업자단체가 각각 2명씩 추천하는 8명
④ 변호사, 사회보험 및 의료에 관한 학식과 경험이 풍부한 사람 7명

심사평가원에 설치하는 이의신청위원회의 위원장은 심사평가원의 원장이 지명하는 심사평가원의 상임이사가 되고, 위원은 다음 각 호에 해당하는 자 중에서 심사평가원의 원장이 임명 또는 위촉한다. 위원의 임기는 3년으로 한다.

① 심사평가원의 임직원 1명
② 가입자를 대표하는 단체시민단체를 포함한다가 추천하는 사람 5명
③ 변호사 및 사회보험에 관한 학식과 경험이 풍부한 사람 4명
④ 의약 관련 단체가 추천하는 사람 14명

(3) 이의신청위원회의 운영(시행령 제55조)

① 이의신청위원회의 위원장은 이의신청위원회 회의를 소집하고, 그 의장이 된다. 만약 위원장이 부득이한 사유로 직무를 수행할 수 없을 때에는 위원장이 지명하는 위원이 그 직무를 대행한다.

② 이의신청위원회의 회의는 위원장과 위원장이 회의마다 지명하는 6명의 위원으로 구성한다.

③ 이의신청위원회는 ②항에 따른 구성원 과반수의 출석으로 개의하고, 출석위원 과반수의 찬성으로 의결한다.

④ 이의신청위원회의 회의에 출석한 위원장 및 소속 임직원을 제외한 나머지 위원에게는 예산의 범위 안에서 수당 · 여비 그 밖에 필요한 경비를 지급할 수 있다.

⑤ 이의신청위원회의 회의에 부치는 안건의 범위, 그 밖에 위원회의 운영에 필요한 사항은 위원회의 의결을 거쳐서 위원장이 정한다.

(4) 이의신청 결정의 통지(시행령 제57조, 제58조)

공단과 심사평가원은 이의신청을 받은 날부터 60일 이내에 결정을 하여야 한다. 다만, 부득이한 사정이 있는 경우에는 30일의 범위 안에서 그 기간을 연장할 수 있다. 결정기간을 연장하는 때에는 결정기간이 만료되기 7일 전까지 이의신청인에게 그 사실을 알려야 한다.

공단 또는 심사평가원은 이의신청에 대한 결정을 한 때에는 지체없이 신청인에게 결정서의 정본을, 이해관계인에게는 그 사본을 보내야 한다.

5. 심판청구

(1) 개념(법 제88조)

이의신청에 대한 결정에 불복이 있는 자는 건강보험분쟁조정위원회에 심판청구를 할 수 있다. 심판청구를 하고자 하는 자는 대통령령으로 정하는 심판청구서를 처분을 행한 공단 또는 심사평가원에 제출하거나 건강보험분쟁조정위원회에 제출하여야 한다.

(2) 심판청구의 절차(시행령 제59조)

① 심판청구를 하려는 자는 다음 각 호의 사항을 적은 심판청구서를 공단, 심사평가원 또는 건강보험분쟁조정위원회에 제출하여야 한다. 이 경우, 정당한 권한이 없는 자에게 심판청구서가 제출되었을 때에는 심판청구서를 받은 자는 그 심판청구서를 정당한 권한이 있는 자에게 보내야 한다.

- 청구인과 처분을 받은 자의 성명 · 주민등록번호 및 주소
- 원처분을 한 자공단 이사장 또는 심사평가원 원장의 위임을 받아 분사무소의 장이 원처분을 한 경우에는 그 분사무소의 장을 말한다. 이하 같다.
- 원처분의 요지 및 처분이 있음을 안 날
- 심판청구의 취지 및 이유
- 청구인이 처분을 받은 자가 아닌 때에는 처분을 받은 자와의 관계
- 첨부서류의 표시
- 심판청구에 관한 고지의 유무 및 그 내용

② 공단과 심사평가원은 제1항에 따라 심판청구서를 받으면 그 심판청구서를 받은 날부터 10일 이내에 그 심판청구서에 처분을 한 자의 답변서 및 이의신청결정서 사본을 첨부하여 분쟁조정위원회에 제출하여야 한다.

③ 분쟁조정위원회가 심판청구서를 받으면 지체없이 그 사본 또는 부본을 공단 또는 심사평가원 및 이해관계인에게 보내고, 공단 또는 심사평가원은 그 사본 또는 부본을 받은 날부터 10일 이내에 처분을 한 자의 답변서 및 이의신청결정서 사본을 분쟁조정위원회에 제출하여야 한다.

④ 정당한 권한이 있는 자에게 보냈을 때에는 지체없이 그 사실을 청구인에게 알려야 한다.

⑤ 심판청구 제기기간을 계산할 때에는 공단이나 심사평가원, 분쟁조정위원회 또는 정당한 권한이 없는 자에게 심판청구서가 제출된 때에 심판청구가 제기된 것으로 본다.

⑥ 분쟁조정위원회는 심판청구를 받은 날부터 60일 이내에 결정을 하여야 한다. 다만, 부득이한 사정이 있는 경우에는 30일의 범위에서 그 기간을 연장할 수 있다.

결정기간을 연장하려면 결정기간이 끝나기 7일 전까지 청구인에게 이를 알려야 한다. 〈시행령 제61조〉

(3) 심판청구결정의 통지(시행령 제60조)

분쟁조정위원회의 위원장은 심판청구에 대하여 결정을 한 때에는 다음 각 호의 사항을 적은 결정서에 서명 또는 기명날인하여 지체없이 청구인에게는 결정서의 정본을 보내고, 처분을 한 자 및 이해관계인에게는 그 사본을 보내야 한다.

① 청구인의 성명 · 주민등록번호 및 주소

② 처분을 한 자

③ 결정의 주문主文

④ 심판청구의 취지

⑤ 결정의 이유

⑥ 결정의 연월일

(4) 건강보험분쟁조정위원회(법 제89조)

심판청구를 심리 · 의결하기 위하여 보건복지부에 건강보험분쟁조정위원회를 둔다. 분쟁조정위원회는 위원장을 포함하여 60명 이내의 위원으로 구성하고 위원장을 제외한 위원 중 1명은 당연직위원으로 한다. 당연직위원은 위원 중에서 심판청구에 관한 업무를 담당하는 공무원으로 한다. 〈시행령 제62조제2항〉

분쟁조정위원회의 위원 중 공무원이 아닌 사람은 공무원으로 본다. 〈법 제89조제7항〉

분쟁조정위원회의 위원의 임기는 3년으로 하나, 위원 중 공무원인 위원의 임기는 그 직위에 재임기간으로 한다. 분쟁조정위원회의 회의는 위원장, 당연직위원 및 위원장이 매 회의마다 지정하는 7인의 위원을 포함하여 총 9인으로 구성하며 구성원 과반수의 출석과 출석위원 과반수의 찬성으로 의결한다.

분쟁조정위원회를 실무적으로 지원하기 위하여 분쟁조정위원회에 사무국을 둔다.

분쟁조정위원회의 위원장은 보건복지부 장관의 제청으로 대통령이 임명하고, 위원은 다음 각 호의 사람 중에서 보건복지부장관이 임명 또는 위촉한다.

① 4급 이상 공무원 또는 고위공무원단에 속하는 일반직공무원으로 재직 중이거나 재직하였던 사람
② 판사 · 검사 또는 변호사의 자격이 있는 사람
③「고등교육법」의 규정에 따른 학교에서 사회보험 또는 의료와 관련된 분야에 부교수 이상으로 재직하고 있는 사람
④ 사회보험 또는 의료에 관한 학식과 경험이 풍부한 사람

6. 행정소송(법 제90조)

공단 또는 심사평가원의 처분에 이의가 있는 자와 법 제87조의 규정에 의한 이의신청 또는 법 제88조의 규정에 의한 심판청구에 대한 결정에 불복이 있는 자는「행정소송법」이 정하는 바에 의하여 행정소송을 제기할 수 있다.

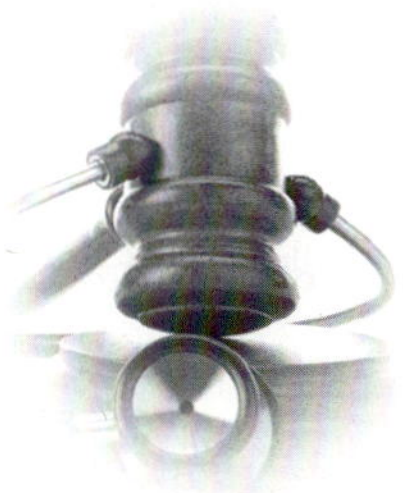

Chapter 5

보험료 및 보험재정

1. 보험료의 개념

1. 보험료의 정의(법 제69조)

보험료란 보험사업에 드는 비용을 충당하기 위하여 공단이 보험료의 납부의무자로부터 징수하는 금액을 지칭한다. 건강보험에서는 건강보험사업에 소요되는 비용, 즉 가입자 및 피부양자의 질병 · 부상 · 출산 · 사망 등의 보험급여와 예방 · 건강증진에 대한 비용을 충당하기 위하여 보험료를 징수한다.

국민건강보험은 사회보험의 범주에 속하므로 국민건강보험료는 사회보험료의 특징을 갖게 된다.

사회보험료의 특징은 다음과 같다.

첫째, 인간의 생존과 인간다운 생활의 영위에 필요한 가장 기초가 되는 기본적 의료욕구를 제공하기 위해 사회보험의 원리에 따라 갹출하게 되므로 공공성을 지니게 된다. 따라서 전적으로 사회적 목적으로의 활용만이 허용된다.

둘째, 사회보험료는 각자의 경제적 능력에 따라 공평하게 부담되어야 한다. 이때 부담의 공평성이란 모든 가입자가 동일한 부담을 한다는 의미가 아니라 각자의 경제적 능력에 따른 공평성을 의미한다.

셋째, 보험료는 공동부담의 원칙이 적용된다.

넷째, 보험료의 부과방식은 법규에 정한 방식에 의하여 결정되고 법률에 근거하여 의무적으로 징수된다.

2. 건강보험료 부과원칙

국민건강보험료는 사회보험으로서 다음과 같은 기본 원칙에 의해 부과된다.

첫째, 국민건강보험은 단기보험이므로 적립방식이 아닌 연도별 부과방식을 사용한다. 그러나 실제 보험료 부과에선 연중 총 소득을 고려한 월별 부과방식을 사용한다.

둘째, 보험료는 재정수지가 균형을 이루도록 부과되어야 한다. 이것을 '보험수지 상등의 원칙'이라 한다. 즉, 보험료 부과는 급여비와 제 비용을 충당하는 선에서 적절한 균형을 이루어야 한다. 예상하지 못한 급여비의 증가나 수입의 감소에 대비해서 일정 수준의 준비금을 적립하도록 허용하고 있다.

셋째, 보험료는 부담자의 경제적 부담능력에 맞추어 부과되어야 한다. 이를 보험료 부과의 '공평성의 원칙'이라 한다. 국제노동기구ILO에서는 생계비 이하의 저소득자에게는 보험료를 부과하지 않도록 권고하고 있다.

3. 보험료율

보험료율은 가입자가 부담해야 할 보험료액을 결정하기 위하여 가입자의 기준금액에 곱하는 비율을 의미한다. 이 비율은 보험지출을 충당할 수 있는 범위 내에서 결정되며, 보험급여의 크기, 부양률, 소득의 수준 등에 따라 조절된다.

보험료율을 결정할 때에는 장기적인 보험급여비의 추세까지도 고려하여 보험료수입이 보험급여비를 충분히 보전할 수 있어야 하며, 피보험자의 부담능력을 고려하여야 할 뿐만 아니라 보험료를 공동부담하는 사용자의 부담능력도 고려해야 한다. 현재 우리나라는 사용자가 국민연금, 산업재해보상보험료, 건강보험료 등을 근로자와 반분 또는 전액 부담하고 있다.

2. 직장건강보험료

1. 보험료의 산정 및 부담

직장가입자의 보험료는 가입자 개인별로 산정되고, 부과는 사업장 단위로 한다.

직장가입자의 보험료는 직장가입자가 지급받는 보수월액과 소득월액에 일정한 보험료율을 곱하여 산정한다. 소득월액은 보수월액의 산정에 포함된 보수를 제외한 직장가입자의 소득이 대통령령으로 정하는 금액을 초과하는 경우 보수 외 소득을 기준으로 하여 산정하되, 대통령령으로 정하는 기준에 따라 상한을 정할 수 있다.

보수월액의 보험료율은 80/1000 이상 85/1000 미만의 범위에서 건강보험심의위원회의 의결을 거쳐 대통령령으로 정하고, 보수외 소득월액의 보험료율은 보수월액 보험료율로 산정한다. 2016년의 직장건강보험료율은 보수월액의 6.12%로 결정되었고, 2017년은 6.12%로 동결되었다.

직장가입 근로자의 보수월액 건강보험료는 가입자와 사용자가 50%씩 부담하고, 공무원은 가입자와 그 공무원이 소속되어 있는 국가 또는 지방자치단체가 각각 50%, 사립학교 교직원 중 교원은 가입자 50%, 학교경영자 30%, 정부 20%의 비율로 부담하며 직원은 가입자 50%, 학교경영자가 50%를 부담한다.

건강보험료는 모든 근로자의 소득 능력에 따라 보험료를 부과하는 것이며, 전년도에 신고한 보수월액으로 보험료를 부과한 후에 당해 연도 보수총액을 신고 받아 정산하는 방식을 채택하고 있다. 법 제69조

① 공단은 건강보험사업에 드는 비용에 충당하기 위하여 보험료의 납부의무자로부터 보험료를 징수한다.

② 보험료는 가입자의 자격을 취득한 날이 속하는 달의 다음 달부터 가입자의 자격을 잃은 날의 전날이 속하는 달까지 징수한다. 다만, 가입자의 자격을 매월 1일에 취득한 경우에는 그 달부터 징수한다.

③ 보험료를 징수할 때 가입자의 자격이 변동된 경우에는 변동된 날이 속하는 달의 보험료는 변동되기 전의 자격을 기준으로 징수한다. 다만, 가입자의 자격이 매월 1일에 변동된 경우에는 변동된 자격을 기준으로 징수한다.

④ 직장가입자의 월별 보험료액은 다음 각 호에 따라 산정한 금액으로 한다.

- 보수월액보험료 : 제70조에 따라 산정한 보수월액에 제73조제1항 또는 제2항에 따른 보험료율을 곱하여 얻은 금액
- 소득월액보험료 : 제71조에 따라 산정한 소득월액에 제73조제1항 또는 제2항에 따른 보험료율을 곱하여 얻은 금액

⑤ 지역가입자의 월별 보험료액은 세대 단위로 산정하되, 지역가입자가 속한 세대의 월별 보험료액은 보험료부과점수에 보험료부과점수당 금액을 곱한 금액으로 한다.

⑥ 월별 보험료액은 가입자의 보험료 평균액의 일정비율에 해당하는 금액을 고려하여 대통령령으로 정하는 기준에 따라 상한 및 하한을 정한다.

월별 보험료액의 상한과 하한

월별 보험료액의 상한월별 건강보험료액의 상한과 하한에 관한 고시 제2조 액은 다음 각 호와 같다. 〈개정 2021. 12. 30.〉

1. 직장가입자의 보수월액보험료 : 7,307,100원
2. 직장가입자의 소득월액 보험료 및 지역가입자의 월별 보험료액 : 3,653,550원

월별 보험료액의 하한액은 다음 각 호와 같다.
〈개정 2021. 12. 30.〉

1. 직장가입자의 보수월액보험료 : 19,500원
2. 지역가입자의 월별 보험료액 : 14,650원

재검토기한제4조 「훈령 · 예규 등의 발령 및 관리에 관한 규정」에 따라 이 고시 발령 후의 법령이나 현실여건의 변화 등을 검토하여 이 고시의 폐지, 개정 등의 조치를 하여야 하는 기한은 2022년 12월 31일까지로 한다. 〈개정 2021. 12. 31.〉

2. 보수월액(법 제70조)

(1) 개념

보수는 근로자 등이 근로를 제공하고 사용자 · 국가 또는 지방자치단체로부터 지급받는 금품실비변상적인 성격을 갖는 금품은 제외으로서 대통령령으로 정하는 것근로의 대가로 받은 봉급 · 급료 · 보수 · 세비 · 임금 · 상여 · 수당, 그 밖에 이와 유사한 성질의 금품이 해당된다. 그러나 퇴직금 · 현상금 · 번역료 및 원고료, 「소득세법」의 규정에 의한 비과세 근로소득은 제외된다.

보수관련 자료가 없거나 불명확한 경우 등 대통령령이 정하는 사유에 해당하면 보건복지부장관이 정하여 고시하는 금액을 보수로 본다.

표 5-1 보험료 산정에 포함되는 금액

	보험료 산정에 포함되는 금액	보험료 산정에 포함되지 않는 금액
보수월액 산정기준	• 근로의 대가로 받은 봉급 · 급료 · 보수 · 세비 · 임금 · 상여 · 수당, 그 밖에 이와 유사한 성질의 금품 • 직장가입자 본인 및 자녀의 학자금 (소득세법 시행령 제11조)에 의한 다음의 학자금 제외 1. 당해 근로자가 종사하는 사업체의 업무와 관련있는 교육 · 훈련을 위하여 받는 것일 것 2. 당해 근로자가 종사하는 사업체의 규칙 등에 의하여 정하여진 지급기준에 따라 받는 것일 것) 3. 교육 · 훈련기간이 6월 이상인 경우 교육 · 훈련 후 당해교육기간을 초과하여 근무하지 아니하는 때에는 지급받은 금액을 반납할 것을 조건으로 하여 받는 것일 것 •「소득세법」에 의한 비과세 중(제12조) 차목: 외국정부 또는 국제기관에 근무하는 외국인이 받는 급여 거목: 국외 또는 북한 지역에서 근로를 제공하고 받는 근로소득 중 비과세 소득 러목: 근로자가 사내급식이나 이와 유사한 방법으로 제공받는 식사 기타 음식물 또는 근로자(식사 기타 음식물을 제공받지 아니하는 자에 한정한다)가 받는 월 20만원 이하의 식사대 • 직급 보조비 또는 이와 유사한 성질의 금품	• 퇴직금 • 현상금 · 번역료 및 원고료 •「소득세법」의 규정에 의한 비과세 근로소득 • 다만,「 소득세법」 제12조제3호의 차목 · 파목 및 거목에 따라 비과세되는 소득은 제외

직장가입자에 대한 보험료는 매년 아래의 구분에 의하여 산정된 보수월액으로 보험료를 부과하고, 다음 연도에 확정되는 당해 연도의 보수의 총액을 기준으로 보수월액을 다시 산정하여 정산한다.

표 5-2 보수월액 산정 방법 (시행령 제34조)

구분	보수월액 산정 방법	보험료의 적용기간
• 직장가입자의 자격을 취득하거나, • 다른 직장가입자로 자격이 변동되거나, • 지역가입자에서 직장가입자로 자격이 변동된 사람	자격취득 또는 변동 시의 보수월액을 기준	자격취득 또는 변동일이 속하는 달(매월 2일 이후에 자격이 변동된 경우에는 그 자격변동일이 속한 달의 다음 달을 말한다)부터 다음 해 3월까지
위 사항에 해당되지 아니하는 직장가입자	전년도에 지급받은 보수의 총액을 기준으로 산정한 보수월액을 기준	매년 4월부터 다음 해 3월까지

(2) 보수월액 결정(시행령 제36조)

공단은 통보받은 보수의 총액을 전년도 중 직장가입자가 그 사업장 등에 종사한 기간의 개월수로 나눈 금액을 매년 보수월액으로 결정한다. 다만, 사용자가 당해 사업장 등의 해당 연도 보수의 평균인상률 또는 인하율을 공단에 통보한 경우에는 본문에 따라 계산한 금액에 그 평균인상률 또는 인하율을 반영한 후 산정한 금액을 매년 보수월액으로 결정한다.

사용자는 해당 직장가입자의 보수가 인상되거나 인하되었을 때에는 공단에 보수월액의 변경을 신청할 수 있다. 다만, 상시 100명 이상의 근로자가 소속되어 있는 사업장의 사용자는 다음 각 호에 따라 공단에 그 보수월액의 변경을 신청하여야 한다.

1. 해당 월의 보수가 14일 이전에 변경된 경우 : 해당 월의 15일까지
2. 해당 월의 보수가 15일 이후에 변경된 경우 : 해당 월의 다음 달 15일까지

공단은 사용자가 통보를 하지 아니하거나 통보 내용이 사실과 다른 경우에는 그 사실을 조사하여 보수월액을 산정 · 변경할 수 있으며, 보수월액의 변경신청을 받은 경우에는 공단은 보수가 인상된 달 또는 인하된 달부터 보수월액을 변경할 수 있다.

산정한 직장가입자의 보수월액이 28만 원 미만인 경우에는 28만 원으로 하고, 보수월액이 7,810만 원을 초과하는 경우에는 7,810만 원으로 한다.

직장가입자가 둘 이상의 건강보험 적용 사업장에서 보수를 받고 있는 경우에는 각 사업장에서 받고 있는 보수를 기준으로 각각 보수월액을 결정한다.

직장가입자의 보수월액을 산정하기 곤란하거나 보수를 확인할 수 있는 자료가 없는 경우에는 보수월액의 산정방법과 보수의 인상 · 인하 시 보수월액의 변경신청 등 필요한 사항은 재정운영위원회의 의결을 거쳐 공단의 정관으로 정한다.

(3) 보수월액의 결정·변경 등의 통지

사용자는 소속 직장가입자의 보수가 인상되거나 인하되었을 때에는 공단에 보수월액의 변경을 신청할 수 있다. 사용자는 직장가입자의 보수월액의 변경을 신청하고자 하는 때에는 별지 제27호서식의 직장가입자 보수월액 변경신청서를 공단에 제출하여야 한다. 규칙 제41조

공단은 가입자의 보수월액을 결정 · 변경한 때 또는 보수월액 보험료의 초과액을 반환하거나 보수월액 보험료의 부족액을 추가징수하는 때에는 지체없이 그 사실을 문서 전자문서를 포함한다로 사용자에게 알려야 하며, 그 통지를 받은 사용자는 지체없이 직장가입자에게 알려야 한다. 규칙 제42조

(4) 보수가 지급되지 않는 사용자의 보수월액 결정(시행령 제38조)

① 보수가 지급되지 않는 사용자의 보수월액은 다음 각 호의 방법으로 산정한다. 이 경우 사용자는 매년 5월 31일까지[「소득세법」에 따라 세무서장에게 성실신고확인서를 제출한 사용자인 경우에는 6월 30일까지] 수입을 증명할 수 있는 자료를 제출하거나 수입금액을 공단에 통보하여야 하며, 산정된 보수월액은 매년 6월부터 다음 해 5월까지 성실신고사용자의 경우에는 매년 7월부터 다음 해 6월까지 적용한다.

1. 해당 연도 중 해당 사업장에서 발생한 보건복지부령으로 정하는 수입으로서 객관적인 자료를 통하여 확인된 금액
2. 수입을 확인할 수 있는 객관적인 자료가 없는 경우에는 사용자의 신고금액

② 보수가 지급되지 아니하는 사용자의 보수월액을 결정하거나 변경하는 절차 등에 관하여는 보수월액의 결정 등을 준용한다.

③ ①과 ②에도 불구하고 확인금액 또는 신고금액이 해당 사업장에서 가장 높은 보수월액의 적용을 받는 근로자의 보수월액보다 낮은 경우에는 그 근로자의 보수월액을 그 사용자의 보수월액으로 한다.

(5) 보수월액 산정을 위한 보수 등의 통보(시행령 제35조)

사용자는 보수월액 산정을 위하여 매년 3월 10일까지 전년도 직장가입자에게 지급한 보수의 총액과 직장가입자가 해당 사업장 · 국가 · 지방자치단체 · 사립학교 또는 그 학교경영기관에 종사한 기간 등 보수월액의 산정에 필요한 사항을 공단에 통보하여야 한다. 이 경우 보수관련 자료가 불명확한 경우 등 사유에 해당하면 보건복지부장관이 정하여 고시한 금액의 적용을 받는 직장가입자에 대해서는 통보를 생략할 수 있다.

사용자는 그 사업장이 다음 각 호의 어느 하나에 해당하게 된 때에는 그때까지 사용 · 임용 또는 채용한 모든 직장가입자③의 경우에는 해당 직장가입자에게 지급한 보수의 총액 등 보수월액의 산정에 필요한 사항을 공단에 통보하여야 한다.

① 사업장이 폐업 · 도산하거나 이에 준하는 사유가 발생한 경우

② 사립학교가 폐교된 경우

③ 일부 직장가입자가 퇴직한 경우

3. 소득월액(보수 외 소득)(법 제71조)

① 소득월액은 보수월액의 산정에 포함된 보수를 제외한 직장가입자의 소득이하 "보수 외 소득"이라 한다.이 대통령령으로 정하는 금액을 초과하는 경우 다음의 계산식에 따라 산정한다.

$$(\text{연간 보수 외 소득} - \text{대통령령으로 정하는 금액}) \times \frac{1}{12}$$

② 소득월액을 산정하는 기준, 방법 등 소득월액의 산정에 필요한 사항은 대통령령으로 정한다.

소득월액보수 외 소득 산정에 포함되는 소득은 다음 각 호와 같다. 이 경우 소득세법에 따른 비과세소득은 제외한다. 시행령 제41조

1. 「소득세법」에 따른 이자소득
2. 「소득세법」에 따른 배당소득
3. 「소득세법」에 따른 사업소득
4. 「소득세법」에 따른 근로소득. 다만, 근로소득공제는 적용하지 아니한다.

5.「소득세법」에 따른 연금소득. 다만, 연금소득공제는 적용하지 아니한다.

6.「소득세법」에 따른 기타소득

1, 2, 3, 6은 해당소득 전액이 보험료 부과대상이 되고, ④와 ⑤는 해당 소득의 100분의 30이 보험료 부과대상이 된다. 시행규칙 제44조제2항 〈개정 2020. 10. 30.〉

- 법 제71조제1항 계산식 외의 부분 및 같은 항의 계산식에서 "대통령령으로 정하는 금액"이란 각각 연간 3,400만원을 말한다. 〈개정 2020. 10. 7.〉
- 소득월액은 법 제71조제1항의 계산식을 적용하여 산출한 금액을 보건복지부령으로 정하는 방법에 따라 평가하여 산정한다. 〈개정 2020. 10. 7.〉
- 제1항부터 제4항까지에서 규정한 사항 외에 소득월액의 산정에 포함되는 제1항 각 호의 소득자료의 반영 시기 등 소득월액의 산정에 필요한 세부 사항은 공단의 정관으로 정한다. 〈개정 2020. 10. 7.〉

소득평가기준 규칙 제44조

③ 영 제41조제2항에 따라 소득월액 산정에 포함되는 소득은 다음 각 호의 구분에 따른 금액을 합산한 금액으로 한다. 이 경우 각 호의 구분에 따른 소득은 법 제71조제1항의 계산식을 적용하여 산출한 금액에 법 제71조제1항에 따른 연간 보수외 소득에서 각 호의 구분에 따른 소득이 차지하는 비율을 곱하여 산출한 금액으로 한다. 제2항 〈개정 2020. 10. 30.〉

1. 해당 소득 전액 영 제41조제1항제1호부터 제3호까지 및 제6호의 소득
2. 해당 소득의 100분의 30 영 제41조제1항제4호 및 제5호의 소득

4. 휴직 등 기타 사유에 해당될 경우의 보험료 부과

휴직자 등의 보험료는 휴직 등의 사유가 끝날 때까지 보건복지부령으로 정하는 바에 따라 납입고지를 유예할 수 있다. 법 제79조제5항

휴직 등 그 밖의 사유로 보수의 전부 또는 일부가 지급되지 아니하는 경우에도 직장근로자이므로 건강보험 자격이 있고 보험급여를 받을 수 있다.

휴직자의 경우 복직 시에 휴직 전월의 보수월액과 보험료율을 기준으로 휴직기간 동안의 보험료를 산정하고, 복직하여 보수가 지급되는 최초의 월에 휴직기간 동안의 보험료를 일괄 부과한다 이러한 경우 신청절차를 통해 분할납부 가능.

5. 보험료 경감(법 제75조)

보험료의 경감 등 제75조

① 다음 각 호의 어느 하나에 해당하는 가입자 중 보건복지부령으로 정하는 가입자에 대하여는 그 가입자 또는 그 가입자가 속한 세대의 보험료의 일부를 경감할 수 있다.

1. 섬 · 벽지僻地 · 농어촌 등 대통령령으로 정하는 지역에 거주하는 사람
2. 65세 이상인 사람
3. 「장애인복지법」에 따라 등록한 장애인
4. 국가유공자
5. 휴직자
6. 그 밖에 생활이 어렵거나 천재지변 등의 사유로 보험료를 경감할 필요가 있다고 보건복지부장관이 정하여 고시하는 사람

② 제77조에 따른 보험료 납부의무자가 다음 각 호의 어느 하나에 해당하는 경우에는 대통령령으로 정하는 바에 따라 보험료를 감액하는 등 재산상의 이익을 제공할 수 있다. 〈개정 2019. 4. 23.〉

1. 제79조제2항에 따라 보험료의 납입 고지를 전자문서로 받는 경우
2. 보험료를 계좌 또는 신용카드 자동이체의 방법으로 내는 경우

③ 제1항에 따른 보험료 경감의 방법 · 절차 등에 필요한 사항은 보건복지부장관이 정하여 고시한다.

④ 다음 각 호의 어느 하나에 해당하는 가입자 중 「보건복지부령으로 정하는 가입자」에 대하여는 그 가입자 또는 그 가입자가 속한 세대의 보험료의 일부를 경감할 수 있다.

[보험료 경감 대상자] "보건복지부령으로 정하는 가입자"

1. 섬 · 벽지 · 농어촌 지역에 거주하는 가입자
2. 군 및 도농 복합형태 등의 농어촌 지역에 거주하는 지역가입자로서 다음 각 목의 어느 하나에 해당하는 사람.
   가. 「농어업 · 농어촌 및 식품산업 기본법」에 따른 농어업인
   나. 「수산업법」에 따른 어업인
   다. 「광업법」에 따른 광업에 종사하는 사람
   라. 「소득세법」에 따른 사업소득이 연간 500만 원 이하인 사람
3. 보건복지부장관이 인정하는 지역에 거주하는 직장가입자로서 보건복지부장관이 정하여 고시하는 사람
4. 국가유공자, 장애인, 65세 이상인 지역가입자
5. 휴직한 직장가입자 중 휴직기간이 1개월 이상인 사람
6. 천재지변 등 사유로 보건복지부장관이 정하여 고시하는 가입자

[섬 · 벽지(僻地) · 농어촌 등 대통령령으로 정하는 지역] 시행령 제45조

1. 요양기관까지의 거리가 멀거나 대중교통으로 이동하는 시간이 오래 걸리는 지역으로서 보건복지부장관이 정하여 고시하는 섬 · 벽지 지역
2. 다음 각 목의 어느 하나에 해당하는 농어촌지역
   가. 군 및 도농복합 형태 시의 읍 · 면 지역
   나. 「지방자치법」에 따른 시와 군의 지역 중 동洞 지역으로서 「국토의 계획 및 이용에 관한 법률」에 따라 지정된 주거지역 · 상업지역 및 공업지역을 제외한 지역
   다. 「농어촌주민의 보건복지 증진을 위한 특별법」에 해당하는 지역
3. 요양기관의 이용이 제한되는 근무지의 특성을 고려하여 보건복지부장관이 인정하는 지역

6. 보험료의 면제(법 제74조) 〈개정 2020. 4. 7.〉

(1) 적용 대상

국외에 체류하는 경우, 단기하사 이하의 현역사병 및 전환복무된 사람군간부후보생 포함, 교도소 그 밖에 이에 준하는 시설에 수용되어 있을 경우에는 보험료를 면제한다. 단, 국외에 체류하는 경우 국내에 거주하는 피부양자가 없는 경우에 이를 적용한다.

(2) 적용 시점

급여정지 사유가 생긴 날이 속하는 달의 다음 달부터 사유가 없어진 날이 속하는 달까지 적용한다. 다만, 급여정지 사유가 매월 1일에 없어진 경우, 국외에 체류하는 가입자 또는 그 피부양자가 국내에 입국하여 입국일이 속하는 달에 보험급여를 받고 그 달에 출국하는 경우에는 그 달의 보험료를 면제하지 아니한다. 법 제74조제3항

3. 지역가입자 보험료

1. 보험료 산정방법

지역가입자의 월별 보험료액은 세대단위로 산정하며, 지역가입자가 속한 세대의 월별 보험료액은 지역가입자의 소득 · 재산 등을 참작하여 산정한 보험료 부과점수에 보험료 부과점수당 금액을 곱한 금액으로 한다. 법 제69조제5항

지역가입자에 대한 보험료 부과는 소득금액 500만 원을 기준으로 보험료 부과요소를 다르게 하고 있다. 연소득 500만 원 초과세대는 소득점수와 재산점수 및 자동차점수를 모두 합하여 그 해에 결정된 부과점수당 금액을 곱하여 보험료를 부과한다.

소득 500만 원 이하 세대는 생활수준 및 경제활동 참가율과 재산 및 자동차 점수를 모두 합하여 그 해에 결정된 부과점수당 금액2022년 205.3원을 곱하여 보험료를 부과한다. 시행령 제44조제2항 생활수준 및 경제활동참가율은 성, 연령, 재산 정도와 자동차연간세액에 의해 점수를 산정하여 그것을 다시 구간별로 점수를 부과한다.

[보험료부과점수의 산정기준] 시행령 제42조제1항 관련, [별표 4]

① 제42조제1항에 따른 보험료부과점수는 지역가입자가 속한 세대의 보험료 부담 능력을 표시하는 점수로서, 가목부터 다목까지의 규정에 따른 소득 · 재산 및 자동차에 부과하는 점수를 합하여 산정한다. 다만, 가목에 따른 소득금액이 연 100만원 이하인 경우에는 가목에 따른 소득에 부과하는 점수가 아닌 제32조제2호나목에 따른 지역가입자의 월별 보험료액의 하한액을 제44조제2항에 따른 보험료부과점수당 금액으로 나누어 얻은 값에 나목 및 다목의 규정에 따른 재산 및 자동차에 부과하는 점수를 합하여 산정한다.

가. 소득에 부과하는 점수는 제42조제2항에 따른 소득을 보건복지부령으로 정하는 바에 따라 평가하여 합산한 소득금액을 등급별로 구분하여 산정한다. 이 경우 소득의 등급별 점수는 2)의 표와 같다.

나. 재산자동차는 제외한다. 이하 이 표에서 같다에 부과하는 점수는 다음의 금액을 합산한 금액에서 다음 표에 따른 기본공제액을 뺀 금액을 등급별로 구분하여 산정한다. 이 경우 재산의 등급별 점수는 제3호의 표와 같다.

1) 제42조제3항제1호에 따른 토지, 건축물, 주택, 선박 및 항공기의 재산세 과세 표준금액

2) 제42조제3항제2호에 따른 임차주택에 대한 보증금 및 월세금액을 보건복지부령으로 정하는 기준에 따라 평가한 금액

〈시행령 별표 4〉〈개정 2022. 6. 30.〉

1), 2)의 합산액	2,700만원 이하	2,700만원 초과 5,000만원 이하	5,000만원 초과
기본 공제액	1,350만원	1,000만원	다음의 구분에 따른 금액 1)에 따른 금액만 있는 세대 : 500만원 2)에 따른 금액만 있는 세대 : 1,000만원 1)과 2)에 따른 금액이 모두 있는 세대 : 다음의 구분에 따른 금액. 다만, 그 금액이 1,000만원을 넘는 경우에는 1,000만원으로 한다. (1) 1)에 따른 금액이 500만원 미만인 경우 : 1)과 2)에 따른 금액의 합 (2) 1)에 따른 금액이 500만원 이상인 경우 : 500만원과 2)에 따른 금액의 합

다. 자동차에 부과하는 점수는 제42조제3항제3호에 따른 자동차에 사용연수에 따른 감액률을 반영하여 자동차 종류별 배기량에 따라 등급별로 구분하여 산정한다. 이 경우 자동차의 등급별 점수는 제4호의 표와 같으며, 자동차가 2대 이상인 세대는 각각의 자동차에 대한 등급별 점수를 합산한다.

2. 부과 원칙

(1) 소득

소득은 「소득세법」 규정에 의한 종합소득연금소득 포함과 「지방세법」 규정에 의한 농업소득으로 구분한다. 규정에 따라 평가한 소득금액은 다음 각 호의 평가율을 곱하여 산정한다. 시행규칙 제44조제2항

① **종합소득**이자소득, 배당소득, 사업소득, 기타 소득 : 100%

② **근로소득, 연금소득** : 30%

(2) 재산(시행령 제42조제3항) 〈개정 2019. 6. 11〉

①「지방세법」 제105조에 따른 재산세의 과세대상이 되는 토지, 건축물, 주택, 선박 및 항공기. 다만, 종중재산 · 마을 공동재산 그 밖에 이에 준하는 공동의 목적으로 사용하는 건축물 및 토지는 제외한다.

② 주택을 소유하지 아니한 지역가입자의 경우에는 임차주택에 대한 보증금 및 월세금액

③「지방세법 시행령」 제123조제1호 및 제2호에 따른 승용차. 다만, 다음 각 목의 어느 하나에 해당하는 경우에는 제외한다.

- 사용연수가 9년 이상인 경우
- 배기량이 1,600CC 이하인 경우. 다만, 차량의 경과연수별 잔존가치율을 고려하여 보건복지부장관이 고시한 비율을 적용하여 산정된 차량의 가액이 4천만원 이상인 경우는 제외한다.
- 「국가유공자 등 예우 및 지원에 관한 법률」 등에 따른 상이등급을 판정받은 국가유공자 등이 소유한 자동차

- 「장애인복지법」에 따라 등록한 장애인이 소유한 자동차
- 「지방세특례제한법」에 따라 과세하지 아니하는 자동차
- 「지방세법 시행령」에 따른 영업용 자동차

(3) 장애인 및 국가유공자

「장애인복지법」의 규정에 의하여 등록한 「장애인 및 국가유공자등 예우 및 지원에 관한 법률」에 규정된 국가유공자는 생활수준 및 경제활동참가율 구간별 점수 산출 시 성·연령에 관계없이 1구간으로 적용한다.

(4) 보증료 및 월세 금액의 평가(시행령 제45조 관련)

소득금액이 500만 원 이하인 세대에 대하여는 소득금액을 50만 원으로 나누어 얻은 값소숫점 이하는 올린다에 해당하는 점수를 생활수준 및 경제활동참가율 점수에 더하여 산정하며 가입자의 성·연령별 점수는 매년 1월 1일을 기준으로 변동된다.

[보증금 및 월세금액의 평가방법] 시행규칙 제45조 관련 [별표 8] 〈개정 2022. 7. 1〉

1. 임차주택에 대한 보증금 및 월세금액의 평가방법은 다음과 같다.

   [보증금+(월세금액에 40을 곱한 금액)] × 100분의 30

2. 기준액={보증금+(월세금액에 40을 곱한 금액)}이 임대차계약의 변경 또는 갱신으로 인상된 경우(임대차목적물이 변경되어 기준액이 인상된 경우는 제외한다)로서 인상된 금액이 인상 전 기준액의 100분의 10을 초과한 경우에는 그 변경되거나 갱신된 계약기간 동안의 기준액은 인상 후 기준액에서 그 초과 금액을 뺀 금액으로 한다.
3. 제3호나목에 따른 공제를 받으려면 차용금이 다음 각 목의 요건을 모두 충족하여야 한다.

   가. 다음의 어느 하나에 해당하는 채무일 것

   - 금융회사 등의 대출금
   - 국가, 지방자치단체 또는 공공기관의 대출금
   - 법률에 따라 설립된 공제회의 대출금

• 확정판결확정판결과 같은 효력을 가지는 중재판정이나 지급명령 등을 포함한다 또는 재판상 화해재판상 화해와 같은 효력을 가지는 조정이나 화해 권고 결정 또는 조정을 갈음하는 결정 등을 포함한다에서 확인된 채무

나. 채무가 임대차계약의 변경일 또는 갱신일 전 1개월부터 변경일 또는 갱신일 후 3개월 사이에 발생하였을 것

다. 주채무자가 임차인이거나 임차인賃借人과 주민등록상 동일 세대를 구성하는 배우자, 직계존비속 또는 형제자매에 해당하는 사람일 것

4. 제3호나목에 따른 공제신청 방법 등에 관하여 필요한 사항은 공단이 정한다.

표 5-3 소득등급별 점수

등급	소득금액(만원)	점수	등급	소득금액(만원)	점수
1	100초과~120이하	82	19	1,100초과~1,200이하	552
2	120초과~140이하	91	20	1,200초과~1,300이하	580
3	140초과~160이하	100	21	1,300초과~1,400이하	609
4	160초과~180이하	109	22	1,400초과~1,500이하	637
5	180초과~200이하	118	23	1,500초과~1,600이하	666
6	200초과~240이하	132	24	1,600초과~1,700이하	695
7	240초과~280이하	150	25	1,700초과~1,800이하	723
8	280초과~320이하	168	26	1,800초과~1,900이하	752
9	320초과~360이하	186	27	1,900초과~2,020이하	780
10	360초과~400이하	204	28	2,020초과~2,140이하	809
11	400초과~440이하	222	29	2,140초과~2,270이하	838
12	440초과~500이하	245	30	2,270초과~2,410이하	866
13	500초과~600이하	281	31	2,410초과~2,560이하	895
14	600초과~700이하	326	32	2,560초과~2,710이하	923
15	700초과~800이하	371	33	2,710초과~2,880이하	952
16	800초과~900이하	416	34	2,880초과~3,050이하	981
17	900초과~1,000이하	462	35	3,050초과~3,240이하	1,009
18	1,000초과~1,100이하	507	36	3,240초과~3,430이하	1,038

등급	소득금액(만원)	점수	등급	소득금액(만원)	점수
37	3,430초과~3,640이하	1,066	66	18,300초과~19,200이하	5,324
38	3,640초과~3,860이하	1,095	67	19,200초과~20,100이하	5,580
39	3,860초과~4,100이하	1,130	68	20,100초과~21,100이하	5,850
40	4,100초과~4,350이하	1,200	69	21,100초과~22,100이하	6,134
41	4,350초과~4,610이하	1,272	70	22,100초과~23,200이하	6,432
42	4,610초과~4,890이하	1,349	71	23,200초과~24,400이하	6,758
43	4,890초과~5,190이하	1,431	72	24,400초과~25,600이하	7,099
44	5,190초과~5,500이하	1,518	73	25,600초과~26,800이하	7,440
45	5,500초과~5,840이하	1,610	74	26,800초과~28,200이하	7,809
46	5,840초과~6,190이하	1,708	75	28,200초과~29,500이하	8,192
47	6,190초과~6,560이하	1,810	76	29,500초과~31,000이하	8,590
48	6,560초과~6,960이하	1,920	77	31,000초과~32,500이하	9,016
49	6,960초과~7,380이하	2,036	78	32,500초과~34,100이하	9,456
50	7,380초과~7,840이하	2,161	79	34,100초과~35,800이하	9,925
51	7,840초과~8,320이하	2,294	80	35,800초과~37,600이하	10,421
52	8,320초과~8,820이하	2,434	81	37,600초과~39,400이하	10,933
53	8,820초과~9,360이하	2,581	82	39,400초과~41,300이하	11,458
54	9,360초과~9,930이하	2,739	83	41,300초과~43,300이하	12,012
55	9,930초과~10,600이하	2,915	84	43,300초과~45,400이하	12,594
56	10,600초과~11,200이하	3,095	85	45,400초과~47,600이하	13,204
57	11,200초과~11,900이하	3,280	86	47,600초과~49,900이하	13,843
58	11,900초과~12,600이하	3,479	87	49,900초과~52,400이하	14,525
59	12,600초과~13,400이하	3,692	88	52,400초과~55,200이하	15,277
60	13,400초과~14,200이하	3,919	89	55,200초과~58,400이하	16,129
61	14,200초과~15,000이하	4,146	90	58,400초과~62,200이하	17,123
62	15,000초과~15,800이하	4,373	91	62,200초과~66,800이하	18,316
63	15,800초과~16,600이하	4,600	92	66,800초과~72,400이하	19,764
64	16,600초과~2,000이하	4,827	93	72,400초과~79,200이하	21,524
65	17,400초과~17,400이하	5,069	94	79,200초과~87,500이하	23,668

등급	소득금액(만원)	점수	등급	소득금액(만원)	점수
95	87,500초과~97,500이하	26,267	97	114,000초과	32,372
96	97,500초과~114,000이하	30,029			

표 5-4 재산등급별 점수

등급	소득금액(만원)	점수	등급	소득금액(만원)	점수
1	450이하	22	24	18,300초과~20,400이하	586
2	450초과~900이하	44	25	20,400초과~22,700이하	611
3	900초과~1,350이하	66	26	22,700초과~25,300이하	637
4	1,350초과~1,800이하	97	27	25,300초과~28,100이하	659
5	1,800초과~2,250이하	122	28	28,100초과~31,300이하	681
6	2,250초과~2,700이하	146	29	31,300초과~34,900이하	706
7	2,700초과~3,150이하	171	30	34,900초과~38,800이하	731
8	3,150초과~3,600이하	195	31	38,800초과~43,200이하	757
9	3,600초과~4,050이하	219	32	43,200초과~48,100이하	785
10	4,050초과~4,500이하	244	33	48,100초과~53,600이하	812
11	4,500초과~5,020이하	268	34	53,600초과~59,700이하	841
12	5,020초과~5,590이하	294	35	59,700초과~66,500이하	881
13	5,590초과~6,220이하	320	36	66,500초과~74,000이하	921
14	6,220초과~6,930이하	344	37	74,000초과~82,400이하	961
15	6,930초과~7,710이하	365	38	82,400초과~91,800이하	1,001
16	7,710초과~8,590이하	386	39	91,800초과~103,000이하	1,041
17	8,590초과~9,570이하	412	40	103,000초과~114,000이하	1,091
18	9,570초과~10,700이하	439	41	114,000초과~127,000이하	1,141
19	10,700초과~11,900이하	465	42	127,000초과~142,000이하	1,191
20	11,900초과~13,300이하	490	43	142,000초과~158,000이하	1,241
21	13,300초과~14,800이하	516	44	158,000초과~176,000이하	1,291
22	14,800초과~16,400이하	535	45	176,000초과~196,000이하	1,341
23	16,400초과~18,300이하	559	46	196,000초과~218,000이하	1,391

등급	재산금액(만원)	점수	등급	재산금액(만원)	점수
47	218,000초과~242,000이하	1,451	54	439,230초과~483,153이하	1,921
48	242,000초과~270,000이하	1,511	55	483,153초과~531,468이하	1,991
49	270,000초과~300,000이하	1,571	56	531,468초과~584,615이하	2,061
50	300,000초과~330,000이하	1,641	57	584,615초과~643,077이하	2,131
51	330,000초과~363,000이하	1,711	58	643,077초과~707,385이하	2,201
52	363,000초과~399,300이하	1,781	59	707,385초과~778,124이하	2,271
53	399,300초과~439,230이하	1,851	60	778,124초과	2,341

표 5-5 자동차등급별 점수

<table>
<tr><th colspan="3">구분</th><th colspan="3">사용연수별 감액률 및 결정 점수</th></tr>
<tr><th rowspan="2">등급</th><th rowspan="2">자동차
종류 및 가액</th><th rowspan="2">배기량 등</th><th>3년 미만</th><th>3년 이상 6년 미만</th><th>6년 이상 9년 미만</th></tr>
<tr><th>100%</th><th>80%</th><th>60%</th></tr>
<tr><td>1</td><td>4천만원 이상
승용자동차</td><td>800cc 이하</td><td>18</td><td>14</td><td>11</td></tr>
<tr><td>2</td><td>4천만원 미만
그 밖의
승용자동차</td><td>모든 차량</td><td>20</td><td>16</td><td>12</td></tr>
<tr><td rowspan="2">3</td><td>4천만원 이상
승용자동차</td><td>800cc 초과
1,000cc 이하</td><td rowspan="2">28</td><td rowspan="2">23</td><td rowspan="2">17</td></tr>
<tr><td>4천만원 이상
그 밖의
승용자동차</td><td>모든 차량</td></tr>
<tr><td>4</td><td>4천만원 이상
승용자동차</td><td>1,000cc 초과
1,600cc 이하</td><td>59</td><td>47</td><td>35</td></tr>
<tr><td>5</td><td>4천만원 미만
승용자동차</td><td rowspan="2">1,600cc 초과
2,000cc 이하</td><td>79</td><td>63</td><td>48</td></tr>
<tr><td>6</td><td>4천만원 이상
승용자동차</td><td>113</td><td>90</td><td>68</td></tr>
<tr><td>7</td><td>4천만원 미만
승용자동차</td><td>2,000cc 초과
2,500cc 이하</td><td>109</td><td>87</td><td>65</td></tr>
</table>

구분			사용연수별 감액률 및 결정 점수		
등급	자동차 종류 및 가액	배기량 등	3년 미만	3년 이상 6년 미만	6년 이상 9년 미만
			100%	80%	60%
8	4천만원 이상 승용자동차	2,000cc 초과 2,500cc 이하	155	124	93
9	4천만원 미만 승용자동차	2,500cc 초과 3,000cc 이하	130	104	78
10	4천만원 이상 승용자동차		186	149	111
11	승용자동차	3,000cc 초과	217	173	130

비고 1. 사용연수는 자동차 최초 등록일부터 월 단위로 계산하여 적용한다.

2. 자동차 가액은 「지방세법」 제10조의 2부터 제10조의 6까지의 규정에 따른 과세표준에 「지방세법 시행령」 제4조제1항제3호에 따른 차량의 경과연수별 잔존가치율을 고려하여 보건복지부장관이 고시한 비율을 적용하여 산정된 금액을 말한다.

3. 2등급 및 3등급 중 "그 밖의 승용자동차"란 「지방세법 시행령」 제123조제2호에 따른 그 밖의 승용자동차를 말한다.

3. 지역보험료 경감(시행규칙 제46조제3호관련 고시)

지역보험료는 여러 조건에 의해 경감될 수 있으며, 보험료 경감은 가입자 또는 세대별 보험료액의 100분의 50 제8조 단서에 따른 육아 휴직자에 대한 경감인 경우 100분의 50을 넘는 금액 가능을 넘지 아니하고, 경감적용 후 보험료가 2,000원 미만인 경우에는 2,000원으로 한다.

고시 제2조

(1) 섬·벽지, 농어촌 지역 경감

국민건강보험법 시행령 제45조의제1호 [별표 1]의 섬 · 벽지 지역에 거주하는 가입자에 대하여는 그 세대별 또는 가입자 보험료액의 100분의 50을 경감한다. 섬 · 벽지 지역에 소재하는 사업장에 근무하는 직장가입자에 대하여는 그 가입자 보수월액보험료액의 10분의 50을 경감한다.

(2) 농어촌 경감(고시 제4조)

영 제45조제2호의 농어촌 지역에 거주하는 지역가입자로서 시행규칙 제46조제2호에 해당하는 경우에는 그 세대별 보험료액의 100분의 22를 경감한다.

표 5-6 도서 · 벽지, 농어촌 지역 경감 상세조건(보험료 경감 고시)

구분	경감률	적용요건	비고
농어촌 경감	22%	농어촌지역 및 준 농어업지역에 거주하는 세대에 적용(사업소득이 연간 500만 원 초과세대 중 농어업 등에 종사하지 않는 자 제외)(고시 제4조)	주소지로 직권적용
요양기관 이용 제한지역 경감	20%	군부대가 소재하는 지역에 거주하거나 근무하는 직장가입자인 군인에 대하여 적용(고시 제5조)	
섬 · 벽지 경감	50%	보건 · 의료기관까지의 거리, 대중교통 소요시간 등을 고려, 보건복지부장관이 정하여 고시하는 지역에 거주하는 세대에 적용(고시 제3조) [별표 1]	주소지로 직권적용

(3) 65세 이상 노인세대 등 세대경감(고시 제6조)

공단은 지역가입자 세대의 구성요건이 다음 각 호의 어느 하나에 해당하는 경우에는 별표 2의 보험료 경감기준에 따라 그 세대별 보험료액의 일부를 경감할 수 있다.

① 가입자 중 65세 이상 노인이 있는 세대

② 70세 이상 노인 가입자만 있는 세대 부부인 경우 배우자가 70세 이하인 경우 포함

③ 한부모가족세대 조손가족세대 포함 로서 직계비속의 연령이 모두 21세 미만이거나 21세 이상인 자가 있더라도 군복무 중 사회복무요원, 상근예비역 포함 또는 학생 대학원생, 재수생, 직업훈련원생 등 포함 인 세대

④ 55세 이상 여자단독세대

⑤ 소년 · 소녀가정세대로서 세대 구성원 모두 21세 미만이거나 21세 이상인 자가 있더라도 군복무 중 사회복무요원, 상근예비역 포함 또는 학생 대학원생, 재수생, 직업훈련원생 등 포함 인 세대

⑥ 「장애인복지법」상의 등록장애인 또는 「국가유공자등 예우 및 지원에 관한 법률」에 따른 국가유공자 등으로서 같은 법에 따른 상이등급을 받은 사람, 「보훈보상대상자 지원에 관한 법률」에 따른 보훈보상대상자로서 같은 법에 따른 상이등급을 판정받은 사람이 있는 세대

⑦ 그 밖에 생활이 극히 어려운 다음 각 목에 해당하는 세대

- 사업소득이 있는 세대가 사업장의 화재나 부도 등으로 현재 사업장 운영에 막대한 지장이 있어 실제 생활이 극히 어려운 세대
- 보험료 부과대상이 되는 재산세 과세표준액의 3분의 2 이상에 해당하는 재산이 경매 중이거나 전체 보험료부과대상 재산이 압류되어 있고 압류채권액이 전체 보험료부과대상 재산 과세표준액의 3분의 2 이상 세대
- 생계유지에 책임이 있는 가입자가 6월 이상 장기간 수용시설교도소 등에 있거나, 행방불명되어 실제 생활이 극히 어려운 세대
- 가입자가 폐질환, 만성신부전증, 고엽제 후유증 기타 이와 유사한 만성질환이 있어 실제 생활이 극히 어려운 세대

[별표 2]　　표 5-7　65세 이상 노인세대 등 보험료 경감 기준 (고시 제6조 관련)

<table>
<tr><th rowspan="2">구 분</th><th rowspan="2">경감
비율</th><th colspan="3">적용요건</th><th rowspan="2">구비서류</th></tr>
<tr><th>소득금액</th><th>과표재산</th><th>장애등급
(상이등급)</th></tr>
<tr><td rowspan="3">제6조제1항
제1호, 제3호,
제4호, 제5호에
해당세대
• 65세 이상 노인
• 한부모 가족
• 55세 이상 여자 단독세대
• 소년 · 소녀가정</td><td>30</td><td rowspan="3">360만 원 이하</td><td>6,000만 원 이하</td><td rowspan="3">–</td><td rowspan="3">재학증명서 등</td></tr>
<tr><td>20</td><td>6,000만 원 초과
~ 9,000만 원 이하</td></tr>
<tr><td>10</td><td>9,000만 원 초과
~13,500만 원 이하</td></tr>
<tr><td>제6조제1항제2호
해당세대
(70세 이상 노인)</td><td>30</td><td>360만 원 이하</td><td>13,500만 원 이하</td><td>–</td><td>가족관계증명서 등</td></tr>
</table>

<table>
<tr><th rowspan="2">구 분</th><th rowspan="2">경감
비율</th><th colspan="3">적용요건</th><th rowspan="2">구비서류</th></tr>
<tr><th>소득금액</th><th>과표재산</th><th>장애등급
(상이등급)</th></tr>
<tr><td rowspan="3">제6조제1항제6호
해당세대
(장애인 ·
국가유공자)</td><td>30</td><td rowspan="3">360만 원 이하</td><td rowspan="3">13,500만 원 이하</td><td>장애정도
가 심한
장애인,
1~2등급
상이자</td><td rowspan="3">장애인 등록증,
상이증서 등</td></tr>
<tr><td>20</td><td>장애정도
가 심하지
않은
장애인,
(상이자는
3~5등급)</td></tr>
<tr><td>10</td><td>상이자는
6~7등급</td></tr>
<tr><td>제7호“가”목,
“나”목 해당세대
(화재, 부도,
경매 등)</td><td>30</td><td>–</td><td>–</td><td>–</td><td>화재사실확인원
부도증명원
경매통지서
등기부등본 등</td></tr>
<tr><td rowspan="3">제7호“다”목 및
“라”목 해당세대
(장기수용 ·
만성질환 등)</td><td>30</td><td rowspan="3">360만 원 이하</td><td>6,000만 원 이하</td><td rowspan="3">–</td><td rowspan="3">재소확인서 등</td></tr>
<tr><td>20</td><td>6,000만 원 초과
~9,000만 원 이하</td></tr>
<tr><td>10</td><td>9,000만 원 초과
~13,500만 원 이하</td></tr>
</table>

주1) 적용요건란 중 소득금액은 영 제42조제2항에 따른 소득을 말함.

주2) 과표재산은 영 제42조제3항제1호에 따라 보험료 부과대상이 되는 재산의 재산세 과세표준액과 같은 항 제2호의 보증금 및 월세금액의 보험료 부과 평가금액을 합산한 금액을 말함.

주3) 경감은 소득금액과 과표재산 요건이 동시에 충족되어야 하며, 장애인은 장애정도, 상이자는 상이등급요건도 충족되어야 함.

주4) 동시에 2항목 이상의 경감대상에 해당하는 경우 경감률이 높은 항목을 적용함.

(4) 재난 경감(고시 제7조)

수해 · 풍해 · 한해 · 냉해 · 지진 등 천재지변 또는 이에 준하는 사유로 보험료 경감이 필요하다고 보건복지부장관이 고시하는 지역에 거주하는 지역가입자 세대에 대하여는 관련행정기관의 피해조사 또는 확인자료를 근거로 피해 정도에 따라 그 세대별 보험료액의 일부를 경감할 수 있다.

① 대통령공고에 의하여 특별재난지역으로 선포된 자연재난지역에 거주하는 지역가입자가 속한 세대의 보험료는 별표 3에서 정하는 기준에 따라 경감한다.

② 보건복지부장관이 별도로 고시하는 사회재난지역에 거주하는 지역가입자가가 속한 세대의 보험료는 별표 3에서 정하는 기준에 준하여 보건복지부장관이 정하는 기준에 따라 경감한다.

③ ①과 ②에 따른 경감은 보건복지부장관이 정하는 3개월분의 보험료에 대해서 실시한다. 다만, 인적피해「재난구호 및 재난복구 비용 부담기준 등에 관한 규정」에 따른 사망, 실종, 부상 또는 제2항에 따라 보건복지부장관이 정하는 기준에 해당하는 인적 피해와 물적 피해가 동시에 발생한 경우는 6개월분의 보험료를 경감한다.

재난지역에 거주하는 지역가입자로서 「자연 재난구호 및 복구비용 부담기준 등에 관한규정」에 따른 재난지원금을 지급 받는 지역가입자가 속한 세대에 대해서는 같은 규정 별표 3의 재난등급을 기준으로 다음 표에서 정하는 바에 따라 보험료를 경감한다.

「사회재난 구호 및 복구비용 부담기준 등에 관한 규정」 제3조제1항제1호의 생활안정지원을 받는 지역가입자는 별표 3의 정하는 바에 따라 보험료를 경감한다.

「소기업 및 소상공인 지원을 위한 특별조치법」에 따른 소상공인인 지역가입자가 속한 세대에 대해서는 피해금액재난으로 발생한 물적 피해금액으로 해당 가입자가 속한 시 · 군 · 구청장이 확인한 금액을 말한다을 기준으로 별표 3에서 정하는 바에 따라 보험료를 경감한다.

[별표 3]

표 5-8 재난 경감 적용기준 (제1호) (고시 제7조 관련)

재난등급	경감률(%)	재난등급	경감률(%)
1등급 ~ 5등급	50	11등급 ~ 15등급	48
6등급 ~ 10등급	49	16등급 ~ 20등급	47

재난등급	경감률(%)	재난등급	경감률(%)
21등급 ~ 25등급	46	61등급 ~ 65등급	38
26등급 ~ 30등급	45	66등급 ~ 70등급	37
31등급 ~ 35등급	44	71등급 ~ 75등급	36
36등급 ~ 40등급	43	76등급 ~ 80등급	35
41등급 ~ 45등급	42	81등급 ~ 85등급	34
46등급 ~ 50등급	41	86등급 ~ 90등급	33
51등급 ~ 55등급	40	91등급 ~ 95등급	32
56등급 ~ 60등급	39	96등급 ~ 100등급	30

표 5-9 재난 경감 적용 기준 (제2호)

피해금액	경감률(%)	피해금액	경감률(%)
4,750만 원 초과	50	2,250만 원 초과 2,500만 원 이하	40
4,500만 원 초과 4,750만 원 이하	49	2,000만 원 초과 2,250만 원 이하	39
4,250만 원 초과 4,500만 원 이하	48	1,750만 원 초과 2,000만 원 이하	38
4,000만 원 초과 4,250만 원 이하	47	1,500만 원 초과 1,750만 원 이하	37
3,750만 원 초과 4,000만 원 이하	46	1,250만 원 초과 1,500만 원 이하	36
3,500만 원 초과 3,750만 원 이하	45	1,000만 원 초과 1,250만 원 이하	35
3,250만 원 초과 3,500만 원 이하	44	750만 원 초과 1,000만 원 이하	34
3,000만 원 초과 3,250만 원 이하	43	500만 원 초과 750만 원 이하	33
2,750만 원 초과 3,000만 원 이하	42	250만 원 초과 500만 원 이하	32
2,500만 원 초과 2,750만 원 이하	41	30만 원 이상 250만 원 이하	30

비고)

1. 위 표에서 "재난등급"이란 자연재난의 경우에는 「자연재난 구호 및 복구비용 부담 기준 등에 관한 규정」 제3조와 제5조에 따른 것을, 사회재난의 경우에는 「사회재난 구호 및 복구비용 부담 기준 등에 관한 규정」 제3조제1항제1호의 생활안정지원액을 기준으로 공단이 정하는 기준에 따라 환산한 것을 말한다.
2. 위 표에서 "피해금액"이란 재난으로 발생한 물적피해 금액으로서 해당 가입자가 속한 시 · 군 · 구청장이 확인한 금액을 말한다.

같은 세대에 제1호에 따른 경감과 제2호에 따른 경감이 중복되는 경우에는 가장 높은 경감률을 적용한다.

(5) 휴직자 경감(고시 제8조)

규칙 제46조제5호에 해당하는 직장가입자의 휴직기간 중 보수월액보험료는 휴직사유 발생 전월에 영 제34조제1항에 따라 적용되는 정산 전 보수월액휴직 전월의 보수월액이 없는 자는 휴직 당월의 보수월액을 기준으로 산정한 보수월액보험료와 휴직기간에 해당 사업장에서 지급받은 보수를 기준으로 산정한 보험료 차액의 100분의 50을 경감한다. 다만, 육아휴직자는 휴직기간 중 사업장에서 지급받은 보수와 관계없이 휴직 전월 정산 전 보수월액을 기준으로 산정한 보수월액보험료와 법 제69조제6항에 따른 직장가입자의 보수월액보험료 하한 금액을 적용하여 산정한 보수월액보험료와의 차액만큼을 경감한다.

(6) 임의계속가입자 경감(고시 제9조)

법 제110조에 따른 임의계속가입자에 대하여는 그 가입자 보수월액보험료의 100분의 50을 경감한다.

(7) 소득월액보험료 부과대상자의 사업장 화재 등 경감(고시 제10조)

① 공단은 법 제77조에 따른 소득월액보험료를 부담하는 직장가입자로서 다음 각 목의 요건을 충족하는 사람이 부담하는 소득월액보험료의 일부를 경감할 수 있다.

1. 직장가입자의 소득월액보험료 산정에 포함되는 영 제41조에 따른 사업소득이 발생하는 사업장이 화재, 부도, 수해 등으로 운영에 막대한 지장이 있을 것
2. 직장가입자의 소득월액보험료 산정에 포함되는 영 제41조에 따른 사업소득이 그 소득월액보험료 산정에 포함되는 소득의 100분의 30을 초과할 것

② ①에 따른 경감 대상자가 소득월액보험료를 경감 받으려면 같은 항 ①에 따른 사유 발생일부터 1년 이내에 공단에 신청하여야 한다. 이 경우 공단이 정하는 서류로서 경감사유에 해당하는 사실을 증명할 수 있는 서류를 함께 제출하여야 한다.

③ ①에 따른 소득월액보험료의 경감 비율은 100분의 30으로 한다.

④ ①에 따른 경감은 제2항 전단에 따라 신청한 날이 속하는 달의 다음 달그 신청한 날이 매월 1일인 경우에는 신청한 날이 속하는 달부터 1년간 경감한다. 다만, 제1항 각 호의 어느 하나에 해당하지 아니함을 공단이 확인한 경우에는 그 확인한 날이 속하는 달까지 경감한다.

4. 보험료납부

1. 보험료 납부의무(법 제77조)

직장가입자의 보수월액 보험료는 사용자가 납부한다. 사용자는 직장가입자가 부담하여야 하는 그 달의 보험료액을 그 보수에서 공제하여 납부하여야 하고, 직장가입자에게 그 공제액을 통지하여야 한다. 보수외 소득월액 보험료는 가입자가 납부한다.

지역가입자의 보험료는 그 가입자가 속한 세대의 지역가입자 전원이 연대하여 납부한다. 다만, 소득 및 재산이 없는 미성년자와 소득 및 재산 등을 고려하여 대통령령으로 정하는 기준에 해당하는 미성년자는 납부의무를 부담하지 아니한다. 법 제77조

(1) 제2차 납부의무(법 제77조의 2)

① 법인의 재산으로 그 법인이 납부하여야 하는 보험료, 연체금 및 체납처분비를 충당하여도 부족한 경우에는 해당 법인에게 보험료의 납부의무가 부과된 날 현재의 무한책임사원 또는 과점주주가 그 부족한 금액에 대하여 제2차 납부의무를 진다. 다만, 과점주주의 경우에는 그 부족한 금액을 그 법인의 발행주식 총수의결권이 없는 주식은 제외한다 또는 출자총액으로 나눈 금액에 해당 과점주주가 실질적으로 권리를 행사하는 주식 수의결권이 없는 주식은 제외한다 또는 출자액을 곱하여 산출한 금액을 한도로 한다.

② 사업이 양도 · 양수된 경우에 양도일 이전에 양도인에게 납부의무가 부과된 보험료, 연체금 및 체납처분비를 양도인의 재산으로 충당하여도 부족한 경우에는 사업의 양수인이 그 부족한 금액에 대하여 양수한 재산의 가액을 한도로 제2차 납부의무를 진다. 이 경우 양수인의 범위 및 양수한 재산의 가액은 대통령령으로 정한다.

2. 보험료 등의 납입고지 및 납부기한

(1) 보험료 납입고지(법 제79조)

공단은 보험료 등을 징수하고자 하는 때에는 납부의무자에게 다음 각 호의 사항을 기재한 문서로 납입의 고지를 하여야 한다. 보험료 등의 납입고지를 하는 때에는 그 납부의무자에게 보험료 등의 납입기한 10일 전까지 납입고지서를 발부하여야 한다. 규칙 제48조

① 징수하려는 보험료 등의 종류

② 납부해야 하는 금액

③ 납부기한 및 장소

공단은 납입의 고지를 함에 있어서 납부의무자가 신청한 경우에는 전자문서교환방식 등에 의하여 전자문서로 고지할 수 있다. 전자문서 고지에 대한 신청방법, 절차 등에 필요한 사항은 보건복지부령으로 정한다.

전자문서로 고지한 경우에는 보건복지부령이 정하는 정보통신망에 저장되거나 납부의무자가 지정한 전자우편주소에 입력된 때에 그 납부의무자에게 도달된 것으로 본다.

직장가입자의 사용자가 2명 이상인 경우 또는 지역가입자의 세대가 2명 이상으로 구성된 경우 그 중 1명에게 한 고지는 해당 사업장의 다른 사용자 또는 세대 구성원인 다른 지역가입자 모두에게 효력이 있는 것으로 본다.

휴직자 등의 보험료는 휴직 등의 사유가 끝날 때까지 보건복지부령으로 정하는 바에 따라 납입의 고지를 유예할 수 있다.

공단은 제2차 납부의무자에게 납입의 고지를 한 경우에는 해당 법인인 사용자 및 사업양도인에게 그 사실을 통지하여야 한다.

(2) 보험료 납부기한(법 제78조)

① 보험료의 납부의무가 있는 자는 가입자에 대한 그 달의 보험료를 그 다음 달 10일까지 납부하여야 한다. 다만, 직장가입자의 소득월액보험료 및 지역가입자의 보험료는 보건복지부령으로 정하는 바에 따라 분기별로 납부할 수 있다.

② 공단은 제1항에도 불구하고 납입 고지의 송달 지연 등 보건복지부령으로 정하는 사유가 있는 경우 납부의무자의 신청에 따라 제1항에 따른 납부기한부터 1개월의 범

위에서 납부기한을 연장할 수 있다. 이 경우 납부기한 연장을 신청하는 방법, 절차 등에 필요한 사항은 보건복지부령으로 정한다.

(3) 납부기한의 연장(규칙 제48조의 2)

① "납입 고지의 송달 지연 등 보건복지부령으로 정하는 사유가 있는 경우"란 다음 각 호의 어느 하나에 해당하는 경우를 말한다.

- 납부의무자의 책임 없는 사유로 납입고지서가 납부기한이 지나서 송달된 경우
- 자동 계좌이체의 방법으로 보험료를 내는 경우로서 정보통신망의 장애 등 납부의무자의 책임 없는 사유로 납부기한까지 이체되지 아니한 경우
- 그 밖에 보건복지부장관이 인정하는 부득이한 사유가 있는 경우

② ①의 사유로 납부기한의 연장을 신청하려는 사람은 해당 보험료의 납부기한으로부터 1개월 이내에 별지 제28호의2 서식의 보험료 납부기한 연장신청서를 공단에 제출하여야 한다.

③ 공단은 ②에 따른 납부기한 연장 신청을 받으면 그 연장 여부를 결정하여 지체 없이 납부의무자에게 문서 등으로 통지하여야 한다.

3. 보험료의 독촉 및 체납처분

(1) 보험료의 독촉(법 제81조제1항)

공단은 납부의무자가 보험료 등을 납부하지 아니한 때에는 기한을 정하여 독촉할 수 있다. 이 경우 직장가입자의 사용자가 2명 이상인 경우 또는 지역가입자의 세대가 2명 이상으로 구성된 때에는 그 중 1명에게 한 독촉은 해당 사업장의 다른 사용자 또는 세대 구성원인 다른 지역가입자 모두에게 효력이 있는 것으로 본다. 독촉을 하는 때에는 10일 이상 15일 이내의 납부기한을 정하여 독촉장을 발부하여야 한다.

(2) 보험료 체납처분(법 제81조제2항)

공단은 독촉을 받은 자가 그 납부기한까지 보험료 등을 납부하지 아니한 때에는 보건복지부장관의 승인을 받아 국세체납처분의 예에 따라 이를 징수할 수 있다.

① 공단은 체납처분을 하기 전에 보험료 등의 체납 내역, 압류 가능한 재산의 종류, 압류예정 사실 및 「국세징수법」 제41조제18호에 따른 소액금융재산에 대한 압류금지 사실 등이 포함된 통보서를 발송하여야 한다. 다만, 법인 해산 등 긴급히 체납처분을 할 필요가 있는 경우로서 대통령령으로 정하는 경우에는 그러하지 아니하다.

〈신설 2020. 12. 29.〉

② 공단은 규정에 따라 국세체납처분의 예에 의하여 압류한 재산의 공매에 대하여 전문지식이 필요하거나 그 밖에 특수한 사정이 있어 직접 공매하기에는 적당하지 아니하다고 인정하는 경우에는 한국자산관리공사로 하여금 이를 대행하게 할 수 있으며, 이 경우 공매는 공단이 한 것으로 본다. 한국자산관리공사가 공매를 대행하면 보건복지부령으로 정하는 바에 의하여 수수료를 지급할 수 있다.

(3) 체납보험료의 분할납부 (법 제82조)

① 공단은 보험료를 3회 이상 체납한 자가 신청하는 경우 보건복지부령이 정하는 바에 따라 분할납부 승인을 할 수 있다.

② 공단은 보험료를 3회 이상 체납한 자에 대하여 제81조제3항에 따른 체납처분을 하기 전에 ①에 따른 분할납부를 신청할 수 있음을 알리고, 보건복지부령으로 정하는 바에 따라 분할납부 신청의 절차 · 방법 등에 관한 사항을 안내하여야 한다.

③ 분할납부 승인을 받은 자가 정당한 사유없이 5회 ①에 따라 승인받은 분할납부 횟수가 5회 미만인 경우에는 해당 분할납부 횟수를 말함 이상 그 승인된 보험료를 납부하지 아니하면 그 분할납부의 승인을 취소한다. 〈개정 2019. 4. 23〉

④ 분할납부하는 횟수는 24회 이내로 정하고, 매월 납부할 금액은 해당 월별로 고지된 보험료 연체금을 포함한다 이상으로 정하여 이를 신청인에게 통보하여야 한다.

〈시행규칙 제55조제4항〉

⑤ 공단은 체납보험료 분할납부 신청의 절차 · 방법 등에 관한 사항을 법 제79조에 따라 보험료등을 징수할 때 납입 고지하는 문서와 체납처분을 하기 전에 발송하는 통보서에 적어 안내하여야 하며, 필요한 경우에는 별도의 문서에 적거나 전화통화, 휴대전화 문자전송 등의 방법으로 추가 안내할 수 있다. 〈시행규칙 제55조제2항〉

⑥ 공단은 분할납부승인을 받은 자에게 매회 납부기일 10일 전까지 분할보험료 납입

고지서를 발부하여야 한다. 다만, 분할납부자가 분할납부승인을 신청할 때에 분할 횟수에 해당하는 납입고지서를 모두 발급해 줄 것을 요청하면 이를 한꺼번에 발급할 수 있다. 분할납부의 승인을 취소한 때에는 지체없이 그 사실을 해당 분할납부자에게 통보하여야 한다. 〈시행규칙 제55조제5항, 제6항〉

(4) 연체금(법 제80조)

① 공단은 보험료 등의 납부의무자가 납부기한까지 보험료 등을 내지 아니하면 그 납부기한이 지난 날부터 매 1일이 경과할 때마다 다음 각 호에 해당하는 연체금을 징수한다.

1. 제69조에 따른 보험료 또는 제53조제3항에 따른 보험급여 제한기간 중 받은 보험급여에 대한 징수금을 체납한 경우 : 해당 체납금액의 1천500분의 1에 해당하는 금액. 이 경우 연체금은 해당 체납금액의 1천분의 20을 넘지 못한다.
2. 1. 외에 이 법에 따른 징수금을 체납한 경우 : 해당 체납금액의 1천분의 1에 해당하는 금액. 이 경우 연체금은 해당 체납금액의 1천분의 30을 넘지 못한다.

② 공단은 보험료 등의 납부의무자가 체납된 보험료 등을 내지 아니하면 납부기한 후 30일이 지난 날부터 매 1일이 경과할 때마다 체납된 보험료 등의 3천분의 1에 해당하는 연체금을 제1항에 따른 연체금에 더하여 징수한다. 이 경우 연체금은 체납된 보험료 등의 1천분의 90을 넘지 못한다.

공단은 보험료등의 납부의무자가 체납된 보험료 등을 내지 아니하면 납부기한 후 30일이 지난 날부터 매 1일이 경과할 때마다 다음 각 호에 해당하는 연체금을 제1항에 따른 연체금에 더하여 징수한다.

1. 제69조에 따른 보험료 또는 제53조제3항에 따른 보험급여 제한기간 중 받은 보험급여에 대한 징수금을 체납한 경우 : 해당 체납금액의 6천분의 1에 해당하는 금액. 이 경우 연체금은 해당 체납금액의 1천분의 50을 넘지 못한다.
2. 1. 외에 이 법에 따른 징수금을 체납한 경우 : 해당 체납금액의 3천분의 1에 해당하는 금액. 이 경우 연체금은 해당 체납금액의 1천분의 90을 넘지 못한다.

③ 천재지변 그 밖에 보건복지부령이 정하는 부득이한 사유가 있으면 연체금을 징수하지 아니할 수 있다.

공단이 보험료 등의 납부의무자가 납부기한이 경과하였음에도 불구하고 연체금을 징수하지 아니할 수 있는 경우는 다음 각 호와 같다. 규칙 제51조

1. 전쟁 또는 사변으로 인한 체납의 경우
2. 연체금의 금액이 공단의 정관으로 정하는 금액 이하인 경우
3. 사업장 또는 사립학교의 폐업 · 폐쇄 또는 폐교로 체납액을 징수할 수 없는 경우
4. 화재로 피해가 발생해 체납한 경우
5. 그 밖에 보건복지부장관이 연체금을 징수하기 곤란한 부득이한 사유가 있다고 인정하는 경우

(5) 결손처분(법 제84조)

① 공단은 다음 각 호의 어느 하나에 해당하는 사유가 있으면 재정운영위원회의 의결을 받아 보험료 등을 결손처분할 수 있다.

1. 체납처분이 끝나고, 체납액에 충당될 배분금액이 그 체납액에 미치지 못하는 경우
2. 해당 권리에 대한 소멸시효가 완성된 경우
3. 그 밖에 징수할 가능성이 없다고 인정되는 경우로서 대통령령으로 정하는 경우

② 공단은 규정에 의하여 결손처분을 한 후 다른 압류할 수 있는 재산이 있는 것을 발견한 때에는 지체없이 그 처분을 취소하고 체납처분을 하여야 한다.

(6) 보험료 등의 징수순위(법 제85조)

보험료 등은 국세 및 지방세를 제외한 다른 채권에 우선하여 징수한다. 다만, 보험료 등의 납부기한 전에 전세권 · 질권 또는 저당권의 설정을 등기 또는 등록한 사실이 증명되는 재산의 매각에 있어서 그 매각대금 중에서 보험료 등을 징수하는 경우의 그 전세권 · 질권 · 저당권 또는 「동산 · 채권 등의 담보에 관한 법률」에 따른 담보권으로 담보된 채권에 대하여는 그러하지 아니하다.

(7) 보험료 등의 충당과 환급(법 제86조)

공단은 납부의무자가 보험료 등 · 연체금 또는 체납처분비로 납부한 금액 중 과오납부한 금액이 있으면 대통령령으로 정하는 바에 따라 그 과오납금을 보험료 등 · 연체금 또는 체납처분비에 우선 충당하여야 한다.

충당 후의 잔여금은 규정에 의한 결정일부터 30일 이내에 납부자에게 지급하여야 한다국세기본법 시행령 제43조의3. 이 경우 공단이 환급금을 충당하거나 지급할 때에는 환급금에 대통령령으로 정하는 이자를 가산하여야 한다.

5. 보험재정

1. 보험료 부과 및 징수율

직장보험료는 보수월액에 그 해에 결정된 보험료를 곱하여 부과하고, 지역보험료는 소득, 재산, 자동차 보유, 생활수준 및 경제활동참가율을 표준점수화하여 점수당 단가를 정하여 부과하고 있다.

2012년 보험료 총액은 390,319억 원이고 그 중 직장보험료는 318,751억 원으로 81.7%를 차지하고 있으며, 지역보험료는 71,568억 원으로 18.3%를 차지하고 있다. 지역가입자수가 줄어들고, 직장가입자수가 늘어남에 따라 점차 지역보험료의 비중이 작아지고 있는 추세이다. 지역건강보험료 징수는 2006년 92.2%로 낮았으나, 2008년 93.4%, 2009년 96.3%, 2012년 97.8%, 2013년 96.9%로 상승하고 있는 추세이다.

2013년 월평균 가입자당 보험료는 직장은 92,565원이었고, 지역은 77,783원이었으며, 월평균 적용인구 1인당 보험료는 직장은 38,239원이었고, 지역은 39,503원이었다.

2. 직장보험료율 및 지역 점수당 금액

2001년 1월부터 직장 및 공교가입자 모두 보험료율은 3.4%로 일원화되었다. 이후 직장보험료율은 2003년 3.94%, 2005년 4.31%, 2007년 4.77%로 계속 인상되어 왔다. 이는 우리나라의 보험료율이 외국에 비해 상대적으로 낮기 때문에 보험급여율이 낮고 본인부담률이 높은 상황을 개선하기 위함이다.

2009년은 세계 및 국내 경제여건의 악화로 보험료율을 인상하지 않고 2008년과 동일한 5.08%를 적용하였다. 그러나 급여비 지출의 증가와 보험급여의 확대로 2010년은 직장보험료율을 4.09% 인상하여 5.33%로, 2011년은 5.64%로 시행되었으며, 2014년은

5.99%로 결정하였다. 2015년의 직장건강보험료율은 보수월액의 6.07%, 2016년 및 2017년은 6.12%, 2018년 2.04%, 2019년 3.49%, 2020년 3.20%, 2021년 2.89%로 결정되었다.

지역보험료는 2002년 1월부터 부과등급별 보험료 합산 방식에서 부과표준소득점수에 점수당 금액을 곱하여 산출하는 방식으로 바뀌었다. 인상률은 매년 직장건강보험률과 같이 산정하여 인상되었다. 따라서 2009년은 직장건강보험률과 같이 동결되었다.

표 5-10 도서 · 벽지, 농어촌 지역 경감 상세조건

구분	2008년	2009년	2010년	2011년	2012년	2013년	2014년	2015년	증감률	
									전년대비	연평균
보험료(억 원)	249,730	261,661	284,577	329,221	363,900	390,319	415,938	443,298	6.6	8.5
– 직장	190,297	202,377	220,831	261,416	293,796	318,751	343,865	369,548	7.5	9.9
– 지역	59,434	59,284	63,746	67,806	70,103	71,568	73,750	73,750	2.3	3.1
세대당 월보험료(원)	66,217	66,916	70,988	78,822	84,040	87,670	90,806	94,040	3.6	5.1
– 직장	69,169	70,250	73,399	82,802	89,028	92,565	97,046	100,510	3.6	5.5
– 지역	61,982	61,902	67,168	72,139	75,209	77,783	78,629	80,876	2.9	3.9
1인당월보험료(원)	26,837	27,620	29,765	33,670	36,536	38,622	40,819	43,003	5.4	7.0
– 직장	26,304	27,049	28,659	33,009	36,156	38,239	40,816	43,085	5.6	7.3
– 지역	27,736	28,652	31,899	35,022	37,357	39,503	40,825	42,798	4.8	6.4

표 5-11 지역건강보험료 부과 및 징수현황 (단위: 억 원)

구분	합 계			합 계			합 계		
	부과액	징수액	징수율	부과액	징수액	징수율	부과액	징수액	징수율
2006년	188,106	183,238	97.4	49,141	45,284	92.2	138,965	137,955	99.3
2007년	217,287	213,865	98.4	53,802	51,140	95.1	163,485	163,485	99.5
2008년	249,730	244,334	97.8	59,434	55,526	93.4	190,297	190,297	99.2
2009년	261,661	258,590	98.8	59,284	57,117	96.3	202,377	202,377	99.6
2010년	284,577	282,065	99.1	63,746	62,143	97.5	220,831	220,831	99.6
2011년	329,221	326,714	99.2	67,806	66,851	98.6	261,416	261,416	99.4
2012년	363,900	360,523	99.1	70,103	68,576	97.8	293,796	293,796	99.4
2013년	390,319	386,344	99.0	71,568	69,349	96.9	318,751	316,995	99.5

표 5-12 연도별 보험료율 및 지역점수당 금액

구분	직 장		지역 점수당 금액 (원)	인상률
	연평균표준 월급여액	보험료율		
2002	1,936,921	3.63(2002.3월 인상)	100(2002.1월 시행)	-
			106.7(2002.3월 인상)	6.7
2003	2,262,972	3.94	115.8	6.74
2004	2,359,857	4.21	123.6	6.75
2005	2,457,354	4.31	126.5	2.38
2006	2,548,768	4.48	131.4	3.9
2007	2,617,608	4.77	139.9	6.5
2008	2,723,201	5.08	148.9	6.4
2009	2,765,763	5.08	148.9	0
2010	2,754,174	5.33	156.2	4.9
2011	-	5.64	165.4	5.9
2012	-	5.80	170.0	2.8
2013	-	5.89	172.7	1.6
2014	-	5.99	172.7	1.7
2015	-	6.07	178.0	1.35
2016	-	6.12	179.6	0.9
2017	-	6.12	179.6	0.0

주) 지역보험료는 2002.1부터 부과등급별 보험료 합산 방식에서 부과표준소득점수에 점수당 금액을 곱하여 산출하는 방식으로 바뀜

3. 건강보험재정

(1) 보험재정 관리의 기본원칙

① 보험재정 수지상 등의 원리

보험료의 총액과 보험급여의 총액이 균등해야 하는 것을 '보험재정 수지상등의 원리'라고 한다. 보험료는 예상되는 보험사고 발생률에 사고 발생당 지급되는 건당 보험급여를 곱하여 추계되고 부과된다. 보험사고 발생률이 높아지거나 건당 보험급여비가 상승되면 보험지출이 늘어나 수지균형을 맞추기 위해서는 수입원인 보험료도 인상해야 하는 요인이 발생하게 된다.

사고발생률은 전체 인구 중에서 개인의 사고 확률로 개인에게는 불확실성이지만 전체 인구를 대상으로 할 때는 추세가 있고 예측이 가능하다.

민간보험하에서는 수입인 가입자의 보험료가 지출인 보험급여비 총액과 보험사의 관리운영비, 영업이익까지 충당해야 하므로 대개 수입이 지출보다 큰 것을 지향하게 되지만 사회보험에서는 보험료의 총액과 보험급여의 총액이 균등해야 하는 보험재정 수지상등의 원리를 중시한다.

보험료를 너무 많이 징수하면 보험가입자에게 부담이 되고, 보험료를 너무 적게 징수하는 것은 보험재정을 어렵게 하기 때문에 수입과 지출의 균형을 맞추는 것이 적절하다. 실제로 사회보험에서는 보험료 수입보다는 보험급여의 지출이 더 크게 되는데 그 근거는 사회보험의 국가부양성으로 대개 일정한 국고보조금을 투입하고 있기 때문이다.

② 보험료 부담의 공평성 원칙

사회보험에서는 보험료에 능력비례부담원칙을 적용하여 소요재원을 조달할 때 피보험자의 부담능력, 즉 경제적 수준인 소득 수준에 따라 보험료를 산정하게 되며 민간보험과는 달리 피보험자의 인구학적 특성이나 보험사고율을 고려하지 않는다. 피고용자의 경우는 소득파악이 용이하여 공평한 부담이 가능하나, 자영업자의 경우는 소득파악이 어려워 이 원칙이 실현되기 어렵다. 그러므로 국가에서는 자영업자의 소득을 정확하게 파악할 수 있는 제도적 장치를 강구하여야 한다.

우리나라에서는 자영업자의 소득수준뿐만 아니라 이의 대리지표인 재산, 자동차, 경제활동참가율 등의 지표를 포함하여 보험료를 산출한다.

③ 의료보험료 공동부담의 원칙

민간보험은 수익자에 의해 비용이 부담되도록 하는 보험주의에 근거하고 있지만 사회보험은 직접적인 수익자층 외에 사회 각층에 비용을 분담시키는 부양주의를 채택하고 있다. 대개 직장가입자는 고용인의 사용자가 50% 이상을 분담하고, 지역가입자는 국가가 일정비율을 분담해 주고 있다.

국제노동기구ILO의 「사회보장 최저기준에 관한 조약1952」 제71조제1항에서 사회보장 비용은 공동부담 원칙을 채택하되, 보험분담금 또는 과세에 의해 재원을 조달하며, 자산이 적은 자에게 과중한 부담이 되지 않도록 해야 하고, 피보험자의 경제적 상태를 고려하는 등의 방법을 제시하고 있다.

④ 보험료 불가침의 원칙

보험료로 갹출된 재원은 피보험자와 피부양자를 위한 보험급여로만 활용하고, 보험공단의 사무비나 행정관리비로 보험료를 전용해서는 안 되는 것을 '보험료 불가침의 원칙'이라 한다. 대개 공단의 사무비나 행정관리비는 국고 보조로 충당하게 된다.

(2) 보험재정수지

① 수입

건강보험의 수입은 보험료, 국고보조, 기타 수입, 차입금 등으로 구성된다.

가. 보험료

보험료는 피보험자와 사용자로부터 염출한다.

피용자가 보험료를 부담하는 이유는 건강보험은 결국 피용자 자신을 위한 제도로서 사고의 발생이 일차적으로 본인에게 있기 때문이며, 건강에 대한 권리로서 급부를 청구하기 위함이다. 또한 일정한 보험료를 납부함으로써 급여비용을 절약하고 이 제도의 남용을 줄이기 위함이며, 그 밖에도 국가나 사용자에 대한 책임전가와 의타심을 갖지 않도록 하기 위함이다.

사용자가 비용을 부담하는 이유는 피용자의 사고에 대해서는 무과실책임주의 원칙에 따라 사용자에게 직 · 간접의 책임이 있기 때문이다. 또한 사회보장제도, 특히 건강보험제도는 노동력의 유지 · 증진을 가져다 주어 사용자에게도 이익이 되고, 사용자가 건강보험에 비용부담을 통한 기여를 함으로써 원래 사용자가 수행해야 될 복지시설의 일부를 대체하는 효과가 있기 때문이다.

나. 국고

국가가 부담주체가 되어야 하는 이유는 국가는 헌법상의 규정에 따라 국민의 최저생활에 대해 보장할 의무가 있으며, 근로자의 사고는 현대산업사회에서 필연적으로 발생하기 때문이다. 또한 사회보장제도의 확립으로 노사간의 안정 및 사회의 질서유지가 가능하므로 국가가 일정분의 기여를 함으로써 사회안정과 발전을 이룰 수 있다.

다. 그 밖의 수입

그 밖의 수입으로는 적립금에 의한 이자수입, 사업수입 임대수입, 관리비수입, 대관수입, 사업외 수입 자산운영수입, 편의시설운영수입, 기타 수입, 「국민건강증진법」에 의한 담배부담금 등이 있다.

② 지출

건강보험의 지출은 보험급여와 관리운영비로 구성된다.

가. 보험급여

보험급여는 질병, 상병, 분만 또는 사망 등의 보험사고가 발생했을 때 피보험자가 지불한 보험료에 대한 반대급부로서 피보험자 및 피부양자 등 수혜대상자에게 제공되는 의료서비스를 총칭한다. 보험급여는 요양급여, 분만급여, 건강진단 등의 현물급여가 있고, 요양비, 임신출산진료비, 본인부담상한액, 장애인보조기기 급여비 등의 현금급여가 있다.

나. 관리운영비

사회보험에서는 보험운영의 효율성을 도모하기 위한 한 수단으로서 관리운영비를 최소화하기 위해 노력한다. 관리운영비의 비중을 최소화함으로써 상대적으로 보험급여비의 비중을 증대시켜 내실화를 꾀할 수 있다.

관리운영비는 보험자의 운영비를 지칭하는 것으로 우리나라에서는 국민건강보험공단의 운영비가 해당된다.

(3) 국민건강보험 재정현황

우리나라 국민건강보험의 수입은 주로 보험료와 국고부담 및 건강증진기금 중 담배부담금으로 구성되고, 지출은 주로 보험급여와 관리운영비로 이루어지고 있다.

2015년 건강보험 수입은 총 532,921억 원으로 보험료 443,298억 원83.2%, 정부지원금 70,902억 원13.3%, 기타 18,721억 원3.5%으로 구성되어 있으며, 정부지원금에는 15,185억 원의 담배부담금이 포함되어 있다.

2015년 건강보험 지출은 481,621억 원으로 보험급여비 457,602억 원95.0%, 관리운영비 6,233억 원1.3%, 기타 17,786억 원3.7%으로 구성되고 있다.

건강보험 총 수지율은 수입에 대한 지출의 비율로 100%를 넘으면 적자이고, 100% 미만이면 흑자이다. 2000년 109.3으로 적자를 기록하였고 2001년 118.3으로 적자가 확대되었는데, 이는 2000년 7월 1일에 시행된 의약분업의 영향으로 보험급여액이 증가한 데 따른 것이었다.

2002년에는 103.4로 감소하였고, 2003년 91.4로 다시 흑자를 달성하였으며, 2004년 89.3으로 안정을 보이다가 2005년 94.7, 2006년 98.1, 2007년 99.4까지 다시 상승하였다.

이는 건강보험 급여종목의 확대와 중증환자의 본인부담 경감이나 본인부담상한액 설정 등의 보험급여 확대 정책표 5-13 참조에 의한 결과로 보험급여액이 증가한 결과이다. 2008년 수지율은 94.9%로 다시 안정되다가 2009년 건강보험료 동결의 영향으로 인하여 99.0%, 2010년에는 102.9%로 다시 증가하였다가, 2011년 96.1%, 2012년 92.2%, 2013년 87.4%로 다시 감소하였으나, 2014년은 88.6%, 2015년도 90.4%로 다시 증가하였다.

표 5-13 국민건강보험 재정 현황

(단위: 억 원)

구분		2008년	2009년	2010년	2011년	2012년	2013년	2014년	2015년
수 익	계(A)	**29,787,148,719**	**31,500,393,382**	**33,948,880,393**	**38,761,068,391**	**42,473,652,817**	**47,205,853,849**	**50,515,544,421**	**53,292,081,273**
	보험료(C1)	24,973,026,443	26,166,081,793	28,457,726,348	32,922,109,942	36,389,962,619	39,031,892,895	41,593,818,432	44,329,819,299
	정부지원금	4,026,244,600	4,682,831,080	4,856,096,000	5,028,322,763	5,343,180,300	5,799,355,000	6,314,933,000	7,090,180,000
	-보험재정국고지원금(C2)	3,002,299,600	3,656,585,080	3,793,034,000	4,071,546,000	4,335,900,000	4,800,744,000	5,295,798,000	5,571,650,000
	-담배부담금(C3)	1,023,945,000	1,026,246,000	1,063,062,000	956,776,763	1,007,280,300	998,611,000	1,019,135,000	1,518,530,000
	기타	787,877,676	651,480,508	635,058,045	810,635,686	740,509,898	2,374,605,954	2,606,792,989	1,872,081,974
비 용	계(B)	**28,273,326,469**	**31,189,152,469**	**34,926,339,447**	**37,258,746,902**	**39,152,044,404**	**41,265,338,093**	**44,752,555,676**	**48,162,139,596**
	보험급여비	26,654,304,738	30,040,870,809	33,749,302,672	35,830,249,261	37,581,294,601	39,674,332,277	42,827,513,037	45,760,188,015
	보험급여비(실급여비)(D)	(26,654,304,738)	(30,040,870,809)	(33,749,302,672)	(35,830,249,261)	(37,581,294,601)	(39,674,332,277)	(42,827,513,037)	(45,760,188,015)
	-요양급여비	25,917,712,501	29,228,497,172	32,828,448,405	34,782,840,853	36,412,260,566	38,439,809,780	41,491,373,560	44,265,380,839
	-요양급여비(실급여비)	(25,917,712,501)	(29,228,497,172)	(32,828,448,405)	(34,782,840,853)	(36,412,260,566)	(38,439,809,780)	(41,491,373,560)	(44,265,380,839)
	- 장제비	3,805,324	109,750	26,750	–	–	–	–	–
	- 본인부담액보상금	148,162,364	572,861	240,549	149,446	120,532	52,984	25,926	882
	- 건강검진비	584,624,549	708,774,738	801,372,727	880,820,346	958,503,466	996,832,525	1,101,394,225	1,264,691,154
	- 임신 · 출산 진료비	–	102,916,289	119,214,241	166,438,616	210,410,037	237,636,988	234,719,325	230,115,141
	관리운영비	672,030,189	659,722,664	675,095,179	611,160,200	614,424,605	630,896,362	641,896,430	623,330,927
	기타(계)	**946,991,542**	**488,558,996**	**501,941,596**	**817,337,441**	**956,325,198**	**960,109,454**	**1,283,146,209**	**1,778,620,654**
	사업경비	121,869,799	134,178,693	150,438,241	94,059,123	98,760,711	105,199,807	137,202,308	176,574,777
	사옥관리비	–	17,985,883	18,952,835	22,194,541	24,389,911	26,551,736	29,124,153	30,025,546
	타기관부담금	160,209,000	167,605,820	212,074,722	178,603,478	189,629,940	227,443,814	261,594,000	350,009,000
	기타	664,912,743	171,788,600	120,475,798	522,480,299	643,544,636	600,914,097	855,225,748	1,222,011,331
기타 포괄손익		–	–	–	–	–	19,582,748	-45,168,370	-15,133,106
총수지율(B/A)		94.9	99.0	102.9	96.1	92.2	87.4	88.6	90.4
보험료대급여비비율D/(C1+C2+C3))		91.9	97.4	101.3	94.4	90.1	88.5	89.4	89.0
당기차액(A-B)		1,513,822,250	311,240,913	△977,459,054	1,502,321,489	3,321,608,413	5,940,515,756	5,762,988,745	5,129,941,677
이월금		4,270,967,188	4,586,651,937	4,887,762,338	5,789,741,227	6,063,791,091	6,850,207,779	8,916,667,235	9,443,459,775
누적 법정준비금(E)		2,227,783,531	2,227,783,531	959,258,215	1,560,023,785	4,575,743,575	4,575,743,575	8,220,357,170	12,807,257,170
연간적용 인구1인당보험료(원)		604,139	637,156	683,228	772,415	843,173	899,690	955,210	1,019,546
연간적용 인구1인당급여비(원)		555,286	620,467	692,159	729,262	759,290	796,199	853,900	907,324

표 5-14 건강보험급여 범위의 변화

시행시기	보험급여 확대항목
1997. 1. 1	• 골수이식급여대상 확대(급여대상연령 40세에서 50세로, 급성골수성백혈병 재발 시에는 성인까지 확대 등) • 장애인보조기기 - 적용대상의 상한액 범위 내에서 구입비용의 80% 지원 - 지체장애인용 지팡이, 청각장애인용 보청기 등
1997. 9. 1	• 단일광자전산화단층촬영법 검사
1998. 4. 1	• 자가조혈모세포이식술
1999. 1. 1	• 고셔질환자의 효소대치법 외래진료비 산정특례에 추가
1999. 10. 10	• 장애인보조기기 보험급여품목 확대(의지, 보조기, 콘택트렌즈, 의안)
1999. 11. 15	• 의약품관리료 신설 • 검사실 정도관리를 위한 '임상병리검사종합검증료' 신설
2000. 7. 1	• 산전진찰 • 퇴장방지의약품사용장려비 신설
2001. 1. 1	• 가정간호
2002. 1. 1	• 만성질환관리료 신설
2004. 1. 1	• 암환자, 62개 희귀질환자 외래진료비 산정특례
2004. 3. 1	• 감마나이프 수술
2004. 4. 30	• 현역병 등 병역의무자 건강보험 적용
2004. 7. 1	• 진료비 본인부담금상한제 실시(6개월 간 300만 원 초과액 상환)
2005. 1	• MRI(자기공명영상) • 자연분만 본인부담면제 • 정신질환외래 본인부담 경감(30~50% → 20%) • 미숙아지원(본인부담면제) • 인공와우 급여
2005. 4	• 장애인보조기기(전동휠체어 등) 급여확대
2005. 5	• 골다공증 치료제 급여기간 연장(90일 → 180일)
2005. 8	• 100/100 전액부담행위, 치료재료 등 483항목 본인일부부담으로 전환
2005. 9	• 암 등 고액중증질환 보장성 강화 - 법정본인부담 인하(20% → 10%)
2005. 12	• 제픽스,헵세라 기준완화
2006. 1	• 만 6세 미만 입원아동 본인부담금 면제 • 장기이식수술 급여전환(간, 심장, 폐, 췌장) • 특정암건강검진 본인부담률 경감(위암, 유방암, 대장암, 간암 50% → 20%, 자궁경부암 면제) • 교도소수용자(급여정지 → 급여인정)
2006. 6	• 중증질환(암, 심장, 뇌질환) PET(양전자단층촬영) 건강보험 적용

시행시기	보험급여 확대항목
2006. 11	• 식대 급여전환 적용(본인부담률 20%) 만성폐쇄성폐질환 환자 재가 산소치료 건강보험 적용 • 요양기관 외 출산요양비(현금급여) 인상(7만 원 → 25만 원)
2007. 6. 1	• 중증환자 부담경감(희귀난치성질환자 지원, 화상진료 및 전문재활치료 활성화) • 화상진료 및 전문재활치료 활성(수가조정 증) • 장애인임산부 진료활성화(진료수가 상향 조정 등) • 정신질환에 의한 자살시도 및 본인 경과실 교통사고 환자 건강보험적용
2007. 6. 1	• 6세 미만 아동의 외래진료 부담 경감 등 본인부담액 제도변경
2007. 7. 1	• 본인부담액상한선 인하 (6개월 300만 원 → 200만 원)
2008. 1. 1	• 6세 미만 아동의 입원 법정 본인부담률 10%(이전 0%)로 조정 (단, 신생아는 본인부담면제) • 입원환자 식대 본인부담률 50%(이전 20%)로 조정 (일반, 중증질환, 6세 미만, 자연분만 등 포함) • 장례비 폐지(현행 제25조 삭제)
2008. 5. 1	• 방사성 옥소치료실(수가상향 인상)
2008. 6. 1	• 희귀난치질환 특정기호 확대
2008. 12. 15	• 산전진찰 바우처 제도 도입 실시(20만 원 지원)
2009. 1. 1	• 소득수준별 본인부담 상한제 실시 (소득 50% 이하 계층 200만 원, 소득 50% ~ 80% 계층 300만 원, 상위 20% 계층 400만 원)
2009. 7. 1	• 희귀난치성질환자(138개 질환) 입원과 외래 본인부담 경감(20% → 10%) • 종합전문병원 외래 본인부담률 인상(50% → 60%)
2009. 12. 1	• 아동충치예방을 위한 치아 홈 메우기(6세 ~ 14세 아동대상) • 한방물리치료 보험급여 적용 • 암환자의 입원 및 외래본인부담 경감(10% → 5%)
2010. 1	• 심장질환 · 뇌혈관질환의 본인부담 경감(10% → 5%) • 치료재료 급여 전환 • 결핵환자의 본인부담 경감(10%) • 중증화상 본인부담률 경감(입원외래 5%) • 항암제 보험급여 • 희귀난치 치료제 보험 적용
2010. 7	• MRI 보험급여 확대(척추, 관절) • 항암제 보험급여 • 희귀난치 치료제 보험 적용
2010. 12	• 장애인보조기기(전동스쿠터) 및 소모품 보험적용
2012. 7	• 백내장 등 7개 질병군에 의원급과 병원급 의료기관에 포괄수가제 당연적용

시행시기	보험급여 확대항목
2013. 7	• 만 75세 이상 노인의 완전틀니에 건강보험 적용 • 치석제거(만 20세 이상 대상, 연간 1회)와 부분틀니(만 75세 이상)에 대하여 보험 적용
2014. 7	• 만 75세 이상 노인의 임플란트 시술 건강보험 적용(50% 본인부담)
2014. 9	• 건강보험이 적용되는 일반병상이 6인실에서 4인실까지로 확대
2015. 7	• 틀니 및 치과임플란트 건강보험 요양급여 대상 연령을 만 70세 이상으로 확대 • 35세 이상 고위험 임산부 입원 시 건강보험 법정 본인부담금을 20%에서 10%로 완화
2016. 1	• 간암 검진주기 1년에서 6개월로 조정 • 자궁경부암 검진 연령기준 30세에서 20세로 조정
2017. 1	• 임신부의 의료기관 종별 외래본인부담률을 각각 20%p 인하 • 다태아 임산부 국민행복카드 지원액 인상(70만원 → 90만원) • 조산아 및 저체중아의 외래진료 본인부담률 10%로 인하

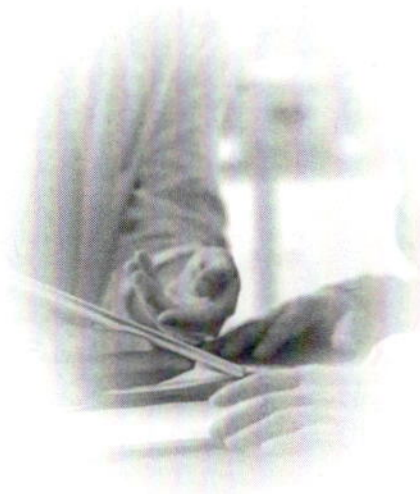

Chapter 6

건강보험 요양급여비용

1. 건강보험 요양급여 기준

1. 건강보험 요양급여(법 제41조)

① 가입자와 피부양자의 질병, 부상, 출산 등에 대하여 다음 각 호의 요양급여를 실시한다.

- 진찰 · 검사
- 약제藥劑 · 치료재료의 지급
- 처치 · 수술 및 그 밖의 치료
- 예방 · 재활
- 입원
- 간호
- 이송移送

② 요양급여의 범위는 다음 각 호와 같다.

- ① 각 호의 요양급여 제1항제2호의 약제는 제외 : 보건복지부장관이 비급여대상으로 정한 것을 제외한 일체의 것
- 제1항제2호의 약제 : 요양급여대상으로 보건복지부장관이 결정하여 고시한 것

③ 요양급여의 방법 · 절차 · 범위 · 상한 등의 기준은 보건복지부령으로 정한다.

④ 보건복지부장관은 요양급여의 기준을 정할 때 업무나 일상생활에 지장이 없는 질환에 대한 치료 등 보건복지부령으로 정하는 사항은 요양급여대상에서 제외되는 사항이하 "비급여대상"으로 정할 수 있다.

⑤ 요양급여의 방법 · 절차 · 범위 · 상한 및 제외대상 등은 「국민건강보험 요양급여의 기준에 관한 규칙」에서 필요한 사항을 규정하고 있다. 법 제41조제3항 관련

⑥ 요양급여 대상의 여부 결정에 관한 원칙으로 보건복지부장관은 의학적 타당성, 의료적 중대성, 치료 효과성, 비용 효과성, 환자의 비용부담 정도 및 사회적 편익 등을 고려하여 요양급여대상의 여부를 결정해야 한다. 규칙 제1조의2

2. 요양급여의 절차(국민건강보험 요양급여의 기준에 관한 규칙 제2조)

① 요양급여는 1단계 요양급여와 2단계 요양급여로 구분한다.

② 가입자 또는 피부양자는 1단계 요양급여를 받은 후 2단계 요양급여를 받아야 한다.

③ 1단계 요양급여는 상급종합병원을 제외한 요양기관에서 요양급여를 받는 것을 말하며, 2단계 요양급여는 상급종합병원에서 받는 요양급여를 말한다. 가입자 등이 상급종합병원에서 2단계 요양급여를 받고자 하는 때에는 상급종합병원에서의 요양급여가 필요하다는 의사소견이 기재된 건강진단 · 건강검진결과서 또는 요양급여의뢰서를 건강보험증 또는 신분증명서와 함께 제출하여야 한다.

④ 가입자 등이 상급종합병원에서 1단계 요양급여를 받을 수 있는 경우

- 「응급의료에 관한 법률」에 의한 응급환자인 경우
- 분만의 경우
- 치과에서 요양급여를 받는 경우
- 장애인복지법에 따른 등록 장애인 또는 단순 물리치료가 아닌 작업치료 · 운동치료 등의 재활치료가 필요하다고 인정되는 자가 재활의학과에서 요양급여를 받는 경우
- 가정의학과에서 요양급여를 받는 경우
- 당해 요양기관에서 근무하는 가입자가 요양급여를 받는 경우
- 혈우병 환자가 요양급여를 받는 경우

3. 요양급여의 신청(규칙 제3조)

① 가입자 등이 요양기관에 요양급여를 신청하는 때에는 건강보험증 또는 신분증명서를 제출하여야 한다. 이 경우 가입자 등이 요양급여를 신청한 날가입자 등이 의식불명 등 자신의 귀책사유 없이 건강보험증 또는 신분증명서를 제시하지 못한 경우에는 가입자 등임이 확인된 날로 한다부터 14일 이내에 건강보험증 또는 신분증명서를 제출하는 경우에는 요양급여를 신청한 때에 건강보험증 또는 신분증명서를 제출한 것으로 본다.

② 가입자 등이 건강보험증 또는 신분증명서를 제출하지 못하는 경우에는 가입자 등 또는 요양기관은 국민건강보험공단에 자격확인을 요청할 수 있으며, 요청을 받은 공단은 자격이 있는지의 여부를 확인하여 이를 건강보험자격확인통보서에 의하거나 전화나 팩스 또는 정보통신망을 이용하여 지체없이 해당 가입자 등 또는 요양기관에 통보하여야 한다.

③ 자격확인을 통보받은 경우에는 자격확인을 요청한 때에 건강보험증 또는 신분증명서를 제출한 것으로 본다.

④ 요양기관은 건강보험증 또는 신분증명서를 제출하지 못하는 가입자 등이 손쉽게 공단에 자격확인을 요청할 수 있도록 공단의 전화번호 등을 안내하거나 요양기관의 진료접수창구에 이를 게시하여야 한다.

4. 요양병원 입원진료 현황의 고지(규칙 제3조의2)

① 보건복지부장관은 「의료법」 제3조제2항제3호라목에 따른 요양병원「장애인복지법」 제58조제1항제4호에 따른 의료재활시설로서 「의료법」 제3조의2의 요건을 갖춘 의료기관인 요양병원은 제외한다. 이하 이 조에서 같다의 장에게 해당 요양병원에서 입원진료를 받는 가입자등의 입원 · 퇴원 일시 등 입원진료 현황을 공단에 알리도록 요구할 수 있다. 〈개정 2021. 3. 26.〉

② 제1항에 따른 입원진료 현황의 내용, 고지 방법 및 절차 등에 관한 구체적인 사항은 보건복지부장관이 정하여 고시한다.

5. 급여의 제한여부의 조회(규칙 제4조)

① 요양기관은 가입자 등이 국민건강보험법 규정에 의한 급여의 제한 또는 구상권 규정에 해당되는 것으로 판단되는 경우에도 요양급여를 실시하되, 지체없이 급여제한여부조회서에 의하여 공단에 급여제한 여부를 조회하여야 한다.

② 조회를 요청받은 공단은 7일공휴일 제외 이내에 급여의 제한여부를 결정하여 당해 요양기관에 급여제한 여부 결정통보서로 회신하여야 하며, 회신을 받은 요양기관은 공단의 결정내용을 요양급여를 개시한 날부터 소급하여 적용하여야 한다.

③ 회신이 있기 전에 요양급여가 종료되거나 회신 없이 7일이 경과된 때에는 공단이 당해 요양기관에 대하여 요양급여를 인정한 것으로 본다.

다만, 공단이 7일이 경과된 후에 급여제한을 결정하여 회신한 때에는 요양기관은 회신을 받은 날부터 공단의 결정에 따라야 한다.

④ 공단은 급여의 제한 또는 구상권 규정에 의하여 요양급여를 제한하여야 함에도 불구하고 요양급여를 받은 가입자 등에 대하여는 부당이득의 징수 규정에 의하여 부당이득에 해당되는 금액을 징수한다.

⑤ 요양기관은 보험급여를 받을 수 있는 사람이 다른 법령에 따라 국가나 지방자치단체로부터 보험급여에 상당하는 급여를 받거나 보험급여에 상당하는 비용을 지급받게 되는 경우에는 그 한도에서 보험급여를 하지 아니하여야 하나, 한도를 초과하여 요양급여를 행한 경우에는 그 날부터 7일 이내에 요양급여 적용통보서에 의한 그 사실을 공단에 알려야 한다.

6. 요양급여일수의 확인(규칙 제4조의2)

① 가입자 등은 요양급여일수에 대한 확인을 공단에 요청할 수 있다.

② 공단은 요양급여비용이 청구되어 지급된 요양급여내역별 요양급여일수를 문서, 팩스 또는 정보통신망 등을 이용하여 지체 없이 해당 가입자 등에게 통보하여야 한다.

7. 요양급여의 적용기준 및 방법(규칙 제5조)

(1) 요양기관은 가입자 등에 대한 요양급여를 요양급여의 적용기준 및 방법에 의하여 실시하여야 한다.

(2) 요양급여의 적용기준 및 방법에 관한 세부사항은 의약계 · 공단 및 건강보험심사평가원의 의견을 들어 보건복지부장관이 정하여 고시한다.

(3) 조혈모세포이식 및 심실 보조장치 치료술의 요양급여의 적용기준 및 방법에 관한 세부 사항은 의약계 · 공단 및 건강보험심사평가원의 의견을 들어 보건복지부장관이 따로 정하여 각각 고시한다.

(4) 중증질환자에게 처방 · 투여하는 약제 중 보건복지부장관이 정하여 고시하는 약제에 대한 요양급여의 적용기준 및 방법에 관한 세부사항은 중증질환심의위원회의 심의를 거쳐 건강보험심사평가원장이 정하여 공고한다.

이 경우 건강보험심사평가원장은 요양기관 및 가입자 등이 해당 공고의 내용을 언제든지 열람할 수 있도록 관리하여야 한다.

1) 요양급여의 일반원칙 [별표 1] 〈개정 2021. 3. 26〉 (규칙 제5조제1항 관련)

① 요양급여는 가입자 등의 연령 · 성별 · 직업 및 심신상태 등의 특성을 고려하여 진료의 필요가 있다고 인정되는 경우에 정확한 진단을 토대로 하여 환자의 건강증진을 위하여 의학적으로 인정되는 범위 안에서 최적의 방법으로 실시하여야 한다.

② 요양급여를 담당하는 의료인은 의학적 윤리를 견지하여 환자에게 심리적 건강효과를 주도록 노력하여야 하며, 요양상 필요한 사항이나 예방의학 및 공중보건에 관한 지식을 환자 또는 보호자에게 이해하기 쉽도록 적절하게 설명하고 지도하여야 한다.

③ 요양기관은 가입자 등의 요양급여에 필요한 적정한 인력 · 시설 및 장비를 유지하여야 한다. 이 경우 보건복지부장관은 인력 · 시설 및 장비의 적정기준을 정하여 고시할 수 있다.

④ ③의 규정에도 불구하고, 가입자 등에 대한 최적의 요양급여를 실시하기 위하여 필요한 경우, 보건복지부장관이 정하여 고시하는 바에 따라 다른 기관에 검사를 위탁하거나, 당해 요양기관에 소속되지 아니한 전문성이 뛰어난 의료인을 초빙하거나, 다른 요양기관에서 보유하고 있는 양질의 시설 · 인력 및 장비를 공동 활용할 수 있다.

⑤ 요양기관은 요양급여에 필요한 약제 · 치료재료를 직접 구입하여 가입자 등에게 지급하여야 한다. 다만, 다음의 어느 하나에 해당하는 경우에는 예외이다.

㉮ 약사법에 따라 의사 또는 치과의사가 직접 약제를 조제할 수 없는 경우

㉯ 약사법에 따라 의사 또는 치과의사가 직접 약제를 조제할 수 있는 경우 중 보건복지부장관이 정하는 경우

⑥ 개설자가 동일한 요양기관은 동일 가입자 등의 동일상병에 대하여 같은 날 외래로 요양급여를 중복하여 실시하여서는 아니된다. 이 경우 요양급여 중복의 범위는 보건복지부장관이 정하여 고시한다.

⑦ 「의료급여법」에 따라 의료급여를 받는 자가 건강보험의 가입자 또는 피부양자로 자격이 변동된 경우, 요양급여의 기간 또는 인정개수 등을 정하고 있는 행위 · 약제 및 치료재료에 대하여는 건강보험의 요양급여 내용과 의료급여의 수급내용을 연계하여 적용한다.

⑧ 요양급여는 연구 또는 시험 의료연구개발기관의 임상연구에 대한 특례임상연구는 제외한다 의 목적으로 이루어지는 의료행위 등에는 실시해서는 안 된다. 다만, 보건복지부장관이 정하여 고시하는 기준 및 절차 등에 따라 이루어지는 임상연구 또는 임상시험과 관련하여 해당 연구 또는 시험에 참여하는 환자의 질병이나 부상 등을 위한 진료 및 치료 등의 통상적 요양급여로서 보건복지부장관이 정하는 요양급여는 그렇지 않다.

2) 진찰·검사, 처치·수술 기타의 치료

① 각종 검사를 포함한 진단 및 치료행위는 진료상 필요하다고 인정되는 경우에 한하여야 한다.

② 보건복지부장관이 정하여 고시하는 질병군에 대한 입원진료의 경우 그 입원진료기간 동안 행하는 것이 의학적으로 타당한 검사 · 처치 등의 진료행위는 당해 입원진료에 포함하여 행하여야 한다.

3) 약제의 지급

① 처방 · 조제

㉮ 영양공급 · 안정 · 운동 그 밖에 요양상 주의를 함으로써 치료효과를 얻을 수 있다고 인정되는 경우에는 의약품을 처방 · 투여하여서는 아니되며, 이에 관하여 적절하게 설명하고 지도하여야 한다.

㉯ 의약품은 약사법령에 의하여 허가 또는 신고된 사항 효능 · 효과 및 용법 · 용량 등 의 범위 안에서 환자의 증상 등에 따라 필요 · 적절하게 처방 · 투여하여야 한다. 다만, 안전성 · 유효성 등에 관한 사항이 정하여져 있는 의약품 중 진료상 반드시 필요하다고 보건복지부장관이 정하여 고시하는 의약품의 경우에는 허가 또는 신고된 사항의 범위를 초과하여 처방 · 투여할 수 있으며, 중증환자에게 처방 · 투여하는 약제로서 보건복지부장관이 정하여 고시하는 약제의 경우에는 건강보험심사평가원장이 공고한 범위 안에서 처방 · 투여할 수 있다.

㉰ 요양기관은 중증환자에 대한 약제의 처방 · 투여 시 해당 약제 및 처방 · 투여의 범위가 ㉯의 허용범위에는 해당하지 아니하나 해당 환자의 치료를 위하여 특히 필요한 경우에는 해당 약재의 품목명 및 처방 · 투여의 범위 등에 대하여 건강보험심사평가원장이 인정하는 범위 안에서 처방 · 투여할 수 있다. 이 경우 건강보험 심사평가원장은 해당 약제의 품목명 및 처방 · 투여의 범위를 심의하기에 적절하다고 판단되는 관련 단체 또는 중증질환심의위원회의 심의를 거쳐 해당 약재의 품목명 및 처방 · 투여의 범위를 인정해야 한다.

㉱ 식품의약품안전처장이 긴급한 도입이 필요하다고 인정한 품목의 경우에는 식품의약품안전처장이 인정한 범위 안에서 처방 · 투여하여야 한다.

㉲ 항생제 · 스테로이드제제 등 오남용의 폐해가 우려되는 의약품은 환자의 병력 · 투약력 등을 고려하여 신중하게 처방 · 투여하여야 한다.

㉳ 진료상 2품목 이상의 의약품을 병용하여 처방 · 투여하는 경우에는 1품목의 처방 투여로는 치료효과를 기대하기 어렵다고 의학적으로 인정되는 경우에 한한다.

② 주사

㉮ 주사는 경구투약을 할 수 없는 경우, 경구투약 시 위장장애 등의 부작용을 일으킬 염려가 있는 경우, 경구투약으로 치료효과를 기대할 수 없는 경우 또는 응급환자에게 신속한 치료효과를 기대할 필요가 있는 경우에 한한다.

㉯ 동일 효능의 먹는 약과 주사제는 병용하여 처방 · 투여하여서는 아니된다. 다만, 경구투약만으로는 치료효과를 기대할 수 없는 불가피한 경우에 한하여 병용하여 처방 · 투여할 수 있다.

㉰ 혼합주사는 치료효과를 높일 수 있다고 의학적으로 인정되는 경우에 한한다.

㉱ 당류제제 · 전해질제제 · 복합아미노산제제 · 혈액대용제 · 혈액 및 혈액성분제제의 주사는 의학적으로 특히 필요하다고 인정되는 경우에 한한다.

4) 치료재료의 지급

치료재료는 약사법 기타 다른 관계법령에 의하여 허가 · 신고 또는 인정된 사항효능 · 효과 및 사용방법의 범위 안에서 환자의 증상에 따라 의학적 판단에 의하여 필요 · 적절하게 사용한다.

다만, 안전성 · 유효성 등에 관한 사항이 정해져 있는 치료재료 중 진료에 반드시 필요하다고 보건복지부장관이 정한 치료재료의 경우에는 보건복지부장관이 정하여 고시하는 바에 따라 전문평가위원회의 평가를 거쳐 허가 · 신고 또는 인정된 사항효능 · 효과 및 사용방법의 범위를 초과하여 사용할 수 있다.

5) 예방·재활

재활 및 물리치료이하요법는 약물투여 또는 처치 및 수술 등에 의하여 치료효과를 얻기 곤란한 경우로서 재활 및 물리치료이하요법가 보다 효과가 있다고 인정되는 경우에 행한다.

6) 입원

① 입원은 진료상 필요하다고 인정되는 경우에 한하며 단순한 피로회복 · 통원불편 등을 이유로 입원지시를 하여서는 아니 된다.

② 퇴원은 의학적 타당성과 퇴원계획의 충분성 등을 신중하게 고려하여 적절한 시기에 행하여져야 한다.

③ 입원환자에 대한 식사는 환자의 치료에 적합한 수준에서 의료법령 및 식품위생법령에서 정하는 기준에 맞게 위생적인 방법으로 제공하여야 한다.

7) 가정간호

가정간호는 진료상 퇴원 후 계속적인 치료와 관리가 필요한 경우에 의사 또는 한의사의 진단과 처방에 의하여 가정전문간호사가 실시하여야 한다.

8) 의료장비

① 요양기관은 「의료기기법」 제2조제1항에 따른 의료기기를 사용할 경우 식품의약품안전처장의 제조 또는 수입허가를 받거나 신고한 것에 한하여 그 허가 또는 신고된 범위에서 사용하여야 한다.

② 요양기관은 진단용 방사선 발생장치를 사용할 경우 「의료법」 제37조제1항과 「진단용 방사선 발생장치의 안전관리에 관한 규칙」에 따라 시장 · 군수 · 구청장자치구의 구청장을 말한다에게 신고한 것에 한하여 사용하여야 하며, 검사를 받지 아니하거나 검사결과 부적합 판정을 받은 진단용 방사선 발생장치를 사용하여서는 아니 된다.

③ 요양기관은 치료용 방사선 발생장치를 사용할 경우 「원자력안전법」 제53조에 따라 원자력안전위원회의 사용허가를 받거나 신고 후 사용하여야 하며, 검사를 받지 아니하거나 검사결과 부적합 판정을 받은 치료용 방사선 발생장치를 사용하여서는 아니 된다.

④ 요양기관은 특수의료장비를 사용할 경우 「의료법」과 「특수의료장비의 설치 및 운영에 관한 규칙」에 따라 시장 · 군수 · 구청장에게 등록한 것만을 사용해야 하고, 같은 규칙 제3조에 따른 설치안정기준에 맞게 설치 · 운영해야 하며, 「의료법」과 「특수의료장비의 설치 및 운영에 관한 규칙」에 따라 품질관리검사를 받지 아니하거나 품질관리검사결과 부적합 판정을 받은 특수의료장비를 사용하여서는 아니 된다.

⑤ 요양기관은 그 밖에 다른 법령에서 정하고 있는 의료장비를 사용할 경우 해당 법령에서 정하고 있는 의료장비의 사용기준에 맞게 사용하여야 한다.

⑥ 위 규정에도 불구하고 안전성 · 유효성 등에 관한 사항이 정하여져 있는 의료장비 중 진료에 반드시 필요하다고 보건복지부장관이 정하여 고시하는 의료장비의 경우에는 관계 법령상의 허가 또는 신고된 범위를 초과하여 사용할 수 있다.

⑦ 「국민건강보험법 시행규칙」 제12조제1항 및 제2항에 따라 의료장비의 현황을 신고받은 건강보험심사평가원장은 해당 의료장비의 제조 · 수입업체, 품목, 제조 연월 등 의료장비의 품질관리 및 이력관리에 필요한 사항을 식별부호화하여 관리할 수 있다. 이 경우 식별부호화의 방법 및 절차에 필요한 사항은 보건복지부장관이 정하여 고시한다.

8. 중증질환심의위원회(규칙 제5조의2)

① 중증환자에게 처방 · 투여되는 약제에 대한 요양급여 적용기준 및 방법에 대하여 심의하기 위하여 건강보험심사평가원에 중증질환심의위원회를 둔다.

② 중증질환심의위원회는 보건의료분야에 관한 학식과 경험이 풍부한 45인 이내의 위원으로 구성하되, 중증질환심의위원회의 구성 및 운영 등에 관하여 필요한 사항은 건강보험심사평가원의 정관으로 정한다.

9. 동일성분 의약품의 중복 처방·조제 제한(규칙 제5조의3)

① 가입자 등이 3개 이상의 요양기관을 방문하여 동일한 상병傷病으로 동일성분 의약품을 처방 · 조제 받을 수 있는 일수는 6개월 동안 215일 미만으로 한다.

② 구체적인 인정기준과 관리 등 필요한 사항은 보건복지부장관이 정하여 고시한다.

10. 요양급여의 의뢰 및 가입자 등의 회송 등(규칙 제6조)

① 요양기관은 가입자 등에게 적절한 요양급여를 행하기 위하여 필요한 경우에는 다른 요양기관에게 요양급여를 의뢰할 수 있다.

② 요양급여를 의뢰받은 요양기관은 가입자 등의 상태가 호전되었을 때에는 요양급여를 의뢰한 요양기관이나 1단계 요양급여를 담당하는 요양기관으로 가입자 등을 회송할 수 있다.

③ 요양기관이 요양급여를 의뢰하는 경우에는 요양급여의뢰서를, 가입자 등을 회송하는 경우에는 요양급여회송서를 가입자 등에게 발급해야 한다. 이 경우 요양급여를 의뢰하거나 가입자등을 회송하는 요양기관은 가입자등의 동의를 받아 진료기록의 사본 등 요양급여에 관한 자료를 요양급여를 의뢰받거나 가입자등을 회송받는 요양기관에 제공해야 한다. 〈개정 2020. 6. 29.〉

④ 건강보험심사평가원은 요양급여의 의뢰 및 가입자등의 회송이 효율적으로 이루어질 수 있도록 진료 의뢰·회송 중계시스템을 설치하여 운영할 수 있다. 〈신설 2020. 6. 29.〉

⑤ 제1항부터 제4항까지에서 규정한 사항 외에 요양급여의 의뢰, 가입자등의 회송, 진료 의뢰 · 회송 중계시스템의 운영 방법 등에 필요한 사항은 보건복지부장관이 정하여 고시한다. 〈신설 2020. 6. 29.〉 [제목개정 2020. 6. 29.]

11. 요양급여비용 계산서·영수증의 발급 및 보존(규칙 제7조)

① 요양기관이 요양급여를 실시한 때에는 가입자 등에게 다음 각 호의 구분에 의한 계산서 · 영수증을 발급하여야 한다. 다만, 요양기관 중 종합병원 · 병원 · 치과병원 · 한방병원 및 요양병원을 제외한 요양기관이 외래진료를 한 경우에는 별지 제12호 서식의 간이 외래 진료비계산서 · 영수증을 발급할 수 있다.

㉮ 입원 및 외래진료의 경우한방의 경우를 제외한다 : 진료비 계산서 · 영수증

㉯ 한방입원 및 한방외래진료의 경우 : 한방진료비 계산서 · 영수증

㉰ 약국 및 한국희귀의약품센터의 경우 : 약제비 계산서 · 영수증

② 요양기관은 가입자 등이 「소득세법」 제59조의4제2항에 따른 의료비공제를 받기 위하여 당해 연도의 진료비 또는 약제비 납입내역의 확인을 요청한 경우에는 진료비 약제비 납입확인서를 발급하여야 한다.

③ 요양기관은 가입자 등이 ①의 규정에 의한 계산서 · 영수증에 대하여 세부산정내역을 요구하는 경우에는 이를 제공하여야 한다. 이 경우 요양기관은 보건복지부장관이 정하여 고시하는 바에 따라 급여대상 및 비급여대상의 세부 항목별로 비용 단가, 실시 · 사용 횟수, 실시 · 사용기간 및 비용 총액 등을 산정하여 제공하되, 급여대상의 경우에는 세부 항목별로 본인부담금액과 공단부담금액을 구분하여 제공하여야 한다.

④ 요양기관은 ③에도 불구하고 가입자 등이 질병군별로 하나의 포괄적인 행위로 고시된 요양 급여를 받거나 1일당 행위로 고시된 요양급여를 받는 경우에는 다음 각 호에 한정하여 세부내역을 제공하여야 한다. 이 경우 세부내역의 제공 방법에 관하여는 ③의 후단을 준용한다.

- 비급여 대상
- 요양급여비용의 본인부담항목
- 보건복지부장관이 정하여 고시하는 포괄적인 행위 또는 1일당 행위에서 제외되는 항목

⑤ 요양기관이 요양급여를 행한 경우에는 ①의 규정에 의한 계산서 · 영수증 부본을 당해 요양급여가 종료된 날부터 5년간 보존하여야 한다. 다만, 요양기관이 본인부담금수납대장을 작성하여 보존하는 경우에는 이를 계산서 · 영수증 부본에 갈음한다.

⑥ ⑤에 따른 계산서 · 영수증 부본 및 본인부담금수납대장은 「전자문서 및 전자거래 기본법」에 따른 전자문서로 작성 · 보존할 수 있다.

12. 요양급여 대상의 고시(규칙 제8조)

① 보건복지부장관은 요양급여대상을 급여목록표로 정하여 고시하되, 요양급여행위, 약제 및 치료재료로 구분하여 고시 다만, 보건복지부장관이 정하여 고시하는 요양기관의 진료에 대하여는 행위 · 약제 및 치료재료를 묶어 1회 방문에 따른 행위로 정하여 고시할 수 있다

② 보건복지부장관은 ①에도 불구하고 보건복지부장관이 정하여 고시하는 질병군에 대한 입원진료의 경우에는 해당 질병군별로 모든 행위 · 약제 및 치료재료를 묶어 하나의 포괄적인 행위로 정하여 고시이 경우 하나의 포괄적인 행위에서 제외되는 항목은 보건복지부장관이 정하여 고시할 수 있다

③ 보건복지부장관은 ①에도 불구하고 요양병원의 입원진료나 호스피스 · 완화의료의 입원진료의 경우에는 행위 · 약제 및 치료재료를 묶어 1일당 행위로 정하여 고시1일당 행위에서 제외되는 항목은 보건복지부장관이 정하여 고시할 수 있다

④ 보건복지부장관은 요양급여대상을 고시함에 있어 행위 또는 하나의 포괄적인 행위의 경우에는 요양급여의 상대가치점수를 함께 정하여 고시해야 한다. 〈개정 2021. 3. 26〉

13. 의료연구개발기관의 임상연구에 대한 특례(규칙 제8조의2)

① 보건복지부장관이 지정한 의료기관의 의료연구개발기관이 의료연구개발을 위하여 의약품, 의료기기 및 의료기술을 임상연구 대상자에게 사용하는 경우에는 이 규칙이 정하는 바에 따라 다음 각 호의 요양급여를 실시한다.

- 진찰 · 검사
- 약제藥劑 · 치료재료의 지급
- 처치 · 수술 및 그 밖의 치료
- 재활
- 입원
- 간호

② 위의 경우에도 불구하고 다음 각 호의 어느 하나에 해당하는 경우에는 요양급여 대상에서 제외할 수 있다.

- 별표 2에 따른 비급여대상에 해당하는 경우
- 임상연구로 인한 후유증에 해당한다고 보건복지부장관이 인정하는 경우
- 임상연구 대상자의 질병 및 질환의 특성 · 상태 그 밖에 임상연구 대상자에게 행하는 행위 · 약제 또는 치료재료의 성격이나 내용 등에 비추어 요양급여를 실시하는 것이 현저히 곤란하다고 보건복지부장관이 인정하는 경우

③ 보건복지부장관은 요양급여 또는 비급여의 적정성 여부 등을 판단하기 위하여 지정 의료연구개발기관이나 그 밖의 관계 기관 · 단체에 필요한 자료나 의견의 제출을 요청할 수 있다.

14. 비급여대상(별표 2) 〈개정 2021. 10. 1〉 (제9조 관련)

① 다음 각 목의 질환으로서 업무 또는 일상생활에 지장이 없는 경우에 실시 또는 사용되는 행위 · 약제 및 치료재료

㉮ 단순한 피로 또는 권태

㉯ 주근깨 · 다모多毛 · 무모無毛 · 백모증白毛症 · 딸기코주사비 · 점모반 · 사마귀 · 여드름 · 노화현상으로 인한 탈모 등 피부질환

㉰ 발기부전impotence · 불감증 또는 생식기 선천성기형 등의 비뇨생식기 질환

㉱ 단순 코골음

㉲ 질병을 동반하지 아니한 단순포경phimosis

㉳ 검열반 등 안과질환

㉴ 기타 ㉮목 내지 ㉳목에 상당하는 질환으로서 보건복지부장관이 정하여 고시하는 질환

② 다음 각 목의 진료로서 신체의 필수기능 개선 목적이 아닌 경우에 실시 또는 사용되는 행위 · 약제 및 치료재료

㉮ 쌍꺼풀수술이중검수술, 코성형수술융비술, 유방확대 · 축소술, 지방흡인술, 주름살제거술 등 미용목적의 성형수술과 그로 인한 후유증 치료

㉯ 사시교정, 안와격리증의 교정 등 시각계 수술로서 시력개선의 목적이 아닌 외모개선 목적의 수술

㉰ 치과교정. 다만, 선천성 기형으로 저하된 씹는 기능 및 발음 기능을 개선하기 위한 치과교정으로서 보건복지부장관이 정하여 고시하는 경우는 제외

㉱ 씹는 기능 및 발음기능 개선의 목적이 아닌 외모개선 목적의 턱얼굴악안면 교정술

㉲ 관절운동 제한이 없는 반흔구축성형술 등 외모개선 목적의 반흔제거술

㉳ 안경이나 콘텍트렌즈 등을 대체하기 위한 시력교정술

㉴ 질병 치료가 아닌 단순히 키 성장을 목적으로 하는 진료

㉵ 그 밖에 ㉮목 내지 ㉴목까지에 상당하는 외모개선 목적의 진료로서 보건복지부장관이 정하여 고시하는 진료

③ 다음 각 목의 예방진료로서 질병 · 부상의 진료를 직접목적으로 하지 아니하는 경우에 실시 또는 사용되는 행위 · 약제 및 치료재료

㉮ 본인의 희망에 의한 건강검진 공단이 가입자 등에게 실시하는 건강검진 제외

㉯ 예방접종 파상풍 혈청주사 등 치료목적으로 사용하는 예방주사 제외

㉰ 구취제거, 치아 착색물질 제거, 치아교정 및 보철을 위한 치석제거 및 구강보건 증진 차원에서 정기적으로 실시하는 치석제거. 다만, 치석제거만으로 치료가 종료되는 전체 치석제거로서 보건복지부장관이 정하여 고시하는 경우는 제외한다.

㉱ 불소부분도포, 치면열구전색 치아홈메우기 등 치아우식증 충치 예방을 위한 진료. 다만, 18세 이하인 사람의 치아 중 치아우식증이 생기지 않은 순수 건전치아인 제1큰어금니 또는 제2큰어금니에 대한 치면열구전색 치아홈메우기 은 제외한다.

㉲ 멀미 예방이나 금연 등을 위한 진료

㉳ 유전성 질환 등 태아 또는 배아의 이상유무를 진단하기 위한 유전학적 검사

㉴ 장애인 진단서 등 각종 증명서 발급을 목적으로 하는 진료

㉵ 기타 ㉮목 내지 ㉲목에 상당하는 예방진료로서 보건복지부장관이 정하여 고시하는 예방진료

④ 보험급여시책상 요양급여로 인정하기 어려운 경우 및 그 밖에 건강보험급여 원리에 부합하지 아니하는 경우로서 다음 각 목에서 정하는 비용 · 행위 · 약제 및 치료재료

㉮ 가입자 등이 다음 각 항목 중 어느 하나의 요건을 갖춘 요양기관에서 1개의 입원실에 1인이 입원할 수 있는 병상 이하 "상급병상"이라 한다 을 이용한 경우에는 다음 표의 구분에 따라 부담하는 비용 다만, 격리치료 대상인 환자가 1인실에 입원하는 경우 등 보건복지부장관이 정하여 고시하는 불가피한 경우는 제외한다

요양기관 구분	비 용
의료법 제3조제1항제1호에 따른 의원급 의료기관	제8조에 따라 고시한 요양급여대상인 입원료(이하 "입원료"라 한다) 외에 추가로 부담하는 입원실 이용 비용
의료법 제3조제2항제3호나목에 따른 치과병원	
의료법 제3조제2항제3호가목에 따른 병원 중 진료과목에 소아청소년과 또는 산부인과를 둔 병원으로서 보건복지부장관이 정하여 고시하는 요건을 갖춘 병원(이하 "아동 · 분만병원"이라 한다)	
상급종합병원	입원실 이용 비용 전액
의료법 제3조제2항제3호에 따른 병원급 의료기관(치과병원 및 아동 · 분만병원은 제외)	

• 의료법령에 따라 허가를 받거나 신고한 병상 중 입원실 이용 비용을 입원료만으로 산정하는 일반병상이하 "일반병상"이라 한다을 다음의 구분에 따라 운영하는 경우. 다만, 격리병실, 무균치료실, 특수진료실 및 중환자실과 외국인환자를 위한 전용 병실 및 병동의 병상은 일반병상 및 상급병상의 계산에서 제외한다.

– 의료법령에 따라 신고한 병상이 10병상을 초과하는 「의료법」에 따른 의원급 의료기관, 치과병원, 산부인과 또는 주산기 전문병원 및 아동 · 분만병원 : 일반병상을 총 병상의 2분의 1 이상 확보할 것

– 「의료법」에 따른 병원급의료기관치과병원 및 아동 · 분만병원을 제외한다 : 일반병상을 총 병상의 5분의 3 이상 확보할 것

– 의료법 제3조제2항제3호마목의 종합병원 및 같은 법 제3조의4제1항에 따른 지정을 받은 상급종합병원 : 일반병상을 총 병상의 5분의 4 이상 확보할 것

• 의료법령에 의하여 신고한 병상이 10병상 이하인 경우

㉯ ㉮목에도 불구하고 다음 각 항목에 해당하는 경우에는 다음의 구분에 따른 비용

• 가입자 등이 「의료법」에 따른 요양병원「정신보건법」에 따른 정신의료기관 중 정신병원, 「장애인복지법」에 따른 장애인 의료재활시설은 제외한다. 중 입원실 이용비용을 입원료만으로 산정하는 일반병상격리병실, 무균치료실, 특수진료실 및 중환자실과 외국인환자를 위한 전용 병실 및 병동의 병상은 제외한다을 50퍼센트 이상 확보하여 운영하는 요양병원에서 1개의 입원실에 5인 이하가 입원할 수 있는 병상을 이용하는 경우 : 고시한 입원료 외에 추가로 부담하는 입원실 이용 비용

• 가입자 등이 상급종합병원, 종합병원, 병원 중 「호스피스 · 완화의료 및 임종과정에 있는 환자의 연명의료결정에 관한 법률」 제25조에 따라 호스피스 전문기관으로 지정된 요양기관에서 1인실 병상을 이용하여 같은 법 제28조에 따른 호스피스 · 완화의료를 받는 경우 : 호스피스 · 완화의료 입원실의 입원료 중 4인실 입원료 외에 추가로 부담하는 입원실 이용 비용격리치료 대상인 환자가 1인실에 입원하는 경우, 임종실을 이용하는 경우 제외

㉰ 선별급여를 받는 사람이 요양급여비용 외에 추가로 부담하는 비용

㉱ 장애인에게 보험급여를 실시하는 보조기기를 제외한 보조기 · 보청기 · 안경 또는 콘택트렌즈 등 보조기기. 다만, 보청기 중 보험급여의 적용을 받게 될 수술과

관련된 치료재료인 보건복지부장관이 정하여 고시하는 보청기는 제외한다.

㉤ 친자확인을 위한 진단

㉥ 치과의 보철보철 재료 및 기공료 등을 포함한다 및 치과 임플란트를 목적으로 실시한 부가수술골이식수술 등을 포함한다. 다만, 보건복지부장관이 정하여 고시하는 65세 이상인 사람의 틀니 및 치과임플란트는 제외한다.

㉦ 및 ㉧ 삭제 〈2002. 10. 24〉

㉨ 보건복지부장관이 고시한 약제에 관한 급여목록표에서 정한 일반의약품으로서 「약사법」에 따른 조제에 의하지 아니하고 지급하는 약제

㉩ 삭제 〈2006. 12. 29〉

㉪ 삭제 〈2018. 12. 31〉

㉫ 「장기 등 이식에 관한 법률」에 따른 장기이식을 위하여 다른 의료기관에서 채취한 골수 등 장기의 운반에 소요되는 비용

㉬ 「마약류 관리에 관한 법률」에 따른 마약류 중독자의 치료보호에 소요되는 비용

㉭ 요양급여대상 또는 비급여대상으로 결정 · 고시되기 전까지의 행위 · 치료재료「신의료기술평가에 관한 규칙」에 따른 평가 유예 신의료기술을 포함하되, 신의료기술평가 결과 안전성 · 유효성을 인정받지 못한 경우에는 제외한다. 다만, 소급하여 요양급여대상으로 적용되는 행위 · 치료재료「신의료기술평가에 관한 규칙」에 따른 평가 유예 신의료기술을 포함한다는 제외한다.

㉮ 「신의료기술평가에 관한 규칙」에 따른 제한적 의료기술

㉯ 「의료기기법 시행규칙」에 따른 의료기기를 장기이식 또는 조직이식에 사용하는 의료행위

㉰ 그 밖에 요양급여를 함에 있어서 비용효과성 등 진료상의 경제성이 불분명하여 보건복지부장관이 정하여 고시하는 검사 · 처치 · 수술 기타의 치료 또는 치료재료

⑤ 삭제 〈2006. 12. 29〉

⑥ 보건복지부장관이 정하여 고시하는 질병군에 대한 입원진료의 경우에는 ① 내지 ④④의 ㉭목을 제외한다, ⑦에 해당되는 행위 · 약제 및 치료재료. 다만, ②의 ㉧목, ③의 ㉧목, ④의 ㉰목은 다음 각 목에서 정하는 경우에 한정한다.

㉮ 보건복지부장관이 정하여 고시하는 행위 및 치료재료

㉯ 질병군 진료 외의 목적으로 투여된 약제

⑥-2 호스피스 · 완화의료 입원진료의 경우에는 ①부터 ③까지, ④의 ㉯목2 · ㉰목에 해당되는 행위 · 약제 및 치료재료. 다만, ②의 ㉳목, ③의 ㉴목 및 ④의 ㉰목은 보건복지부장관이 정하여 고시하는 행위 및 치료재료에 한정한다.

⑦ 건강보험제도의 여건상 요양급여로 인정하기 어려운 경우

㉮ 보건복지부장관이 정하여 고시하는 한방물리요법

㉯ 한약첩약 및 기상한의서의 처방 등을 근거로 한 한방생약제제

⑧ 약사법령에 따라 허가를 받거나 신고한 범위를 벗어나 약제를 처방 · 투여하려는 자가 보건복지부장관이 정하여 고시하는 절차에 따라 의학적 근거 등을 입증하여 비급여로 사용할 수 있는 경우. 다만, 중증환자에게 처방 · 투여하는 약제 중 보건복지부장관이 정하여 고시하는 약제는 건강보험심사평가원장의 공고에 따른다.

15. 요양급여대상 · 비급여대상 여부 확인(규칙 제9조의2)

① 요양기관, 의료인 단체, 의료기관 단체, 대한약사회 또는 대한한약사회, 치료재료의 제조업자 · 수입업자치료재료가 인체조직인 경우 조직은행의 장는 보건복지부장관에게 요양급여대상 또는 비급여대상 여부가 불분명한 행위에 대하여 「의료법」에 따른 신의료기술평가 및 「신의료기술평가에 관한 규칙」에 따른 신의료기술평가 유예 신청 전에 요양급여대상 또는 비급여대상 여부의 확인을 신청할 수 있다. 다만, 「의료기기법」에 따른 의료기기의 제조업자 · 수입업자가 「신의료기술평가에 관한 규칙」에 따라 신의료기술평가를 신청하는 경우에는 요양급여대상 또는 비급여대상 여부의 확인도 함께 신청할 수 있다.

② 확인 신청은 그 확인을 신청하려는 자가 요양급여대상 · 비급여대상 여부 확인 신청서에 다음 각 호의 서류를 첨부하여 건강보험심사평가원장의료기기확인 신청은 식품의약품안전처장을 거쳐야 한다에게 요양급여대상 · 비급여대상 여부의 확인 신청

㉮ 다음 각 목 중 해당 서류

- 소요 장비 · 재료 · 약제의 제조수입 허가증 · 인증서 · 신고증 및 관련 자료
- 「의료기기법 시행규칙」에 따라 자료 제공 협조를 요청한 경우 제조수입허가 · 인증신청서 및 접수증

㉯ 요양급여대상 · 비급여대상 여부에 대한 의견서

㉰ 국내 · 국외의 연구논문 등 그 밖의 참고자료

③ 보건복지부장관은 확인 신청을 받은 경우에는 요양급여대상 · 비급여대상 여부를 확인하고, 정당한 사유가 없는 한 확인 신청을 접수한 날부터 30일 이내에 신청인 확인 신청에 대해서는 식품의약품안전처장을 거쳐야 한다과 「의료법」에 따른 신의료기술평가위원회에 그 결과를 통보해야 한다. 다만, 기존 결정 사례 등에 근거한 확인이 곤란하여 심층적 검토가 필요한 경우에는 30일의 범위에서 그 통보기간을 한 차례 연장할 수 있다.

④ 신청인은 결과에 이의가 있는 경우 통보받은 날부터 30일 이내에 보건복지부장관에게 이의신청을 하여야 하며, 이 경우 상기 절차를 준용한다.

⑤ 보건복지부장관은 요양급여대상 · 비급여대상의 확인 또는 이의신청의 처리를 위하여 전문적 검토가 필요하다고 인정하는 경우에는 전문평가위원회로 하여금 검토하게 할 수 있다.

16. 행위·치료재료의 요양급여 결정신청(규칙 제10조)

① 요양기관, 의약관련 단체 또는 치료재료의 제조업자 · 수입업자는 행위 · 치료재료에 대한 요양급여대상 여부의 결정신청을 하려는 경우에는 다음 각 호의 구분에 따른 날부터 30일 이내에 보건복지부장관에게 신청해야 한다. 〈개정 2020. 4. 3〉

- 행위의 경우에는 다음 각 목에서 정한 날

㉮ 「신의료기술평가에 관한 규칙」 제3조제5항에 따른 신의료기술평가의 유예 고시 이하 "평가 유예 고시"라 한다 이후 가입자 등에게 최초로 실시한 날

㉯ 「신의료기술평가에 관한 규칙」 제4조제2항에 따른 신의료기술의 안전성 · 유효성 등의 평가결과 고시 이하 "평가결과 고시"라 한다 이후 가입자 등에게 최초로 실시한 날

㉰ 「신의료기술평가에 관한 규칙」 제4조제2항에 따른 혁신의료기술의 안전성 등의 평가결과 고시 이하 " 혁신의료기술 고시"라 한다 이후 가입자 등에게 최초로 실시한 날

- 치료재료의 경우에는 다음 각 목에서 정한 날

㉮ 「약사법」 또는 「의료기기법」에 따른 품목허가 · 인증 또는 품목신고 대상인 치료재료인 경우에는 식품의약품안전처장으로부터 품목허가 · 인증을 받거나 품목신고를 한 날.

다만, 품목허가 · 인증 또는 품목신고 대상이 아닌 치료재료의 경우에는 해당 치료재료를 가입자 등에게 최초로 사용한 날

㉯ 「인체조직안전 및 관리 등에 관한 법률」에 따른 인체조직의 경우에는 식품의약품안전처장으로부터 조직은행 설립허가를 받은 날. 다만, 다음의 어느 하나의 경우에는 그 해당하는 날

- 수입 인체조직의 경우에는 식품의약품안전처장이 정하는 바에 따라 안전성에 문제가 없다는 통지를 받은 날
- 조직은행 설립허가 당시의 취급품목이 변경된 경우에는 식품의약품안전처장이 그 변경 사실을 확인한 날

㉰ 「의료기기법」 제15조의2제1항 각 호 외의 부분에 따른 희소 · 긴급도입 필요 의료기기 이하 "희소 · 긴급도입 필요 의료기기"라 한다 의 경우에는 식품의약품안전처장으로부터 공급 결정에 관한 통보를 받은 날

㉱ ㉮목부터 ㉰목에도 불구하고 신의료기술평가 대상이 되는 치료재료의 경우에는 ①의 ㉮목부터 ㉰목까지에 따른 고시 이후 해당 치료재료를 가입자 등에게 최초로 사용한 날

㉲ ㉮목부터 ㉰목에도 불구하고 요양급여대상 · 비급여대상 여부 확인 신청을 한 경우에는 그 결과를 통보받은 날

② 결정신청은 그 결정을 신청하려는 자가 다음 각 호의 구분에 따른 평가신청서에 해당 각 목의 서류를 첨부하여 건강보험심사평가원장에게 요양급여대상여부의 평가신청을 함으로써 이를 갈음한다. 〈개정 2021. 3. 26〉

• 행위의 경우 : 별지 제14호서식의 요양급여행위평가신청서

㉮ 신의료기술의 안전성 · 유효성 등의 평가 유예 고시, 평가결과 고시 또는 혁신의료기술 고시

㉯ 상대가치점수의 산출근거 및 내역에 관한 자료

㉰ 비용효과에 관한 자료 동일 또는 유사 행위와의 장 · 단점, 상대가치 점수의 비교 등을 포함한다

㉱ 국내외의 실시현황에 관한 자료 최초실시연도 · 실시기관명 및 실시건수 등을 포함한다

㉲ 소요장비 · 소요재료 · 약제의 제조 수입 허가증 · 인증서 · 신고증 및 관련 자료

㉳ 국내외의 연구논문 등 그 밖의 참고자료

• 치료재료의 경우 : 별지 제16호 서식의 치료재료평가신청서

㉮ 제조수입 허가증 · 인증서 · 신고증 사본품목허가 · 인증을 받거나 품목신고를 한 치료재료만 해당한다

㉯ 판매예정가 산출근거 및 내역에 관한 자료

㉰ 비용효과에 관한 자료동일 또는 유사목적의 치료재료와의 장 · 단점, 판매가의 비교 등을 포함한다

㉱ 국내외의 사용현황에 관한 자료최초사용연도 · 사용기관명 및 사용건수 등을 포함한다

㉲ 구성 및 부품내역에 관한 자료 및 제품설명서

㉳ 국내외의 연구논문 등 그 밖의 참고자료

㉴ 임상적 유용성, 기술 혁신성 등을 증명할 수 있는 평가 근거 자료

㉵ 희소 · 긴급도입 필요 의료기기에 해당하는 치료재료의 경우 의료기기의 사용목적 및 식품의약품안전처장의 공급 결정사유에 관한 자료

㉶ 신의료기술평가 대상이 되는 치료재료의 경우 신의료기술의 안전성 · 유효성 등의 평가 유예 고시, 평가결과 고시 또는 혁신의료기술 고시

• 인체조직의 경우 : 별지 제16호의2서식의 인체조직평가신청서

㉮ 조직은행설립허가증 사본기재사항 변경내역을 포함한다. 다만, 수입 인체조직의 경우에는 식품의약품안전처장이 정하는 바에 따라 안전성에 문제가 없다는 사실을 증명하는 서류를 함께 첨부하여야 한다.

㉯ 인체조직가격 산출근거 및 내역에 관한 자료

㉰ 비용효과에 관한 자료동일 또는 유사목적의 인체조직과의 장 · 단점, 가격 비교 등을 포함한다

㉱ 국내외의 사용현황에 관한 자료최초 사용연도, 사용기관명 및 사용건수 등을 포함한다

㉲ 인체조직에 대한 설명서

㉳ 국내외의 연구논문 등 그 밖의 참고자료

㉴ 신의료기술평가 대상이 되는 치료재료의 경우 신의료기술의 안전성 · 유효성 등의 평가 유예 고시, 평가결과 고시 또는 혁신의료기술 고시

③ **행위 · 치료재료에 대한 요양급여의 결정**규칙 제11조 제10조에 따라 요양급여대상 여부의 결정신청을 받은 보건복지부장관은 정당한 사유가 없는 한 결정신청일부터 100일 이내에 건강보험정책심의위원회의 심의를 거쳐 요양급여대상 또는 비급여대상에의 해당여부를 결정하여 고시하여야 한다. 이 경우 요양급여대상으로 결정한 행

위 · 치료재료에 대해서는 상대가치 점수 또는 영 제22조제1항에 따른 상한금액과 제41조의4제1항에 따른 선별급여를 함께 정하여 고시해야 한다. 〈개정 2021. 3. 26〉

④ 보건복지부장관은 행위 · 치료재료의 경제성 및 급여의 적정성 등에 대하여 전문평가위원회 이하 "전문평가위원회"라 한다 의 평가를 거쳐, 행위 · 치료재료의 요양급여대상 여부를 결정한다. 이 경우 보건복지부장관은 해당 행위 · 치료재료를 선별급여의 실시조건을 정하는 때에는 전문평가위원회의 평가 외에 적합성평가위원회의 평가를 거치도록 할 수 있다. 〈개정 2021. 3. 26〉

⑤ 건강보험심사평가원장은 ②에 따라 전문평가위원회에서 치료재료 인체조직은 제외한다 에 대하여 평가한 경우에 평가가 끝난 날부터 15일 이내에 다음 각 호의 사항을 신청인에게 서면 또는 전자문서로 통보해야 한다.

- 평가결과 평가 시 원용된 전문가 의견, 학술연구 내용 등 평가근거에 관한 정보를 포함한다
- 평가결과에 이견이 있으면 30일 이내에 재평가 또는 독립적 검토를 거친 재평가를 신청할 수 있다는 내용

⑥ 통보를 받은 신청인은 통보받은 날부터 30일 이내에 재평가 또는 독립적 검토를 거친 재평가를 건강보험심사평가원장에게 신청할 수 있다. 이 경우 재평가 독립적 검토를 거친 재평가는 제외한다 는 다음 각 호의 어느 하나에 해당하는 경우에 신청할 수 있다.

- 치료재료에 관한 결정신청을 한 자가 전문평가위원회의 평가결과에 이견이 있는 경우로서 치료재료평가신청서 및 인체조직평가신청서를 보완하여 제출하거나 그 밖의 자료를 제출하는 경우
- 직권결정 대상 치료재료의 제조업자 · 수입업자가 전문평가위원회의 평가결과에 이견이 있는 경우로서 치료재료평가신청서 및 인체조직평가신청서를 보완하여 제출하거나 그 밖의 자료를 제출하는 경우

⑦ 재평가의 신청을 받은 건강보험심사평가원장은 신청 받은 날부터 60일 이내에 전문평가위원회의 재심의를 거쳐 재평가하고 재평가가 끝난 날부터 15일 이내에 그 결과를 신청인에게 통보해야 한다.

⑧ 독립적 검토를 거친 재평가의 신청을 받은 건강보험심사평가원장은 독립적 검토에 따른 보고서와 신청인의 의견 신청인이 의견을 제출한 경우만 해당한다 을 제출받아 전문평가

위원회의 재심의를 거쳐 재평가하고 재평가가 끝난 날부터 15일 이내에 그 결과를 신청인에게 통보해야 한다.

⑨ 행위 · 치료재료에 대한 평가를 효율적으로 수행하기 위하여 건강보험심사평가원에 행위 및 치료재료별로 전문평가위원회를 둔다.

⑩ 행위 · 치료재료가 요양급여대상으로 결정되어 고시된 경우에 신청기간 내에 신청하지 않은 요양기관에 대해서는 행위 · 치료재료가 해당하는 날부터 소급하여 요양급여대상으로 적용한다.

⑪ 평가 유예 신의료기술의 경우에는 「신의료기술평가에 관한 규칙」에 따른 신의료기술평가 결과 안전성 · 유효성을 고시한 이후 행위 · 치료재료에 대한 요양급여의 결정 절차를 진행한다.

17. 약제 요양급여의 결정신청 등(규칙 제10조의 2)

① "「약사법」에 따른 제조업자 · 수입업자 등 보건복지부령으로 정하는 자"

〈개정 2020. 10. 8〉

- 약제의 제조업자
- 약제의 위탁제조판매업자
- 약제의 수입자
- 한국희귀 · 필수의약품센터의 장 희귀의약품 등으로서 「의약품 등의 안전에 관한 규칙」에 따라 식품의약품안전처장이 환자의 치료를 위하여 긴급한 도입이 필요하다고 인정한 품목만 해당한다

② 삭제 〈2016. 8. 4〉

③ 「약사법」에 따른 약제의 제조업자 · 수입업자, 약제의 위탁제조판매업자, 한국희귀의약품센터의 장 등의 요양급여대상 여부의 결정신청을 하려는 자는 별지 제17호 서식의 약제평가신청서에 다음 각 호의 구분에 따른 해당 서류를 첨부하여 건강보험심사평가원장에게 해당 약제의 경제성, 요양급여의 적정성 및 기준 등에 관한 평가신청을 함으로써 이를 갈음한다. 〈개정 2020. 10. 8〉

㉮ 약제의 제조업자 · 위탁제조판매업자 · 수입자의 경우

- 제조수입품목 허가증신고서 사본 또는 「의약품 등의 안전에 관한 규칙」에 따른 식품의약품안전처장의 안전성 · 유효성 검토결과 통보서

• 판매예정가 산출근거 및 내역에 관한 자료

• 비용과 효과에 대한 자료

• 국내외의 사용현황에 관한 자료 개발국, 허가국가, 최초허가연도, 국내 사용건수 및 금액 등을 포함한다

• 해당 약제의 예상 사용량, 요양급여비용의 예상 청구금액 및 그 근거에 관한 자료

• 국내외의 연구논문 등 그 밖의 참고자료

㉯ 한국희귀 · 필수의약품센터의 장의 경우

• 식품의약품안전처장의 인정에 관한 서류

• 판매예정가 산출근거 및 내역에 관한 자료

④ 약제에 대한 요양급여의 결정 제11조의2 을 위하여 약제에 대한 평가를 신청 받은 건강보험심사평가원장은 150일 후단에 따른 급여평가위원회의 평가에 걸린 기간은 제외한다 이내에 약제급여평가위원회의 심의를 거쳐 평가하고 평가가 끝난 날부터 15일 이내에 다음 각 호의 사항을 신청인에게 서면 또는 전자문서로 통보해야 한다. 이 경우 보건복지부장관은 해당 약제를 선별급여 대상으로 지정하려는 때에는 약제급여평가위원회 평가 외에 급여평가위원회의 평가를 거치도록 할 수 있다. 〈개정 2021. 3. 26〉

• 평가결과 평가 시 원용된 전문가 의견, 학술연구 내용 등 평가근거에 관한 정보를 포함한다

• 평가결과에 이견이 있으면 30일 이내에 재평가 또는 독립적 검토를 거친 재평가를 신청할 수 있다는 내용

• 약제급여평가위원회가 평가한 금액 이하를 경제성 있는 가격으로 하여 공단 이사장과의 협상절차를 진행할 수 있다는 내용 임상적 유용성은 있으나 판매예정가의 비용효과성을 입증하지 못한 경우만 해당한다

• 보건복지부장관이 정하여 고시하는 약가 협상의 생략을 위한 기준 금액 이하 "약가협상생략기준금액"이라 한다 을 상한금액으로 하는 것에 동의하는 경우 상한금액 협상절차를 생략하여 진행할 수 있다는 내용 임상적 유용성은 있으나 판매예정가가 약가협상생략기준금액보다 높은 경우만 해당한다

⑤ 통보를 받은 신청인은 통보받은 날부터 30일 이내에 건강보험심사평가원장에게 재평가 또는 독립적 검토를 거친 재평가를 신청하거나 다음 각 호의 어느 하나에 해당하는 통지를 할 수 있다.

• 약제급여평가위원회가 평가한 금액 이하를 경제성 있는 가격으로 하여 공단 이사장과의 협상절차를 진행하는 것에 동의한다는 내용의 통지
• 약가협상생략기준금액을 상한금액으로 하여 상한금액 협상절차를 생략하여 진행하는 것에 동의한다는 내용의 통지

⑥ 재평가신청을 받은 건강보험심사평가원장은 120일 이내에 약제급여평가위원회의 재심의를 거쳐 재평가제14조에 따라 보건복지부장관이 정하여 고시하는 약제 산정 기준에 따라 상한금액이 정하여지는 약제는 약재급여평가 위원회의 재심의를 거치지 아니하고 재평가한다. 하고 재평가가 끝난 날부터 15일 이내에 다음 각 호의 사항을 신청인에게 통보해야 한다.

〈개정 2020. 10. 8〉

• 재평가결과
• 약제급여평가위원회가 평가한 금액 이하를 경제성 있는 가격으로 하여 공단 이사장과의 협상절차를 진행할 수 있다는 내용임상적 유용성은 있으나 판매예정가의 비용효과성을 입증하지 못한 경우만 해당한다
• 약가협상생략기준금액을 상한금액으로 하는 것에 동의하는 경우 상한금액 협상절차를 생략할 수 있다는 내용임상적 유용성은 있으나 판매예정가가 약가협상생략기준금액 보다 높은 경우만 해당한다

⑦ 독립적 검토를 거친 재평가의 신청을 받은 건강보험심사평가원장은 독립적 검토에 따른 보고서와 신청인의 의견신청인이 의견을 제출한 경우만 해당한다을 제출받아 약제급여평가위원회의 재심의를 거쳐 재평가하고 재평가가 끝난 날부터 15일 이내에 다음 각 호의 사항을 신청인에게 통보하여야 한다.

• 재평가결과
• 약제급여평가위원회가 평가한 금액 이하를 경제성 있는 가격으로 하여 공단 이사장과의 협상절차를 진행할 수 있다는 내용임상적 유용성은 있으나 판매예정가의 비용효과성을 입증하지 못한 경우만 해당한다
• 약가협상생략기준금액을 상한금액으로 하는 것에 동의하는 경우 상한금액 협상절차를 생략할 수 있다는 내용임상적 유용성은 있으나 판매예정가가 약가협상생략기준금액 보다 높은 경우만 해당한다

⑧ 통보를 받은 신청인은 통보받은 날부터 7일 이내에 건강보험심사평가원장에게 다음 각 호의 어느 하나에 해당하는 통지를 할 수 있다.

- 약제급여평가위원회가 평가한 금액 이하를 경제성 있는 가격으로 하여 공단 이사장과의 협상절차를 진행하는 것에 동의한다는 내용의 통지
- 약가협상생략기준금액을 상한금액으로 하여 상한금액 협상절차를 생략하여 진행하는 것에 동의한다는 내용의 통지

⑨ 건강보험심사평가원장은 상기의 평가결과, 재평가결과 및 통지 사실을 보건복지부장관에게 보고하고 공단 이사장에게 통보하여야 한다. 이 경우 다음 각 호의 어느 하나에 해당하는 때에는 해당 약제에 대하여 제1항 전단에 따라 약제급여평가위원회의 심의를 거쳐 평가를 마친 후 지체 없이 그 평가결과를 보건복지부장관에게 보고하고, 공단 이사장에게 통보해야 한다. 〈개정 2020. 10. 8.〉

- 신청인이 제2항제2호 또는 제5항제2호에 따른 통지를 하기 전에 약가협상생략기준금액을 상한금액으로 하여 상한금액 협상절차를 생략하는 것에 동의한 경우
- 신청인의 판매예정가가 약가협상생략기준금액 이하인 경우

⑩ 보건복지부장관은 보고받은 약제 중 요양급여대상으로 하는 것이 적정하다고 평가 또는 재평가된 약제에 대하여 공단 이사장에게 다음 각 호의 어느 하나에 해당하는 사항을 해당 약제의 평가 또는 재평가 신청인과 60일의 범위에서 협상하도록 명해야 한다. 이 경우 협상이 지연되는 등의 사유로 공단 이사장이 요청할 때에는 추가로 60일의 범위에서 협상 기한을 연기하거나 협상을 일시적으로 정지하도록 명할 수 있다. 〈개정 2020. 10. 8.〉

- 약제의 상한금액안 산정대상약제는 제외한다
- 요양급여비용의 예상 청구금액안
- 해당 약제의 제조업자 · 위탁제조판매업자 · 수입자가 이행할 조건
- 그 밖에 약제의 안정적인 공급 및 품질관리 등에 관한 사항

⑪ 제7항에 따라 협상을 명받은 공단 이사장은 건강보험 재정에 미치는 영향 및 약제급여평가위원회의 평가결과 · 재평가결과 등을 고려하여 약제의 평가 또는 재평가 신청인과 협상하고, 그 협상결과를 보건복지부장관에게 보고해야 한다. 이 경우 공단 이사장은 신청인별로 협상할 수 있다. 〈개정 2020. 10. 8.〉

⑫ 보건복지부장관은 보고받은 사항에 대하여 다음 각 호에 정하는 바에 따라 조치하여야 한다. 〈개정 2020. 11. 2.〉

- 협상 결과 합의가 이루어진 약제는 30일 이내에 심의위원회의 심의를 거쳐 요양급여대상여부 및 약제의 상한금액을 결정하여 고시하여야 한다.
- 협상 결과 합의가 이루어지지 아니한 약제 중 환자의 진료에 반드시 필요하다고 인정되는 약제는 협상결과를 보고받은 날부터 60일 이내에 약제급여조정위원회의 조정을 거친 후 심의위원회의 심의를 거쳐 요양급여대상 여부 및 약제의 상한금액을 결정하여 고시해야 한다.
- 삭제 〈2020. 10. 8.〉

⑬ 보건복지부장관은 약제급여조정위원회에서 조정한 경우에 조정이 끝난 날부터 15일 이내에 다음 각 호의 사항을 신청인에게 서면 또는 전자문서로 통보하여야 한다.

- 조정결과 및 그 근거
- 조정결과에 이견이 있으면 30일 이내에 독립적 검토를 거친 재조정을 신청할 수 있다는 내용

⑭ 통보를 받은 신청인은 통보받은 날부터 30일 이내에 독립적 검토를 거친 재조정을 보건복지부장관에게 신청할 수 있다.

⑮ 신청을 받은 보건복지부장관은 독립적 검토에 따른 보고서와 신청인의 의견신청인이 의견을 제출한 경우만 해당한다을 제출받아 약제급여조정위원회의 재조정을 거쳐야 한다.

⑯ 약제에 대한 요양급여의 적정성 등을 효율적으로 평가하기 위하여 건강보험심사평가원에 약제급여평가위원회를 둔다. 이 경우 약제급여평가위원회의 구성, 운영, 평가기준 및 절차 등에 관하여 필요한 사항은 건강보험심사평가원장이 정한다.

⑰ 약제에 대한 요양급여의 결정, 상한금액의 조정에 관한 사항을 심의하기 위하여 보건복지부에 약제급여조정위원회를 둔다. 이 경우 약제급여조정위원회의 구성, 운영 그 밖에 필요한 사항은 보건복지부장관이 정한다.

18. 상대가치점수 등의 조정(규칙 제12조)

① 요양기관, 의약관련 단체, 약제 · 치료재료의 제조업자 · 위탁제조판매업자 · 수입자 또는 가입자 등은 이미 고시된 요양급여대상의 상대가치점수 · 상한금액, 요양급여

대상 · 비급여대상의 조정을 보건복지부장관이 정하여 고시하는 바에 따라 보건복지부장관에게 신청할 수 있다.

② 위의 규정에 의하여 조정신청을 받은 보건복지부장관은 행위 및 치료재료의 경우에는 제11조의 절차를 준용하고, 약제의 경우에는 제11조의2 절차를 준용하여 상대가치점수 · 상한금액, 요양급여대상 · 비급여대상을 조정하여 고시할 수 있다. 〈개정 2021. 3. 26〉

19. 직권결정 및 조정(규칙 제13조)

① 보건복지부장관은 다음 각 호의 어느 하나에 해당하는 행위 · 치료재료에 대해서는 직권으로 제11조의 절차를 준용하여 요양급여대상 또는 비급여대상으로 결정하여 고시하며, 요양급여대상으로 결정한 경우에는 상대가치점수 또는 상한금액과 선별급여 본인부담률을 함께 정하여 고시해야 한다. 이 경우 결정 · 고시된 요양급여대상은 제10조제1항 각 호의 어느 하나에 해당되는 날부터 소급하여 요양급여대상으로 적용한다. 〈개정 2021. 3. 26〉

- 대체가능한 진료 · 치료 방법이 없는 경우
- 환자의 진료 · 치료를 위하여 긴급한 도입이 필요한 경우
- 의료기기 중 보건복지부장관이 필요하다고 인정하는 의료기기
- 그 밖에 행위 · 치료재료의 내용 · 금액과 환자에 대한 진료 · 치료의 성격 · 경위 등에 비추어 보건복지부장관이 직권으로 요양급여대상 여부를 결정하는 것이 필요하다고 인정하는 경우

② 보건복지부장관은 다음 각 호의 어느 하나에 해당하는 약제에 대해서는 직권으로 제11조의2의 절차를 준용하여 요양급여대상 여부 및 약제의 상한금액을 결정하고 고시한다. 〈개정 2020. 10. 8〉

- 다음 각 목의 요건을 모두 충족하는 경우

㉮ 대체가능한 다른 약제 또는 치료법이 없는 경우

㉯ 생명에 심각한 위해를 초래하는 질환에 사용되는 경우

㉰ 임상적으로 유의미한 치료효과가 입증된 경우

• 건강보험심사평가원장이 환자의 진료상 반드시 필요하다고 보건복지부장관에게 요청하는 경우

③ 보건복지부장관은 이미 고시된 행위 및 치료재료에 대한 상대가치점수 · 상한금액, 선별급여 본인부담률, 요양급여대상 · 비급여대상에 대해서는 직권으로 제11조의 절차를 준용하여 조정하여 고시할 수 있다. 〈개정 2021. 3. 26〉

④ 보건복지부장관은 다음 각 호의 어느 하나에 해당하면 이미 고시된 약제의 요양급여대상여부 및 상한금액을 직권으로 조정하여 고시할 수 있다. 〈개정 2020. 10. 8〉

㉮ 협상 결과 합의된 요양급여비용 예상 청구금액을 초과하여 사용된 경우

㉯ 직전년도 요양급여비용 청구금액과 비교하여 보건복지부장관이 정하는 비율이나 금액이상 증가된 경우

㉰ 요양급여의 적용기준 및 방법에 관한 세부사항의 개정 등으로 약제의 사용범위의 확대가 예상되는 경우

㉱ 보건복지부장관이 정하여 고시하는 약제 상한금액의 결정 · 조정 기준이 변경됨에 따라 보건복지부장관이 상한금액을 재평가할 필요가 있다고 인정하는 경우

㉲ 요양급여대상으로 결정된 약제와 투여경로 · 성분 · 제형이 동일한 약제가 결정신청된 경우

㉳ 요양급여대상으로 결정된 복합제의 가격산정의 기준이 되었던 품목과 투여경로 · 성분 · 제형이 동일한 약제가 제10조의2에 따라 결정 신청된 경우

㉴ 요양급여대상으로 결정된 약제에 대한 개발목표제품과 투여경로 · 성분 · 제형이 동일한 약제가 제10조의2에 따라 결정 신청된 경우

㉵ 환자의 진료에 반드시 필요하나 경제성이 없어 약제의 제조업자 · 위탁제조판매업자 · 수입자가 생산 또는 수입을 기피하는 약제로서 생산 또는 수입 원가의 보전이 필요한 경우

㉶ 최근 2년간 보험급여 청구실적이 없는 약제

㉷ 최근 3년간 생산실적 또는 수입실적이 없는 약제로써 그 유효기한 또는 사용기한이 도과된 경우

㉸ 건강보험심사평가원장이 경제성 또는 요양급여 적정성이 없거나 현저히 낮은

것으로 평가한 약제에 대하여 보건복지부장관에게 요청하는 경우

㉲ 약제의 제조업자 · 위탁제조판매업자 · 수입자 또는 한국희귀 · 필수의약품센터의 장이 급여목록표에서 삭제되기를 희망하는 약제. 다만, 보건복지부장관이 환자의 진료상 반드시 필요하다고 판단하는 약제는 예외로 한다.

㉳ 보건복지부장관이 정하여 고시한 바에 따른 약제 실거래가 조사결과 약제 상한금액 조정 대상이 된 약제

㉴ 「약사법」 제31조 또는 제41조에 따라 의약품의 품목허가 또는 품목신고를 받은 자가 보건복지부장관이 정하여 고시하는 행정처분을 받은 경우

㉵ 의약품의 품목허가 또는 품목신고를 받은 자가 스스로 그 허가증 또는 신고증을 반납한 경우

㉶ 약사법령에 따른 일반의약품으로서 건강증진, 건강유지 및 치료를 목적으로 하며, 의사 또는 치과의사의 처방에 의하지 아니하더라도 인체에 미치는 부작용이 적어 안전성 및 유효성을 기대할 수 있는 약제

㉷ 제11조의2제8항에 따라 약제의 제조업자 · 위탁제조판매업자 · 수입자가 공단이사장과 협상한 조건을 이행하지 아니하는 경우나 협상한 조건에서 정한 조정사유에 해당하는 경우

㉸ 약제의 주성분 등 「약사법」 제31조에 따라 품목허가를 받은 사항이 변경되어 보건복지부장관이 그 상한금액을 조정할 필요가 있다고 인정하는 경우

㉹ 그 밖에 외국의 의약품 허가사항 및 보험등재 현황, 임상연구 관련 자료 등을 고려하여 보건복지부장관이 요양급여대상 여부 및 상한금액을 조정할 필요가 있다고 인정하는 경우

⑤ ④에 따른 직권 조정에는 다음 각 호의 구분에 따른 절차를 준용한다.

〈개정 2020. 10. 8〉

㉮ ④의㉮ 및 ㉯의 경우 : 제11조의2제7항부터 제9항까지의 절차

㉯ ④의㉰부터 ㉵까지의 경우 경우 : 제11조의2제1항부터 제3항까지, 제6항부터 제9항까지의 절차. 다만, 제11조의2제4항제3호의 경우 약제의 제조업자 · 위탁제조판매업자 · 수입자가 이행할 조건을 고려하여 상한 금액이 정하여진 약제로서 해당 약제의 사용범위가 확대될 것으로 충분히 예상되는 경우나 ④ ㉰에 따

른 약제의 사용범위 확대 예상에 따른 요양급여비용 예상 청구금액이 그 사용범위 확대 예상 이전의 요양급여비용 예상 청구금액보다 100억원 이상 증가할 것으로 예상되는 경우에는 제11조의2제1항부터 제9항까지의 절차를 준용한다.

㉰ ④의 ㉳의 경우 : 제11조의2제1항부터 제3항까지, 제6항 및 같은 조 제9항제1호의 절차

㉱ ④의, ㉴ 및 ㉷의 경우 : 제11조의2제1항부터 제6항까지 및 같은 조 제9항제1호의 절차

㉲ ④의㉸의 경우 : 다음 각 목의 구분에 따른 절차

• 약제의 제조업자 · 위탁제조판매업자 · 수입자가 공단 이사장과 협상한 조건을 이행하지 아니하는 경우 : 제11조의2제1항부터 제3항까지, 제6항 및 제9항제1호의 절차

• 약제의 제조업자 · 위탁제조판매업자 · 수입자가 공단 이사장과 협상한 조건에서 정한 조정사유에 해당하는 경우 : 제11조의2제1항부터 제3항까지 및 제6항부터 제9항까지의 절차

⑥ 보건복지부장관은 이미 요양급여대상 여부 및 상한금액이 고시된 약제의 안정적 공급 등을 위해 필요하다고 인정하는 경우에는 공단 이사장에게 해당 약제의 제조업자 · 위탁제조판매업자 · 수입자와 제11조의2제7항제4호의 사항에 대하여 협상하도록 명할 수 있다. 이 경우 제11조의2제7항부터 제9항까지의 절차를 준용한다. 〈신설 2020. 10. 8.〉

20. 독립적 검토절차(규칙 제13조의 2)

① 보건복지부장관은 치료재료인체조직은 제외한다 및 약제의 요양급여대상 여부 및 상한금액에 관하여 보건복지부, 국민건강보험공단 및 건강보험심사평가원으로부터 독립적으로 검토할 수 있는 절차를 마련하여야 한다.

② 보건복지부장관은 독립적 검토를 수행하게 하기 위하여 검토 절차를 총괄하는 1명의 책임자와 검토를 담당하는 30명 이내의 검토자를 위촉하여야 한다.

③ 책임자와 검토자는 치료재료 및 약제 분야의 학식과 경험이 풍부하고 보건복지부,

국민건강보험공단 및 건강보험심사평가원으로부터 독립적으로 검토를 할 수 있는 사람 중에서 위촉한다.

④ 책임자와 검토자의 자격, 임기, 위촉방법 등에 관한 사항은 보건복지부장관이 정한다.

21. 독립적 검토(규칙 제13조의3)

① 독립적 검토는 다음 각 호의 경우에 따라 신청할 수 있다.

㉮ 치료재료에 관한 결정신청을 한 자가 전문평가위원회의 평가결과에 이견이 있는 경우

- 보고서 제출에 걸리는 기간 : 100일

㉯ 약제에 관한 결정신청을 한 자가 다음 각 목의 어느 하나의 결과에 이견이 있는 경우

- 약제급여평가위원회의 심의에 따른 평가결과
- 약제급여조정위원회의 조정결과
- 보고서 제출에 걸리는 기간 : 150일

㉰ 치료재료에 관한 조정신청을 한 자가 전문평가위원회의 평가결과에 이견이 있는 경우

- 보고서 제출에 걸리는 기간 : 100일

㉱ 약제에 관한 조정신청을 한 자가 다음 각 목의 어느 하나의 결과에 이견이 있는 경우

- 약제급여평가위원회의 심의에 따른 평가결과
- 약제급여조정위원회의 조정결과
- 보고서 제출에 걸리는 기간 : 150일

㉲ 직권결정 대상 치료재료의 제조업자 · 수입업자가 전문평가위원회의 평가결과에 이견이 있는 경우

- 보고서 제출에 걸리는 기간 : 100일

㉳ 직권결정 대상 약제의 제조업자 · 위탁제조판매업자 · 수입자가 다음 각 목의 어느 하나의 결과에 이견이 있는 경우

- 약제급여평가위원회의 심의에 따른 평가결과
- 약제급여조정위원회의 조정결과
- 보고서 제출에 걸리는 기간 : 150일

㉳ 직권조정 대상 치료재료의 제조업자 · 수입업자가 전문평가위원회의 평가결과에 이견이 있는 경우

- 보고서 제출에 걸리는 기간 : 45일

㉴ 직권조정 대상 약제의 제조업자 · 위탁제조판매업자 · 수입자가 약제급여평가위원회의 심의에 따른 평가결과에 이견이 있는 경우

- 보고서 제출에 걸리는 기간 : 45일

② 보건복지부장관 또는 건강보험심사평가원장은 신청을 받으면 지체 없이 다음 각 호의 구분에 따른 자료를 책임자에게 송부하여야 한다.

㉮ 결정신청 시 제출된 자료

㉯ 조정신청 시 제출된 자료

㉰ 직권 결정 · 조정을 위하여 검토된 자료

③ 자료를 송부받은 책임자는 검토자 중 1명을 선정하여 검토를 의뢰하고 지체 없이 검토자를 보건복지부장관 또는 건강보험심사평가원장에게 알려야 한다.

④ 검토를 의뢰받은 검토자는 자료의 범위에서 검토를 수행하여야 하고, 그 결과를 보고서로 작성하여 책임자에게 제출하여야 한다.

⑤ 보고서를 제출받은 책임자는 이를 지체 없이 보건복지부장관 또는 건강보험심사평가원장에게 제출하여야 한다.

22. 신청인의 의견 제출(규칙 제13조의4)

① 보고서를 제출받은 보건복지부장관 또는 건강보험심사평가원장은 제출받은 날부터 7일 이내에 보고서를 신청인에게 송부하여야 한다.

② ①에 따라 보고서를 송부받은 신청인은 보고서의 내용에 의견이 있으면 송부받은 날부터 30일 이내에 보건복지부 장관 또는 건강보험심사평가원장에게 의견을 제출할 수 있다.

23. 재평가 등(규칙 제13조의 5)

① 의견을 제출받거나 의견이 없음을 확인한 보건복지부장관 또는 건강보험심사평가원장은 50일 이내에 전문평가위원회의 재평가, 약제급여평가위원회의 재심의를 거친 재평가 또는 약제급여조정위원회의 재조정을 거쳐야 한다. 〈개정 2018. 12. 31〉

② 전문평가위원회, 약제급여평가위원회 또는 약제급여조정위원회는 재평가, 재심의 또는 재조정할 때에 독립적 검토에 따른 보고서와 신청인의 의견에 구속되지 아니한다.

③ 이 규칙에서 정한 사항 외에 독립적 검토절차의 운영에 필요한 사항은 보건복지부장관이 정한다.

24. 결정 및 조정 등의 세부사항(규칙 제14조)

상대가치점수 · 상한금액, 요양급여대상 · 비급여대상의 결정 · 조정, 요양급여대상 · 비급여대상 여부 확인 등에 필요한 세부사항과 전문평가위원회의 종류 · 구성 · 운영, 평가의 내용 · 절차 · 방법 등에 관하여는 보건복지부장관이 정하여 고시한다.
〈개정 2018. 12. 31〉

25. 적합성평가위원회의 설치 등(규칙 제14조의2)

① 선별급여의 적합성 평가 및 선별급여실시조건 등에 필요한 사항을 심의하기 위하여 보건복지부장관 소속으로 적합성평가위원회를 둔다. 〈개정 2021. 3. 26〉

② 적합성평가위원회는 위원장 1명을 포함하여 20명 이내의 위원으로 구성한다.
〈개정 2021. 3. 26〉

③ 적합성평가위원회 위원은 다음 각 호의 어느 하나에 해당하는 사람 중에서 보건복지부장관이 임명 또는 위촉하고, 위원장은 위원 중 1인을 장관이 임명한다. 〈고시 제6조〉

㉮ 의과, 치과, 한의과, 간호, 약사藥事 등 관련 학회가 추천하는 임상 전문가

㉯ 전문학회 및 관련 분야 단체에서 추천하는 전문가

㉰ 소비자단체가 추천하는 전문가

㉱ 건강보험 및 보건의료 관련 기관장이 추천하는 전문가

㉮ 보건복지부 담당 공무원

㉯ 그 밖에 건강보험 및 의료기술 평가 분야에 지식과 경험이 풍부한 사람

④ 위원장은 급여평가위원회를 대표하고 그 업무를 총괄한다.

⑤ 기타 급여평가위원회의 구성 및 운영 등에 필요한 사항은 보건복지부장관이 정한다.

26. 선별급여의 실시조건(규칙 제14조의3)

① 선별급여 실시조건에는 다음 각 호의 사항이 포함되어야 한다. 〈개정 2021. 3. 26〉

㉮ 진료과목의 범위 및 종류 등에 관한 사항

㉯ 의료인의 정원 및 자격 등에 관한 사항

㉰ 의료시설 및 의료장비 등에 관한 사항

㉱ 환자의 요건 및 기준 등에 관한 사항

㉲ 선별급여의 실시에 따른 요양기관의 준수사항

㉳ 선별급여를 받는 사람이 요양급여비용 외에 추가로 부담하는 비용

㉴ 그 밖에 선별급여의 실시를 위하여 보건복지부장관이 특히 필요하다고 인정하는 사항

② 보건복지부장관은 선별급여 실시조건을 정하거나 변경하기 위하여 필요하다고 인정하는 경우에는 보건의료 관련 법인 · 단체 또는 전문가 등에게 자료 또는 의견의 제출을 요청할 수 있다.

③ 보건복지부장관은 선별급여 실시조건을 정하거나 변경한 경우에는 보건복지부 인터넷 홈페이지에 게재하고, 의약관련 단체에 그 내용을 통보해야 한다.

④ 선별급여를 실시하려는 요양기관은 해당 선별급여를 실시하기 전에 선별급여 실시조건의 충족 여부를 입증하는 서류를 건강보험심사평가원장을 거쳐 보건복지부장관에게 제출해야 한다.

⑤ 선별급여 실시조건의 내용, 협조 요청, 내용 통보 또는 입증서류 제출 등에 필요한 세부 사항은 보건복지부장관이 정하여 고시한다.

27. 선별급여의 적합성 평가를 위한 자료 제출(규칙 제14조의4)

① 선별급여를 실시하는 요양기관이 제출하는 자료의 범위는 다음과 같다.

〈개정 2021. 3. 26〉

㉮ 선별급여의 실시 현황에 관한 자료

㉯ 해당 선별급여와 대체가능한 요양급여로서 보건복지부장관이 정하여 고시하는 요양급여의 실시 현황에 관한 자료

㉰ 선별급여의 실시에 따른 요양급여비용의 청구에 관한 자료

㉱ 선별급여의 실시 조건 사항에 대한 현황 자료 및 변경자료

㉲ 그 밖에 보건복지부장관이 선별급여의 적합성평가를 위하여 특히 필요하다고 인정하는 자료

② 선별급여 실시기관이 관련 자료를 제출하는 경우에는 보건복지부장관이 정하는 기준 및 절차에 따라 연 1회 이상 제출하여야 한다. 이 경우 선별급여 실시기관은 건강보험심사평가원장을 거쳐 보건복지부장관에게 제출하여야 한다.

③ 보건복지부장관은 선별급여의 적합성평가를 위하여 필요하다고 인정하는 경우에는 선별급여 실시기관에 대하여 자료의 보완 또는 추가 자료의 제출 등을 요청할 수 있다.

④ 자료의 범위, 작성 방법, 제출 방법 또는 보완 요청 등에 필요한 세부 사항은 보건복지부장관이 정하여 고시한다.

28. 선별급여의 실시 제한(규칙 제14조의5)

① 보건복지부장관은 선별급여의 실시 제한을 위하여 필요하다고 인정하는 경우에는 선별급여 실시기관에 대하여 관련 자료를 요구하거나 선별급여의 실시 현황을 확인 · 점검할 수 있다.

② 보건복지부장관은 선별급여 실시기관이 선별급여의 실시 제한사유에 해당하는 경우에는 보건복지부장관이 정하는 바에 따라 일정한 기간을 정하여 그 시정을 명할 수 있다.

③ 보건복지부장관은 선별급여 실시기관이 시정명령을 이행하지 않는 경우에는 3개월의 범위에서 선별급여의 실시를 제한할 수 있다. 이 경우 위반행위의 내용 · 성격 · 결과 또는 환자의 보호 등에 관한 사항을 종합적으로 고려하여 선별급여의 실시 제한기간을 정해야 한다. 〈개정 2021. 3. 26〉

④ 선별급여 실시기관이 선별급여 실시 제한기간이 끝난 후에 다시 선별급여를 실시하려는 경우에는 선별급여 실시조건의 충족 여부를 입증하는 서류를 건강보험심사평가원장을 거쳐 보건복지부장관에게 제출해야 한다.

⑤ 자료요구, 확인 · 점검, 시정명령, 선별급여 실시 제한의 절차 및 방법 등에 필요한 세부 사항은 보건복지부장관이 정하여 고시한다.

29. 규제의 재검토(규칙 제15조)

① 보건복지부장관은 별표 2 제4호가목 및 나목에 따른 비급여대상 기준에 대하여 2014년 7월 1일을 기준으로 3년마다 그 타당성을 검토하여 개선 등의 조치를 하여야 한다.

② 보건복지부장관은 제2조에 따른 요양급여의 절차에 대하여 2021년 1월 1일을 기준으로 2년마다 그 타당성을 검토하여 개선 등의 조치를 해야 한다.

〈개정 2020. 12. 31〉

2. 건강보험 행위급여 일반원칙

1. 행위급여 일반기준

① 요양기관이 국민건강보험법령의 규정에 의한 요양급여를 실시하고 행위에 대한 비용을 산정할 때에는 제2부 각 장에 분류된 분류항목의 상대가치점수이하 "점수"라 한다에 국민건강보험법과 같은 법 시행령에 따라 정하여진 점수당 단가제16장에 분류된 항목은 「지역보건법」에 따른 보건소 · 보건의료원 및 보건지소와 「농어촌 등 보건의료를 위한 특별조치법」에 따라 설치된 보건진료소의 점수당 단가를 곱하여 10원 미만은 4사5입한 금액으로 산정한다. 다만, 요양기관종별 가산율에 의하여 산출된 금액에 대하여는 원 미만을 4사5입한다.

② 각종 가감률에 의하여 산출된 금액에 대하여는 1호와 동일한 방법으로 산정하되, 상대가치점수에 가감률을 곱하여 총 점수소수점 이하 셋째 자리에서 4사5입를 산출하고, 각종 가감률이 복합 적용될 경우에는 가감률을 모두 합한 총 가감률을 상대가치점수에 곱하여 총 점수소수점 이하 셋째 자리에서 4사5입를 산출한다. 이 경우, 가감률이 중복 적용될 경우에는 중복 가산하지 아니한다.

③ 제2부 각 장에 분류되지 아니한 진찰 · 처치 · 수술 및 기타의 치료에 대한 요양급여를 실시한 경우에 우선적으로 행위의 내용 · 성격과 상대가치 점수가 가장 유사한 분류 항목에 준용하여 산정하여야 한다.

④ 상급종합병원, 종합병원, 병원, 요양병원의과, 의원, 보건의료원의과, 의과 진료과목이 있는 한방병원 · 치과병원인 요양기관은 제2부 제1장 내지 제9장 및 제16장, 제17장, 제19장에 분류된 분류항목과 제10장에 분류된 분류항목 중 고정장치의 제거, 악간고정술, 치간고정술, 순열수술 후 보호장치, 상고정장치술, 구강내소염수술, 구강외소염수술, 구강내열상봉합술, 구강외열상봉합술, 협순소대성형술, 악골수염수술, 악골내고정용 금속제거술에 한하여 산정한다.

⑤ 치과병원, 치과의원, 보건의료원치과, 치과 진료과목이 있는 상급종합병원 · 종합병원 · 병원 · 요양병원 · 한방병원인 요양기관은 제2부 제1장 내지 제10장과 제16장 내지 제19장에 분류된 분류항목에 한하여 산정한다.

⑥ 국립병원 한방진료부, 한방병원, 한의원, 보건의료원한의과, 한의과 진료과목이 있는 상급종합병원 · 종합병원 · 병원 · 요양병원 · 치과병원인 요양기관은 제2부 제1장, 제4장, 제13장, 제14장 및 제17장에 분류된 분류항목에 한하여 산정한다.

⑦ 약국 및 한국희귀 · 필수의약품센터인 요양기관은 제2부 제15장에 분류된 분류항목에 한하여 산정한다.

⑧ 조산원인 요양기관은 다음 분류항목에 한하여 산정한다.

㉮ 제2부 제11장 및 제17장에 분류된 분류항목

㉯ 제2부 제9장에 분류된 분류항목 중 자궁내장치삽입술 및 자궁 내 장치제거료

㉰ 기타 보건복지부장관이하 "장관"이라 한다이 불가피하다고 인정하는 경우

⑨ 보건소, 보건지소, 보건진료소인 요양기관은 다음 분류항목에 한하여 산정한다.

㉮ 제2부 제12장에 분류된 분류항목

㉯ 제2부 제9장에 분류된 정관절제술 또는 결찰술, 난관결찰술, 자궁 내 장치삽입술, 자궁 내 장치제거료

㉰ 기타 장관이 불가피하다고 인정하는 경우

⑩ 의료법에 의한 부속 의료기관은 다음 분류항목에 한하여 산정한다.

㉮ 제2부 제1장 재진진찰료, 의약품관리료, 혈액관리료

㉯ 제2부 제4장 퇴장방지의약품 사용장려비

㉰ 제2부 제5장, 제9장, 제10장, 제13장, 제14장 및 제16장에 분류된 분류항목

2. 요양기관 종별 가산율

(1) 제2부 제2장 내지 제10장, 제13장 및 제14장, 제19장에 분류된 분류항목에 대하여는 소정점수에 점수당 단가를 곱한 금액을 모두 합산한 금액에 요양기관의 종별에 따라 다음 각 호의 비율을 가산한다.

1) 다음 각 항의 요양기관은 30%

① 상급종합병원으로 인정받은 종합병원

② 상급종합병원에 설치된 치과대학 부속 치과병원

③ 상급종합병원에 설치된 한의과대학 부속 한방병원

④ 상급종합병원에 설치된 경우를 제외한 한의과대학 부속 한방병원

2) 다음 각 항의 요양기관은 25%

① 상급종합병원을 제외한 종합병원

② 상급종합병원에 설치된 경우를 제외한 치과대학 부속 치과병원

③ 상급종합병원에 설치된 경우를 제외한 한의과대학 부속 한방병원

④ 국립병원 한방진료부

3) 다음 각 항의 요양기관은 20%

① 병원

② 위 “1－②” 또는 “2－②”에 해당되지 아니하는 치과병원

③ 위 "1－③" 또는 "2－③"에 해당되지 아니하는 한방병원

④ 요양병원

4) 다음 각 항의 요양기관은 15%

① 의원

② 치과의원

③ 한의원

④ 보건의료원

5) 다음 각 항의 요양기관은 종별가산율을 적용하지 아니한다.

① 약국 및 한국희귀 · 필수의약품센터

② 조산원, 보건소, 보건지소, 보건진료소

③ 의료법에 의한 부속의료기관

(2) 위 (1)의 규정에도 불구하고 아래 항목에 대해서는 요양기관 종별가산율을 적용하지 아니한다.

① 바이러스 혈청검사 나-476, C4760

② 각 장의 산정지침 또는 분류항목의 "주"에서 별도로 산정할 수 있도록 규정한 약제비나 치료재료대 등

③ 영상저장 및 전송시스템 FullPACS GB011-GB045, HB011-HB041, HG011-HG045, HG111-HG141 을 이용한 처리비용, C-Arm형 영상증폭장치 이용료 다-101, G0400

④ 생혈 마-103, X3010, 교환 마-104, X4000, 조혈모세포의 이식 준비–냉동 처리 및 보관 마-105–다–1, X5020, 자가수혈채혈료 마-106–가, X6001 내지 X6008, 연성신요관경하 요관협착확장술 "주" 자-319-3 "주", R3196, 연성신요관경하 결석제거술 "주3" 자-321-3 "주3", R3429

⑤ 퇴장방지의약품 사용장려비

⑥ 검체검사위탁에관한기준에서 정한 수탁기관으로 위탁하는 경우의 검사료 및 위탁검사관리료

⑦ Infusion Pump 등 사용료 KK057, KK058, KK158, Q2662

⑧ 마취통증의학과 전문의 초빙료L7990, L7991

⑨ 제19장 제1절 응급 기본진료료

(3) 위 "(2)-2)" 항의 종별 가산율을 적용받은 종합병원이 의료법 제3조의3 기준에 부적합한 경우에는 3월 이내의 범위 내에서 기간을 정하여 시정하도록 하고 동 시정기간 내에 시정하지 아니한 때에는 시정기간 종료 익일부터는 위 "(1)-3)" 항의 종별 가산율을 적용한다.

3. 차등수가

치과의원, 한의원, 보건의료원, 약국 및 한국희귀 · 필수의약품센터의 경우에는 의사, 치과의사, 한의사, 약사 1인당 1일 진찰횟수, 약국 및 한국희귀 · 필수의약품센터의 경우에는 조제건수처방전 매수를 말한다. 이하 같다에 따라서 요양기관에 진찰료와 조제료 등조제료, 약국관리료, 조제기본료, 복약지도료를 말한다. 이하 같다을 아래와 같이 차등 지급한다.

① 치과의원, 한의원, 보건의료원 의사, 치과의사, 한의사 1인당 1일 진찰 횟수를 기준으로 진찰료에 대하여 다음과 같이 차등지급한다.

㉮ 75건 이하 : 100%

㉯ 75건을 초과하여 100건까지 : 90%

㉰ 100건을 초과하여 150건까지 : 75%

㉱ 150건을 초과한 건 : 50%

② 약국 및 한국희귀 · 필수의약품센터의 약사 1인당 1일 조제건수의약분업 예외지역에서는 직접조제건수 포함를 기준으로 조제료 등에 대하여 다음과 같이 차등지급한다.

㉮ 75건 이하 : 100%

㉯ 75건을 초과하여 100건까지 : 90%

㉰ 100건을 초과하여 150건까지 : 75%

㉱ 150건을 초과한 건 : 50%

③ 차등지급되는 진찰료약국 및 한국희귀의약품센터의 경우에는 조제료 등을 말한다는 차등지수에 1개월또는 1주일간 총 진찰료를 승하여 산출하되 10원 미만은 4사5입한 금액으로 산출하며 차등지수는 의사, 치과의사, 한의사, 약사 1인당 1일 평균 진찰 횟수약사의

경우에는 조제건수를 n으로 할 때에 다음과 같이 산정하되, 소수점 여덟째 자리에서 4사5입한다.

㉮ n이 75 이하일 경우에는 차등지수를 1로 한다.

㉯ n이 75를 초과하여 100 이하일 경우에는

$\{75 \times 1.00 + n - 75 \times 0.90\}/n$

㉰ n이 100을 초과하여 150 이하일 경우에는

$\{75 \times 1.00 + 25 \times 0.90 + n - 100 \times 0.75\}/n$

㉱ n이 150을 초과하는 경우에는

$\{75 \times 1.00 + 25 \times 0.90 + 50 \times 0.75 + n - 150 \times 0.50\}/n$

④ 의사, 치과의사, 한의사 1인당 1일 평균 진찰횟수, 약사 1인당 1일 평균조제건수는 내원환자의 순서 및 초 · 재진을 구분하지 아니하고 1개월또는 1주일간 총 진찰조제 횟수의 합을 구하고 이를 해당 요양기관이 국민건강보험법에 의하여 통보한 의사, 치과의사, 한의사가 진료한 총 일수, 약국 및 한국희귀 · 필수의약품센터의 약사가 조제한 총 일수로 나누어서 계산하되, 소수점 첫째자리에서 절사하여 산정한다.

⑤ 진료조제 일수는 1개월또는 1주일 동안 의사약사가 실제 진료조제한 날수를 말한다.

4. 예외규정

① 의료법에 의한 부속 의료기관은 해당 산정항목에 대하여 공휴 · 야간 가산 등 각종 가산을 산정하지 아니한다.

② 공무원 및 교직원의 공무상 질병 또는 부상에 대한 요양급여에 소요된 비용의 산정은 산업재해보상보험법 제40조제5항의 규정에 의한 기준에 의한다.

5. 건강보험 요양급여비용의 내역

국민건강보험법 제45조에 의한 요양급여비용의 내역은 동법 시행령 제21조에 의하여 보건복지부장관이 정하여 고시하는 "요양급여의 상대가치점수"의 아래 유형별 분류에 따른 점수당 단가로 한다.

표 6-1 건강보험요양급여 비용의 내역

[보건복지부고시 제2021-276호, 시행 2022. 1. 1]

유형별 분류	점수당 단가
「의료법」 제3조제2항제3호에 따른 의료기관 중 병원, 요양병원, 정신병원 및 종합병원	78.4원
「의료법」 제3조제2항제1호에 따른 의료기관 중 의원	90.2원
「의료법」 제3조제2항제1호 및 같은 항 제3호에 따른 의료기관 중 치과의원 및 치과병원	90.7원
「의료법」 제3조제2항제1호 및 같은 항 제3호에 따른 의료기관 중 한의원 및 한방병원	92.6원
「의료법」 제3조제2항제2호에 따른 조산원	146.1원
「약사법」 제2조제3호에 따른 약국 및 같은 법 제91조에 따른 한국희귀 · 필수의약품센터	94.2원
「지역보건법」에 따른 보건소 · 보건의료원 및 보건지소와 「농어촌 등 보건의료를 위한 특별조치법」에 따라 설치된 보건진료소	88.5원

*국민건강보험법 제45조제4항에 의한 요양급여비용의 내역은 같은 법 시행령 제21조제2항에 따라 보건복지부장관이 정하여 고시하는 "요양급여의 상대가치점수"의 위 유형별 분류에 따른 점수당 단가로 한다.

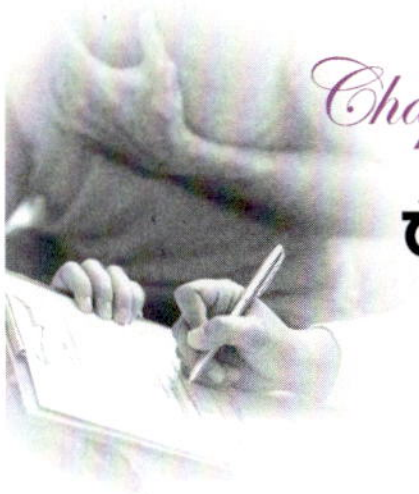

Chapter 7

행위급여 목록 · 상대가치점수표 및 산정지침

1. 건강보험 요양급여 기준

1. 상대가치점수 개요(시행령 제21조제2항)

(1) 상대가치점수는 각 의료행위에 사용되는 요양급여의 가치를 상대적으로 비교하여 화폐단위가 아닌 "점수"로 표현한 것이다. 요양급여의 가치는 의료행위에 소요되는 의사의 시간과 노력에 따른 업무량 · 인력 · 시설 · 장비 등 자원의 양, 요양급여의 위험도 및 요양급여에 따른 사회적 편익 등을 고려하여 산출한 것이다.

상대가치의 구성요소는 업무량 상대가치와 진료비용 상대가치 및 위험도 상대가치로 구성된다.

① 업무량 상대가치 : 주시술자의사의 전문적인 노력에 대한 보상으로 시간과 강도를 고려한 상대가치이다.

② 진료비용 상대가치 : 주시술자를 제외한 의사나 간호사 등 임상인력의 임금, 진료에 사용되는 시설과 의료장비 및 의료소모품 등을 고려한 상대가치이다.

③ 위험도 상대가치 : 의료사고와 관련된 분쟁해결비용을 고려한 상대가치이다.

(2) 건강보험수가는 상대가치점수에 점수당 단가환산지수를 곱하여 산출한다.

점수당 단가환산지수는 공단의 이사장과 의약계를 대표하는 자와 계약으로 정하고, 계약기간은 1년으로 한다. 계약은 그 계약기간 만료일이 속하는 연도의 5월 31일까지 체결하여야 하며, 그 기한 내에 계약이 체결되지 아니하는 경우 보건복지부장관이 그 직전 계약기간 만료일이 속하는 연도의 6월 30일까지 심의위원회의 의결을 거쳐 정하는 금액을 요양급여비용으로 한다. 보건복지부장관은 계약이 체결된 경우 지체없이 고시하여야 한다. 법 제45조

보건복지부 고시 제2022-175호

「국민건강보험법 시행령」 제21조제2항 · 3항 및 「국민건강보험 요양급여의 기준에 관한 규칙」 제8조제2항부터 제5항까지, 제9조제1항, 제11조제1항, 제12조제2항 및 제13조 제1항 · 제3항에 의한 「건강보험 행위 급여 · 비급여 목록표 및 급여 상대가치점수」 보건복지부 고시 제2019-78호, 2019. 4. 26. 참조를 다음과 같이 개정 · 발령합니다.

2022년 7월 13일

보건복지부장관

「건강보험 행위 급여 · 비급여 목록표 및 급여 상대가치점수」 일부개정

	제1편 행위 급여 · 비급여 목록 및 급여 상대가치점수
	제2부 행위 급여 목록 · 상대가치점수 및 산정지침
	제2장 검사료
	제1절 검체 검사료
	[감염검사]
	〈일반미생물〉
누-581	**일반배양**
	주. 〈현행과 같음〉
D5810	가. ~ 다. 〈현행과 같음〉
	라. 약제감수성 Antibiotics Sensitivity Test
	주. 〈현행과 같음〉
	(1) ~ (4) 〈현행과 같음〉
	(5) 형광법†................122.45점
D5846	주 : 「선별급여 지정 및 실시 등에 관한 기준」 별표 2에 따른 요양급여 적용
	마. 배양, 동정 및 약제감수성

〈계속〉

	주 : 1. 간이배양검사, 배양 및 동정검사, 약제 감수성 검사는 별도 산정하지 아니한다. 다만, 카바페넴 분해효소 검출을 위해 Modified Hodge Test를 실시한 경우에는 「라(1)주」, 비색법을 실시한 경우에는 「라(3)」, 형광법을 실시한 경우에는 「라(5)」의 소정점수를 별도 산정한다.
	2. ~ 3. 〈현행과 같음〉
	(1) ~ (2) 〈현행과 같음〉
	바. ~ 사. 〈현행과 같음〉
	제3절 기능 검사료
	[내분비 기능 검사]
	주 : 1. 소정 분류항목의 "주"에 명시한 검사를 정해진 횟수만큼 검사를 실시하고, 검사 과정을 모니터하고 내분비학을 전공한 내과 또는 소아청소년과 전문의가 판독하고 판독소견서를 작성한 경우에 산정한다.(기초대사측정, 연속혈당측정검사 제외)
	2. 〈현행과 같음〉
나-696	연속혈당측정검사 Continuous Glucose Monitoring
F6961	가. 전문가용 연속혈당측정검사 Professional CGM 406.89점
	나. 개인용 연속혈당측정검사 Personal CGM
F6962	(1) 정밀 303.24점
F6963	(2) 일반 175.12점
	제9장 처치 및 수술료 등
	제1절 처치 및 수술료
	[입, 이하선]
자-850	타액선 도관 세정술 [도관 당]
	Intraductal Irrigation of Salivary Gland
Q8500	주: 「다-209 타액선조영」과 동시에 실시한 경우에는 주된 항목의 소정점수만 산정한다..431.34점
	제10장 치과 처치 · 수술료
	제3절 구강악안면 수술
차-100	**타액선 도관 세정술 [도관 당]** Intraductal Irrigation of Salivary Gland

〈계속〉

U4995	주: 「다-209 타액선조영」과 동시에 실시한 경우에는 주된 항목의 소정점수만 산정한다..431.34점
	2. ~ 3. 〈현행과 같음〉
	(1) ~ (2) 〈현행과 같음〉
	바. ~ 사. 〈현행과 같음〉
	제3부 행위 비급여 목록
	제2장 검사료
	제3절 기능 검사료
	[호흡기능검사]
노-673 FZ673	전기 임피던스 단층영상술 Electrical Impedance Tomography
	[내분비기능검사]
	제6장 마취료
보-1 LZ001	전신마취 중 ANI 감시 Monitoring of Analgesia Nociception Index during General Anesthesia
	제5편 혁신의료기술 급여 · 비급여 목록 및 급여 상대가치점수 **1부 혁신의료기술 급여목록 및 급여 상대가치점수**
F6963	[일반원칙] 1. 「신의료기술평가에 관한 규칙」 및 「혁신의료기술의 평가와 실시 등에 관한 규정」에 따른 혁신의료기술로 사용목적, 사용대상, 사용방법, 사용기간, 실시기관 등의 요건을 모두 충족하는 경우에 한해 산정한다. 2. 요양급여비용 산정, 각종 가감률 금액 산출방법 및 요양기관 종별가산율은 제1편 제1부 I. 일반기준 1호 및 2호, II. 요양기관 종별가산율에 의한다. 3. 「선별급여 지정 및 실시 등에 관한 기준」에 따라 본인부담률 90%로 적용한다. 4. 분류된 항목에 사용된 약제 및 치료재료대는 소정점수에 포함되므로 별도 산정하지 아니한다. 다만, 다음의 경우에는 「약제 및 치료재료의 비용에 대한 결정기준」에 의하여 별도 산정한다. (가) 분류항목에 별도로 규정한 약제 및 치료재료 5. 위 '4'의 규정에 따라 별도 산정하는 치료재료는 「선별급여 지정 및 실시 등에 관한 기준」에 따라 본인부담률 90%로 적용하며, 이 경우 「요양급여의 적용기준 및 방법에 관한 세부사항 Ⅲ. 치료재료」를 적용하지 아니한다. 다만, 별도 산정하는 치료재료가 「치료재료 급여 · 비급여 목록 및 급여상한금액표」의 비급여 품목인 경우, 비급여로 적용한다.

〈계속〉

	제9장 처치 및 수술료
	[산정지침] (1) 18시~09시, 공휴일에 응급진료가 불가피하여 처치 및 수술을 행한 경우에는 소정점수의 50%를 가산한다.(산정코드 두 번째 자리에 18시~09시는 1, 공휴일은 5로 기재) 이 경우 해당 처치 및 수술을 시작한 시각을 기준하여 산정한다.
혁신-1	급성 심근경색증 환자에서 심근재생을 위한 자가 말초혈액 줄기세포 치료술 Autologous Peripheral Blood Stem Cell Treatment for Myocardial Regeneration in Acute Myocardial Infarction
	주 : 1. 천자침, Introducer(Sheath), Dilator, Catheter류, Y-Connector, G-wire, 1회용 시술팩, 지혈 재료, 필름 드레싱 재료대는 별도 산정한다.
	2. 인체주입용약제, 조영제는 별도 산정한다. 다만, 별도 산정 약제를 허가(신고) 초과로 사용하는 경우에는 「허가 또는 신고 범위 초과 약제 비급여 사용 승인에 관한 기준 및 절차」에 따른 사용승인을 받은 경우에 한한다.
	가. 줄기세포 채취
	주 : 줄기세포 유도를 위한 Erythropoietin, G-CSF제제 투여 및 채취 시 주사료는 소정점수에 포함되므로 별도 산정하지 아니한다.
TA001	(1) 말초혈관을 이용한 경우.........................1,746.60점
	(2) 중심정맥관을 이용한 경우
TA002	(가) 비 터널식 카테터 삽입-방사선투시하.......................3,963.97점
TA003	(나) 비 터널식 카테터 삽입-혈관조영술하.......................4,718.15점
TA004	(다) 비 터널식 카테터 삽입-기타[방사선하에서 실시하지 않은 경우] 2,591.08점
	나. 줄기세포 주입
	주 : 1. 관상동맥조영 및 줄기세포 주입 시 주사료는 해당 소정점수에 포함되므로 별도 산정하지 아니한다.
	2. 줄기세포 주입을 실패한 경우 사용된 재료대만 산정한다.
TA005	(1) 말초혈관을 이용한 경우.........................1,746.60점
TA006	(2) 추가혈관...........3,496.35점
	주 : 다른 관상동맥에서 시행한 경우에만 산정한다.

〈계속〉

	제2부 혁신의료기술 비급여 목록
	[일반원칙]
	1. 「신의료기술평가에 관한 규칙」 및 「혁신의료기술의 평가와 실시 등에 관한 규정」에 따른 혁신의료기술로 사용목적, 사용대상, 사용방법, 사용기간, 실시기관 등의 요건을 모두 충족하는 경우에 한해 산정한다.
	제2장 검사료
혁신-2 TZ001	위암 예후예측 유전자 진단검사[실시간 역전사 중합효소연쇄반응] Gastric Cancer Prognostic Molecular Test[Real-time RT PCR]

2. 상대가치 도입 배경

(1) 1994년 정부의 '의료보장개혁위원회'에서 당시 의료보장수가제도의 문제점을 개선하기 위하여 '자원기준 상대가치 개발'을 정책대안으로 제시

(2) 이 작업을 위해 의료계 대표, 보험자 및 보험자단체 대표, 학계 및 연구기관 대표, 보건복지부 소속 공무원 등을 포함한 '의료보험수가구조 개편위원회'를 구성

(3) '의료보장개혁위원회'는 전문적인 연구수행을 위하여 '연세대학교 보건정책 및 관리연구소'를 책임연구기관으로 지정

(4) 연세대학교 보건정책 및 관리연구소는 1996년부터 1999년까지 '의료보험 수가구조 개편을 위한 자원기준 상대가치 개발연구용역'을 수행

(5) 1997년 한국 표준의료행위분류 및 한국 표준치과의료행위분류항목에 대한 상대가치 산출 및 상대가치를 금전화하는 환산지수 개발을 완료

(6) 표준의료행위의 심사기준이나 산정지침 등이 미비하다는 지적 등으로 인해 1997년 12월부터 2차 연구용역을 수행하여 의료보험수가에 반영할 수 있는 새로운 진료수가 분류 및 코드체계를 개발하였고, 1998년 11월부터 1999년 10월까지 의료보험수가 항목분류별 상대가치를 산출

(7) 연구결과를 토대로 2001년부터 의료보험수가를 상대가치체계로 개편

3. 상대가치체계의 도입 후 제기된 문제점

(1) 1997년 이후의 의학기술의 발전이나 의료경영환경의 변화를 충분히 반영하지 못하고 있다.

(2) 도입단계에서 전체 비용이 통합되어 상대가치를 이루는 3가지 구성 요소의사업무량, 진료비용, 의료사고비용가 분리되어 있지 않다.

(3) 수가의 급격한 조정에 따른 재정부담이나 집단간 수입변화에 따른 갈등 등을 감안하여 1997년 연구점수의 부분적 도입 및 연구 항목수의 축소 반영 등으로 현재의 상대가치점수는 객관적인 근거를 가진 점수로 보기에는 어려움이 있다.

(4) 복잡한 조정 과정을 거쳐서 상대가치점수가 산출되었기 때문에, 현행 상대가치점수의 근거를 찾기가 어렵다.

이로 인해 합리적인 개정 기전을 만들 수 없었으며, 정책적 상황에 따른 불규칙적인 개정으로 상대가치 점수의 왜곡이 심화되고 있다.

4. 상대가치체계 개편 연구

상대가치체계의 문제점을 해결하기 위해 '건강보험정책심의위원회' 산하 '상대가치운영기획단'에서는 '의사비용과 진료비용의 분리, 치료재료비용 분리 및 진료 위험도 반영' 등 3가지 상대가치체계 개선방향을 설정하고 건강보험심사평가원 내에 '상대가치점수연구개발단'을 두어 상대가치점수 개정연구 사업을 수행토록 하였다.

상대가치점수 개정연구는 항목간 · 분야간 형평성을 제고하고, 상대가치 적용에 따른 역효과를 최소화함으로써 건강보험의 건전화 및 의료의 균형발전을 이루고자 하는 것이다.

5. 상대가치점수 개정연구 이후 시행경과

상대가치점수 개정연구2006를 통해 근거자료업무량, 진료비용, 위험도에 기반한 신상대가치점수가 마련되었으나, 제도의 수용성이나 파급효과를 감안하여 2012년에 신상대가치점수 100% 도입을 목표로 2008년부터 매년 20%씩 단계적으로 도입비율을 증가시키고 있다.

그러나 신상대가치점수는 진료과목별로 상대가치총점을 유지한 상태로 도입되어 진료과목간 불균형이 완전히 해소되지는 않았고, 2006년 이후의 의료환경 변화를 반영하지 못하는 한계점이 있어 신상대가치점수에 대한 개정연구가 필요하다는 의견이 제기되었다.

상대가치개발부는 이러한 한계점을 극복하고자 2008년부터 2010년에 걸쳐 근거자료 업무량, 진료비용, 행위빈도 등를 일부 보완하였으며, 이를 2011년 상대가치점수 조회시스템에 업데이트하였다. 더불어 진료과목 간 불균형을 해소하기 위해 관리체계를 진료과목별에서 행위유형별로 변경하기로 하고 관련 업무를 진행 중이다.

6. 자원기준 상대가치점수 Resources Based Relative Value Scale: RBRVS

(1) RBRVS는 미국 메디케어에서 의사비용에 대한 보상제도로 사용하고 있으며, 민간보험에서도 폭넓게 사용하고 있다.

(2) 자원기준 상대가치는 미국 하버드 대학 흐시아오Hsiao 교수팀에 의해 개발된 방법으로 의료행위에 투입되는 자원의 양을 기준으로 다른 의료행위와 비교하여 부여한 가치를 의미한다.

(3) 자원기준 상대가치는 의사업무량 상대가치, 진료비용 상대가치, 의료사고 위험도 상대가치로 이루어진다.

(4) 투입되는 자원은 행위를 제공하는 의사의 육체적 · 정신적 노력 및 간호사 등 임상인력의 참여시간, 사용되는 장비와 소모되는 재료의 비용, 진료서비스 제공을 위한 건물, 사무인력 등의 간접비용을 포함한다.

(5) 상대가치 개정을 위한 연구에서는 이를 벤치마킹하여 우리나라의 상황에 맞는 상대가치를 도출하고자 연구 중에 있다.

보건복지부 고시 제2022-33호 (2022. 2. 8) 시행 2022. 3. 1

「국민건강보험법 시행령」 제21조제2항 · 3항 및 「국민건강보험 요양급여의 기준에 관한 규칙」 제8조제2항부터 제5항까지, 제9조제1항, 제11조제1항, 제12조제2항 및

제13조 제1항 · 제3항에 의한 「건강보험 행위 급여 · 비급여 목록표 및 급여 상대가치점수」를 다음과 같이 개정한다.

제1편 제2부 제6장 제1절 마취료 중 바-3 마취중 감시료 라. 마취중 파형변이지수 감시란 다음에 마. 마취중 총 헤모글로빈감시란을 다음과 같이 신설한다.

분류번호	코드	분류	점수
		제1절 마취료	
바-3		마취중 감시료	
	L1350	마. 마취중 총 헤모글로빈감시	31.13
		주 : 1. 마취중 말초산소포화도감시를 포함한다. 2. 사용된 1회용 sensor는 별도 산정한다.	

제1편 제2부 제9장 제1절 처치 및 수술료 중 자73 관절고정술 라. 주관절, 완관절, 족관절란을 다음과 같이 한다.

제1편 제2부 제19장 응급의료수가 제1절 응급 기본진료료 [산정지침] 중 2. 응급진료 전문의 진찰료 등응급진료 전문의 진찰료, 권역외상센터 전문의 진찰료 다.를 다음과 같이 한다.

다. 해당 항목의 소정점수만을 산정하고 공휴 · 야간 가산 등을 포함한 모든 가산은 적용하지 아니한다. 다만, 정신질환자에 대한 가산과 소아전문응급의료센터에 내원한 만 6세 미만의 소아에 대한 가산은 별도 산정한다.

분류번호	코드	분 류	점수
		제1절 마취료	
바-3		마취중 감시료	
	L1350	마. 마취중 총 헤모글로빈감시	31.13
		주 : 1. 마취중 말초산소포화도감시를 포함한다. 2. 사용된 1회용 sensor는 별도 산정한다.	

제1편 제2부 제19장 응급의료수가 중 응-2 응급진료 전문의 진찰료란을 다음과 같이 한다.

〈계속〉

분류번호	코드	분　　류	점수
응-2		응급진료 전문의 진찰료	
		주 : 정신질환자에 대하여는 76.74점을 가산한다. (산정코드 세 번째 자리에 5로 기재)	
	V2100	가. 중앙응급의료센터	511.58
	V2200	나. 중앙응급의료센터	511.58
	V2300	다. 중앙응급의료센터	464.66
	V2600	라. 중앙응급의료센터	511.58
		주 : 만 6세 미만의 소아에 대하여는 76.74점을 가산한다.(산정코드 첫 번째 자리에 6으로 기재)	

제1편 제2부 제19장 응급의료수가 응-7란 다음에 응-7-1 정신응급환자 초기 평가료란을, 응-8란 다음에 응-9 정신응급 단기관찰구역 관리료란을 다음과 같이 신설한다.

분류번호	코드	분　　류	점수
응-7-1	V7100	정신응급환자 초기 평가료	163.23
응-9	V9000	정신응급 단기관찰구역 관리료	2,779.40

제1편 제2부 제19장 응급의료수가 별표 3 바3라 마취중 파형변이지수감시란 다음에 바3마 마취중 총 헤모글로빈감시란을 다음과 같이 신설한다.

장	분류번호	코드	분　　류
06	바3마	L1350	마취중 총 헤모글로빈감시

2. 기본 진료료

1. 진찰료 산정지침

(1) 진찰료는 외래에서 환자를 진찰한 경우에 처방전의 발행과는 관계없이 산정하며 초진환자를 진찰하였을 경우에는 초진진찰료, 재진환자를 진찰하였을 경우에는 재진진찰료를 산정한다.

① 진찰료는 기본진찰료초진의 경우 AA154~AA157은 155.57점, AA100, AA109는 152.11점, AA106, AA107은 202.24점, 10100은 152.06점, 10101은 160.79점, 10102는 170.02점, 10103은 179.78점, 재진의 경우 AA254~AA257은 98.03점, AA200, AA209는 95.98점, AA206, AA207은 127.44점, 10200은 95.98점, 10201은 104.61점, 10202는 114.02점, 10203은 124.27점와 외래관리료진찰료에서 기본 진찰료를 제외한 점수의 소정점수를 합하여 산정한다.

② 초진환자란 해당 상병으로 동일 의료기관의 동일 진료과목 의사에게 진료받은 경험이 없는 환자를 말한다.

③ 재진환자란 해당 상병으로 동일 의료기관의 동일 진료과목 의사에게 계속해서 진료받고 있는 환자를 말한다.

④ 해당 상병의 치료가 종결되지 아니하여 계속 내원하는 경우에는 내원 간격에 상관없이 재진환자로 본다. 또한, 완치여부가 불분명하여 치료의 종결 여부가 명확하지 아니한 경우는 90일 이내에 내원 시 재진환자로 본다.

⑤ 해당 상병의 치료가 종결된 후 동일상병이 재발하여 진료를 받기 위해서 내원한 경우에는 초진환자로 본다. 다만, 치료종결 후 30일 이내에 내원한 경우에는 재진환자로 본다.

⑥ 치료의 종결이라 함은 해당 상병의 치료를 위한 내원이 종결되었거나, 투약이 종결되었을 때로 본다.

⑦ 진찰료 중 기본진찰료는 병원관리 및 진찰권 발급 등, 외래관리료는 외래환자의 처방 등에 소요되는 비용을 포함한다.

(2) 다음 각 호의 1에 해당하는 경우에는 진찰료는 1회 산정한다.

① 동일의사가 동시에 2가지 이상의 상병에 대하여 진찰을 한 경우

② 하나의 상병에 대한 진료를 계속 중에 다른 상병이 발생하여 동일의사가 동시에 진찰을 한 경우재진진찰료

③ 동일한 상병에 대하여 2인 이상의 의사가 동일한 날에 진찰을 한 경우

(3) 2개 이상의 진료과목이 설치되어 있고 해당과의 전문의가 상근하는 요양기관에서 동일환자의 다른 상병에 대하여 전문과목 또는 전문분야가 다른 진료담당의사가 각각 진찰한 경우에는 진찰료를 각각 산정할 수 있다.

(4) 진료담당의사가 검사 · 방사선 진단 등을 처방 지시하였으나 요양기관의 사정에 의하여 진료 당일에 검사 · 방사선 진단 등을 실시하지 못한 경우에는 검사 · 방사선 진단을 실시한 당일의 진찰료는 산정하지 아니한다.

(5) 의료법 제18조에 따라 요양기관인 의료기관의 의사 또는 치과의사가 작성 · 교부한 처방전에 따라 요양기관인 약국 또는 한국희귀 · 필수의약품센터에서 조제받은 주사제를 투여받기 위해서 당해 요양기관에 당일에 재내원하는 경우에는 진찰료를 별도 산정하지 아니한다.

(6) 초진 진찰료New Patient

① 만 1세 미만의 소아에 대하여는 26.45점, 만 1세 이상 만 6세 미만의 소아에 대하여는 10.89점을 가산한다. 산정코드 첫 번째 자리에 만 1세 미만은 1, 만 1세 이상~만 6세 미만은 6으로 기재

② 치과에서 장애인으로 등록되어 있는 뇌병변장애인, 지적장애인, 정신장애인, 자폐성 장애인에 대하여는 9.03점을 가산한다산정코드 첫 번째 자리에 9로 기재.

③ 평일 18시토요일은 13시~익일 09시 또는 관공서의 공휴일에 관한 규정에 의한 공휴일에는 진찰료 중 기본진찰료초진 소정점수의 30%를 가산한다산정코드 두 번째 자리에 야간은 1, 공휴일은 5로 기재.

④ ③의 규정에도 불구하고 의원급 및 병원급종합병원 이상은 제외 요양기관에서 만 6세 미만의 소아에 대하여 20시~익일 07시에는 진찰료 중 기본 진찰료재진 소정점수의 100%를 가산한다산정코드 두 번째 자리에 2로 기재.

⑤ 토요일 09시 후~13시 전의 진료시에는 의원급 요양기관보건의료원 포함에 한하여 기본 진찰료초진 소정점수의 30%를 별도 산정한다산정코드 두 번째 자리에 3으로 기재.

⑥ 평일 18시~익일 09시에 차등수가 적용대상에서 제외하는 경우는 산정코드 세 번째 자리에 1을 기재한다.

(7) 재진 진찰료 Established Patient

① 만 1세 미만의 소아에 대하여는 16.67점, 만 1세 이상 만 6세 미만의 소아에 대하여는 6.86점을 가산한다. 산정코드 첫 번째 자리에 만 1세 미만은 1, 만 1세 이상~만 6세 미만은 6으로 기재

② 치과에서 장애인으로 등록되어 있는 뇌병변장애인, 지적장애인, 정신장애인, 자폐성 장애인에 대하여는 9.03점을 가산한다 산정코드 첫 번째 자리에 9로 기재.

③ 평일 18시 토요일은 13시 ~09시 또는 관공서의 공휴일에 관한 규정에 의한 공휴일에는 소정점수의 30%를 가산한다 산정코드 두 번째 자리에 야간은 1, 공휴일은 5로 기재.

④ ③의 규정에도 불구하고 의원급 및 병원급 종합병원 이상은 제외 요양기관에서 만 6세 미만의 소아에 대하여 20시~익일 07시에는 진찰료 중 기본 진찰료 재진 소정점수의 100%를 가산한다 산정코드 두 번째 자리에 2로 기재.

⑤ 토요일 09시 후~13시 전의 진료시에는 의원급 요양기관 보건의료원 포함 에 한하여 기본 진찰료 재진 소정점수의 30%를 별도로 산정한다 산정코드 두 번째 자리에 3으로 기재.

⑥ 물리치료, 주사 등을 일시에 처방 지시하여 의사의 진찰행위 없이 매일 또는 반복하여 내원하여 물리치료, 주사 등을 시술받은 경우 또는 주사제를 처방한 당일이 아닌 다른 날에 의사의 진찰없이 주사를 실시한 경우에는 49.09점을 산정한다.

⑦ 환자가 직접 내원하지 아니하고 환자 가족이 내원하여 진료담당의사와 상담한 후 약제를 수령하거나 처방전만을 발급받는 경우에는 재진진찰료 소정점수의 50%를 산정한다 산정코드 두 번째 자리에 9로 기재.

⑧ 「사회복지사업법」에 따른 사회복지시설「노인장기요양보험법」에 따른 장기요양기관을 포함 내에서 의료기관 소속 촉탁의 또는 협약의료기관 의사가 시설입소자 사회복지시설에서 숙식하는 자를 뜻함 에게 원외처방전을 교부한 경우에는 진찰료 중 외래관리료 소정점수를 산정한다 산정코드 두 번째 자리에 8로 기재.

⑨ 평일 18시~익일 09시에 차등수가 적용대상에서 제외하는 경우는 산정코드 세 번째 자리에 1을 기재한다.

2. 입원료 산정지침 등

입원료 · 집중치료실 입원료 · 무균치료실 입원료 · 낮병동 입원료 · 신생아 입원료 · 중환자실 입원료 · 격리실 입원료 · 납차폐특수치료실 입원료 등의 산정지침은 다음과 같다.

(1) 입원료 등의 소정점수에는 입원환자 의학관리료소정점수의 40%, 입원환자 간호관리료소정점수의 25%, 입원환자 병원관리료소정점수의 35%가 포함되어 있으며 요양기관 종별에 따라 산정한다.

(2) 입원료 등을 산정하기 위해서는 국민건강보험법에 따라 요양기관의 병실 및 병상 현황을 신고하여야 한다.

(3) 집중치료실 입원료, 무균치료실 입원료, 낮병동 입원료, 신생아 입원료, 중환자실 입원료, 격리실 입원료, 납차폐특수치료실 입원료 등 특수병실 입원료를 산정할 수 있는 경우는 다음과 같으며 특수병실 입원료를 산정하는 경우에는 입원료 등을 중복하여 산정하지 아니한다.

1) 집중치료실 입원료

① 뇌졸중 집중치료실 입원료 : 급성기 뇌졸중환자를 뇌졸중 집중치료실에서 치료 및 지속적으로 관찰한 경우

② 고위험 임산부 집중치료실 입원료 : 임신기간 중 또는 출산 후에 고위험 임산부로 진단된 임산부를 별도로 마련된 고위험 임산부 집중치료실에서 치료 및 지속적으로 관찰한 경우

2) 무균치료실 입원료 : 조혈모세포이식환자를 조혈모세포이식의 요양급여에 관한 기준에 적합한 무균치료실에 격리하여 치료한 경우

3) 낮병동 입원료

① 다음 각 호의 1에 해당하는 경우

- 분만 후 당일 귀가 또는 이송하여 입원료를 산정하지 아니한 경우
- 지역응급의료기관, 응급의료시설, 응급의료기관이 아닌 종합병원 응급실, 수술실 등에서 처치 · 수술 등을 받고 연속하여 6시간 이상 관찰 후 귀가 또

는 이송하여 입원료를 산정하지 아니한 경우

• 정신건강의학과의 "낮병동"에서 6시간 이상 진료를 받고 당일 귀가한 경우

② 낮병동 입원료를 산정하는 당일 외래 또는 지역응급의료기관, 응급의료시설, 응급의료기관이 아닌 종합병원 응급실에서 진찰을 행한 경우에는 진찰료를 함께 산정할 수 있다. 다만, 예정된 외래 수술을 위해 내원하는 경우 또는 정신건강의학과의 "낮병동"에서 매일 또는 반복하여 진료를 받는 경우에는 진찰료를 산정하지 아니한다.

③ 낮병동 입원료를 산정하는 당일의 본인일부부담금은 입원진료본인일부부담률에 따라 산정한다.

4) **신생아 입원료** : 신생아를 신생아실 신생아실 입원료 또는 질병이 없는 모자동실 모자동실 입원료 에서 진료 · 간호한 경우

5) **중환자실 입원료** : 「의료법」 시행규칙에서 정한 중환자실의 시설 · 장비를 갖춘 중환자실 ICU 이 설치된 상급종합병원, 종합병원, 병원에서 지극히 심각한 질환이나 손상을 입어 집중적인 치료 및 간호가 필요한 성인 및 소아환자 일반 중환자실 입원료 또는 소아 중환자실 입원료 또는 신생아 신생아 중환자실 입원료 를 중환자실에서 진료한 경우

6) **격리실 입원료** : 다음 각 호의 1에 해당하는 경우. 다만, 당해 감염성 환자만을 수용하는 요양기관에서는 입원료로 산정한다.

① 면역이 억제된 환자를 보호하기 위하여 일반 환자와 격리하여 치료한 경우

② 일반 환자를 보호하기 위하여 전염력이 강한 감염성 환자를 일반환자와 격리하여 치료한 경우

③ 기타 보건복지부장관이 반드시 격리가 필요하다고 인정하여 고시하는 경우

7) **납차폐특수치료실 입원료** : 방사선옥소를 이용한 개봉선원치료를 위하여 원자력안전법령에 의한 시설을 갖춘 요양기관에서 납으로 차폐된 특수치료실에서 관리하는 경우

(4) 입원료 등은 1일당으로 다음과 같이 산정한다.

① 1일이라 함은 12시 정오 부터 다음 날 12시 정오 까지를 의미한다.

② 0~6시 사이에 입원하거나산정코드 첫 번째 자리에 1로 기재, 18~24시 사이에 퇴원한 경우산정코드 첫 번째 자리에 2로 기재에는 입원료 소정점수의 50%를 별도 산정한다.

③ 6~12시 사이에 입원하거나, 12~18시 사이에 퇴원한 경우에는 동기간의 입원료는 별도 산정하지 아니한다.

④ 입원과 퇴원이 24시간 이내에 이루어진 경우에는 전체 입원시간이 6시간 이상인 경우에 한하여 1일의 입원료를 산정한다.

⑤ 가-2 입원료는 입원 16일째부터 30일째까지는 해당 점수의 90%를 산정한다산정코드 첫 번째 자리에 8로 기재.

⑥ 가-2 입원료는 입원 31일째부터는 해당 점수의 85%를 산정한다산정코드 첫 번째 자리에 9로 기재.

(5) 기타 입원료 산정지침

① 내과질환자, 정신질환자, 만 8세 미만의 소아환자에 대하여는 소정점수의 30%를 가산산정코드 세 번째 자리에 4로 기재한다주2에 해당하는경우 제외.

② 강내치료를 위하여 밀봉소선원치료실에 입원한 경우에는 3일 이내의 기간 동안 소정점수의 100%를 가산한다산정코드 세 번째 자리에 3으로 기재.

(6) 간호인력 확보수준에 따른 입원환자 간호관리료 차등제

1) 일반병동의 직전 분기 평균 병상 수 대비 당해 병동에서 간호업무에 종사하는 직전 분기 평균 간호사수병상 수 대 간호사수의 비에 따라 간호인력 확보수준을 다음 각 호의 구분에 따라 1등급 내지 7등급으로 구분하되, 의원, 치과의원, 한의원, 보건의료원은 7등급에 해당되는 경우에도 6등급을 적용한다.

다만, '종합병원, 병원, 치과병원, 한방병원 중 「요양급여의 적용기준 및 방법에 관한 세부사항」에서 별도로 정하는 일부 요양기관'은 일반병동의 직전 분기 평균 환자 수 대비 당해 병동에서 간호업무에 종사하는 직전 분기 평균 간호사수환자 수 대 간호사수의 비에 따라 간호인력 확보수준을 다음 각 호의 구분에 따라 1등급 내지 7등급으로 구분한다.

① 1등급 : 2.5:1 미만인 경우

상급종합병원은 2.0:1 미만

② 2등급 : 3.0:1 미만, 2.5:1 이상인 경우

상급종합병원은 2.5:1 미만, 2.0:1 이상

③ 3등급 : 3.5:1 미만, 3.0:1 이상인 경우

상급종합병원은 3.0:1 미만, 2.5:1 이상

④ 4등급 : 4.0:1 미만, 3.5:1 이상인 경우

상급종합병원은 3.5:1 미만, 3.0:1 이상

⑤ 5등급 : 4.5:1 미만, 4.0:1 이상인 경우

상급종합병원은 4.0:1 미만, 3.5:1 이상

⑥ 6등급 : 6.0:1 미만, 4.5:1 이상인 경우

상급종합병원은 4.0:1 이상인 경우

⑦ 7등급 : 6.0:1 이상인 경우

2) 일반병동의 병상은 요양기관 전체병상에서 응급실, 신생아실, 분만실, 회복실, 중환자실, 격리실, 무균치료실, 인공신장실, 납차폐특수치료실, 낮병동 등을 제외한 입원병실의 병상을 말한다. 이때 별도의 병동으로 구분 운영하지 않는 격리실, 무균치료실, 납차폐특수치료실 등은 일반병동의 병상으로 본다. 다만, 「정신건강증진 및 정신질환자 복지서비스 지원에 관한 법률」에 의한 정신의료기관 중 폐쇄병동의 경우 일반병동의 병상에서 제외할 수 있다.

3) 간호인력 확보수준에 따른 입원료는 등급별로 다음과 같이 가감하여 산정한다. 다만, 위 "2"에서 「정신건강증진 및 정신질환자 복지서비스 지원에 관한 법률」에 의한 정신의료기관 중 폐쇄병동을 일반병동 병상에서 제외한 경우 폐쇄병동의 입원료는 ① 또는 ④의 요양기관은 6등급 입원료로 산정하고, ② 또는 ③의 요양기관은 각 소재지 구분에 따른 해당 7등급 입원료를 산정한다.

① 상급종합병원

• 1등급 : 2등급 입원료에 2등급 입원료 소정점수의 10% 가산
[코드는 AB101, 15101, AB121, 15121, AB141, 15141, AB161, 15161, AB171, 15171 사용]

• 2등급 : 3등급 입원료에 3등급 입원료 소정점수의 10% 가산

[코드는 AB102, 15102, AB122, 15122, AB142, 15142, AB162, 15162, AB172, 15172 사용]

- 3등급 : 4등급 입원료에 4등급 입원료 소정점수의 10% 가산
  [코드는 AB103, 15103, AB123, 15123, AB143, 15143, AB163, 15163, AB173, 15173 사용]
- 4등급 : 5등급 입원료에 5등급 입원료 소정점수의 15% 가산
  [코드는 AB104, 15104, AB124, 15124, AB144, 15144, AB164, 15164, AB174, 15174 사용]
- 5등급 : 6등급 입원료에 6등급 입원료 소정점수의 10% 가산
  [코드는 AB105, 15105, AB125, 15125, AB145, 15145, AB165, 15165, AB175, 15175 사용]
- 6등급 : 입원료 소정점수로 산정
  [코드는 AB100, 15100, AB120, 15120, AB140, 15140, AB160, 15160, AB170, 15170 사용]

② 종합병원

- 1등급 : 2등급 입원료에 2등급 입원료 소정점수의 10% 가산
  [코드는 AB201, 15201, AB221, 15221, AB241, 15241, AB261, 15261, AB271, 15271 사용]
- 2등급 : 3등급 입원료에 3등급 입원료 소정점수의 10% 가산
  [코드는 AB202, 15202, AB222, 15222, AB242, 15242, AB262, 15262, AB272, 15272 사용]
- 3등급 : 4등급 입원료에 4등급 입원료 소정점수의 15% 가산
  [코드는 AB203, 15203, AB223, 15223, AB243, 15243, AB263, 15263, AB273, 15273 사용]
- 4등급 : 5등급 입원료에 5등급 입원료 소정점수의 10% 가산
  [코드는 AB204, 15204, AB224, 15224, AB244, 15244, AB264, 15264, AB274, 15274 사용]
- 5등급 : 6등급 입원료에 6등급 입원료 소정점수의 10% 가산

[코드는 AB205, 15205, AB225, 15225, AB245, 15245, AB265, 15265, AB275, 15275 사용]

- 6등급 : 입원료 소정점수로 산정

  [코드는 AB200, 15200, AB220, 15220, AB240, 15240, AB260, 15260, AB270, 15270 사용]

- 7등급
  - 「소득세법」 시행규칙 제7조제4호에 의한 의료취약지역 소재 요양기관은 6등급 입원료 소정점수

    [코드는 AB200, 15200, AB220, 15220, AB240, 15240, AB260, 15260, AB270, 15270 사용]
  - 서울특별시 및 광역시 구지역 소재 요양기관은 입원료 소정점수의 5% 감산

    [코드는 AB207, 15207, AB227, 15227, AB247, 15247, AB267, 15267, AB277, 15277 사용]
  - 위 "가" 및 "나"에 해당되지 아니하는 요양기관은 입원료 소정점수의 2% 감산

    [코드는 AB217, 15217, AB237, 15237, AB257, 15257, AB287, 15287, AB297, 15297 사용]

③ 병원, 치과병원, 한방병원

- 1등급 : 2등급 입원료에 2등급 입원료 소정점수의 10% 가산

  [코드는 요양기관종별로 AB301, 15301, AB321, 15321, AB341, 15341 사용]
- 2등급 : 3등급 입원료에 3등급 입원료 소정점수의 10% 가산

  [코드는 요양기관종별로 AB302, 15302, AB322, 15322, AB342, 15342 사용]
- 3등급 : 4등급 입원료에 4등급 입원료 소정점수의 10% 가산

  [코드는 요양기관종별로 AB303, 15303, AB323, 15323, AB343, 15343 사용]
- 4등급 : 5등급 입원료에 5등급 입원료 소정점수의 10% 가산

  [코드는 요양기관종별로 AB304, 15304, AB324, 15324, AB344, 15344 사용]
- 5등급 : 6등급 입원료에 6등급 입원료 소정점수의 20% 가산

  [코드는 요양기관종별로 AB305, 15305, AB325, 15325, AB345, 15345 사용]
- 6등급 : 입원료 소정점수로 산정

[코드는 요양기관종별로 AB300, 15300, AB320, 15320, AB340, 15340 사용]

• 7등급

–「소득세법」 시행규칙 제7조제4호에 의한 의료취약지역 소재 요양기관은 6등급 입원료 소정점수 [코드는 요양기관종별로 AB300, 15300, AB320, 15320, AB340, 15340 사용]

– 서울특별시 및 광역시 구지역 소재 요양기관은 입원료 소정점수의 5% 감산 [코드는 요양기관종별로 AB307, 15307, AB327, 15327, AB347, 15347 사용]

– 위 "가" 및 "나"에 해당되지 아니하는 요양기관은 입원료 소정점수의 2% 감산 [코드는 요양기관종별로 AB317, 15317, AB337, 15337, AB357, 15357 사용]

④ 의원, 치과의원, 한의원, 보건의료원

• 1등급 : 입원료 소정점수의 50% 가산

[코드는 요양기관종별로 AB401, 15401, AB421, 15421, AB441, 15441 사용]

• 2등급 : 입원료 소정점수의 40% 가산

[코드는 요양기관종별로 AB402, 15402, AB422, 15422, AB442, 15442 사용]

• 3등급 : 입원료 소정점수의 30% 가산

[코드는 요양기관종별로 AB403, 15403, AB423, 15423, AB443, 15443 사용]

• 4등급 : 입원료 소정점수의 20% 가산

[코드는 요양기관종별로 AB404, 15404, AB424, 15424, AB444, 15444 사용]

• 5등급 : 입원료 소정점수의 10% 가산

[코드는 요양기관종별로 AB405, 15405, AB425, 15425, AB445, 15445 사용]

• 6등급 : 입원료 소정점수로 산정

[코드는 요양기관종별로 AB400, 15400, AB420, 15420, AB440, 15440 사용]

–「소득세법」 시행규칙 제7조제4호에 의한 의료취약지역 소재 요양기관은 6등급 입원료 소정점수[코드는 요양기관종별 AB300, 15300, AB320, 15320, AB340, 15340 사용]

– 서울특별시 및 광역시 구지역 소재 요양기관은 입원료 소정점수의 5% 감산[코드는 요양기관종별 AB307, 15307, AB327, 15327, AB347, 15347 사용]

– 위 두 항목에 해당되지 아니하는 요양기관은 입원료 소정점수의 2% 감산[코

드는 요양기관종별 AB317, 15317, AB337, 15337, AB357, 15357 사용]

(7) 간호인력 확보수준에 따른 일반 중환자실 입원환자 간호관리료 차등제

1) 일반 중환자실의 직전 분기 평균 병상 수 대비 당해 병동에서 간호업무에 종사하는 직전 분기 평균 간호사수병상 수 대 간호사 수의 비에 따라 간호인력확보수준을 (가)의 요양기관은 1등급 내지 5등급으로, (나)의 요양기관은 1등급 내지 9등급으로 구분한다.

① 상급종합병원

- 1등급 : 0.5:1 미만인 경우
- 2등급 : 0.63:1 미만, 0.5:1 이상인 경우
- 3등급 : 0.77:1 미만, 0.63:1 이상인 경우
- 4등급 : 0.88:1 미만, 0.77:1 이상인 경우
- 5등급 : 0.88:1 이상인 경우

② 종합병원, 병원, 치과병원, 한방병원

- 1등급 : 0.5:1 미만인 경우
- 2등급 : 0.63:1 미만, 0.5:1 이상인 경우
- 3등급 : 0.77:1 미만, 0.63:1 이상인 경우
- 4등급 : 0.88:1 미만, 0.77:1 이상인 경우
- 5등급 : 1:1 미만, 0.88:1 이상인 경우
- 6등급 : 1.25:1 미만, 1:1 이상인 경우
- 7등급 : 1.5:1 미만, 1.25:1 이상인 경우
- 8등급 : 2.0:1 미만, 1.5:1 이상인 경우
- 9등급 : 2.0:1 이상인 경우

2) 간호인력 확보수준에 따라 등급별로 일반 중환자실 입원료에 다음과 같이 가감한다.

① 상급종합병원

- 1등급 : 일반 중환자실 2등급 입원료에 일반 중환자실 2등급 입원료 소정점수의 25% 가산

  [코드는 AJ110, 19410 사용]

- 2등급 : 일반 중환자실 3등급 입원료에 일반 중환자실 3등급 입원료 소정점수의 15% 가산

  [코드는 AJ120, 19420 사용]
- 3등급 : 일반 중환자실 입원료 소정점수로 산정

  [코드는 AJ100, 19400 사용]
- 4등급
  - 「소득세법」 시행규칙 제7조제4호에 의한 의료취약지역 소재 요양기관은 일반 중환자실 3등급 입원료 소정점수 [코드는 AJ100, 19400 사용]
  - 위 "①"에 해당되지 아니하는 요양기관은 일반 중환자실 3등급 입원료 소정점수의 25% 감산 [코드는 AJ143, 19443 사용]
- 5등급
  - 「소득세법」 시행규칙 제7조제4호에 의한 의료취약지역 소재 요양기관은 일반 중환자실 3등급 입원료 소정점수 [코드는 AJ100, 19400 사용]
  - 위에 해당되지 아니하는 요양기관은 일반 중환자실 4등급 입원료에 일반 중환자실 4등급 입원료 소정점수의 15% 감산 [코드는 AJ150, 19450 사용]

② 종합병원, 병원, 치과병원, 한방병원

- 1등급 : 일반 중환자실 2등급 입원료에 일반 중환자실 2등급 입원료 소정점수의 25% 가산

  [코드는 요양기관종별로 AJ210, 19210, AJ310, 19310 사용]
- 2등급 : 일반 중환자실 3등급 입원료에 일반 중환자실 3등급 입원료 소정점수의 20% 가산

  [코드는 요양기관종별로 AJ220, 19220, AJ320, 19320 사용]
- 3등급 : 일반 중환자실 4등급 입원료에 일반 중환자실 4등급 입원료 소정점수의 15% 가산

  [코드는 요양기관종별로 AJ230, 19230, AJ330, 19330 사용]
- 4등급 : 일반 중환자실 5등급 입원료에 일반 중환자실 5등급 입원료 소정점수의 10% 가산

[코드는 요양기관종별로 AJ240, 19240, AJ340, 19340 사용]

- 5등급 : 일반 중환자실 6등급 입원료에 일반 중환자실 6등급 입원료 소정점수의 10% 가산

  [코드는 요양기관종별로 AJ250, 19250, AJ350, 19350 사용]

- 6등급 : 일반 중환자실 7등급 입원료에 일반 중환자실 7등급 입원료 소정점수의 10% 가산

  [코드는 요양기관종별로 AJ260, 19260, AJ360, 19360 사용]

- 7등급 : 일반 중환자실 입원료 소정점수로 산정

  [코드는 요양기관종별로 AJ200, 19200, AJ300, 19300 사용]

- 8등급
  - 「소득세법」 시행규칙 제7조제4호에 의한 의료취약지역 소재 요양기관은 일반 중환자실 7등급 입원료 소정점수

    [코드는 요양기관종별로 AJ200, 19200, AJ300, 19300 사용]
  - 위 "①"에 해당되지 아니하는 요양기관은 일반 중환자실 7등급 입원료에 일반 중환자실 7등급 입원료 소정점수의 25% 감산

    [코드는 요양기관종별로 AJ280, 19280, AJ380, 19380 사용]

- 9등급
  - 「소득세법」 시행규칙 제7조제4호에 의한 의료취약지역 소재 요양기관은 일반 중환자실 7등급 입원료 소정점수

    [코드는 요양기관종별로 AJ200, 19200, AJ300, 19300 사용]
  - 위에 해당되지 아니하는 요양기관은 일반 중환자실 8등급 입원료에 일반 중환자실 8등급 입원료 소정점수의 15% 감산

    [코드는 요양기관종별로 AJ290, 19290, AJ390, 19390 사용]

(8) 간호인력 확보수준에 따른 신생아 중환자실 입원환자 간호관리료 차등제

1) 신생아 중환자실의 직전 분기 평균 병상 수 대비 당해 병동에서 간호업무에 종사하는 직전 분기 평균 간호사수병상 수 대 간호사 수의 비에 따라 간호인력 확보수준을 ①의 요양기관은 1등급 내지 6등급으로, ㈏의 요양기관은 1등급 내지 5등급으로 구분한다.

① 상급종합병원, 종합병원

- 1등급 : 0.5:1 미만인 경우
- 2등급 : 0.75:1 미만 0.5:1 이상인 경우
- 3등급 : 1.0:1 미만 0.75:1 이상인 경우
- 4등급 : 1.5:1 미만 1.0:1 이상인 경우
- 5등급 : 2.0:1 미만 1.5:1 이상인 경우
- 6등급 : 2.0:1 이상인 경우

② 병원, 치과병원, 한방병원

- 1등급 : 0.75:1 미만인 경우
- 2등급 : 1.0:1 미만인 경우 0.75:1 이상인 경우
- 3등급 : 1.5:1 미만 1.0:1 이상인 경우
- 4등급 : 2.0:1 미만 1.5:1 이상인 경우
- 5등급 : 2.0:1 이상인 경우

2) 간호인력 확보수준에 따라 등급별로 신생아 중환자실 입원료에 다음과 같이 가감한다.

① 상급종합병원, 종합병원

- 1등급 : 신생아 중환자실 입원료 소정점수의 60% 가산
  [코드는 요양기관종별로 AJ111, AJ211 사용]
- 2등급 : 신생아 중환자실 입원료 소정점수의 45% 가산
  [코드는 요양기관종별로 AJ121, AJ221 사용]
- 3등급 : 신생아 중환자실 입원료 소정점수의 30% 가산
  [코드는 요양기관종별로 AJ131, AJ231 사용]
- 4등급 : 신생아 중환자실 입원료 소정점수의 15% 가산
  [코드는 요양기관종별로 AJ144, AJ244 사용]
- 5등급 : 5등급 : 신생아 중환자실 입원료 소정점수로 산정
  [코드는 요양기관종별로 AJ101, AJ201 사용]
- 6등급 : 신생아 중환자실 입원료 소정점수의 25% 감산
  [코드는 요양기관종별로 AJ161, AJ261 사용]

② 병원, 치과병원 한방병원

- 1등급 : 1등급 : 신생아 중환자실 입원료 소정점수의 45% 가산
  [코드는 AJ311 사용]
- 2등급 : 신생아 중환자실 입원료 소정점수의 30% 가산
  [코드는 AJ321 사용]
- 3등급 : 신생아 중환자실 입원료 소정점수의 15% 가산
  [코드는 AJ331 사용]
- 4등급 : 신생아 중환자실 입원료 소정점수로 산정
  [코드는 AJ301 사용]
- 5등급 : 신생아 중환자실 입원료 소정점수의 25% 감산
  [코드는 AJ351 사용]

(9) 간호인력 확보수준에 따른 소아 중환자실 입원환자 간호관리료 차등제

1) 소아 중환자실의 직전 분기 평균 병상 수 대비 당해 병동에서 간호업무에 종사하는 직전 분기 평균 간호사 수병상 수 대 간호사 수의 비에 따라 간호인력 확보수준을 다음 각 호의 1과 같이 1등급 내지 5등급으로 구분한다.

- 1등급 : 0.5:1 미만인 경우
- 2등급 : 0.61:1 미만 0.5:1 이상인 경우
- 3등급 : 0.74:1 미만 0.61:1 이상인 경우
- 4등급 : 0.86:1 미만 0.74:1 이상인 경우
- 5등급 : 0.86:1 이상인 경우

2) 간호인력 확보수준에 따라 등급별로 소아 중환자실 입원료에 다음과 같이 가감한다.

- 1등급 : 소아 중환자실 입원료 소정점수의 45% 가산
  [코드는 요양기관종별로 AJ112, 19412, AJ212, 19212, AJ312, 19312 사용]
- 2등급 : 소아 중환자실 입원료 소정점수의 30% 가산
  [코드는 요양기관종별로 AJ122, 19422, AJ222, 19222, AJ322, 19322 사용]
- 3등급 : 소아 중환자실 입원료 소정점수의 15% 가산
  [코드는 요양기관종별로 AJ132, 19432, AJ232, 19232, AJ332, 19332 사용]

• 4등급 : 소아 중환자실 입원료 소정점수로 산정
[코드는 요양기관종별로 AJ102, 19402, AJ202, 19202, AJ302, 19302 사용]

• 5등급

– 「소득세법」 시행규칙 제7조제4호에 의한 의료취약지역 소재 요양기관은 소아 중환자실 4등급 입원료 소정점수
[코드는 요양기관종별로 AJ102, 19402, AJ202, 19202, AJ302, 19302 사용]

– 위 "①"에 해당되지 아니하는 요양기관은 소아 중환자실 4등급 입원료 소정점수의 25% 감산[코드는 요양기관종별로 AJ152, 19452, AJ252, 19252, AJ352, 19352 사용]

• 위에 해당되지 아니하는 요양기관은 소아 중환자실 3등급 입원료 소정점수의 25% 감산

– [코드는 요양기관종별로 AJ142, 19442, AJ242, 19242, AJ342, 19342 사용]

(10) 위 "5", "6", "7" 및 "8"의 간호인력 확보수준에 따른 등급별 가감점수는 간호관리료 차등제에 의한 간호관리료에 해당된다.

3. 의약품관리료 산정지침

(1) 외래환자 의약품관리료는 다음과 같이 산정한다.

1) 상급종합병원, 종합병원, 병원, 치과병원, 요양병원 · 한방병원 내 의 · 치과

① 외래환자에게 투약한 경우 방문당으로 산정한다.

② 외용약 및 주사제 약가를 산정하지만 주사료 등이 발생하지 아니하는 경우를 포함 를 복합 또는 단독으로 조제한 경우에도 외래환자 의약품관리료[방문당] 소정점수를 산정한다.

2) 의원, 치과의원, 보건의료원 의 · 치과

① 내복약 조제일수에 따라 산정한다.

② 외용약 또는 주사제를 내복약과 복합으로 조제한 경우에는 내복약의 조제일수에 의한다.

③ 위 "①"의 규정에도 불구하고 외용약 및 주사제약가를 산정하지만 주사료 등이 발생하지 아니하는 경우를 포함를 복합 또는 단독으로 조제한 경우에는 1일분 소정점수를 산정한다.

(2) 입원환자 의약품관리료는 입원환자에 대하여 입원기간 중 투약한 경우에 투약 일수에 따라 산정한다.

(3) 한방병원, 한의원, 보건의료원 한의과, 상급종합병원 · 종합병원 · 병원 · 요양병원 · 치과병원 내 한의과 등은 산정하지 아니한다.

4. 가정간호 기본방문료 산정지침

(1) 진료담당 의사 또는 한의사이하 "진료담당 의사"라 한다의 진단과 처방에 따라 가정전문간호사가 환자의 자택을 방문하여 가정간호대상 환자에게 가정간호를 행하는 경우에 산정하되, 환자의 특성, 진료내용, 소요시간 등에 불문하고 모든 환자에게 동일하게 적용한다.

(2) 다음 각 호의 1에 해당하는 경우에는 가정간호 기본방문료 이외에 제2부 각 장에서 분류된 항목의 점수를 입원환자 산정 기준에 따라 별도로 산정할 수 있다. 다만, 의약품관리료는 외래환자 의약품관리료를 산정하고, 조제료는 퇴원환자 조제료를 산정한다.

① 진료담당 의사의 진단과 처방에 따라 가정전문간호사가 환자의 가정을 방문하여 검사요일반검사, 반정량 당검사, 경피적혈액 산소포화도 측정에 한함, 투약, 주사 및 처치제9장 제1절에 분류되지 아니한 간단한 처치의 비용은 기본방문료에 포함되므로 별도 산정하지 아니한다 등을 실시한 경우

② 진료담당 의사의 진단과 처방에 따라 가정전문간호사가 환자의 가정을 방문하여 검사에 필요한 검체를 채취하여 검사한 경우, 이때 검체채취, 검체운반 등에 따른 비용은 별도 산정하지 아니한다.

(3) 교통비는 가정전문간호사가 진료담당 의사의 진단과 처방에 따라 환자 자택을 방문하는 경우 소요시간, 방문지역 등에 불문하고 1회 방문당 108.30점코드는 의과 AX100, 한방 19100을 환자본인이 100분의 100을 부담한다.

(4) 만 1세 미만의 소아에 대하여는 소정점수의 50%를 가산하며, 만 1세 이상 만 6세 미만의 소아 또는 만 70세 이상의 노인에 대하여는 소정점수의 30%를 가산 한다. 산정코드 첫번째 자리에 만 1세 미만은 1, 만 1세 이상~만 6세 미만은 6, 만 70세 이상은 4로 기재

(5) 평일 18시 토요일 13시 ~09시 또는 공휴일에 가정 방문을 실시한 경우에는 소정점수의 50%를 가산한다 산정코드 두 번째 자리에 야간은 1, 공휴일은 5로 기재 .

5. 의료질 평가지원금

(1) 종합병원, 전문병원에 한하여 「의료질평가지원금 산정을 위한 기준」의 평가결과에 따라 3개 분야 환자안전과 의료 질 · 공공성 · 의료전달체계 및 지원활동 분야, 교육수련 분야, 연구개발 분야 별 최종등급에 해당하는 소정점수를 산정한다.

(2) 입원 의료질평가지원금은 각 분야의 등급별로 아래 항목의 산정횟수와 동일하게 산정한다. 다만, 입원료 중 병원관리료만을 산정하는 경우에는 제외한다.

① 입원료 가-2

② 집중치료실 입원료 가-3-1 , 다만 AC600은 제외

③ 무균치료실 입원료 가-4

④ 낮병동 입원료 가-6

⑤ 신생아 입원료 가-7가, 가-7나

⑥ 중환자실 입원료 가-9가, 가-9나, 가-9다 , 다만 AJ001, AJ003, AJ004, AJ005, AJ006, AJ007, AJ008, AJ009, 19001, 19003, 19004, 19005, 19006, 19007, 19008, 19009는 제외

⑦ 격리실 입원료 가-10

⑧ 납차폐특수치료실 입원료 가-10-1

(3) 외래 의료질평가지원금은 각 분야의 등급별로 아래 항목의 산정횟수와 동일하게 산정한다.

① 외래환자 진찰료 가-1 , 다만 재진진찰료 가-1나 의 "주6" 및 "주8"은 제외

② 응급진료 전문의 진찰료 응-2

③ 권역외상센터 전문의 진찰료 응-2-1

6. 전문병원 관리료 등(전문병원 관리료 · 전문병원 의료질평가지원금)

(1) 전문병원 관리료는 「의료법」에 따라 전문병원으로 지정받은 의료기관에서 산정한다.

1) 전문병원병원 · 한방병원 입원 의료질평가지원금은 해당 등급별로 아래 항목의 산정횟수와 동일하게 산정한다. 다만, 입원료 중 병원관리료만을 산정하는 경우에는 제외한다.

① 입원료가-2

② 집중치료실 입원료가-3-1, 다만 AC600은 제외

③ 무균치료실 입원료가-4

④ 낮병동 입원료가-6

⑤ 중환자실 입원료가-9가, 가-9나, 가-9다, 다만 AJ001, AJ003, AJ004, AJ005, 19001, 19003, 19004, 19005는 제외

⑥ 격리실 입원료가-10

⑦ 납차폐특수치료실 입원료가-10-1

2) 전문병원요양병원 입원 의료질평가지원금은 해당 등급별로 아래 항목의 산정횟수와 동일하게 산정한다. 다만, 입원료 중 병원관리료만 산정하는 경우와 외박수가를 산정하는 경우에는 제외한다.

① 환자군별 정액수가요-1, 요-2, 요-3, 요-4, 요-5, 요-6, 요-7

② 요양병원 입원료요-51

③ 낮병동 입원료요-52

④ 중환자실 입원료요-53, 다만, AJ002, 19002는 제외

⑤ 격리실 입원료요-54

3) 전문병원병원 · 요양병원 · 한방병원 외래 의료질평가지원금은 해당 등급별로 외래환자 진찰료가-1의 산정횟수와 동일하게 산정하되, 재진진찰료가-1나의 "주6" 및 "주8"은 제외한다.

4) 전문병원 외래관리료는 안과, 이비인후과 진료과목으로 지정받은 전문병원에서 외래환자 진찰료가-1의 산정횟수와 동일하게 산정하되, 재진진찰료가-1나의 "주

6" 및 "주8"은 제외한다.

(2) 전문병원병원 · 요양병원 · 한방병원 의료질평가지원금은 「의료질평가 지원금 산정을 위한 기준」의 평가결과에 따라 최종등급에 해당하는 소정 점수를 산정한다.

1) 전문병원 입원의료질지원금은 가목에 따라 전문병원관리료를 산정하는 병원 · 한방병원에서 산정한다.

2) 전문병원 외래의료질지원금은 가목에 따라 전문병원관리료를 산정하는 병원 중 안과, 이비인후과 진료과목으로 지정받은 전문병원에서 산정한다.

(3) 위 "5-1", "5-2"항의 규정에도 불구하고 「의료법」에 따라 전문병원으로 지정받은 병원 · 요양병원 · 한방병원이 지정기간 동안 지정기준을 유지하지 못하는 경우에는 3월 이내의 범위 내에서 기간을 정하여 시정하도록 하고, 동 시정기간 내에 시정하지 아니한 때에는 시정기간 종료 익일부터는 "전문병원 관리료" 및 "전문병원병원 · 요양병원 · 한방병원 의료질 평가지원금"을 산정하지 아니한다.

(4) 전문병원 외래관리료 및 전문병원 외래의료질지원금은 외래환자 진찰료 가-1의 산정횟수와 동일하게 산정하되, 재진진찰료가-1나의 "주6" 및 "주8"은 제외한다.

7. 기타 기본 진료료 산정지침

(1) 응급의료관리료(Management of Emergency Care)

응급의료관리료와 진찰료는 함께 산정할 수 있다.

(2) 무균치료실 입원료(Aseptic Room Patient Care)

무균치료실의 청정도 유지를 위한 세균 검사 및 기타 소모품의 비용은 소정점수에 포함되어 있으므로 별도 산정하지 아니한다.

(3) 회송료(Transfer Service)

① 2단계 요양급여를 담당한 요양기관에서 요양급여 회송서와 해당 환자의 요양급여에 관한 정보를 제공하여 1단계 진료를 담당할 수 있는 요양기관으로 회송한 경우에 산정한다.

② 회송 시 제공한 진료기록부 등의 복사에 소요된 비용은 실비로 가입자가 부담한다.

(4) 신생아 입원료(Neonatal Care)

신생아제대처치, 기저귀 교환, 혈압, 맥박, 호흡측정, 목욕 등의 비용과 기저귀 비용이 포함되어 있으므로 그 비용을 별도 산정하지 아니한다.

(5) 보육기(Incubator for Neonate)

질병이 있는 신생아를 보육기에서 진료한 경우에 1일당으로 산정한다.

(6) 만성질환관리료(Management of Chronic Disease)

① 고혈압이나 당뇨병 등의 상병으로 당해 의료기관에 지속적으로 내원하는 재진환자에 대한 교육 · 상담 등을 통하여 환자가 자신의 질병을 이해하고 합병증을 예방할 수 있도록 관리체계를 수립한 경우에 산정한다.

② 대상환자는 의원급 요양기관보건의료원 포함의 외래에서 진료하는 환자로서 "한국표준질병사인분류표"에 의한 질병코드고혈압: I10~I13, I15, 당뇨병: E10~E14를 상병명으로 하는 자 및 질병코드정신 및 행동장애: F00~F99, G40~G41, 호흡기결핵: A15~A16, A19 심장질환: I05~I09, I20~I27, I30~I52, 대뇌혈관질환: I60~I69, 신경계질환: G00~G37, G43~G83, 악성신생물: C00~C97, D00~D09, 갑상선의 장애: E00~E07, 간의 질환: B18, B19, K70~K77, 만성신부전증: N18를 주상병명으로 하는 자에 한한다.

③ 기관당 한 환자에 대하여 연간 12회 이내단, 월 2회 이내로 산정한다.

④ 해당 만성질환자를 진료한 기관은 개인별 진료기록부에 만성질환자 관리내역을 기록 · 보관하여야 한다.

⑤ 권고사항

요양기관은 환자가 원하거나 의사가 필요하다고 판단할 경우 환자 관리용 수첩을 배부하고 방문 시 질병경과를 기록하여 줌으로써 만성질환에 대한 환자 자신의 질환관리 의식 고취에 도움을 줄 수 있다.

3. 검사료

1. 검사료 산정지침

(1) 제2장에 기재되지 아니한 검사로서 외관, 취기, 색도 등의 간단한 검사 또는 계산 방법에 의하여 검사치를 얻는 경우에는 검사료를 산정하지 아니한다.

(2) 대칭기관에 대한 양측검사를 하였을 때에도 "편측"이라는 표기가 없는 한 소정점수만 산정한다.

(3) 검사에 사용된 약제 및 재료대1회용 주사침 및 주사기 포함는 소정점수에 포함되므로 별도 산정하지 아니한다. 다만, 다음의 경우에는 "약제 및 치료재료의 비용에 대한 결정기준"에 의하여 별도 산정한다.

① 인체에 주입된 약제

② 부하시험 시 사용된 약제

③ 안기능검사 시 사용된 필름, 형광물질, 사진현상 및 인화료

④ 내시경검사 시 사용된 슬라이드 필름 및 사진현상료, 폴라로이드 필름 또는 칼라프린터 인화지

⑤ 핵의학 기능검사 시 사용된 방사성 동위원소 및 약제

⑥ 제2장 분류항목에 별도로 규정한 약제 및 재료대

⑦ 기타 장관이 별도로 인정한 약제 및 재료대

(4) 인체에서 채취한 가검물에 대한 검사를 "부록 검체검사 위탁에 관한 기준"에서 정한 수탁기관으로 위탁하는 경우에는 제2장 제1절 및 제2절 분류항목 소정점수가감률 적용 포함에 수탁기관의 점수당 단가를 곱하여 계산한 금액의 10%를 "위탁검사관리료"로 산정한다.

(5) 별표에 열거한 항목은 다음 중 어느 하나에 해당하는 경우에만 산정하되, ①, ② 및 ③의 경우에는 소정점수의 10%를 가산하여 산정한다산정코드 세 번째 자리에 6으로 기재.

① 진단검사의학과 전문의가 판독하고 판독소견서를 작성 · 비치한 경우

② B세포 표면면역글로불린, 세포표지검사, 면역조직세포화학검사, 세포 주기 및

핵산분석검사유세포측정법, 사람유전자 분자유전검사, 검사원리가 핵산증폭, 핵산교잡, 염기서열분석인 검사다만, 누-704라, 누-704마, 누-723나, 누-840, 누-841은 제외에 대하여 병리과 전문의가 판독하고 판독소견서를 작성 · 비치한 경우

③ 사람유전자 분자병리검사의 관련분야에 대하여 인증받은 전문의가 판독하고 판독소견서를 작성 · 비치한 경우

④ 면역조직세포 화학검사에 대하여 구강병리과가 설치된 요양기관의 치과의사가 판독하고 판독소견서를 작성 · 비치한 경우

(6) 제1절 검체 검사료 및 제2절 병리 검사료 분류항목에 대하여 다음에 해당되는 검체검사 질가산 평가 및 인증 결과에 따라 해당 기관에서 직접 또는 수탁받아 실시하는 검사에 대해 검체검사 질가산을 산정한다. 다만, 임상병리검사 종합검증료나-0, 약물동력학적 해석 및 보고누-529에 대하여는 그러하지 아니한다

① 제1절 검체 검사료핵의학적 방법으로 검사한 경우 제외 및 제2절 병리 검사료 중 진단검사의학과 전문의가 판독하고 판독소견서를 작성 또는 작성 · 비치한 경우 산정 가능토록 '주'에 명시된 항목은 진단검사분야 질가산 평가 결과에 따라 소정점수의 1등급은 4% 1, 2등급은 3% 2, 3등급은 2% 3, 4등급은 1% 4를 가산한다. 산정코드 세 번째 자리 각각 1, 2, 3, 4로 기재 다만, 산정지침5와 중복 적용되는 경우에는 산정코드 세 번째 자리에 각각 A 1, B 2, C 3, D 4로 기재한다.

② 제1절 검체 검사료 분류항목 중 '핵의학적 방법으로 검사한 경우'에는 대한핵의학회에서 실시하는 인증을 받은 경우 소정점수의 4%를 가산한다. 산정 코드 세 번째 자리 7로 기재 다만, 산정지침5와 중복 적용되는 경우에는 산정코드 세 번째 자리에 E로 기재한다.

③ 제2절 병리 검사료 및 제1절 검체 검사료 중 병리과 전문의가 판독하고 판독소견서를 작성 또는 작성 · 비치한 경우 산정 가능토록 '주'에 명시된 항목은 대한병리학회에서 실시하는 인증을 받은 경우 소정점수의 4%를 가산한다. 산정코드 세 번째 자리 8로 기재 다만, 산정지침5와 중복 적용되는 경우에는 산정코드 세 번째 자리에 F로 기재한다.

2. 기타 검사료 산정지침

(1) 골수검사(나-111)

① 병리과 또는 진단검사의학과 전문의가 판독하고 판독소견서를 작성한 경우에는 소정점수의 10%를 가산한다. 산정코드 세 번째 자리에 6으로 기재

② 당해 요양기관에서 상근하는 병리과 전문의가 외부슬라이드를 판독하고 판독소견서를 작성 · 비치한 경우에는 소정점수의 20%를 산정한다. 산정코드 세번째 자리에 9로 기재

(2) 조직병리검사(나-550)

① 각 항목별 세부내용은 「요양급여의 적용기준 및 방법에 관한 세부사항」에 따라 산정한다.

② 천자, 절개, 침 또는 내시경하 생검 검체에 대하여 검사를 시행한 경우에도 각 항목별 소정점수를 산정한다.

③ 탈회 과정을 별도로 시행하는 경우에는 54.24점을 별도 산정한다.

④ 당해 요양기관에 상근하는 병리과 전문의가 외부슬라이드를 판독하고 판독소견서를 작성 · 비치한 경우에는 소정점수의 20%에 해당하는 점수를 산정한다.

(3) 사람 유전자 분자병리검사(나-580)

① 병리과, 진단검사의학과 전문의 또는 관련분야에 대하여 인증받은 전문의가 판독하고 판독소견서를 작성 · 비치한 경우에만 산정한다.

② 각 항목의 유전자 종류는 「요양급여의 적용기준 및 방법에 관한 세부사항」에 따라 분류항목 내 유전자명 코드를 산정코드 첫 번째 자리와 두 번째 자리에 표기한다. 다만, 나-598-1은 제외한다.

(4) 신경계 기능검사(나-610)

① 단순검사와 일반검사의 경우, 만 1세 미만의 소아에 대하여는 소정점수의 50%를, 만 1세 이상 만 6세 미만 소아에 대하여는 소정점수의 30%를 가산한다. 산정코드첫 번째 자리에 만 1세 미만은 A, 만 1세 이상~만 6세 미만은 B로 기재

② 만 6세 미만의 소아에 대하여는 소정점수의 30%를 가산한다.

(5) 분만 전 감시(나-732)

① 전자태아 감시나 일반태아 감시는 동시에 산정할 수 없다.

② 분만, 둔위분만, 제왕절개술 기왕력이 있는 질식분만의 시술 시 1회만 산정하되, 질식분만을 위하여 6시간 이상 분만 전 감시를 실시하였으나, 부득이하여 제왕절개술 및 자궁적출술 또는 제왕절개만출술을 시행한 경우에도 1회 산정한다.

(6) 내시경검사(나-750)

① 기기Scopy, Fibroscopy, Microscopy의 종류를 불문하고 소정점수를 산정한다.

② 만 1세 미만의 소아에 대하여는 소정점수의 50%를, 만 1세 이상 만 6세 미만의 소아에 대하여는 소정점수의 30%를 가산한다. 산정코드 첫 번째 자리에 만 1세 미만은 A, 만 1세 이상~만 6세 미만은 B로 기재 다만, 내시경 세척 · 소독료는 적용하지 아니하고, 진정 내시경 환자관리료는 해당 분류번호의 주사항의 가산율을 적용한다.

③ 내시경하 생검을 하는 경우 해당 내시경 점수의 20%를 산정한다.

④ 나-762, 나-764에 내시경하 췌담도내 점막세포 채취용 치료재료를 이용하여 Brushing을 하는 경우 해당 내시경 점수의 20%를 산정한다. 산정코드 두 번째 자리에 2로 기재 다만, 내시경하 생검과 중복산정하지 아니한다.

(7) 천자검사(나-800)

① 천자를 치료목적약물주입 또는 지속적인 배액으로 실시한 경우에는 본 분류 항목 소정점수의 30%를 가산한다. 다만, 양수천자에 대하여는 그러하지 아니한다.

② 만 1세 미만의 소아에 대하여는 소정점수의 50%를, 만 1세 이상 만 6세 미만의 소아에 대하여는 소정 점수의 30%를 가산한다. 산정코드 첫 번째 자리에 만 1세 미만은 A, 만 1세 이상~만 6세 미만은 B로 기재

(8) 일반생검(나-850)

① 세침흡인생검을 실시한 경우에도 각 항목의 소정점수를 산정한다.

② 유도생검 시 영상장치투시, CT 등를 이용한 경우에 유도 비용은 제3장 제1절 및 제2절에 의하여 산정한다.

③ 만 1세 미만의 소아에 대하여는 소정점수의 50%를, 만 1세 이상 만 6세 미만의 소아에 대하여는 소정점수의 30%를 가산한다. 산정코드 첫 번째 자리에 만 1세 미만은 A, 만 1세 이상~만 6세 미만은 B로 기재

(9) 초음파 검사(나-940)

① 만 1세 미만의 소아에 대하여는 소정점수의 50%를, 만 1세 이상 만 6세 미만의 소아에 대하여는 소정점수의 30%를 가산한다. 산정코드 첫 번째 자리에 만 1세 미만은 A, 만 1세 이상~만 6세 미만은 B로 기재

② 도플러 검사를 실시한 경우 소정점수의 10%를 가산 한다산정코드 두 번째 자리에 1로 기재. 다만, 나-940 , 나-943 , 나-948 , 나-952 , 나-956 , 나-961 은 소정점수에 포함되어 있으므로 그러하지 아니한다.

③ 조영제를 사용하여 검사한 경우 소정점수의 30%를 가산하고산정코드 두 번째 자리에 2로 기재, 검사 시 사용된 조영제는 별도 산정한다.

4. 영상진단 및 방사선 치료료

1. 영상진단 및 방사선 치료료 산정지침

(1) 영상진단 및 방사선 치료에 사용된 다음의 약제 및 재료대는 "약제 및 치료재료의 비용에 대한 결정기준"에 의하여 별도 산정한다.

① 조영제

② 방사선 필름, 폴라로이드 필름 및 SPECT 시 사용된 칼라프린터 인화지

③ 맥관조영용 카테터

④ 혈관조영용 가이드와이어

⑤ 1회용 방사성 입자 및 방사성 동위원소

⑥ 부하검사 시 사용된 약제, 인체에 주입된 약제

⑦ 운동부하검사 시 사용된 EKG Paper 및 1회용 Electrode

⑧ 기타 장관이 별도로 인정한 약제 및 재료

(2) 조영제 주입료와 방사선 필름 현상료현상액 및 정착액 비용 등는 소정방사선 진단료에 포함되므로 별도 산정하지 아니한다.

(3) 제1절 및 제2절에 분류된 영상진단을 실시한 경우에는 반드시 판독소견서를 작성 · 비치하여야 한다.

(4) 제1절 및 제2절에 분류된 영상진단료의 소정점수에는 판독료소정점수의 30%와 촬영료 등소정점수의 70%이 포함되어 있다. 다만, 「다-246가1」,「다-246가7 가」 및 「다-246가7 나」 항목은 그러하지 아니한다.

(5) 위 "(3)"의 규정에도 불구하고 판독소견서를 작성 · 비치하지 아니한 경우에는 촬영료 등소정점수의 70%만 산정하며산정코드 세 번째 자리에 7로 기재, 「다-246가1」,「다-246가7 가」 및 「다-246가7 나」는 각 항목의 '촬영료 등'을 산정한다. 다만, 영상저장 및 전송시스템Full PACS을 이용한 처리비용, C-Arm형 영상증폭장치 이용료다-101에 대하여는 그러하지 아니한다.

2. 방사선 단순영상진단료 산정지침

(1) 당해 요양기관에 상근하는 진단방사선과 전문의가 판독을 하고 판독소견서를 작성한 경우에는 소정점수의 10%를 가산한다.산정코드 세 번째 자리에 6으로 기재 다만 "주3" 및 "C-Arm형 영상증폭장치이용료"에 대하여는 그러하지 아니한다.

(2) 만 6세 미만의 소아에 대하여 방사선 단순영상진단을 한 경우에는 소정점수의 15%를 가산한다.산정 코드 첫 번째 자리에 6으로 기재 다만 "주3" 및 "C-Arm형 영상증폭장치이용료"에 대하여는 그러하지 아니한다.

(3) 영상저장 및 전송시스템Full PACS을 이용하여 필름을 사용하지 않은 경우에는 제1매에 대해서 상급종합병원은 19.08점, 종합병원은 14.36점, 병원, 치과병원, 요양병원 · 한방병원 내 의 · 치과는 10.14점, 의원, 치과의원 및 보건의료원 의 · 치과는 10.08점을 산정하고 제2매부터는 소정점수의 50%씩을 각각 가산하되, 최대 5

매까지만 산정한다상급종합병원은 GB011~GB015, 종합병원은 GB021~ GB025, 병원, 치과병원, 요양병원 · 한방병원 내 의 · 치과는 GB031~ GB035, 의원, 치과의원 및 보건의료원 의 · 치과는 GB041~ GB045.

다만, 2009년 1월 1일부터 2009년 12월 31일까지는 상급종합병원은 35.24점, 종합병원은 30.06점, 병원과 치과병원 및 요양병원 의과는 21.43점, 의원과 치과의원 및 보건의료원 의 · 치과는 21.41점을 산정하고, 2010년 1월 1일부터 2010년 12월 31일까지는 상급종합병원은 27.16점, 종합병원은 22.21점, 병원과 치과병원 및 요양병원 · 한방병원 내 의 · 치과는 15.79점, 의원과 치과의원 및 보건의료원 의 · 치과는 15.75점을 산정한다.

3. 방사선 특수영상진단료 산정지침

(1) 당해 요양기관에 상근하는 진단방사선과 전문의가 판독을 하고 판독소견서를 작성한 경우에는 소정점수의 10%를 가산한다. 산정코드 세 번째 자리에 6으로 기재 다만 "주5"에 대하여는 그러하지 아니한다.

(2) '주1'에도 불구하고 「다-246가1」, 「다-246가7 가」 및 「다-246가7 나」 항목에 대하여 당해 요양기관에 상근하는 영상의학과 전문의가 판독을 하고 판독소견서를 작성한 경우에는 각 항목의 '주'에 따라 산정한다. 다만 '주5'에 대하여는 그러하지 아니한다.

(3) 촬영매수, 투시, 스팟트촬영 유무를 불문하고 소정점수로 산정하며 또한 조영제 주입료도 소정점수에 포함되므로 별도 산정하지 아니한다.

(4) 만 6세 미만의 소아에 대하여 방사선특수영상진단을 한 경우에는 소정점수의 20%를 가산한다. 산정코드 첫 번째 자리에 6으로 기재 다만, '주5'에 대하여는 그러하지 아니한다.

(5) 영상저장 및 전송시스템Full PACS을 이용하여 필름을 사용하지 않은 경우에는 일련의 촬영과정에 대하여 상급종합병원은 57.24점HB011, 종합병원은 43.08점HB021, 병원, 치과병원 및 요양병원 의과는 30.42점HB031, 의원, 치과의원 및 보건의료원 의 · 치과는 30.24점HB041을 산정한다. 다만, 2009년 1월 1일부터 2009년

12월 31일까지는 상급종합병원은 105.72점, 종합병원은 90.18점, 병원, 치과병원 및 요양병원 의과는 64.29점, 의원, 치과의원 및 보건의료원 의 · 치과는 64.23점을 산정하고, 2010년 1월 1일부터 2010년 12월 31일까지는 상급종합병원은 81.48점, 종합병원은 66.63점, 병원, 치과병원 및 요양병원 의과는 47.37점, 의원, 치과의원 및 보건의료원 의 · 치과는 47.25점을 산정한다.

(6) 당해 요양기관에 상근하는 영상의학과 전문의가 외부병원 필름을 판독하고 판독소견서를 작성 · 비치하는 경우에는 소정점수의 20%로 산정한다. 산정코드 세 번째 자리에 1로 기재, 다만, 이 경우 '주1', '주4', '주5'에 대하여는 그러하지 아니한다.

(7) '주6'의 규정에도 불구하고, 「다-246가1」,「다-246가7 가」 및 「다-246가7 나」 항목에 대한 외부병원 필름을 당해 요양기관에 상근하는 전문의가 판독소견서를 작성 · 비치하는 경우에는 각 항목의 '주'에 따라 산정하며, 다만, 이 경우 '주2', '주4', '주5'에 대하여는 그러하지 아니한다.

4. 핵의학 영상진단 및 골밀도 검사료 산정지침

(1) 핵의학과 전문의 또는 방사성 동위원소 취급자 특수면허를 소지한 의사가 핵의학 영상진단검사를 판독하고 판독소견서를 작성한 경우에는 판독료로 소정점수의 10%를 가산한다. 산정코드 세 번째 자리에 6으로 기재 다만, 양전자단층촬영, "주4" 및 "주5"에 대하여는 그러하지 아니한다.

(2) 핵의학영상진단 시 정량분석1, 동적영상2, 혈류영상3을 실시하는 경우에는 각 해당 항목 소정점수의 30%를 각각 가산한다. 산정코드 두 번째 자리에 1, 2, 3, 41+2, 52+3, 63+1, 71+2+3로 기재

(3) 만 6세 미만의 소아에 대하여 핵의학영상진단을 한 경우에는 소정점수의 15%를 가산한다. 산정코드 첫 번째 자리에 6으로 기재 다만, "주4" 및 "주5"에 대하여는 그러하지 아니한다.

(4) 핵의학영상진단 시 영상저장 및 전송시스템Full PACS을 이용하여 필름을 사용하지 않은 경우에는 제1매에 대해서 상급종합병원은 19.08점, 종합병원은 14.36점, 병원, 치과병원, 요양병원 · 한방병원 내 의 · 치과는 10.14점, 의원, 치과의원 및 보

건의료원 의 · 치과는 10.08점을 산정하고 제2매부터는 소정점수의 50%씩을 각각 가산하되 최대 5매까지만 산정한다. 상급종합병원은 HG011~HG015, 종합병원은 HG021~HG025, 병원, 치과병원, 요양병원 · 한방병원 내 의 · 치과는 HG031~HG035, 의원, 치과의원, 보건의료원 의 · 치과는 HG041~HG045 다만, 2009년 1월 1일부터 2009년 12월 31일까지는 상급종합병원은 35.24점, 종합병원은 30.06점, 병원, 치과병원 및 요양병원 의과는 21.43점, 의원, 치과의원 및 보건의료원 의 · 치과는 21.41점을 산정하고, 2010년 1월 1일부터 2010년 12월 31일까지는 상급종합병원은 27.16점, 종합병원은 22.21점, 병원, 치과병원 및 요양병원 · 한방병원 내 의 · 치과는 15.79점, 의원, 치과의원 및 보건의료원 의 · 치과는 15.75점을 산정한다.

(5) 위 "(4)"의 규정에도 불구하고 단일광자 전산화단층촬영 및 양전자단층촬영의 경우는 일련의 촬영과정에 대하여 상급종합병원은 57.24점HG111, 종합병원은 43.08점HG121, 병원, 치과병원, 요양병원 · 한방병원 내 의 · 치과는 30.42점HG131, 의원과 치과의원 및 보건의료원 의 · 치과는 30.24점HG141을 산정한다. 다만, 2009년 1월 1일부터 2009년 12월 31일까지는 상급종합병원은 105.72점, 종합병원은 90.18점, 병원, 치과병원 및 요양병원 의과는 64.29점, 의원, 치과의원 및 보건의료원 의 · 치과는 64.23점을 산정하고, 2010년 1월 1일부터 2010년 12월 31일까지는 상급종합병원은 81.48점, 종합병원은 66.63점, 병원, 치과병원, 요양병원 · 한방병원 내 의 · 치과는 47.37점, 의원과 치과의원 및 보건의료원 의 · 치과는 47.25점을 산정한다.

5. 기타 영상진단 및 방사선 치료료 산정지침

(1) 일반 전산화단층영상진단(Computed Tomography)

① 생검 또는 중재적 시술 시 이용된 CT 유도 비용은 각 항목의 조영제를 사용하지 않는 경우흉부 및 복부는 조영제를 사용하지 않는 경우-기타의 경우 소정점수에 의하여 산정한다. 다만, 중재적 시술 시 이용한 CT 유도 비용은 제2회 시술부터 소정점수의 50%를 산정한다.

② 제한적 CT는 방사선 치료범위의 결정, Femur의 Anteversion Angle 측정 등을

실시한 경우 산정한다.

(2) 자기공명영상진단(Magnetic Resonance Imaging)

생검 또는 중재적 시술 시 이용된 MRI 유도비용은 각 항목의 일반촬영 소정점수에 의하여 산정한다. 다만, 중재적 시술 시 이용한 MRI 유도비용은 제2회 시술부터 소정점수의 50%를 산정한다.

(3) 양전자단층촬영 PET(Positiron Emission Tomography)

① 각 항목별 세부내용은 「요양급여의 적용기준 및 방법에 관한 세부사항」에 따라 산정한다.

② 각 항목별 방사성 동위원소 종류는 「요양급여의 적용기준 및 방법에 관한 세부사항」에 따라 항목별 세부코드를 산정코드 두 번째 자리에 표기한다.

③ 「요양급여의 적용기준 및 방법에 관한 세부사항」 다-339에 명기된 분류항목별 2 F-18 플루오리드, 3 F-18 FP-CIT, 4 C-11 메치오닌은 「선별급여 지정 및 실시 등에 관한 기준」 별표 2에 따른 요양급여 적용

④ 당해 요양기관에 상근하는 핵의학과 전문의 또는 방사성동위원소 취급자 특수면허를 소지한 의사가 외부병원 필름을 판독하고 판독소견서를 작성 · 비치하는 경우에는 소정점수의 20%로 산정한다. 산정 코드 세 번째 자리에 1로 기재 다만, 이 경우 제3절 핵의학영상진단 및 골밀도검사료 “주3” 및 “주5”에 대하여는 그러하지 아니한다.

(4) 방사선 치료료

만 1세 미만의 소아에 대하여 방사선치료를 한 경우에는 소정점수의 50%를, 만 1세 이상 만 6세 미만의 소아에 대하여는 소정점수의 30%를 가산한다. 산정코드 첫번째 자리에 만 1세 미만은 A, 만 1세 이상~만 6세 미만은 B로 기재

5. 투약 및 조제료

1. 투약 및 조제료 산정지침

(1) 투약 시 사용된 용기 투약병, 연고곽, 안약병, 포장지 등 포함의 재료대는 소정점수에 포함되므로 별도 산정하지 아니한다.

(2) 라-1 퇴원환자 조제료는 약사법에 따라 퇴원하는 입원환자에게 요양기관인 의료기관의 의사 또는 치과의사의 처방에 따라 당해 의료기관의 조제실에서 조제투약한 경우에 산정한다.

(3) 라-1-1 외래환자 조제 · 복약지도료는 약사법에 따라 의약분업 예외환자 예외의약품을 조제한 경우 포함에게 요양기관인 의료기관의 의사 또는 치과의사가 처방하고 당해 의료기관의 약사가 조제실에서 조제투약한 경우에 산정한다.

(4) 라-6 한방외래 · 퇴원환자 조제료는 약사법 법률제8365호 부칙 제8조에 따라 외래환자 또는 퇴원하는 입원환자에게 요양기관인 한방의료 기관의 한의사의 처방에 따라 당해 한방의료기관의 조제실에서 한약제제를 조제, 투약한 경우에 산정한다.

(5) 약사법 및 의약품 등의 안전에 관한 규칙에 의한 조제실 제제를 조제투약한 경우에는 라-1 퇴원환자 조제료, 라-1-1 외래환자 조제 · 복약지도료 또는 라-2 입원환자 조제 · 복약지도료 소정점수의 50%를 제제료로 별도 산정한다. 산정코드 세 번째 자리에 1로 기재

(6) 퇴장방지 의약품사용장려비는 장관이 별도로 정하는 "퇴장방지 의약품 목록"에 해당하는 의약품을 처방한 경우에 산정한다.

2. 기타 투약 및 조제료 산정지침

(1) 퇴원환자 조제료(라-1)

① 퇴원 익일부터 산정한다.

② 제수, 투약량 등을 불문한다.

③ 2개 이상의 진료과목이 설치되어 있고 해당 과의 전문의가 상근하는 요양기관에

서 동일 퇴원환자의 다른 상병에 대하여 전문과목 또는 전문분야가 다른 진료담당의사의 처방에 따라 다르게 조제한 경우에는 각각 산정할 수 있다.

④ 내복약 1회당 제형변경이 불가피하여 의사 또는 치과의사 처방에 따라 가루약으로 조제투약하는 경우 소정점수의 30%를 가산한다. 산정코드 세번째 자리에 4로 기재

⑤ 「약제 급여 목록 및 급여 상한금액표」 고시에서 정한 상한금액이 포장단위로 책정된 의약품 병·팩 등을 지급하는 경우에는 1일분의 소정 점수를 산정한다.

⑥ 외용약은 처방전매수, 진료과목수, 투약일수 등을 불문하고 소정점수를 산정한다. 다만, 내복약과 동시에 조제투약한 경우에는 3.25점을 산정한다.

(2) 외래환자 조제·복약지도료(라-1-1)

① 의약분업 예외환자에게 조제한 경우 또는 예외의약품을 조제하여 투약한 경우에 산정한다.

② 제수, 투약량 등을 불문한다.

③ 동일 환자에게 1일 2회 이상 처방조제를 하더라도 1회만 산정한다. 다만, 내복약의 경우에는 2개 이상의 진료과목이 설치되어 있고 해당과의 전문의가 상근하는 요양기관에서 동일 환자의 다른 상병에 대하여 전문과목 또는 전문분야가 다른 진료담당 의사의 처방에 따라 각각 조제한 경우에는 각각 산정할 수 있다.

④ 내복약 1회당 「약제 급여 목록 및 급여 상한금액표」 고시에서 정한 상한금액이 포장단위로 책정된 의약품 병·팩 등을 지급하는 경우에는 1일분의 소정점수를 산정한다.

⑤ 「약제 급여목록 및 급여 상한금액표」 고시에서 정한 상한금액이 포장단위로 책정된 의약품 병·팩 등을 지급하는 경우에는 1일분의 소정점수를 산정한다.

⑥ 외용약은 처방전매수, 진료과목수, 투약일수 등을 불문하고 소정점수를 산정한다. 다만, 내복약과 동시에 조제투약한 경우에는 3.25점을 산정한다.

(3) 입원환자 조제·복약지도료(1일당)(라-2)

① 입원환자에 대하여 입원기간 중 투약한 경우에 산정한다.

② 제수, 내복약, 외용약, 투약량, 진료과목수 등을 불문한다.

③ 내복약과 외용약을 동시 또는 각각 투약한 경우에도 소정점수만 산정한다.

④ 제형변경이 불가피하여 의사 또는 치과의사 처방에 따라 가루약으로 조제투약하는 경우 소정점수의 30%를 가산한다. 산정코드 세 번째 자리에 4로 기재

⑤ 1일당 규정에도 불구하고, 「약제 급여 목록 및 급여 상한금액표」 고시에서 정한 상한금액이 포장단위로 책정된 의약품병 · 팩 등을 지급하는 경우에는 1일분의 소정점수를 산정한다.

(4) 주사제 무균 조제료 [1건당](라-4)

① 의사의 처방에 따라 무균조제대에서 약사가 직접 조제한 경우에 한하여 산정한다.

② 신생아중환자실에 입원중인 경우에는 소정점수의 100%를, 소아중환자실에 입원중인 경우에는 소정점수의 50%를 가산한다. 산정코드 세 번째 자리에 신생아중환자실은 2, 소아중환자실은 3으로 기재

③ 평일 18시토요일은 13시~익일 09시 또는 관공서의 공휴일에 관한 규정에 의한 공휴일에 조제하는 경우에는 소정점수의 50%를 가산한다. 단, 신생아중환자실 또는 소아중환자실에 입원중인 경우에 한한다. 산정 코드 두 번째 자리에 야간은 1, 공휴일은 5로 기재

(5) 퇴장방지의약품 사용장려비(라-5)

「약제 급여 목록 및 급여 상한금액표」에 별도로 명시된 금액을 산정한다.

(6) 한방 외래 · 퇴원환자 조제료 [1회당](라-6)

만 1세 미만의 소아에 대하여는 소정점수의 50%를, 만 1세 이상 만 6세 미만의 소아에 대하여는 소정점수의 30%를 가산한다. 산정코드 첫 번째 자리에 만 1세 미만은 1, 만 1세 이상~만 6세 미만은 6으로 기재

(7) 한방 입원환자 조제 · 복약지도료 [1회당](라-7)

6. 주사료

1. 주사료 산정지침

(1) 주사 시 사용된 주사재료대1회용 주사기, 1회용 주사침, 나비침, 정맥내유치침, 수액세트, 혈액Bag 등와 수혈에 소요된 약제 및 재료대는 소정점수에 포함되므로 별도 산정하지 아니한다. 다만, 정맥내유치침을 사용한 경우에는 「마-5-주1, 주4」 및 「마-15-다-주1, 주3」에 따라 산정하며, 다음의 경우에는 「약제 및 치료재료의 비용에 대한 결정기준」에 의하여 별도 산정한다.

① 치료적 성분채집술에 사용된 약제 및 재료대요양기관이 대한적십자사혈액원 등으로부터 성분채집에 의한 혈액성분제제를 구입한 경우 포함

② 조혈모세포이식 시 사용된 골수, 말초혈액, CD34+ Collection Kit, Cryo Bag, TCR α/β Depletion Kit

③ 적혈구수집기Cell Salvage를 이용한 자가수혈에 사용된 재료대

④ 기타 장관이 별도로 인정한 약제 및 재료대

(2) 제1절 주사료를 산정하는 경우 만 1세 미만의 소아에 대하여는 주사료 소정 점수의 50%를, 만 1세 이상 만 6세 미만의 소아에 대하여는 주사료 소정점수의 30%를 가산한다. 산정코드 첫 번째 자리에 만 1세 미만은 1, 만 1세 이상~만 6세 미만은 6으로 기재 다만, 피하 또는 근육내주사마-1, 생물학적제제주사 마-4, 수액제 주입로를 통한 주사마-5-1, 항암제 피하내주사마-15-가, 급속항온주입마-16은 그러하지 아니한다.

2. 기타 주사료 산정지침

(1) 피하 또는 근육 내 주사(마-1)

외래는 1일 1회, 입원은 1일 2회 이내만 산정한다. 다만, 응급을 요하거나 진료상 반드시 필요한 경우에는 예외로 한다.

(2) 정맥 내 점적주사(1병 또는 포장단위당) (마-5)

정맥내유치침을 사용한 경우 개당 5.42점을 산정한다.

(3) 수액제 주입로를 통한 주사(마-5-1)

외래는 1일 1회, 입원은 1일 2회 이내만 산정한다.

(4) 항암제 주입(마-15)

① 정맥내유치침을 사용한 경우 개당 5.42점을 산정한다.

② 정밀 지속적 점적주입을 위해 Infusion Pump를 사용한 경우에는 기기당 27.08점을 1일 1회 산정한다.

(5) 생혈(마-103)

① 공혈자에 대한 채혈 및 검사비용은 소정점수에 포함되므로 별도 산정하지 아니한다.

② 혈액형검사ABO 혈청혈액형검사, Rho 혈액형검사, 교차시험 및 수혈주사료는 별도 산정한다.

(6) 조혈모세포의 수집(마-105)

만 1세 미만의 소아에 대하여는 소정점수의 50%를, 만 1세 이상 만 6세 미만의 소아에 대하여는 소정 점수의 30%를 가산한다. 산정코드 첫 번째 자리에 만 1세 미만은 1, 만 1세 이상~만 6세 미만은 6으로 기재

7. 마취료

1. 마취료 산정지침

(1) 마취약제 주사 시 사용한 1회용 주사기 및 주사침 등의 재료대는 마취료 소정점수에 포함되므로 별도 산정하지 아니한다.

(2) 신생아 마취 시에는 마취료 소정점수의 100%를 가산하며, 만 1세 미만의 소아의 경우에는 마취료 소정점수의 50%를, 만 1세 이상 만 6세 미만의 소아 또는 만 70

세 이상의 노인의 경우에는 마취료 소정점수의 30%를 가산한다. 산정코드 첫 번째 자리에 신생아는 1, 만 1세 미만은 A, 만 1세 이상~만 6세 미만은 B, 만 70세 이상은 4로 기재 단, 상급종합병원 · 종합병원은 신생아 마취 시 120%, 만 1세 미만의 소아의 경우 100%, 만 1세 이상 만 6세 미만의 소아의 경우 50%를 가산한다. 산정코드 세 번째 자리에 신생아는 1, 만 1세 미만은 2, 만 1세 이상~만 6세 미만은 3으로 기재

(3) 장기이식수술마취, 심폐체외순환법마취, 일측폐환기법마취, 고빈도제트 환기법마취, 개흉적 심장수술마취, 뇌종양, 뇌혈관질환에 대한 개두술마취 시에는 마취료 소정점수의 50%를 가산한다. 산정코드 첫 번째 자리에 각각 2, 5, 6, 7, 8, 9로 기재

(4) 18시~09시 또는 공휴일에 응급진료가 불가피하여 마취를 행한 경우에는 소정점수의 50%를 가산한다 산정코드 두 번째 자리에 18시~09시는 1, 공휴일은 5로 기재. 이 경우 해당 마취를 시작한 시각을 기준으로 산정한다.

(5) 수술 중에 발생하는 우발사고에 대한 처치 산소흡입, 응급적 인공호흡 또는 주사 강심제 등의 비용은 별도 산정할 수 있으나, 그 밖의 경우에는 산소흡입, 응급적 인공호흡비용 및 EKG monitoring료는 산정하지 아니한다.

(6) 동일 목적을 위하여 2 이상의 마취를 병용한 경우 또는 마취 중에 다른 마취법으로 변경한 경우에는 주된 마취의 소정점수만 산정한다.

(7) 제6장에 분류되지 아니한 표면마취, 침윤마취 및 간단한 전달마취의 비용은 제2장, 제9장 또는 제10장에 분류한 소정 시술료에 포함되므로 별도 산정하지 아니한다.

(8) 마취통증의학과 전문의 초빙료를 산정하는 경우에는 초빙된 마취통증의학과 전문의의 면허종류, 면허번호를 요양급여비용 청구명세서에 기재하고, 마취통증 의학과 전문의가 서명 또는 날인한 마취기록지를 비치하여야 한다.

(9) 18시~09시, 토요일 및 공휴일에 의원 보건의료원 포함 · 치과의원 보건의료원 포함 외래에서 제9장 별표8 에 열거한 항목 또는 제10장 별표2 에 열거한 항목에 대하여 마취를 행한 경우에는 소정점수의 30%를 가산한다. 산정코드 두 번째 자리에 8로 기재 이 경우 해당 마취를 시작한 시각을 기준하여 산정하며, 산정지침 4와 중복 가산하지 아니한다.

2. 기타 마취료 산정지침

(1) 마취(바-2)

① 마취통증의학과 전문의를 초빙하여 실시한 경우에는 1,415.18점을 산정한다. 다만, 의료법 제3조의3 규정에 의한 종합병원인 요양기관 또는 마취통증의학과 전문의가 상근하고 있는 병 · 의원급 요양기관은 제외한다.

② 마취관리기준은 1시간이다.

③ 마취유지는 1시간을 초과하여 마취관리를 지속시킨 경우에 매 15분 증가할 때마다 산정한다.

8. 이학요법료 산정지침

(1) 기본물리치료료

1) 해당 항목의 물리치료를 실시할 수 있는 일정한 면적의 해당 치료실과 실제 사용할 수 있는 장비를 보유하고 있는 요양기관에서 의사의 처방에 따라 상근하는 물리치료사가 실시하고 그 결과를 진료기록부에 기록한 경우에 산정한다.

2) 표층열치료, 한냉치료, 경피적 전기신경자극치료, 간섭파전류치료는 1일 2회 이상 실시한 경우에도 외래는 1일 1회, 입원은 1일 2회만 산정한다.

6) 표층열치료(사-101)

① 온습포, 적외선 치료 등을 포함한다.

② 같은 날 심층열치료와 동시에 실시한 경우에는 소정점수의 50%를 산정한다.

7) 한랭치료(사-101-1)

① 한랭치료와 온열치료를 동시에 실시한 경우에는 한 가지만 산정한다.

② 장비에 불문하고 소정점수를 산정한다.

8) 단순운동치료(사-106)(1일당)

① 근육기능장애와 관절기능장애에 대해 각종 운동, 자세교정 운동 등을 포함하여 10분 이상 실시한 경우에 산정한다.

② 제2절에 분류된 운동치료 또는 제3절에 분류된 재활기능치료와 동시에 실시하는 경우에는 주된 항목의 소정점수만 산정한다.

(2) 단순재활치료료

1) 해당 항목의 물리치료를 실시할 수 있는 일정한 면적의 해당 치료실과 실제 사용할 수 있는 장비를 보유하고 있는 요양기관에서 재활의학과, 정형외과, 신경외과, 신경과, 외과, 흉부외과 또는 마취통증의학과 전문의가 상근하여야 하며, 해당 전문의 또는 전공의의 처방에 따라 상근하는 물리치료사가 실시하고 그 결과를 진료기록부에 기록한 경우에 산정한다.

2) 간헐적 견인치료, 전기자극치료는 1일 2회 이상 실시한 경우에도 외래는 1일 1회, 입원은 1일 2회만 산정한다.

(3) 전문재활치료료

1) 해당 항목의 물리치료를 실시할 수 있는 일정한 면적의 해당 치료실과 실제 사용할 수 있는 장비를 보유하고 있는 요양기관에서 재활의학과 전문의가 상근하고, 해당 전문의 또는 전공의의 처방에 따라 상근하는 물리치료사작업치료, 일상생활동작 훈련치료, 재활사회사업, 연하장애 재활치료, 연하재활 기능적 전기자극치료 제외 또는 해당분야 전문치료사작업치료사는 작업치료, 일상생활동작 훈련치료, 연하장애 재활치료, 연하재활 기능적 전기자극치료에 한하고, 사회복지사는 재활사회사업에 한함가 실시하고 그 결과를 진료기록부에 기록한 경우에 산정한다.

2) 중추신경계발달 재활치료, 작업치료, 신경인성방광 훈련치료, 기능적 전기자극치료, 재활기능치료는 1일 2회 이상 실시한 경우에도 외래는 1일 1회, 입원은 1일 2회만 산정한다.

3) 위 "1"의 규정에도 불구하고 단순작업치료와 복합작업치료는 정형외과 또는 신경외과 전문의가 상근하고, 해당 전문의 또는 전공의의 처방에 따라 작업치료사가 실시하고 그 결과를 진료기록부에 기록한 경우에도 산정할 수 있다.

4) 위 "1"의 규정에도 불구하고 근막동통유발점주사자극치료는 재활의학과 전문의 또는 동통재활분야 교육을 이수한 의사가 직접 실시한 경우에 산정한다.

5) 풀치료(1일당)(사-121)

① 보행풀치료는 뇌졸중, 두부손상, 신경계의 이상 등으로 대기 중에서 체중부하가 불가능한 경우 보행 및 보행에 필요한 하지근력을 강화시킬 목적으로 1인의 물리치료사가 1인의 환자를 1대 1로 중점적으로 30분 정도 풀 내의 평행봉을 이용한 혼자 서기, 체중이동, 균형잡기 등의 훈련을 하는 경우에 산정한다.

② 전신풀치료는 근육, 신경계 이상 등으로 대기중에서는 체중부하가 곤란하여 스스로 근력강화 및 유연성 등의 훈련이 불가능한 경우에 풀 내에서 1인의 물리치료사가 1인의 환자를 1대 1로 중점적으로 30분 이상 튜브 등과 같은 기구를 이용하여 사지의 움직임을 이용한 여러 가지 동작훈련을 하는 경우에 산정한다.

6) 재활사회사업(사-128)

① 재활의학적 치료목적으로 사회복지사가 직접 실시한 경우에 한하여 산정한다.

② 개인력조사는 치료기간 중 1회만 산정한다.

③ 사회사업상담, 가정방문은 각각 주 1회 산정하되, 치료기간 중 2회 이내만 산정한다.

7) 재활기능치료(사-130)

① 제1절에 분류된 단순운동치료, 제2절에 분류된 운동치료와 동시에 실시하는 경우에는 주된 항목의 소정점수만 산정한다.

② 매트 및 이동치료는 편마비, 하지마비, 사지마비, 뇌성마비 등의 중추신경계 질환이나 사지절단자 등 이동동작에 제한이 있는 자에게 매트훈련, 이동훈련, 경사대훈련 및 의자차훈련 등을 30분 이상 실시한 경우에 산정한다.

(4) 기타 이학요법료

1) 상기도 증기흡입치료

① 급 · 만성 후두염에 한하여 산정하되, 적외선치료사-30와 동일 실시한 경우에는 상기도 증기흡입치료의 소정점수만을 산정한다.

② 외래는 주 2회, 입원은 1일 1회에 한하여 산정한다.

③ Disposable Nebulizer Kit, Mask 재료대는 별도 산정하지 아니한다.

2) 피부과적 자외선치료

피부과 전문의가 상근하는 요양기관에서 실시한 경우에 한하여 산정한다.

① 상지하지의 반의 대부분의 범위 또는 두부, 경부 및 안면 대부분의 범위[9%의 범위]

② 하지의 1지, 복부 또는 배부에 준하는 범위[18%의 범위]

③ 양하지 또는 동체복부 및 배부에 준하는 범위[36%의 범위]

④ 전신 대부분의 범위[37% 이상의 범위]

9. 정신요법료

1. 정신요법료 산정지침

(1) 정신요법료는 정신건강의학과 전문의가 정신건강의학과 환자에게 행한 경우에 산정하되, 반드시 분류항목별 치료행위에 관한 내용을 진료기록부 등에 기록한 경우에 산정할 수 있다.

(2) 위 "(1)"의 규정에도 불구하고 다음의 분류항목은 정신건강의학과 전문의 지도 하에 정신건강의학과 전공의가 실시한 경우에도 산정할 수 있다. 다만,"(가)"는 3년차 이상 전공의가 실시한 경우에 산정할 수 있다.

① 개인정신치료Ⅴ 아-1-마, 역동상호작용적 집단정신치료아-2-나, 약물 이용면담아-5, 인지행동치료 개인아-6-가

② 개인정신치료Ⅰ 아-1-가, 개인정신치료Ⅱ 아-1-나, 개인정신치료Ⅲ 아-1-다, 개인정신치료Ⅳ 아-1-라, 가족치료아-3, 전기충격요법 아-7, 지속적 수면요법아-8

(3) 위 "(2)"에서 규정한 분류항목 이외는 정신건강의학과 전문의 지도하에 정신건강의학과 전공의 또는 상근하는 정신건강전문요원이 실시한 경우에도 산정할 수 있다. 다만, 정신의학적 사회사업아-11은 사회복지사가 직접 실시한 경우에만 산정한다.

2. 기타 정신요법료 산정지침

(1) 개인정신치료(아-1)

① **지지요법** Supportive : 정신의학적 평가 하에 치료자와의 관계를 통해 환자의 기능과 심리를 지지함으로써 정신건강과 관련된 질병 치료 및 증상개선 목적의 정신치료를 시행한 경우에 산정한다.

② **집중요법** Intensive : 정신의학적 평가 하에 환자의 상태에 따라 지지적 기법 등 면담기법을 혼용하여 증상을 경감하고 자아방어에 대한 이해를 목적으로 15분 이상 45분 미만 치료한 경우에 산정한다.

③ **심층분석요법** Intensive Analytic : 환자의 무의식 내용에 대하여 증상의 완화, 성격구조 및 자아방어 양상의 수정 목적으로 45분 이상 심층적으로 분석하는 경우에 산정한다.

(2) 집단정신치료

정신의학적 평가 하에 환자가 집단을 형성하여 치료자 및 집단 간 대인관계 호작용을 통해 증상 해소, 경감, 성격변화 등을 목적으로 시행한 경우에 산정한다.

(3) 가족치료(아-3)

① 개인 : 한 환자의 가족을 대상으로 치료를 행하는 경우에 산정한다.

② 집단 : 두 환자 이상의 가족을 대상으로 45분 이상 치료를 행하는 경우에 환자가족 단위별로 소정점수를 각각 산정한다.

(4) 작업 및 오락요법(음악, 서화, 조각, 운동, 작업 등) (아-4)

① 실시종목수에 관계없이 소정점수를 산정한다.

② 외래의 경우 주 1회, 입원의 경우 주 5회 이내만 산정한다.

③ 각종 소모재료 비용은 별도 산정하지 아니한다.

10. 처치 및 수술료 등

1. 처치 및 수술료 산정지침

(1) 18시~09시 또는 공휴일에 응급진료가 불가피하여 처치 및 수술을 행한 경우에는 소정점수의 50%를 가산한다. 산정코드 두 번째 자리에 18시~09시는 1, 공휴일은 5로 기재 다만, 22~06시에 분만자-435, 자-436, 자-438, 자-450, 자-451을 시행한 경우에는 소정점수의 100%를 가산한다. 산정코드 두 번째 자리에 6 으로 기재 이 경우 해당 처치 및 수술을 시작한 시각을 기준하여 산정한다.

(2) 제1절에 기재되지 아니한 처치 및 수술로서 간단한 처치 및 수술의 비용은 기본진료료에 포함되므로 산정하지 아니한다.

(3) 제1절에 기재되지 아니한 처치 및 수술로서 위 "(2)"에 해당되지 아니하는 처치 및 수술료는 제1절에 기재되어 있는 처치 및 수술 중에서 가장 비슷한 처치 및 수술 분류항목의 소정점수에 의하여 산정한다.

(4) 대칭기관에 관한 처치 및 수술 중 "양측"이라고 표기한 것은 "양측"을 시술할지라도 소정점수만 산정한다.

(5) 동일피부 절개하에 2가지 이상 수술을 동시에 시술한 경우 주된 수술은 소정점수에 의하여 산정하고, 제2의 수술부터는 해당 시술 소정점수의 50%[상급종합병원, 종합병원은 70%]를 산정한다 산정코드 세 번째 자리에 1로 기재. 다만, 주된 수술 시에 부수적으로 동시에 실시하는 수술의 경우에는 주된 수술의 소정점수만 산정한다.

(6) 제1절에 기재된 분류항목 중 상 · 하악골 악성종양절제술자-40-나, 자-43-나, 비강, 부비동 악성종양적출술자-96, 비인강 악성종양적출술자-104-1, 후두 전적출술자-122-1-다, 후두 및 하인두 전적출술자-125, 후두 전적출 및 하인두 부분적출술자-125-1, 후두 전적출술 및 하인두부분적출술, 구순암적출술자-215, 설암수술자-218, 구강내 악성종양적출술자-220-다, 이하선 악성종양적출술자-223-나, 인두 악성종양수술자-229-1, 부갑상선 악성종양절제술자-454-나, 갑상선 악성종양근치수술자-456 시행 시 경부의 림프절청소술을 병행한 경우에는 위 "5"에도 불구하고 경부림프절청소술자-211 "주"의 소정점수를 별도 산정한다.

(7) 근접하고 있는 다발성 절종을 몇개 처에서 절개한 경우나 동일검 내에 존재하는 맥립종이나 산립종의 수술 등은 1회 절개로 간주한다.

(8) 수술은 개시하였으나 병상의 급변 등 부득이한 사유로 인하여 그 수술을 중도에서 중단하여야 할 경우에는 수술의 중단까지와 시술상태가 가장 비슷한 항목의 수술료를 산정한다.

(9) 각 분류항목의 처치 및 수술 등에 레이저를 이용한 경우에도 각 분류항목의 소정점수만 산정한다.

(10) 각 분류항목의 처치 및 수술 등에 내시경을 이용한 경우 내시경료는 소정 시술료에 포함되므로 별도 산정하지 아니한다.

(11) 처치 및 수술 시에 사용된 약제 및 치료재료대는 소정점수에 포함되므로 별도 산정하지 아니한다. 다만, 다음에 열거한 약제 및 치료재료대는 「약제 및 치료재료의 비용에 대한 결정기준」에 의하여 별도 산정한다.

① 인공식도

② 인공심장판막

③ 인공심폐회로

④ 인공심박기

⑤ 인조혈관

⑥ 인공관절

⑦ 골, 관절의 수복 또는 결손보철용 인공재료 체내유치

⑧ 인공수정체

⑨ 조직대용인조섬유포

⑩ 1회용 혈산화기

⑪ 동정맥간도회로

⑫ 경정맥용 심박기도선전극

⑬ 심근부착용 심박기도선전극

⑭ 심장수술용 카테터

⑮ 혈관내 수술용 카테터

⑯ 담석제거용 카테터

⑰ 뇌동맥류 수술용 클립

⑱ 체내고정용 나사, 고정용 금속핀, 고정용 금속선, 고정용 못

⑲ 지속적 주입, 지속적 배액 및 지속적 배기용도관 체내유치

⑳ 폴리비니루, 호루말 등 충전술 사용재료

㉑ 고주파신경자극기 수술삽입 시만 산정

㉒ 고정용 신축성 붕대

㉓ 개심술, 안면수술 등 장관이 별도로 정한 처치 및 수술 시 사용된 봉합사

㉔ 일반처치 또는 수술 후 처치 자-2-1, 피부과처치 자-18, 화상처치 자-18-1, 위세척 자-590 에 사용된 생리식염수[단, 총 사용량이 500 mL 이상인 경우에 한함]

㉕ 피부과처치 자-18 또는 화상처치 자-18-1 시 사용된 연고, 처치 및 수술 시 사용된 인체주입용 약제 단, KMnO 등의 소독약제는 소정 처치 및 수술료에 포함되므로 별도 산정하지 아니한다

㉖ 산정지침 10 에 해당되는 레이저시술 중 장관이 별도로 인정한 "레이저시술"에 소요된 레이저 재료대

㉗ 제1절 및 제2절 분류항목에 별도로 표기한 경우

㉘ 기타 장관이 별도로 인정한 약제 및 치료재료 인체조직 포함

(12) 별표 1 및 별표 2 에 열거한 항목을 외과 전문의가 시행한 경우에는 해당 항목 소정점수의 별표 1 은 20%, 별표 2 는 30%를 가산한다. 산정코드 첫 번째 자리에 1로 기재

(13) 별표 3, 별표 4, 별표 5 및 별표 6 에 열거한 항목을 흉부외과 전문의가 시행한 경우에는 해당 항목 소정점수의 별표 3 은 20%, 별표 4 는 30%, 별표 5 는 70%, 별표 6 은 100%를 가산한다. 산정코드 첫 번째 자리에 2로 기재

(14) 입원중인 신생아에게 처치 및 수술을 행한 경우에는 해당 항목 소정점수의 100%를 가산 산정코드 첫 번째 자리에 6으로 기재 하되, 상급종합병원 · 종합 병원은 120%를 가산한다. 산정코드 세 번째 자리에 2로 기재하되, (5)와 동시 적용되는 경우에는 산정코드 세 번째 자리에 6으로 기재

(15) 입원중인 만 1세 미만 소아에게 처치 및 수술을 행한 경우에는 해당 항목 소정 점수의 50%를 가산 산정코드 첫 번째 자리에 A로 기재 하되, 상급종합병원 · 종합병원은 100%를 가산한다. 산정코드 세 번째 자리에 3으로 기재하되, (5)와 동시 적용되는 경우에는 산정 코드 세

번째 자리에 7로 기재

(16) 입원중인 만 1세 이상 만 6세 미만 소아에게 처치 및 수술을 행한 경우에는 해당 항목 소정 점수의 30%를 가산산정코드 첫 번째 자리에 B로 기재하되, 상급 종합병원 · 종합병원은 50%를 가산한다. 산정코드 세 번째 자리에 5로 기재하되, (5)와 동시 적용되는 경우에는 산정코드 세 번째 자리에 8로 기재

(17) 상급종합병원과 종합병원 이외의 요양기관에서 한 가지 항목에 12와 14 U , 13과 14 V, 21과 14 E'화상치료 가산'과 14 W, 12와 15 N, 13과 15 P, 21과 15 G,'화상치료 가산'과 15 Q, 12와 16 K, 13과 16 L, 21과 16 H 또는 '화상치료 가산'과 16 M의 두 가지 가산이 동시 적용되는 경우에는 산정코드 첫 번째 자리에 각각 E, G, H, K, L, M, N, P, Q, U, V 또는 W로 기재하여 산정한다.

(18) 별표 7에 열거한 항목을 성형외과 전문의가 시행한 경우 소정점수의 50%를 가산한다. 산정코드 첫 번째 자리에 4로 기재

(19) [기관, 기관지 및 폐], [소화기내시경 하 시술]의 항목 중 진정내시경 환자 관리료의 「요양급여의 적용기준 및 방법에 관한 세부사항」에 따라 진정내시경을 실시한 경우 제2장 제4절 [내시경]의 진정내시경 환자관리료의 소정점수 및 주항의 가산율을 적용한다.

(20) 18시~09시, 토요일 및 공휴일에 의원보건의료원 포함 · 치과의원보건의료원 포함 외래에서 별표8에 열거한 항목을 행한 경우에는 소정점수의 30%를 가산한다. 산정코드 두 번째 자리에 8로 기재 이 경우 해당 항목을 시작한 시각을 기준하여 산정하며, 산정지침 (1)과 중복 가산하지 아니한다.

(21) 별표9, 별표10 및 별표11에 열거한 항목을 신경외과 전문의가 시행한 경우에는 해당 항목 소정점수의 별표9는 5%, 별표10은 10%, 별표11은 15%를 가산한다. 산정코드 첫 번째 자리에 D로 기재

2. 기타 처치 및 수술료 산정지침

(1) 기본처치 절개술(자-1)

① 절개술의 길이는 절개창의 길이에 의한다.

② 근접하지 아니한 여러 부위에 절개술을 시행하는 경우에는 전신을 두부, 복부, 배부, 좌 · 우 · 상 · 하지의 7부위별로 구분하여 각 부위별로 소정점수를 각각 산정한다.

③ ②의 각 부위 내에 절개창이 둘 이상일 때 여러 절개창이 4″×4″거즈 범위 내에 포함되는 경우에는 제1범위 분류항목을 산정하고, 4″×4″거즈 한 장 범위를 초과하는 경우에는 두 장째 범위부터 1범위당 제2범위의 분류항목으로 각각 산정한다.

(2) 창상봉합술(자-2)

① 근접하지 아니한 여러 부위에 창상봉합술을 시행하는 경우에는 전신을 두부, 복부, 배부, 좌 · 우 · 상 · 하지의 7부위로 구분하여 각 부위별로 소정점수를 각각 산정한다.

② ①의 각 부위 내에 창상봉합부위가 둘 이상일 때 여러 창상봉합부위가 4″×4″ 거즈 범위 내에 포함되는 경우에는 제1범위 분류항목을 산정하고, 4″×4″ 거즈 한 장 범위를 초과하는 경우에는 두 장째 범위부터 1범위당 제2범위의 분류항목으로 각각 산정한다.

(3) 일반처치 또는 수술 후 처치 등(1일당) (자-2-1)

① 수술 후 처치료는 수술 익일부터 산정한다.

② 사용된 거즈, 탈지면, 붕대, 반창고의 비용은 소정점수에 포함되므로 별도 산정하지 아니한다.

③ 같은 날에 수술 후 튜브삽입에 의한 자연 배액감시 및 처치와 흡입배농 및 배액처치, 좌욕과 회음부 간호, 체위변경처치와 침상목욕 간호, 체위변경처치와 침상목욕 간호 또는 통목욕 간호와 침상목욕 간호를 실시한 경우에는 둘 중 한 항목의 소정점수만을 산정한다.

④ 창상처치는 같은 날 단순처치 또는 염증성처치를 여러 부위에 실시한 경우에는 두부, 복부, 배부, 좌 · 우 · 상 · 하지 7부위로 구분하여 각 부위별로 소정점수를 1회만 산정한다.

⑤ 다만, 상급종합병원 중환자실 또는 간호인력 확보수준에 따른 입원환자 간호관리료 차등제1등급인 상급종합병원에 입원중인 경우에는 [1일당], '주③' 및 '주④'에도 불구하고 1일에 「가」는 2회 이내, 「라」와 「바」는 3회 이내로 산정한다. 기본코드 5번째 자리에 상급종합병원 중환자실에 입원중인 경우 5, 간호인력 확보수준에 따른 입원환자 간호관리료 차등제 1등급 상급종합병원에 입원중인 경우 6으로 기재

(4) 피부과 처치(1일당) (자-18)

① 피부연고 도포 등 단순한 피부처치는 기본진료료에 포함되므로 별도 산정하지 아니한다.

② 사용된 거즈, 탈지면, 붕대, 반창고의 비용은 소정점수에 포함되므로 별도 산정하지 아니한다.

(5) 화상처치(1일당) (자-18-1)

① 화상부위가 수개 부위일 경우에는 수개 부위의 화상범위를 합하여 아래 항목에 의거하여 산정하되, 화상범위 산정 시 1도 화상 범위는 제외한다.

② 사용된 거즈, 붕대의 재료대는 별도 산정하되, 탈지면이나 반창고 등의 비용은 소정점수에 포함되므로 별도 산정하지 아니한다.

(6) 체외 충격파 쇄석술(신, 요관결석 또는 담석, 췌석) (자-350)

① 1회를 초과하여 실시한 경우에는 5회까지 매 1회당 소정점수의 50%에 해당하는 점수로 산정하고 5회를 초과하는 경우에는 매 1회당 소정점수의 25%에 해당하는 점수로 산정하되, 10회를 초과할 수 없다.

② 시술에 따른 재료대는 소정점수에 포함되므로 별도 산정하지 아니한다. 다만, Electrode를 사용한 경우에는 1회당 60,700원을 산정한다.

3. 캐스트료 산정지침

(1) 만 1세 미만의 소아에 대하여는 소정점수의 50%를 가산하며, 만 1세 이상 만 6세 미만의 소아에 대하여는 소정점수의 30%를 가산한다. 산정코드 첫 번째 자리에 만 1세 미만

은 A, 만 1세 이상~만 6세 미만은 B로 기재

(2) 18~09시 또는 공휴일에 응급진료가 불가피하여 시술을 행한 경우에는 소정점수의 50% 를 가산한다산정코드 두 번째 자리에 18시~09시의 경우 1, 공휴일의 경우 5로 기재.

(3) 제2절에 기재되지 아니한 시술료는 제2절에 기재되어 있는 시술 중에서 가장 비슷한 분류항목의 소정점수에 의하여 산정한다.

(4) 캐스트에 사용되는 석고붕대 또는 합성캐스트는 실사용 개수 및 규격에 불문하고 부위별 및 시술방법에 따라 정한 「부위별 석고붕대 사용기준」 또는 「부위별 합성캐스트 사용기준」 에 의한다.

(5) 캐스트에 사용되는 재료 중 석고붕대, 합성캐스트, 외고정용 소모성 치료재료합성수지 Splint, 석고 Splint Roll, Cast heel, 고정용 신축성 붕대의 재료대는 별도 산정하되, Stockinet, Cotton bandage, Cast wire, Cast remove wire 등의 재료대는 소정캐스트료에 포함되므로 별도 산정하지 아니한다.

(6) Cast heel, 고정용 신축성 붕대는 실사용개수 및 규격에 따라 산정한다.

11. 치과 처치·수술료 산정지침

(1) 본 장에 기재되지 아니한 치과진료영역의 행위에 대하여는 제2부 제1장 내지 제9장 및 제16장, 제19장에 의하여 산정한다.

(2) 18시~09시 또는 공휴일에 응급진료가 불가피하여 처치 및 수술을 행한 경우에는 소정점수의 50%를 가산한다산정코드 두 번째 자리에 18시~09시는 1, 공휴일은 5로 기재. 이 경우 해당 처치 및 수술을 시작한 시각을 기준하여 산정한다.

(3) 본장 및 제9장에 기재되지 아니한 간단한 구강연조직 질환의 처치는 기본진료료에 포함되므로 별도 산정하지 아니한다.

(4) 동일 피부절개 하에 2가지 이상 수술을 동시에 시술한 경우 주된 수술은 소정점수에 의하여 산정하고, 제2의 수술부터는 해당 수술 소정점수의 50%산정코드 세 번째 자리에 1로 기재, 상급종합병원 · 종합병원 · 치과대학부속치과병원은 해당 수술 소정점수의 70%산정코드 세 번째 자리에 4로 기재를 산정한다. 다만, 주된 수술 시에 부수적으로

동시에 실시하는 수술의 경우에는 주된 수술의 소정점수만 산정한다.

(5) 상 · 하악골 악성종양절제술 시행 시에 경부의 림프절청소술을 병행한 경우에는 위 "4"에도 불구하고 제9장 제1절에 기재된 분류항목 중 경부림프절청소술자-211 "주"의 소정점수를 별도 산정한다.

(6) 각 분류항목의 처치 및 수술 등에 레이저를 이용한 경우에도 각 분류항목의 소정점수만을 산정한다.

(7) 처치 및 수술에 사용된 약제 및 치료재료대는 소정점수에 포함되므로 별도 산정하지 아니한다. 다만, 다음에 열거하는 약제 및 치료재료대는 「약제 및 치료재료의 비용에 대한 결정기준」에 의하여 별도 산정하되, 본장에 기재되지 아니한 약제 및 치료재료대는 제2장 내지 제9장에 의한다.

① 충전재료글래스아이노머시멘트, 아말감, 복합레진

② 치간고정용 재료금속선, 아취바 등

③ 체내고정용 나사, 고정용 금속핀, 고정용 금속선, 고정용 못

④ 지속적 주입, 지속적 배액 및 지속적 배기용도관체내유지

⑤ 고정용 신축성 붕대

⑥ 안면수술 등 장관이 별도로 정한 처치 및 수술 시 사용된 봉합사

⑦ 인공관절

⑧ 골, 관절의 수복 또는 결손보철용 인공재료체내유치

⑨ 조직대용 인조섬유포

⑩ 기타 장관이 별도로 인정한 약제 및 치료재료인체조직 포함

(8) 별표에 열거한 항목을 상급종합병원 · 치과대학부속 치과병원에서 시행한 경우에는 해당 항목 소정점수의 30%를 가산하여 산정한다. 산정코드 첫 번째 자리에 1 기재

(9) 18시~09시, 토요일 및 공휴일에 의원보건의료원 포함 · 치과의원보건의료원 포함 외래에서 별표2에 열거한 항목을 행한 경우에는 소정점수의 30%를 가산한다. 산정코드 두 번째 자리에 8로 기재 이 경우 해당 항목을 시작한 시각을 기준하여 산정하며, 산정지침 (2)와 중복 가산하지 아니한다.

12. 조산료 산정지침

(1) 조산원에 입원하여 분만한 경우에는 해당 소정점수를 산정한다.

(2) 조산료에는 입원료, 산전 · 산후처치료 및 재료대, 지도의사의 지시하에 행한 주사 및 투약, 모자동실료 등의 비용이 포함된다. 다만, 식사를 제공한 경우 식대는 제17장에 의하여 별도 산정한다.

(3) 다태아를 분만한 경우에는 제2의 태아부터 해당점수의 50%를 산정한다. 산정코드 세 번째 자리에 1로 기재

(4) 고위험 분만에 해당되는 경우에는 소정점수의 30%를 가산한다. 산정코드 첫 번째 자리에 S로 기재

(5) 분만취약지 소재 조산원에서 분만한 경우 소정점수의 200%를 가산한다. 산정코드 첫 번째 자리에 R로 기재 다만, 고위험 분만과 가산이 동시 적용되는 경우에는 산정코드 첫 번째 자리에 T 로 기재한다.

(6) 위 "1 ~ 5"에도 불구하고 조산원에서 자궁 내 장치삽입술 및 자궁 내 장치제거술을 시행한 경우에는 "제9장 제1절"에 분류된 해당 항목 자-427, 자-427-1 에 의하여 산정한다.

13. 보건기관의 진료수가

1. 보건기관의 진료수가 산정지침

(1) 보건기관의 진료수가는 방문당으로 한다.

(2) 방문당이란 수진자가 보건기관을 방문하여 진료를 받는 경우 또는 진료요청에 의해서 의료인력이 환자 가정을 방문하여 진료를 행하는 경우를 말하며 환자의 성별 · 연령 · 특성, 질병의 종류, 합병증의 유무, 진료소요시간 등을 불문한다.

(3) 1회 방문당 수가에는 초 · 재진 불문하고 진찰, 처방, 각종 검사, 처치 · 수술 등의 비용이 포함되어 있다.

(4) 방문당 수가는 초진 또는 재진을 구분하지 아니하며, 동시에 2가지 이상의 상병에 대하여 각각 진료를 행한 경우에도 방문당 수가는 1회만 산정한다.

(5) 의과 · 치과 · 한방과별로 각각 진료를 행한 경우에는 방문당 수가를 각각 산정한다. 다만, 진료담당 의사한의사가 진료상 필요에 의하여 한방진료양방진료를 의뢰하여 한 · 양방진료를 같이 받았을 때는 의과방문당 수가한방방문당 수가를 1회만 산정한다.

(6) 조산료는 보건기관에 방문하거나 조산 요청에 의하여 의료인력이 환자 가정을 방문하여 조산한 경우에 산정한다.

(7) 조산료에는 입원료, 투약 및 주사료, 간단한 봉합 등의 처치, 검사, 약제 및 소모품의 비용이 포함되어 있으므로 별도 산정하지 아니한다.

(8) 퇴원 후 산후치료를 위한 진료는 퇴원익일부터 1회 방문당 수가를 산정한다.

(9) 보건소 또는 보건지소에서 입원진료를 행한 경우 입원료는 제1장 의원급 입원료를 산정하되, 입원료를 제외한 입원진료비는 입원 1일당 해당 의과 또는 치과진료비의 1회 방문당 수가와 1일 투약 시 수가를 산정하며, 퇴원시 투약분은 투약일수에 따라 소정점수를 산정한다.

(10) 피임시술정관절제술 또는 결찰술, 자궁 내 장치삽입술, 난관결찰술을 시행한 경우에는 “제9장 제1절”에 분류된 해당 항목자-389-1-라, 자-427, 자-434에 의하여 산정한다. 다만, 보건진료소는 자궁 내 장치삽입술자-427만 산정할 수 있다.

(11) 보건지소에 방사선진단 임상병리검사를 실시할 수 있는 시설 및 장비를 보유하고 방사선사와 임상병리사가 상근하면서 해당 의료기사 업무에 종사하는 경우에는 보건소의 수가를 산정한다.

(12) 보건소 및 보건지소를 방문하여 의약분업에 따른 처방전을 발급받아 약국 및 한국희귀 · 필수의약품센터에서 주사제 등의 약품을 구입한 후 투약을 위하여 당일에 재방문한 경우에는 당초 방문진료행위에 포함되므로 별도의 방문당 수가를 산정하지 아니한다.

2. 기타 보건기관의 진료수가 산정지침

(1) 보건소 · 보건지소 · 보건진료소 · 모자보건센터의 조산료는 18시~09시 또는 공휴일에 조산한 경우에는 소정점수의 50%를 가산한다.

(2) 보건소 · 보건지소에 물리치료사가 상근하면서 물리치료를 실시한 경우에는 물리치료의 종류 및 실시횟수, 소요시간을 불문하고 1일당 1,500원을 산정한다.

14. 한방 검사료 산정지침

(1) 검사에 소요된 재료대Roll Paper 등는 검사료의 소정점수에 포함되므로 별도 산정하지 아니한다.

(2) 최초 진단 시와 최종 치료여부 확인 시 실시한 경우에는 외래 · 입원, 실시횟수를 불문하고 각 1회 산정할 수 있다.

(3) 염좌 · 골절 · 탈구 등과 같이 상병원인이 확실하고 내과적 진찰을 필요로 하지 않는 경우에는 산정하지 아니한다.

15. 한방 시술 및 처치료 산정지침

(1) 침 · 구 · 부항술은 1일 2회 이상 시술한 경우에도 외래는 1일 1회, 입원은 1일 2회 산정한다.

(2) 침술은 1일 3종 이내로 산정하되 「하-3」 내지 「하-8」, 「하-10」의 침술은 최대 2종까지만 산정한다.

(3) 같은 날에 「하-51」과 「하-53」 또는 「하-54」를 실시한 경우에는 「하-53」의 소정점수만을 산정한다.

(4) 경혈침술하-1 에 자락술 또는 도침술, 산침술산자법을 시술한 경우에는 경혈침술하-1 소정점수의 20%를 가산한다산정코드 세 번째 자리에 2로 기재.

(5) 경혈침술하-1 에 사암침법, 오행침법, 체질침법을 시술한 경우에는 경혈침술하-1 소정점수의 50%를 가산한다산정코드 세 번째 자리에 4로 기재.

(6) 경혈침술하-1에 화침 또는 온침을 시행한 경우에는 경혈침술하-1 소정점수의 50%를 가산한다산정코드 세 번째 자리에 6으로 기재.

(7) 신생아생후 4주 이내에게 침술을 시술한 경우에는 소정점수의 100%를 가산하고산정코드 첫 번째 자리에 1로 기재, 만 1세 미만의 소아에게 침 · 구 · 부항술을 시술한 경우에는 소정점수의 50%산정코드 첫 번째 자리에 3으로 기재, 만 1세 이상 만 6세 미만의 소아에게 침 · 구 · 부항술을 시술한 경우에는 소정점수의 30%를 가산한다.산정코드 첫 번째 자리에 6으로 기재

(8) 18~09시 또는 공휴일에 응급진료가 불가피하여 시술 및 처치를 행한 경우에는 소정점수의 50%를 가산한다산정코드 두 번째 자리에 18~09시는 1로, 공휴일은 5로 기재. 이 경우 해당 시술 및 처치를 시작한 시각을 기준하여 산정한다.

(9) 제1절 시술료의 시술 시 사용된 재료대는 소정 시술료에 포함되므로 별도 산정하지 아니하나, 부항술-자락관법하-31-나에 사용된 1회용 부항컵과 고정용 신축성붕대 및 제2절 처치료의 처치 시 사용된 재료대는 「약제 및 치료재료의 비용에 대한 결정기준」에 의하여 별도 산정한다.

16. 약국 약제비

1. 약국 약제비 산정지침

(1) 투약 시 사용된 용기투약병, 연고곽, 안약병, 포장지 등 포함의 재료대는 조제료 소정점수에 포함되므로 별도 산정하지 아니한다.

(2) 「약사법」 제23조제3항제1호에 해당하는 약국에서 의사 또는 치과의사의 처방전에 의하지 아니하고 조제하는 경우에는 약국관리료약-1, 기본조제기술료약-2, 복약지도료약-3, 처방전에 의하지 아니한 조제료약-4-나, 의약품관리료약-5 및 퇴장방지의약품 사용장려비약-6를 산정할수 있으며, 퇴장방지의약품 사용장려비는 장관이 별도로 정하는 「퇴장방지의약품 목록」에 해당하는 의약품을 사용하여 조제한 경우에 산정한다.

(3) 약국 및 한국희귀 · 필수의약품센터에서 의사 또는 치과의사의 처방전에 의하여 조제하는 경우는 약국관리료약-1, 기본조제기술료약-2, 복약지도료약-3, 처방전에 의한 조제료약-4-가, 의약품관리료약-5를 산정할 수 있다. 다만, 주사제 단독투약 시에는 의약품관리료약-5만 산정한다.

(4) 동일환자에 대하여 2매 이상의 처방전에 의하여 조제하는 경우에는 약국관리료약-1, 기본조제기술료약-2, 복약지도료약-3, 주제료약-4-가 및 의약품관리료약-5는 각각 산정한다.

(5) 의약분업 예외지역에서 동일환자에 대하여 동일 요양기관에서 1일 2회 이상 직접 조제 · 투약하는 경우에는 약국관리료약-1, 기본조제기술료약-2는 1회만 산정하고 복약지도료약-3, 조제료약-4-나, 의약품관리료약-5 및 퇴장방지의약품 사용장려비약-6는 각각 산정한다.

(6) 처방전에 의하지 아니한 조제료약-4-나는 「약사법」 시행규칙 제44조제3항제2호에 따라 다음과 같이 한다.

① 전문의약품을 포함하여 조제하는 경우에는 1회 3일분을 초과할 수 없다.

② 마약, 향정신성의약품, 한외마약, 보건복지부장관이 의약품의 안전한 사용을 위하여 고시하는 품목과 식품의약품안전처장이 오남용의 우려가 현저하다고 인정하여 고시하는 품목에 대해서는 산정할 수 없다.

(7) 약국관리료약-1 및 의약품관리료약-5에는 의약품의 구입, 재고관리 등에 관한 비용이 포함된 바, 의사 또는 치과의사가 처방한 의약품이 없어 다른 약국 또는 의약품 도매상 등으로부터 해당 의약품을 긴급하게 구입하거나 배송받아 조제하는 경우에도 별도의 비용을 산정할 수 없다.

(8) 평일 18시토요일은 13시~익일 09시 또는 관공서의 공휴일에 관한 규정에 의한 공휴일에 조제투약하는 경우에는 기본조제기술료약-2, 복약지도료약-3 및 조제료약-4 소정점수의 30%를 가산한다산정코드 두 번째 자리에 야간은 1, 공휴일은 5로 기재.

(9) 위 "(8)"의 규정에도 불구하고, 만 6세 미만의 소아에 대하여 20시~익일 07시에 조제투약하는 경우에는 조제기본료약-2, 복약지도료약-3 및 조제료약-4 소정점수의 100%를 가산한다. 산정코드 두 번째 자리에 2로 기재

(10) 토요일 09시 후~13시 전에 조제투약 하는 경우에는 조제기본료약-2, 복약지도료약-3 및 조제료약-4 소정점수의 30%를 별도 산정한다. 산정코드 두 번째 자리에 3으로 기재

(11) 위 "(8)"의 규정에도 불구하고, 만 6세 미만의 소아에 대하여 20시~익일 07시에 조제투약하는 경우에는 조제기본료약-2, 복약지도료약-3 및 조제료약-4 소정점수의 100%를 가산한다. 산정코드 두 번째 자리에 2로 기재

(12) 평일 18시~익일 09시에 차등수가 적용대상에서 제외하는 경우는 산정코드 세 번째 자리에 1을 기재한다.

2. 기타 약국 약제비 산정지침

(1) 약국관리료약-1, 방문당 : 7.23점

(2) 조제기본료약-2, 방문당 : 16.34점

(3) 복약지도료약-3, 방문당 : 10.96점

(4) 조제료약-4

① 처방전에 의한 조제료의 내복약은 제형변경이 불가피하여 의사 또는 치과의사 처방에 따라 가루약으로 조제투약하는 경우 6.67점을 별도 산정한다. 다만, "산정지침(8)~(10)"에도 불구하고 소정점수만 산정한다.

② 「약제 급여 목록 및 급여 상한금액표」 고시에서 정한 상한금액이 포장단위로 책정된 의약품병 · 팩 등을 지급하는 경우에는 1일분의 소정점수를 산정한다.

③ 외용약은 처방전매수, 진료과목수, 품목수, 투약량, 투약일수 등 불문하고 소정점수를 산정한다.

④ 외용약과 내복약을 동시에 조제투약한 경우에는 7.56점을 산정한다.

⑤ 처방전에 의하지 아니한 내복약1일당 조제료는 약국에서 직접 조제 투약하는 경우, 투약일수에 따라 소정점수를 산정한다.

⑥ 처방전에 의하지 아니한 내복약은 제형변경이 불가피하여 가루약으로 조제 투약하는 경우 투약일수 불문하고, 6.67점을 별도 산정한다. 다만, "산정지침(8)~(10)"에도 불구하고 소정점수만 산정한다.

⑦ 처방전에 의하지 아니한 내복약은 1일당 규정에도 불구하고 「약제 급여 목록 및 급여 상한금액표」 고시에서 정한 상한 금액이 포장단위로 책정된 의약품병 · 팩 등을 지급하는 경우에는 1일분의 소정점수를 산정한다.

⑧ 처방전에 의하지 아니한 외용약1일당 품목수, 투약량, 투약일수 등 불문하고 소정점수를 산정한다. 또한 내복약과 외용약을 동시에 조제투약한 경우에는 0.71점을 산정한다.

(5) 의약품관리료약-5, 방문당 : 6.58점

(6) 퇴장방지의약품 사용장려비약-6 : 「약제 급여 목록 및 급여 상한금액표」에 별도로 명시된 금액을 산정한다.

17. 전혈 및 혈액성분제제료 산정지침

(1) "혈액관리법"의 규정에 의하여 보건복지부장관이 별도 고시한 항목과 점수로 산정한다.

(2) 수혈에 소용되는 약제 및 재료대1회용 주사기, 1회용 주사침, 나비침, 정맥내유치침, 수액세트, 혈액 Bag 등는 소정금액에 포함되므로 별도 산정하지 아니한다. 다만, 정맥내유치침을 사용한 경우에는 「마-5-주.1」에 따라 산정하며, 다음의 경우에는 「약제 및 치료재료의 구입금액에 대한 산정기준」에 의하여 별도 산정한다.

① 백혈구여과제거 적혈구 및 백혈구여과제거 혈소판의 경우에 사용된 재료대

② 혈액성분채집술복합성분채집 혈장은 제외에 사용된 약재 및 재료대요양기관이 대한적십자사혈액원 등으로부터 성분채집에 의한 혈액성분제제를 구입한 경우 포함

(3) 혈액성분채집에 의한 혈액성분채혈 시 공혈자에 대한 공혈적합성 여부를 판정하기 위한 검사비용은 소정금액에 포함되므로 별도 산정하지 아니한다.

18. 입원환자 식대 산정지침

1. 입원환자 식대 산정지침

(1) 입원환자 식대(파-51)

① 기본식사

- 일반식 일반 유동식, 연식
- 치료식 당뇨식, 신장질환식 등
- 멸균식
- 분유 1일당
- 산모식

② 일반식 가산

- 영양사
- 조리사

③ 치료식 영양관리료 1일당

④ 직영가산

19. 치과의 보철료

(1) 치과에서 치아의 보철을 정착한 경우에는 본 장의 해당 소정점수를 산정한다.

(2) 본 장에 기재된 치과의 보철은 처치 시 사용된 치료 재료, 약제, 진찰료가 해당 소정점수에 포함되어 별도 산정하지 아니한다. 다만, 분리형 식립재료의 고정체 Fixture, 지대주 Abutment는 「약제 및 치료재료의 비용에 대한 결정기준」에 의하여 별도 산정한다.

20. 응급의료수가

1. 응급 기본 진료료 산정지침

(1) 응급의료관리료

① 「응급의료에 관한 법률」에 의한 응급의료기관이 응급실에서 응급환자 또는 응급실에 내원한 환자에게 응급처치 및 응급의료를 행한 경우에는 초일에 한하여 응급의료관리료를 산정한다.

② 「응급의료에 관한 법률」에 따른 응급의료기관 평가결과에 따라 응급의료관리료는 기관등급별로 다음과 같이 가감한다. 단, 지역응급의료기관은 가감 대상에서 제외한다.

- A등급 : 응급의료관리료 소정점수의 10% 가산
  [코드는 권역 V1210, 지역 V1310, 권역외상권역 V1510, 권역외상지역 V1810 사용]
- B등급 : 응급의료관리료 소정점수로 산정
  [코드는 중앙 V1100, 권역 V1200, 지역 V1300, 권역외상권역V1500, 권역외상지역 V1800 사용]
- C등급 : 응급의료관리료 소정점수의 10% 감산
  [코드는 권역 V1220, 지역 V1320, 권역외상권역V1520, 권역외상지역 V1820 사용]

(2) 응급진료 전문의 진찰료 등(응급진료 전문의 진찰료, 권역외상센터 전문의 진찰료)

① 응-2 응급진료 전문의 진찰료는 중증응급환자 또는 중증응급의심환자를 중앙응급의료센터, 권역응급의료센터, 소아전문응급의료센터, 지역응급의료센터 응급실에서 전문의가 직접 진료한 경우에 산정한다.

② 응-2-1 권역외상센터 전문의 진찰료는 「응급의료에 관한 법률」 시행규칙에 의한 권역외상센터 외상소생구역에서 손상중증도점수 9점 이상이거나, 중증 응급환자 또는 중증응급의심환자에 해당되는 외상환자를 전문의가 직접 진료한 경우에 산정한다.

③ 해당 항목의 소정점수만을 산정하고 공휴 · 야간 가산 등을 포함한 모든 가산은 적용하지 아니한다. 다만, 소아전문응급의료센터에 내원한 만 6세 미만의 소아에 대한 가산은 별도 산정한다.

(3) 중증응급환자 진료구역 관찰료

① **중증응급환자 진료구역 관찰료**는 중증응급환자 또는 중증응급의심환자가 「응급의료에 관한 법률」 시행규칙에 의한 중앙응급의료센터, 권역응급의료센터, 소아전문응급의료센터의 중증응급환자 진료구역 병상을 배정받아 진료받은 경우 1회에 한하여 산정한다.

② 「응급의료에 관한 법률」에 따른 응급의료기관 평가결과에 따라 **중증응급환자 진료구역 관찰료**는 기관등급별로 다음과 같이 가감한다.

- A등급 : 중증응급환자 진료구역 관찰료 소정점수의 20% 가산
  [코드는 권역 V3210, 소아전문 V3610 사용]
- B등급 : 중증응급환자 진료구역 관찰료 소정점수로 산정
  [코드는 중앙 V3100, 권역 V3200, 소아전문 V3600 사용]
- C등급 : 중증응급환자 진료구역 관찰료 소정점수의 20% 감산
  [코드는 권역 V3220, 소아전문 V3620 사용]

③ **간호인력 확보수준에 따른 중증응급환자 진료구역 관찰료 차등제**

㉮ 간호인력 확보수준에 따른 등급은 2016년 진료분부터 적용하며, 「응급의료에 관한 법률」에 따른 전년도 응급의료기관 평가결과에 따라 다음 연도에 1년간 적용한다.

㉯ 간호인력 확보수준에 따라 등급별로 중증응급환자 진료구역 관찰료를 다음과 같이 가감한다.

- 1등급 : 중증응급환자 진료구역 관찰료 소정점수의 40% 가산 기본코드 다섯 번째 자리에 1로 기재
- 2등급 : 중증응급환자 진료구역 관찰료 소정점수의 30% 가산 기본코드 다섯 번째 자리에 2로 기재

- 3등급 : 중증응급환자 진료구역 관찰료 소정점수의 20% 가산 기본코드 다섯 번째 자리에 3으로 기재
- 4등급 : 중증응급환자 진료구역 관찰료 소정점수의 15% 가산 기본코드 다섯 번째 자리에 4로 기재
- 5등급 : 중증응급환자 진료구역 관찰료 소정점수의 10% 가산 기본코드 다섯 번째 자리에 5로 기재
- 6등급 : 중증응급환자 진료구역 관찰료 소정점수의 5% 가산 기본코드 다섯 번째 자리에 6으로 기재
- 7등급 : 중증응급환자 진료구역 관찰료 소정점수로 산정
- 8등급 : 중증응급환자 진료구역 관찰료 소정점수의 10% 감산 기본코드 다섯 번째 자리에 8로 기재
- 9등급 : 중증응급환자 진료구역 관찰료 소정점수의 20% 감산 기본코드 다섯 번째 자리에 9로 기재

(4) 응급환자 진료구역 관찰료

① **응급환자 진료구역 관찰료**는 중증응급환자 또는 중증응급의심환자가 「응급의료에 관한 법률」 시행규칙에 의한 중앙응급의료센터, 권역응급의료센터, 소아전문응급의료센터, 권역외상센터, 지역응급의료센터의 응급환자 진료구역 병상을 배정받아 진료받은 경우 1회에 한하여 산정한다.

②「응급의료에 관한 법률」에 따른 응급의료기관 평가결과에 따라 응급환자 진료구역 관찰료는 기관등급별로 다음과 같이 가감한다.

- A등급 : 응급환자 진료구역 관찰료 소정점수의 20% 가산
  [코드는 권역 V4210, 지역 V4310, 소아전문 V4610, 권역외상 권역 V4510, 권역외상 지역 V4810 사용]
- B등급 : 응급환자 진료구역 관찰료 소정점수로 산정
  [코드는 중앙 V4100, 권역 V4200, 지역 V4300, 소아전문 V4600, 권역외상 권역 V4500, 권역외상 지역 V4800 사용]
- C등급 : 응급환자 진료구역 관찰료 소정점수의 20% 감산

[코드는 권역 V4220, 지역 V4320, 소아전문 V4620, 권역외상권역 V4520, 권역외상지역 V4820 사용]

③ 간호인력 확보수준에 따른 응급환자 진료구역 관찰료 차등제

㉮ 간호인력 확보수준에 따른 등급은 2016년 진료분부터 적용하며, 「응급의료에 관한 법률」에 따른 전년도 응급의료기관 평가결과에 따라 다음 년도에 1년간 적용한다.

㉯ 간호인력 확보수준에 따라 등급별로 응급환자 진료구역 관찰료를 다음과 같이 가감한다.

- 1등급 : 응급환자 진료구역 관찰료 소정점수의 40% 가산
  기본코드 다섯 번째 자리에 1로 기재
- 2등급 : 응급환자 진료구역 관찰료 소정점수의 30% 가산
  기본코드 다섯 번째 자리에 2로 기재
- 3등급 : 응급환자 진료구역 관찰료 소정점수의 20% 가산
  기본코드 다섯 번째 자리에 3으로 기재
- 4등급 : 응급환자 진료구역 관찰료 소정점수의 15% 가산
  기본코드 다섯 번째 자리에 4로 기재
- 5등급 : 응급환자 진료구역 관찰료 소정점수의 10% 가산
  기본코드 다섯 번째 자리에 5로 기재
- 6등급 : 응급환자 진료구역 관찰료 소정점수의 5% 가산
  기본코드 다섯 번째 자리에 6으로 기재
- 7등급 : 응급환자 진료구역 관찰료 소정점수로 산정
- 8등급 : 응급환자 진료구역 관찰료 소정점수의 10% 감산
  기본코드 다섯 번째 자리에 8로 기재
- 9등급 : 응급환자 진료구역 관찰료 소정점수의 20% 감산
  기본코드 다섯 번째 자리에 9로 기재

(5) 응급전용 중환자실 관리료

① 응급전용 중환자실 관리료는 중증응급환자 또는 중증응급의심환자가 「응급의료

에 관한 법률」 시행규칙에 의한 중앙응급의료센터, 권역응급의료센터, 권역외상센터, 전문응급의료센터 응급전용 중환자실 병상에 입원하는 경우에 산정한다.

② 「응급의료에 관한 법률」에 따른 응급의료기관 평가결과에 따라 기관등급별로 응급전용 중환자실 관리료는 다음과 같이 가감한다.

- A등급 : 응급전용 중환자실 관리료 소정점수의 20% 가산
  [코드는 권역 V5210, 권역외상 V5510, 소아전문 V5610, 화상전문 V5710 사용]
- B등급 : 응급전용 중환자실 관리료 소정점수로 산정
  [코드는 중앙 V5100, 권역 V5200, 권역외상 V5500, 소아전문 V5600, 화상전문 V5700 사용]
- C등급 : 응급전용 중환자실 관리료 소정점수의 20% 감산
  [코드는 권역 V5220, 권역외상 V5520, 소아전문 V5620, 화상전문 V5720 사용]

(6) 외상환자관리료

① 「응급의료에 관한 법률」 시행규칙에 의한 권역외상센터 외상소생실에서 손상중증도점수 9점 이상이거나, 중증응급환자 또는 중증응급의심환자에 해당되는 외상환자에게 진료가 이루어진 경우 초일에 한하여 1회 산정한다.

② 「응급의료에 관한 법률」에 의한 권역외상센터 평가결과에 따라 기관등급별로 외상환자 관리료는 다음과 같이 가감한다.

- A등급 : 외상환자 관리료 소정점수의 20% 가산 [코드는 V8110, V8210사용]
- B등급 : 외상환자 관리료 소정점수로 산정 [코드는 V8100, V8200사용]
- C등급 : 외상환자 관리료 소정점수의 20% 감산 [코드는 V8120, V8220사용]

(7) 상기 (1) (3) (4) (5) (6)항의 기관등급은 전년도 응급의료기관 평가결과에 따라 다음 년도 1년간 적용하며, 전년도 미평가 기관에 대해서는 기본등급으로 산정한다.

(8) 제1절에 기재하지 아니한 진료영역의 행위에 대하여는 제2부 제1장 내지 제18장에 의하여 산정한다.

2. 응급의료행위 산정지침

(1) 「응급의료에 관한 법률」에 의한 응급의료기관 중 중앙응급의료센터, 권역응급 의료센터, 전문응급의료센터, 지역응급의료센터, 지역응급의료기관에서 산정한다.

(2) 제2절에 기재하지 아니한 진료영역의 행위에 대하여는 제2부 제1장 내지 제18장에 의하여 산정한다.

(3) 「응급의료에 관한 법률」에 의한 응급의료기관에 내원한 응급환자에게 응급실에서 별표1 의 행위를 실시한 경우 소정점수의 50%를 가산한다. 산정코드 두 번째 자리에 2로 기재, 단, 2장 검사료는 산정코드 첫 번째 자리에 7기재

(4) 중앙응급의료센터, 권역응급의료센터, 전문응급의료센터, 지역응급의료센터에서 중증응급환자 또는 중증응급 의심환자에 대해 응급실 내원 후 응급실에서 24시간 이내 별표2 의 행위를 실시하는 경우 소정점수의 50%를 가산한다. 산정코드 두 번째 자리에 2로 기재, 단, 2장 검사료는 산정코드 첫 번째 자리에 7기재

(5) 중앙응급의료센터, 권역응급의료센터, 전문응급의료센터에서 중증응급환자 또는 중증응급의심환자에 대해 응급실 내원 후 24시간 이내 별표3 의 행위를 실시하는 경우 소정점수의 50%를 가산한다. 산정코드 두 번째 자리에 2로 기재, 단, 2장 검사료 및 제3장 영상진단 및 방사선치료료는 산정코드 첫 번째 자리에 7기재

(6) 별표1, 별표2, 별표3 에 열거한 항목 중 야간과 응급 3, 공휴와 응급 4 가산이 동시 적용되는 경우에는 산정코드 두 번째 자리에 각각 3, 4를 기재한다. 또한 2장 및 3장에서 만 1세 미만 소아와 응급 4, 만 6세 미만 소아와 응급 5, 가산이 동시 적용되는 경우에는 산정코드 첫 번째 자리에 각각 4, 5를 기재하여 산정한다.

(7) 분만과 관련하여 심야22-06시분만자-435, 자-438, 자-450, 자-451 가산과 고위험 분만자-435, 자-438 가산은 응급가산과 동시적용 가능하며, 심야분만 가산과 응급 7 가산이 동시에 적용되는 경우에는 산정코드 두 번째 자리에 7을 기재한다.

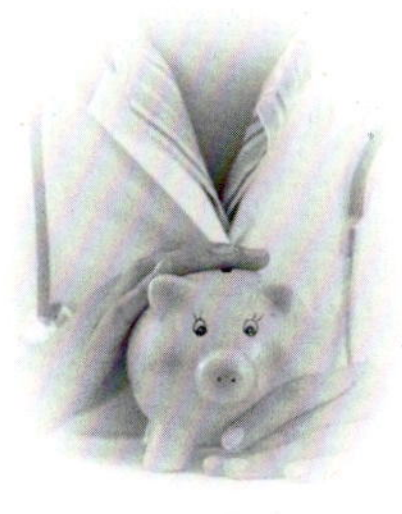

Chapter 8

DRG 지불제도

1. DRG 지불제도

포괄수가제는 입원환자를 주진단 및 기타진단, 수술 · 처치명, 연령, 진료결과를 기준으로 유사한 질환군으로 분류하는데, 이와 같은 하나의 입원환자 분류군을 DRG라고 부른다.

환자군별로 사전에 일정한 급여액을 정하여 진료비를 정액 지불함으로써 병원진료의 효율성을 제고하며, 동시에 진료비 청구 및 지불관련 행정서비스의 단순화를 기하는 제도로서 맹장염 혹은 백내장 수술 등 일반적으로 보편화된 질병군에 대해, 입원일수와 주사 및 검사의 종류와 횟수 등과 같은 진료내용에 관계없이 일정액의 진료비를 지급하는 것을 말한다.

진단명별 환자군Diagnosis Related Groups, DRG이란 병원의 경영개선을 목적으로 미국의 예일대학 팀에 의해 1960년대 말부터 10여 년에 걸쳐 병원의 산출물을 정의하기 위해 개발된 입원환자 분류체계이다.

1983년부터 미국의 65세 이상 노인 및 장애자 대상 건강보험인 Medicare의 입원 진료비 지불방식이, 의료기관별 진료원가에 기초한 일당 진료비 지불방식에서 전국 평균 진료원가에 기초한 건당 진료비 지불제도pay for case system에 의해 미리 책정된 진료비를 지급하는 전향적 산정방법인 포괄수가제Medicare Prospective Payment System, PPS로 바뀌면서 DRG가 이 제도의 지불단위로 사용되기 시작했으며, 2000년 8월부터 병원 외래환자 진료비APC : Ambulatory Payment Classification라는 외래환자 분류체계도 적용하였다.

그 후 미국의 주정부가 운영하는 빈곤층 대상 공적부조제도인 Medicaid뿐만 아니라 각종 민간보험을 비롯하여 서구 유럽 국가들, 호주, 그리고 대만과 싱가포르 등지에서도 진료비 지불제도에 널리 사용되고 있다.

그 밖에 의료서비스 이용분석, 보건의료계획의 수립, 의료에 대한 질 관리 프로그램 개발 등의 다양한 목적으로 그 사용이 확대되고 있다.

1. DRG 실시 방안

(1) 시범사업

1997년부터 2001년까지 5년 동안 3회에 걸쳐 총 8개 질병군에 대해 시범사업을 실시했다.

※ 참여 요양기관 1,582개(종합전문병원 15개, 종합병원 10개, 병원 125개, 의원 1,333개)

(2) 본사업

2003년 9월 이후부터 7개 질병군4개 진료과의 입원에 대해 요양기관이 행위별수가 또는 포괄수가제 중에서 선택하는 방식으로 시행되다가 2012년 7월 1일부터는 병원 및 의원이 당연적용 시행되고, 2013년 7월 1일부터는 종합병원 및 상급종합병원까지 확대 · 시행되어 전국의 모든 의료기관에서 시행되게 되었다.

1) 대상 질병군 : 4개과 7개 질병군

진료과	질 병 군
안 과	백내장 수술(수정체 수술)
이비인후과	편도 수술 및 아데노이드 수술
외 과	항문수술(치질 등), 탈장수술(서혜 및 대퇴부, 맹장수술[충수절제술]
산부인과	제왕절개분만/ 자궁 및 자궁 부속기(난소, 난관 등) 수술(악성 종양 제외)

※ 수정체수술(백내장수술), 서혜 및 대퇴부 탈장수술(장관절제 미동반) 등 간단한 항문수술의 경우에는 6시간 미만 관찰 후 당일 귀가 또는 이송시에도 포괄수가제가 적용되어 본인부담금은 입원부담률인 20%로 적용받게 된다. 다만 7개 질병군에 해당되는 수술을 받았어도 의료급여 대상자 및 혈우병 환자와 HIV감염자(인체면역결핍바이러스병)는 포괄수가제(DRG) 적용에서 제외된다.

2) 신포괄수가제

① 포괄수가제는 현재 국민건강보험공단 일산병원 및 서울특별시 서울의료원 등 지역거점 공공병원 39개 기관에서 시범사업으로 실시

② 7개 질병군 포괄수가제에서 4대 중증질환암 · 뇌 · 심장 · 희귀난치성질환과 같이 복잡한 질환까지 포함시켜 더 많은 입원환자가 혜택을 받을 수 있게 한 제도

구 분	7개 질병군 포괄수가제	신포괄수가제
대상기관	• 7개 질병군 진료가 있는 전체 • 의료기관('13.7.1.부터)	• 국민건강보험 일산병원 • 지역거점 공공병원 39개 기관
적용환자	• 7개 질병군 입원환자 • 백내장수술, 편도수술, 맹장수술, 항문수술, 탈장수술, 제왕절개분만, 자궁수술	• 553개 질병군 입원환자
장 점	• 포괄수가(묶음) • 의료자원의 효율적 사용	• 포괄수가(묶음) + 행위별수가(건당) • 의료자원의 효율적 사용 + 적극적 의료서비스 제공

2. DRG 질병군 분류체계 및 대상 질병군

(1) KDRG 구성

① 주진단범주MDC, 질병군ADRG, 세부질병군RDRG의 3부분으로 구성

② **주진단범주**MDC

- 환자의 주진단명에 따라 진료과별로 A~Z 중 23개 영문자로 구분된 대분류 코드
- 신체부위나 질병 특성에 따른 질병군의 대분류이며 각 DRG는 하나의 주진단범주에 속한다.

③ **질병군**ADRG : 수술 · 처치내역 및 세부진단에 따라 678개 질병군ADRG을 3자리 숫자 코드로 중분류

④ **세부질병군**RDRG : 나이와 질병의 심한 정도에 따라 2자리 숫자 코드를 이용하여 1,834개 세부질병군RDRG으로 세분류

※ KDRG 분류체계 6자리

MDC (주진단범주)	ADRG (질병군)	RDRG (세부질병군)
23개	678개	1,834개

(2) 대상질병군

명 칭	대상질병군	DRG번호	중증도	DRG형태
안과계 질환	수정체 소절개 수술, 단안, 합병증 및 동반상병 분류	039100	0	외과적
		039101	1	
		039102	2	
	수정체 대절개 수술, 단안, 합병증 및 동반상병 분류	039200	0	
		039201	1	
		039202	2	
	수정체 소절개 수술, 양안, 합병증 및 동반상병 분류	039300	0	
		039301	1	
		039302	2	
	수정체 대절개 수술, 양안, 합병증 및 동반상병 분류	039400	0	
		039401	1	
		039402	2	
이비인후과계 질환	편도 및 아데노이드 절제술, 연령 ≥ 18 합병증 및 동반상병 분류	059000	0	
		059001	1	
	편도및 아데노이드 절제술, 연령< 18 합병증 및 동반상병 분류	059010	0	
		059011	1	
외과계 질환	주요 항문 및 항문주위 수술 합병증 및 동반상병 분류	157100	0	
		157101	1	
		157102	2	
	기타 항문 및 항문주위 수술 합병증 및 동반상병 분류	157200	0	
		157201	1	
		157202	2	
	서혜 및 대퇴부 탈장 수술, 편측 연령≥18 합병증 및 동반상병 분류	161200	0	
		161201	1	
	서혜 및 대퇴부 탈장 수술, 편측 연령< 18 합병증 및 동반상병 분류	161210	0	
		161211	1	

〈계속〉

명 칭	대상질병군	DRG번호	중증도	DRG형태
외과계 질환	서혜 및 대퇴부 탈장 수술, 양측 연령 ≥18 합병증 및 동반상병 분류	161300	0	외과적
		161301	1	
	서혜 및 대퇴부 탈장 수술, 양측 연령 < 18 합병증 및 동반상병 분류	161310	0	
		161311	1	
	복잡한 주진단에 의한 충수절제술 합병증 및 동반상병 분류	164000	0	
		164001	1	
		164002	2	
	복잡한 주진단이 없는 충수절제술 합병증 및 동반상병 분류	166000	0	
		166001	1	
		166002	2	
산부인과계 질환	복강경을 이용하지 아니한 자궁적출술 (악성종양 제외), 합병증 및 동반상병 분류	358100	0	외과적
		358101	1	
		358102	2	
	복강경을 이용한 자궁적출술 (악성종양 제외), 합병증 및 동반상병 분류	358200	0	
		358201	1	
		358202	2	
	복강경을 이용하지 아니한 기타 자궁 및 자궁부속기 수술(악성종양 제외), 합병증 및 동반상병 분류	358300	0	
		358301	1	
		358302	2	
	복강경을 이용한 기타 자궁 및 자궁부속기수술(악성종양 제외), 합병증 및 동반상병 분류	358400	0	
		358401	1	
		358402	2	
	제왕절개 분만, 합병증 및 동반상병 분류	370000	0	
		370001	1	
		370002	2	

2. 질병군 급여 일반원칙

(1) 상급종합병원, 종합병원, 병원요양병원, 정신병원을 포함, 의원보건의료원을 포함인 요양기관이 「국민건강보험법 시행령」 및 「국민건강보험 요양급여의 기준에 관한 규칙」에 따라 포괄적인 행위가 적용되는 질병군에 대한 입원 진료를 하는 경우에 적용한다.

(2) 가입자 또는 피부양자이하 "가입자 등"이라 한다가 질병군으로 입원진료를 받은 경우에

적용하되, 다음 각 항목은 질병군 적용에서 제외하고 제1편 행위별 수가을 적용한다.

① 혈우병환자, HIV감염자

② 입원일수가 30일을 초과할 경우 31일째 되는 날부터 발생하는 진료분

③ 차상위 본인부담경감대상자로서 제3호 나목에 해당하는 경우

④ 질병군 진료 이외의 목적으로 입원하여 입원일수가 6일을 초과한 시점에 예상치 못하게 질병군 수술이 이루어진 경우 입원일로부터 수술시행일 전일까지의 진료분

⑤ 신생아 범주 생후 4주 이내 또는 만 1세 미만이면서 입원 시 체중이 2,500g 미만인 소아

⑥ 질병군 진료 시 로봇 보조 수술을 실시한 경우

(3) 질병군 입원진료에는 다음의 각 항목을 포함한다.

① 제2부 각 장에 분류된 질병군으로 응급실 · 수술실 등에서 수술을 받고 연속하여 6시간 이상 관찰 후 귀가 또는 이송한 경우

제2부 각 장에 분류된 질병군 중 수정체 소절개 수술 단안, 수정체 대절개 수술 단안, 수정체 소절개 수술 양안, 수정체 대절개 수술 양안, 기타 항문수술, 서혜 및 대퇴부 탈장수술 장관절제 미동반 단측, 서혜 및 대퇴부 탈장수술 장관절제 미동반 양측, 복강경을 이용한 서혜 및 대퇴부 탈장수술 장관절제 미동반 단측, 복강경을 이용한 서혜 및 대퇴부 탈장수술 장관절제 미동반 양측 질병군으로 수술을 받고 6시간 미만 관찰 후 당일 귀가 또는 이송하는 경우

(4) 제2부 각 장에 분류된 질병군 상대가치점수 이하 "점수"라 한다는 다음 각 목의 행위 · 약제 및 치료재료를 포함한다.

1) 제1편 행위급여 · 비급여 목록 및 급여 상대가치점수에서 정한 행위급여 목록표에 고시된 행위

2) 요양급여기준 제8조제2항에 의하여 고시된 약제 급여목록 및 급여 상한금액표의 약제와 치료재료 급여 · 비급여 목록 및 급여 상한금액표의 치료재료

3) 요양급여기준 별표 2의 비급여대상 중 제6호의 비급여대상을 제외한 행위 · 약제 및 치료재료

4) 국민건강보험법 시행규칙 별표 6의 본인이 요양급여비용의 100분의 100을 부담하는 항목 중 제1호 자목에 해당하는 항목을 제외한 행위 · 약제 및 치료재료

5) 다음 항목 중 위 1) 내지 4)에 해당하는 경우

① 요양급여기준 별표 1 제1호 마목에서 장관이 정하는 바에 따라 다른 기관에 검사를 위탁하거나 당해 요양기관에 소속되지 아니한 전문성이 뛰어난 의료인을 초빙하거나, 또는 다른 요양기관에서 보유하고 있는 양질의 시설 · 인력 및 장비를 공동 사용하는 경우에 소요되는 행위 · 약제 및 치료재료

② 입 · 퇴원 당일에 발생한 행위 · 약제 및 치료재료로써 외래진료 및 퇴원약제 등을 포함하되, 다음 항목은 제외한다.

- 질병군 입원을 예견하지 못한 상태에서 입원 당일 외래진료를 받은 경우의 원외처방 약제비
- 질병군으로 퇴원 후 질병군과 관계없는 상병으로 퇴원 당일 외래진료를 받은 경우의 원외처방 약제비
- 질병군으로 퇴원 후 질병군 질환과 관계없는 상병으로 퇴원 당일 재입원하는 경우의 요양급여비용

③ 요양기관의 요구에 의하여 가입자 등이 외부에서 직접 구입한 약제 및 치료재료

(5) 질병군에 대한 요양급여비용을 산정할 때에는 제2부 각 장에 분류된 질병군 점수를 기준으로 별표 1의 질병군별 점수 산정요령에 의하여 산정된 점수 총합에 국민건강보험법 제45조제3항과 영 제21조제1항에 따른 점수 당 단가를 곱하여 10원 미만은 절사4사5입한 금액을 요양급여비용 총액으로 산정한다. 이 경우, 위 금액 외에 식대를 포함한 별도로 산정하는 비용이 있는 경우에는 각각의 산정방식에 의하여 산정된 금액을 합산한다.

(6) 질병군별 점수는 별표2의 질병군 행위 및 약제 · 치료재료 구성 비율에 따른 행위부분 점수와 매년 상한금액 변화를 적용한 약제 · 치료재료 금액을 점수당 단가로 나눈 점수를 합한 점수소수점 이하 셋째 자리에서 4사5입에 적용한다.

〈산식〉 **질병군별 금액**

{질병군별 행위 점수 + 약제 · 치료재료 금액 ÷ 점수 당 단가}

(7) 제5호에 따라 산정한 요양급여비용의 총액이 영 제21조제1항 내지 제3항 및 요양급여기준 별표 2 제6호를 제외한다 에 의하여 산정한 총액보다 적고 그 차액이 100만 원을 초과하는 경우 이 경우를 요양급여비용 열외군이라 한다 에는 위 제5호의 규정에 따른 금액에 100만 원을 초과하는 금액 10원 미만 절사 을 합한 금액을 요양급여비용 총액으로 산정한다.

(8) 가입자 또는 피부양자가 제1호에 따른 요양기관 제3편을 적용받는 요양병원은 제외 에서 「국민건강보험법」 제43조에 따라 신고한 일반입원실 및 정신과폐쇄 병실의 2인실 내지 5인실을 이용한 경우에는 별표 2의3 의 추가비용 계산식에 따른 금액을 추가 산정하고, 상급종합병원 · 종합병원 · 병원의 일반입원실 및 정신과 폐쇄병실의 1인실 보건복지부장관이 정하여 고시하는 불가피한 1인실 입원의 경우 제외 을 이용한 경우에는 제5호 본문에 따른 금액에서 1인실 이용 일수에 해당하는 기본입원료 제1편 행위별 수가 제2부 제1장 가-2-가를 제외하고 산정한다.

(9) 영 별표 2 제2호 나목의 "보건복지부장관이 정하여 고시하는 입원실을 이용한 경우"라 함은 가입자 등이 제1호에 따른 요양기관에서 국민건강보험법 제43조에 따라 신고한 일반입원실 및 정신과폐쇄병실의 2인실 내지 5인실을 이용한 경우를 말하며, 별표 2의3 의 본인부담액 계산식에 따른 금액을 더하여 본인부담액을 산정한다.

(10) 별표 2의2 에 열거한 항목을 외과전문의가 시행한 경우에는 소정 점수의 30%에 대한 각 요양기관별 종별가산율을 적용한 금액을 추가 산정한다. 산정코드 첫 번째 자리에 1

(11) 18시~09시 또는 공휴일에 응급진료가 불가피하여 수술을 행한 경우에는 해당 질병군의 야간 · 공휴 소정점수를 추가 산정한다. 이 경우 수술 또는 마취를 시작한 시간을 기준으로 산정한다.

(12) 질병군 요양급여를 실시하는 요양기관은 질병군 입원환자의 질병군 분류번호와 관련한 주진단 및 기타진단, 수술명 등은 진료기록부에 근거하여 정확한 코드를 부여하여야 하며, 진단명이 입원시부터 존재하였는지 여부를 확인할 수 있도록 진료기록부에 기록하고, 의료의 질 향상을 위한 점검표 별지 서식 참조 를 작성하여야 한다.

(13) 입원 중인 환자를 제2부 실무안내 제2장 각 장에 분류된 질병군 중 수정체 소절개 수술 단안, 수정체 소절개 수술 양안, 수정체 대절개 수술 단안, 수정체 대절개 수술

양안의 진료를 위해 다른 요양기관으로 의뢰하여 질병군 진료를 실시한 경우 해당 요양급여비용은 의뢰받은 요양기관에서 질병군으로 적용한다.

(14) 질병군 진료 시 초음파검사는 「요양급여의 적용기준 및 방법에 관한 세부사항」 제2장 검사료 초음파검사 세부인정기준을 적용하며, 인정기준에 의한 급여대상에 해당되는 경우에는 제2부 실무안내 제2장 각 장에 분류된 질병군 점수 이외에 제1편 행위별 수가 제2부 초음파검사료를 추가 산정한다.

(15) 별표 2의4 에 열거한 항목에 해당하는 행위 및 치료재료는 「요양급여의 적용기준 및 방법에 관한 세부사항」을 적용하며, 인정기준에 의한 급여대상에 해당되는 경우에는 제1편 행위별 수가 제2부 행위 급여 상대가치점수와 「약제 및 치료재료의 비용에 대한 결정기준」에 의한 금액에 해당 보상률을 곱하여 추가 산정한다.

(16) 영 별표 2 제4호에 따른 요양급여 항목 및 본인부담률은 별표 2의5 와 같다. 이 경우 별표 2의5 에 열거한 항목에 해당하는 행위 및 치료재료는 「요양급여의 적용기준 및 방법에 관한 세부사항」을 적용하며, 인정기준에 의한 급여대상에 해당되는 경우에는 제1편 행위별 수가 제2부 행위 급여 상대가치점수와 「약제 및 치료재료의 비용에 대한 결정기준」에 의한 금액을 추가 산정한다.

(17) 질병군 진료 시 마취통증의학과 전문의를 초빙하여 마취를 실시한 경우에는 제1편 행위별 수가 제2부 제6장 바-1-다 또는 바-2 마취통증의학과 전문의 초빙료를 추가 산정하며, 제1편 행위별 수가 제2부 제6장 및 「요양급여의 적용 기준 및 방법에 관한 세부사항」의 마취통증의학과 전문의 초빙료 산정 관련 규정을 적용한다.

(18) 질병군 진료 시 질병군 분류번호를 결정하는 주된 수술 이외에 제1편 행위별수가 제2부 제9장 제1절 기본처치 제외 또는 제10장 제3절 · 제4절의 수술을 실시한 경우에는 해당 수술 소정점수를 추가 산정한다. 다만, 주된 수술과 동일 피부 절개 하에 실시되는 수술은 해당 수술 소정점수의 70%를 산정한다.

(19) 질병군 진료 시 제1편 행위별 수가 제2부 제1장 5.가에 따른 의료질평가지원금은 가-22의 각 분야별 등급별 '입원'의 소정점수를 질병군 입원일수와 동일하게 추가 산정한다.

(20) 질병군 진료 시 제1편 행위별 수가 제2부 제19장 제2절 · 제3절에 따른 별표 2 및 별표 3 의 응급의료행위를 실시하는 경우에는 제1편 행위별 수가 에서 정하고 있는 해당 소

정점수의 50%를 추가 산정하고, 제1편 행위별수가 제2부 제19장 제2절 · 제3절의 산정지침 4. 내지 5. 및 「요양급여의 적용기준 및 방법에 관한 세부사항」을 적용한다.

(21) 「의료법」 제3조의5에 따라 전문병원으로 지정받은 의료기관에서 질병군 진료 시 제1편 행위별수가 제2부 제1장 산정지침 6.에 따른 전문병원 관리료 등은 가-24-가 전문병원 입원관리료와 가-24-1-가, 나 전문병원 병원 · 정신병원 · 요양병원 · 한방병원 의료질지원금의 해당 소정점수를 질병군 입원일수에 따라 추가 산정한다.

(22) 질병군 진료 시 감염예방 · 관리 활동을 실시하는 경우에는 제1편 행위별수가 제2부 제1장 가-25의 감염예방 · 관리료를 추가 산정하고, 「요양급여의 적용기준 및 방법에 관한 세부사항」을 적용한다.

(23) 질병군 진료 시 통증자가조절법 Patient Controlled Analgesia을 실시한 경우 제1편 행위별수가 제2부 행위 급여 상대가치점수와 「약제 및 치료재료의 비용에 관한 결정기준」에 의한 금액을 추가 산정하고, 「요양급여의 적용기준 및 방법에 관한 세부사항」을 적용한다.

(24) 질병군 진료 시 야간 전담간호사를 확보한 경우 제1편 행위별수가 제2부 제1장 가-28의 야간 전담간호사 관리료를 추가 산정하고, 「요양급여의 적용기준 및 방법에 관한 세부사항」을 적용한다.

(25) 질병군 진료 시 「환자안전법」 제11조 및 제12조에 따른 요양기관에서 환자안전 활동을 실시하는 경우에는 제1편 행위별수가 제2부 제1장 가-29 입원환자 안전관리료의 해당 소정점수를 질병군 입원일수에 따라 추가 산정하고, 「요양급여의 적용기준 및 방법에 관한 세부사항」을 적용한다.

(26) 질병군 진료 시 고위험임산부를 고위험임산부 집중치료실 등에서 치료한 경우 제1편 행위별수가 제2부 제1장 산정지침 2.에 따른 가-3-1-나 고위험임산부 집중치료실 입원료 또는 가-3-2 고위험임산부 집중관리료를 다음과 같이 추가 산정하고, 「요양급여의 적용기준 및 방법에 관한 세부사항」을 적용한다.

가. 고위험임산부 집중치료실 입원료 가-3-1-나는 이용일수에 따라 추가 산정하되, 집중치료실 입원료 이용일수에 해당하는 기본입원료 가-2-가를 제외하고 산정한다. 이 경우 입원료 관련 가산 또는 감산은 적용하지 않는다.

나. 고위험임산부 집중관리료 가-3-2는 해당 소정점수를 질병군 입원일수에 따라 추

가 산정한다.

(27) 질병군 진료 시 수술실에서 전신마취기관내 삽관 또는 마스크에 의한 폐쇄순환식하에 수술을 시행하는 경우에는 제1편행위별수가 제2부 제1장 가-29-1 수술실 환자 안전관리료의 해당 소정점수를 추가 산정하고, 「요양급여의 적용기준 및 방법에 관한 세부사항」을 적용한다.

(28) 질병군 진료 시 간호사가 야간22시~익일 6시에 근무하면서 일반병동 입원환자를 간호하는 경우에는 제1편행위별수가 제2부 제1장 가-28-1의 야간 간호료를 추가 산정하고, 「요양급여의 적용기준 및 방법에 관한 세부Ⅰ. 질병군 급여 · 비급여 목록 및 급여 상대가치점수-9-사항」을 적용한다.

(29) 질병군 진료 시 원격협진을 실시한 경우 제1편 제2부 제1장 가-8-2 원격 협의진찰료의 해당 소정점수를 추가 산정하고, 「요양급여의 적용기준 및 방법에 관한 세부사항」을 적용한다.

(30) 질병군 진료 시 눈의 계측검사를 실시한 경우 제1편 제2부 제2장 나-780 눈의 계측검사[편측]의 해당 소정점수를 추가 산정하고, 「요양급여의 적용기준 및 방법에 관한 세부사항」을 적용한다.

(31) 질병군 진료 시 2단계 요양급여를 담당하는 상급종합병원에서 1단계 요양급여를 담당하는 기관으로 환자를 회송하는 경우에는 제1편 제2부 제1장 가-5 회송료의 해당 소정점수를 추가 산정하고, 「요양급여의 적용기준 및 방법에 관한 세부사항」을 적용한다.

(32) 질병군 진료 시 입원환자가 입원전담전문의 병동에 입원하여 진료를 받는 경우 제1편 제2부 제1장 가-34 입원환자 전담전문의 관리료의 해당 소정점수를 추가 산정하고, 「요양급여의 적용기준 및 방법에 관한 세부 사항」을 적용한다.

3. 질병군 급여목록, 상대가치점수표 및 적용 지침

건강보험심사평가원에서 발행2022. 1.한 「질병군DRG 포괄수가제도 요양급여비용 및 실무 안내」 자료에 근거하였다.

1. 안과

[적용 지침]

(1) 요양기관종별로 연성 인공수정체를 사용하는 경우에는「수정체 소절개 수술유리체 절제술 유무와 무관, 단안」,「수정체 소절개수술 유리체 절제술 유무와 무관, 양안」, 경성 인공수정체를 사용하는 경우에는「수정체 대절개수술유리체 절제술 유무와 무관, 단안」,「수정체 대절개 수술유리체 절제술 유무와 무관, 양안」의 각 질병군 점수를 적용한다.

(2) 각 질병군은 동 질병군에 해당하는 수술의 종목수에 불문하고 적용한다. 다만, 인공수정체를 사용하지 않거나, 제2편 제4부[비급여목록] 2.치료재료1 조절성 인공수정체를 사용하는 경우에는 해당 질병군 요양급여 비용의 총액에서 별표 2의6 질병군별 인공수정체 제외금액표의 해당금액을 제외하고 산정한다.

질병군		요양기관종별	기준 점수	일당 점수	야간 · 공휴 점수
분류번호	명 칭				
C05100	수정체 소절개 수술(유리체절제술 유무와 무관), 단안, 심각하거나 중증 혹은 중등도의 합병증이나 동반상병 미동반	상급종합병원 종합병원 병원 의원	17,061.55 15,158.52 14,170.59 12,099.22	2,412.50 2,144.77 2,005.61 1,718.63	3,840.99 3,693.46 3,545.64 3,273.41
C05101	수정체 소절개 수술(유리체절제술 유무와 무관), 단안, 중증 혹은 중등도의 합병증이나 동반상병 동반	상급종합병원 종합병원 병원 의원	19,276.62 17,264.75 15,377.77 13,222.89	2,412.50 2,144.77 2,005.61 1,718.63	3,840.99 3,693.46 3,545.64 3,273.41
C05102	수정체 소절개 수술(유리체절제술 유무와 무관), 단안, 심각한 합병증이나 동반상병 동반	상급종합병원 종합병원 병원 의원	26,670.93 22,614.69 20,750.68 17,708.25	2,412.50 2,144.77 2,005.61 1,718.63	3,840.99 3,693.46 3,545.64 3,273.41
C05200	수정체 소절개 수술(유리체절제술 유무와 무관), 양안, 심각하거나 중증 혹은 중등도의 합병증이나 동반상병 미동반	상급종합병원 종합병원 병원 의원	33,842.18 30,071.01 28,113.17 24,004.17	2,412.50 2,144.77 2,005.61 1,718.63	7,234.45 6,956.25 6,677.91 6,165.10
C05201	수정체 소절개 수술(유리체절제술 유무와 무관), 양안, 중증 혹은 중등도의 합병증이나 동반상병 동반	상급종합병원 종합병원 병원 의원	38,232.40 34,245.23 30,771.24 26,231.04	2,412.50 2,144.77 2,005.61 1,718.63	7,234.45 6,956.25 6,677.91 6,165.10

〈계속〉

질병군		요양기관종별	기준 점수	일당 점수	야간 · 공휴 점수
분류번호	명 칭				
05202	수정체 소절개 수술(유리체절제술 유무와 무관), 양안, 심각한 합병증이나 동반상병 동반	상급종합병원 종 합 병 원 병 원 의 원	52,886.11 44,847.52 41,153.52 35,119.83	2,412.50 2,144.77 2,005.61 1,718.63	7,234.45 6,956.25 6,677.91 6,165.10
C05300	수정체 대절개 수술(유리체절제술 유무와 무관), 단안, 심각하거나 중증 혹은 중등도의 합병증이나 동반상병 미동반	상급종합병원 종 합 병 원 병 원 의 원	16,019.46 14,116.42 13,128.50 11,193.46	2,412.50 2,144.77 2,005.61 1,718.63	3,840.99 3,693.46 3,545.64 3,273.41
C05301	수정체 대절개 수술(유리체절제술 유무와 무관), 단안, 중증 혹은 중등도의 합병증이나 동반상병 동반	상급종합병원 종 합 병 원 병 원 의 원	18,234.53 16,222.65 14,335.67 12,317.12	2,412.50 2,144.77 2,005.61 1,718.63	3,840.99 3,693.46 3,545.64 3,273.41
C05302	수정체 대절개 수술(유리체절제술 유무와 무관), 단안, 심각한 합병증이나 동반상병 동반	상급종합병원 종 합 병 원 병 원 의 원	25,628.84 21,572.60 19,708.59 16,802.48	2,412.50 2,144.77 2,005.61 1,718.63	3,840.99 3,693.46 3,545.64 3,273.41
C05400	수정체 대절개 수술(유리체절제술 유무와 무관), 양안, 심각하거나 중증 혹은 중등도의 합병증이나 동반상병 미동반	상급종합병원 종 합 병 원 병 원 의 원	31,758.00 27,986.83 26,028.98 22,192.64	2,412.50 2,144.77 2,005.61 1,718.63	7,234.45 6,956.25 6,677.91 6,165.10
C05401	수정체 대절개 수술(유리체절제술 유무와 무관), 양안, 중증 혹은 중등도의 합병증이나 동반상병 동반	상급종합병원 종 합 병 원 병 원 의 원	36,148.21 32,161.04 28,687.05 24,419.51	2,412.50 2,144.77 2,005.61 1,718.63	7,234.45 6,956.25 6,677.91 6,165.10
C05402	수정체 대절개 수술(유리체절제술 유무와 무관), 양안, 심각한 합병증이나 동반상병 동반	상급종합병원 종 합 병 원 병 원 의 원	50,801.93 42,763.34 39,069.34 33,308.30	2,412.50 2,144.77 2,005.61 1,718.63	7,234.45 6,956.25 6,677.91 6,165.10

2. 이비인후과

[적용 지침]

(1) 요양기관종별로 「편도 및 아데노이드 절제술」의 각 질병군 소정점수를 적용한다.

(2) 각 질병군은 동 질병군에 해당하는 수술의 종목수 및 편측 · 양측 수술에 불문하고 해당 소정점수를 적용한다.

질병군		요양기관종별	기준 점수	일당 점수	야간 · 공휴 점수
분류번호	명칭				
D11110	편도 및 아데노이드 절제술, 연령 0-17, 심각하거나 중증 혹은 중등도의 합병증이나 동반상병 미동반	상급종합병원 종합병원 병원 의원	21,682.64 17,749.00 15,880.58 13,466.45	3,591.07 2,939.54 2,630.10 2,235.25	2,590.84 2,491.13 2,391.42 2,207.89
D11111	편도 및 아데노이드 절제술, 연령 0-17, 심각하거나 중증 혹은 중등도의 합병증이나 동반상병 동반	상급종합병원 종합병원 병원 의원	27,578.59 23,940.68 21,212.60 18,158.48	3,591.07 2,939.54 2,630.10 2,235.25	2,590.84 2,491.13 2,391.42 2,207.89
D11120	편도 및 아데노이드 절제술, 연령 >17, 심각하거나 중증 혹은 중등도의 합병증이나 동반상병 미동반	상급종합병원 종합병원 병원 의원	19,893.43 16,506.91 14,191.19 10,680.65	3,071.94 2,548.98 2,191.45 1,652.99	2,523.84 2,426.74 2,329.80 2,150.14
D11121	편도 및 아데노이드 절제술, 연령 >17, 심각하거나 중증 혹은 중등도의 합병증이나 동반상병 동반	상급종합병원 종합병원 병원 의원	23,897.36 20,342.67 17,455.10 14,608.87	3,071.94 2,548.98 2,191.45 1,652.99	2,523.84 2,426.74 2,329.80 2,150.14

3. 외과

[적용 지침]

(1) 요양기관종별로 「복잡한 주진단에 의한 충수절제술」, 「복잡한 주진단이 없는 충수절제술」, 「복강경을 이용한 복잡한 주진단에 의한 충수절제술」, 「복강경을 이용한 복잡한 주진단이 없는 충수절제술」, 「복강경을 이용한 서혜 및 대퇴부 탈장수술장관절제 미동반, 단측」, 「서혜 및 대퇴부 탈장수술장관절제 미동반, 단측」, 「복강경을 이용한 서혜 및 대퇴부 탈장수술장관절제 미동반, 양측」, 「서혜 및 대퇴부 탈장수술장관절제 미동반, 양측」, 「복수 항문수술」, 「기타 항문수술」, 「원형자동문합기를 이용한 치핵절제술」의 각 질병군 소정점수를 적용한다.

(2) 각 질병군은 동 질병군에 해당하는 수술의 종목수에 불문하고 해당 소정점수를 적용한다.

(3) 복강경을 이용한 수술 중 부득이한 사유로 중도에 개복술로 전환하여 수술을 종결한 경우에는 복강경을 이용하지 아니한 질병군에 해당하는 소정점수를 적용하고 복강경 등 내시경하 수술 시 보상하는 239,000원100분의 20에 해당하는 47,800원은 본인부담의 금액을 추가 산정한다.

질병군 분류번호	질병군 명칭	요양기관종별	기준 점수	일당 점수	야간 · 공휴 점수
G08100	복잡한 주진단에 의한 충수절제술, 심각한 혹은 중증의 합병증이나 동반상병 미동반	상급종합병원	43,857.89	3,390.18	3,388.95
		종합병원	37,013.44	2,921.43	3,258.58
		병원	31,554.28	2,471.68	3,128.20
		의원	26,080.35	2,056.76	2,887.12
G08101	복잡한 주진단에 의한 충수절제술, 중증의 합병증이나 동반상병 동반	상급종합병원	62,390.62	3,390.18	3,388.95
		종합병원	53,524.14	2,921.43	3,258.58
		병원	45,154.24	2,471.68	3,128.20
		의원	37,100.77	2,056.76	2,887.12
G08102	복잡한 주진단에 의한 충수절제술, 심각한 합병증이나 동반상병 동반	상급종합병원	80,738.77	3,390.18	3,388.95
		종합병원	69,264.75	2,921.43	3,258.58
		병원	58,433.43	2,471.68	3,128.20
		의원	48,011.68	2,056.76	2,887.12
G08200	복잡한 주진단이 없는 충수절제술, 심각한 혹은 중증의 합병증이나 동반상병 미동반	상급종합병원	33,454.94	2,786.22	3,276.45
		종합병원	28,497.22	2,439.80	3,150.44
		병원	24,255.59	2,035.46	3,024.56
		의원	20,870.88	1,773.73	2,791.27
G08201	복잡한 주진단이 없는 충수절제술, 중증의 합병증이나 동반상병 동반	상급종합병원	45,966.36	2,786.22	3,276.45
		종합병원	40,062.17	2,439.80	3,150.44
		병원	33,324.69	2,035.46	3,024.56
		의원	28,674.38	1,773.73	2,791.27
G08202	복잡한 주진단이 없는 충수절제술, 심각한 합병증이나 동반상병 동반	상급종합병원	59,620.14	2,786.22	3,276.45
		종합병원	51,962.04	2,439.80	3,150.44
		병원	43,253.31	2,035.46	3,024.56
		의원	37,217.31	1,773.73	2,791.27

〈계속〉

질병군		요양기관종별	기준 점수	일당 점수	야간 · 공휴 점수
분류번호	명칭				
G08300	복강경을 이용한 복잡한 주진단에 의한 충수절제술, 심각한 혹은 중증의 합병증이나 동반상병 미동반	상급종합병원	46,338.82	3,382.91	3,437.50
		종합병원	39,952.42	2,915.18	3,305.38
		병원	33,795.22	2,466.45	3,173.11
		의원	27,973.44	2,050.33	2,928.53
G08301	복강경을 이용한 복잡한 주진단에 의한 충수절제술, 중증의 합병증이나 동반상병 동반	상급종합병원	65,920.01	3,382.91	3,437.50
		종합병원	56,834.78	2,915.18	3,305.38
		병원	48,075.92	2,466.45	3,173.11
		의원	39,793.87	2,050.33	2,928.53
G08302	복강경을 이용한 복잡한 주진단에 의한 충수절제술, 심각한 합병증이나 동반상병 동반	상급종합병원	85,305.96	3,382.91	3,437.50
		종합병원	73,549.20	2,915.18	3,305.38
		병원	62,214.29	2,466.45	3,173.11
		의원	51,496.62	2,050.33	2,928.53
G08400	복강경을 이용한 복잡한 주진단이 없는 충수절제술, 심각한 혹은 중증의 합병증이나 동반상병 미동반	상급종합병원	39,000.42	2,780.23	3,326.89
		종합병원	34,160.94	2,434.57	3,198.84
		병원	28,476.46	2,029.85	3,070.93
		의원	24,541.84	1,768.85	2,834.21
G08401	복강경을 이용한 복잡한 주진단이 없는 충수절제술, 중증의 합병증이나 동반상병 동반	상급종합병원	53,574.98	2,780.23	3,326.89
		종합병원	46,927.21	2,434.57	3,198.84
		병원	39,089.10	2,029.85	3,070.93
		의원	33,688.04	1,768.85	2,834.21
G08402	복강경을 이용한 복잡한 주진단이 없는 충수절제술, 심각한 합병증이나 동반상병 동반	상급종합병원	69,483.26	2,780.23	3,326.89
		종합병원	60,861.29	2,434.57	3,198.84
		병원	50,674.69	2,029.85	3,070.93
		의원	43,672.86	1,768.85	2,834.21
G09500	복강경을 이용한 서혜 및 대퇴부 탈장수술(장관절제 미동반), 단측, 심각하거나 중증 혹은 중등도의 합병증이나 동반상병 미동반	상급종합병원	32,930.57	2,912.50	3,440.99
		종합병원	30,513.64	2,608.67	3,308.72
		병원	24,184.83	2,136.35	3,176.31
		의원	20,887.27	1,796.45	2,931.58
G09501	복강경을 이용한 서혜 및 대퇴부 탈장수술(장관절제 미동반), 단측, 중증 혹은 중등도의 합병증이나 동반상병 동반	상급종합병원	43,300.53	2,912.50	3,440.99
		종합병원	40,129.18	2,608.67	3,308.72
		병원	31,775.62	2,136.35	3,176.31
		의원	27,390.10	1,796.45	2,931.58

〈계속〉

질병군		요양기관종별	기준 점수	일당 점수	야간 · 공휴 점수
분류번호	명 칭				
G09502	복강경을 이용한 서혜 및 대퇴부 탈장수술(장관절제 미동반), 단측, 심각한 합병증이나 동반상병 동반	상급종합병원	48,273.55	2,912.50	3,440.99
		종 합 병 원	45,236.23	2,608.67	3,308.72
		병 원	37,383.43	2,136.35	3,176.31
		의 원	32,174.71	1,796.45	2,931.58
G09610	서혜 및 대퇴부 탈장수술(장관절제 미동반), 단측, 연령 0-7, 심각하거나 중증 혹은 중등도의 합병증이나 동반상병 미동반	상급종합병원	19,929.67	2,823.21	3,044.33
		종 합 병 원	17,167.31	2,528.70	2,927.18
		병 원	15,550.84	2,069.90	2,810.17
		의 원	12,825.67	1,750.11	2,593.63
G09611	서혜 및 대퇴부 탈장수술(장관절제 미동반), 단측, 연령 0-7, 중증 혹은 중등도의 합병증이나 동반상병 동반	상급종합병원	29,817.15	2,823.21	3,044.33
		종 합 병 원	28,912.33	2,528.70	2,927.18
		병 원	21,256.27	2,069.90	2,810.17
		의 원	17,062.52	1,750.11	2,593.63
G09612	서혜 및 대퇴부 탈장수술(장관절제 미동반), 단측, 연령 0-7, 심각한 합병증이나 동반상병 동반	상급종합병원	36,758.31	2,823.21	3,044.33
		종 합 병 원	35,596.25	2,528.70	2,927.18
		병 원	28,463.09	2,069.90	2,810.17
		의 원	21,786.17	1,750.11	2,593.63
G09620	서혜 및 대퇴부 탈장수술(장관절제 미동반), 단측, 연령 8-69, 심각하거나 중증 혹은 중등도의 합병증이나 동반상병 미동반	상급종합병원	23,496.58	2,884.95	3,254.36
		종 합 병 원	19,919.74	2,584.06	3,129.22
		병 원	16,818.72	2,115.18	3,004.07
		의 원	13,410.77	1,787.80	2,772.58
G09621	서혜 및 대퇴부 탈장수술(장관절제 미동반), 단측, 연령 8-69, 중증 혹은 중등도의 합병증이나 동반상병 동반	상급종합병원	33,453.54	2,884.95	3,254.36
		종 합 병 원	32,322.00	2,584.06	3,129.22
		병 원	23,848.74	2,115.18	3,004.07
		의 원	19,126.75	1,787.80	2,772.58
G09622	서혜 및 대퇴부 탈장수술(장관절제 미동반), 단측, 연령 8-69, 심각한 합병증이나 동반상병 동반	상급종합병원	41,502.93	2,884.95	3,254.36
		종 합 병 원	39,659.07	2,584.06	3,129.22
		병 원	32,136.94	2,115.18	3,004.07
		의 원	24,576.85	1,787.80	2,772.58
G09630	서혜 및 대퇴부 탈장수술(장관절제 미동반), 단측, 연령 〉69, 심각하거나 중증 혹은 중등도의 합병증이나 동반상병 미동반	상급종합병원	24,921.84	3,089.41	3,269.77
		종 합 병 원	21,246.55	2,767.09	3,143.90
		병 원	18,169.65	2,265.05	3,018.31
		의 원	14,487.89	1,914.63	2,785.73

〈계속〉

질병군		요양기관종별	기준 점수	일당 점수	야간 · 공휴 점수
분류번호	명칭				
G09631	서혜 및 대퇴부 탈장수술(장관절제 미동반), 단측, 연령 〉69, 중증 혹은 중등도의 합병증이나 동반상병 동반	상급종합병원 종합병원 병원 의원	33,872.15 32,331.31 24,147.16 19,366.16	3,089.41 2,767.09 2,265.05 1,914.63	3,269.77 3,143.90 3,018.31 2,785.73
G09632	서혜 및 대퇴부 탈장수술(장관절제 미동반), 단측, 연령 〉69, 심각한 합병증이나 동반상병 동반	상급종합병원 종합병원 병원 의원	43,704.60 41,127.01 33,841.80 25,880.64	3,089.41 2,767.09 2,265.05 1,914.63	3,269.77 3,143.90 3,018.31 2,785.73
G09700	복강경을 이용한 서혜 및 대퇴부 탈장수술(장관절제 미동반), 양측, 심각한 합병증이나 동반상병 미동반	상급종합병원 종합병원 병원 의원	38,311.76 35,499.76 28,126.66 24,318.64	2,916.71 2,612.37 2,138.65 1,798.34	5,760.76 5,539.10 5,317.59 4,907.20
G09701	복강경을 이용한 서혜 및 대퇴부 탈장수술(장관절제 미동반), 양측, 심각한 합병증이나 동반상병 동반	상급종합병원 종합병원 병원 의원	56,161.98 52,628.14 43,492.17 37,513.57	2,916.71 2,612.37 2,138.65 1,798.34	5,760.76 5,539.10 5,317.59 4,907.20
G09810	서혜 및 대퇴부 탈장수술(장관절제 미동반), 양측, 연령 0-7, 심각하거나 중증 혹은 중등도의 합병증이나 동반상병 미동반	상급종합병원 종합병원 병원 의원	30,278.69 26,155.27 22,783.70 19,673.02	2,825.26 2,530.48 2,083.29 1,751.88	5,288.81 5,085.32 4,881.98 4,505.82
G09811	서혜 및 대퇴부 탈장수술(장관절제 미동반), 양측, 연령 0-7, 중증 혹은 중등도의 합병증이나 동반상병 동반	상급종합병원 종합병원 병원 의원	48,884.33 47,619.28 34,849.13 27,997.85	2,825.26 2,530.48 2,083.29 1,751.88	5,288.81 5,085.32 4,881.98 4,505.82
G09812	서혜 및 대퇴부 탈장수술(장관절제 미동반), 양측, 연령 0-7, 심각한 합병증이나 동반상병 동반	상급종합병원 종합병원 병원 의원	58,709.73 56,853.66 45,460.57 34,826.82	2,825.26 2,530.48 2,083.29 1,751.88	5,288.81 5,085.32 4,881.98 4,505.82
G09820	서혜 및 대퇴부 탈장수술(장관절제 미동반), 양측, 연령 8-69, 심각한 합병증이나 동반상병 미동반	상급종합병원 종합병원 병원 의원	36,168.49 31,030.62 25,372.80 20,231.30	2,884.95 2,584.06 2,115.18 1,787.80	5,836.77 5,612.35 5,387.79 4,972.58

〈계속〉

질병군		요양기관종별	기준 점수	일당 점수	야간·공휴 점수
분류번호	명 칭				
G09821	서혜 및 대퇴부 탈장수술(장관절제 미동반), 양측, 연령 8-69, 심각한 합병증이나 동반상병 동반	상급종합병원	52,147.21	2,884.95	5,836.77
		종합병원	50,498.66	2,584.06	5,612.35
		병원	40,379.13	2,115.18	5,387.79
		의원	30,880.07	1,787.80	4,972.58
G09830	서혜 및 대퇴부 탈장수술(장관절제 미동반), 양측, 연령 〉69, 심각한 혹은 중증의 합병증이나 동반상병 미동반	상급종합병원	39,104.07	3,089.41	5,947.24
		종합병원	34,217.00	2,767.09	5,718.46
		병원	27,431.94	2,265.05	5,489.83
		의원	21,873.29	1,914.63	5,066.76
G09831	서혜 및 대퇴부 탈장수술(장관절제 미동반), 양측, 연령 〉69, 심각한 혹은 중증의 합병증이나 동반상병 동반	상급종합병원	55,799.45	3,089.41	5,760.76
		종합병원	54,035.45	2,767.09	5,539.10
		병원	43,207.25	2,265.05	5,317.59
		의원	33,042.67	1,914.63	4,907.20
G10200	복수 항문 수술, 심각하거나 중증 혹은 중등도의 합병증이나 동반상병 미동반	상급종합병원	22,014.14	2,916.71	3,750.73
		종합병원	17,420.29	2,612.37	3,606.40
		병원	14,257.75	2,138.65	3,462.21
		의원	11,974.34	1,798.34	3,194.46
G10201	복수 항문 수술, 심각하거나 중증 혹은 중등도의 합병증이나 동반상병 동반	상급종합병원	25,245.13	2,304.85	3,750.73
		종합병원	18,408.14	1,888.78	3,606.40
		병원	16,440.26	1,692.35	3,462.21
		의원	13,742.47	1,353.33	3,194.46
G10400	기타 항문 수술, 심각하거나 중증 혹은 중등도의 합병증이나 동반상병 미동반	상급종합병원	14,619.23	2,303.19	1,782.27
		종합병원	11,048.70	1,887.50	1,713.81
		병원	9,817.56	1,691.20	1,645.20
		의원	7,194.27	1,351.88	1,518.42
G10401	기타 항문 수술, 중증 혹은 중등도의 합병증이나 동반상병 동반	상급종합병원	18,373.89	2,303.19	1,782.27
		종합병원	13,113.41	1,887.50	1,713.81
		병원	11,571.62	1,691.20	1,645.20
		의원	8,611.49	1,351.88	1,518.42
G10402	기타 항문 수술, 심각한 합병증이나 동반상병 동반	상급종합병원	26,798.86	2,303.19	1,782.27
		종합병원	16,389.84	1,887.50	1,713.81
		병원	14,982.01	1,691.20	1,645.20
		의원	12,255.74	1,351.88	1,518.42

〈계속〉

질병군		요양기관종별	기준 점수	일당 점수	야간·공휴 점수
분류번호	명칭				
G10500	원형자동문합기를 이용한 치핵절제술, 심각하거나 중증 혹은 중등도의 합병증이나 동반상병 미동반	상급종합병원 종합병원 병원 의원	24,086.03 19,781.93 16,059.12 13,645.79	2,295.03 1,880.74 1,685.20 1,344.90	3,040.41 2,923.26 2,806.40 2,590.17
G10501	원형자동문합기를 이용한 치핵절제술, 중증 혹은 중등도의 합병증이나 동반상병 동반	상급종합병원 종합병원 병원 의원	26,718.44 23,209.94 19,554.96 16,255.39	2,295.03 1,880.74 1,685.20 1,344.90	3,040.41 2,923.26 2,806.40 2,590.17
G10502	원형자동문합기를 이용한 치핵절제술, 심각한 합병증이나 동반상병 동반	상급종합병원 종합병원 병원 의원	34,178.90 28,071.20 23,650.70 19,660.04	2,295.03 1,880.74 1,685.20 1,344.90	3,040.41 2,923.26 2,806.40 2,590.17
G10600	주요 항문 수술, 심각한 혹은 중증의 합병증이나 동반상병 미동반	상급종합병원 종합병원 병원 의원	16,954.94 14,384.81 13,480.79 10,757.04	2,303.19 1,887.50 1,691.20 1,351.88	2,974.13 2,859.59 2,745.35 2,533.80
G10601	주요 항문 수술, 중증의 합병증이나 동반상병 동반	상급종합병원 종합병원 병원 의원	23,139.46 18,670.78 17,497.32 13,961.99	2,303.19 1,887.50 1,691.20 1,351.88	2,974.13 2,859.59 2,745.35 2,533.80
G10602	주요 항문 수술, 심각한 합병증이나 동반상병 동반	상급종합병원 종합병원 병원 의원	32,859.87 26,514.12 24,847.63 19,827.23	2,303.19 1,887.50 1,691.20 1,351.88	2,974.13 2,859.59 2,745.35 2,533.80

4. 산부인과

[적용 지침]

(1) 요양기관종별로 「복강경을 이용한 자궁적출술악성종양 제외」, 「기타 자궁적출술악성종양제외」, 「복강경을 이용한 기타 자궁수술악성종양 제외」, 「기타 자궁수술악성종양 제외」, 「복강경을 이용한 자궁부속기 수술악성종양 제외」, 「자궁부속기 수술악성종양 제외」, 「제왕절개 분만단태아」, 「제왕절개 분만다태아」의 각 질병군 소정점수를 적용한다.

(2) 위 (1)의 규정에도 불구하고 「복강경을 이용한 기타 자궁수술 악성종양 제외」, 「기타 자궁수술 악성종양 제외」, 「복강경을 이용한 자궁부속기수술 악성종양 제외」, 「자궁부속기 수술 악성종양 제외」의 각 질병군에 해당하는 수술을 실시한 경우 해당 질병군의 가산점수를 산정한다. 다만 절개 생검 심부[장기 절개 생검]-개복에 의한것 나853-나2, 유착성 자궁부속기 절제술 자-433과 난소를 전적출하는 부속기종양 적출술[양측]-양성, 자442-가 은 가산점수를 산정하지 아니한다.

(3) 「제왕절개 분만 단태아」, 「제왕절개 분만 다태아」 질병군 대상 중 출혈로 인해 혈관색전술 기타혈관 자664-나, 자궁내 풍선카테터 충전술[자궁용적 측정포함] 자402-3을 실시한 경우 질병군 점수를 적용하지 아니하며 제1편 행위별 수가을 적용한다.

(4) 각 질병군은 동 질병군에 해당하는 수술의 종목수 및 편 · 양측 수술에 불문하고 해당 소정점수를 적용한다.

(5) 복강경을 이용한 수술 중 부득이한 사유로 중도에 개복술로 전환하여 수술을 종결한 경우에는 복강경을 이용하지 아니한 질병군에 해당하는 소정점수를 적용하고 복강경 등 내시경하 수술 시 보상하는 239,000원 100분의 20에 해당하는 47,800원은 본인부담의 금액을 추가 산정한다.

(6) 자궁근종, 자궁선근증에 고주파 자궁근종용해술 조-564, 자기공명영상유도하 고강도초음파집속술 조-565, 초음파 유도하 고강도초음파집속술 조-566을 실시한 경우 질병군 점수를 적용하지 아니하며 제1편 행위별 수가을 적용한다.

(7) 22시~06시에 제왕절개분만을 행한 경우에는 질병군 야간 · 공휴 소정점수를 2회 산정한다. 이 경우 수술 또는 마취를 시작한 시각을 기준으로 산정한다.

(8) 분만취약지에서 제왕절개분만을 행한 경우에는 질병군 야간 · 공휴 소정점수를 4회 산정하고, 분만취약지는 제1편 행위별 수가에서 정하고 있는 「요양급여의 적용기준 및 방법에 관한 세부사항」을 적용한다.

질병군		요양기관 종별	기준 점수	가산 점수	일당 점수	야간 · 공휴 점수
분류번호	명 칭					
N04100	복강경을 이용한 자궁적출술(악성종양제외), 심각한 혹은 중증의 합병증이나 동반상병 미동반	상급종합병원 종 합 병 원 병 원 의 원	62,691.96 53,964.23 42,408.64 34,098.48		3,804.46 3,356.38 2,596.05 2,136.92	5,323.84 5,119.04 4,914.39 4,534.90

질병군		요양기관 종별	기준 점수	가산 점수	일당 점수	야간 · 공휴 점수
분류번호	명칭					
N04101	복강경을 이용한 자궁적출술(악성종양제외), 중증의 합병증이나 동반상병 동반	상급종합병원	68,263.96		3,804.46	5,323.84
		종합병원	58,760.33		3,356.38	5,119.04
		병원	46,177.82		2,596.05	4,914.39
		의원	37,128.96		2,136.92	4,534.90
N04102	복강경을 이용한 자궁적출술(악성종양제외), 심각한 합병증이나 동반상병 동반	상급종합병원	101,801.80		3,804.46	5,323.84
		종합병원	87,629.35		3,356.38	5,119.04
		병원	68,864.74		2,596.05	4,914.39
		의원	55,370.35		2,136.92	4,534.90
N04200	기타 자궁적출술(악성종양제외), 심각한 혹은 중증의 합병증이나 동반상병 미동반	상급종합병원	51,812.58		3,812.63	5,271.80
		종합병원	40,870.41		3,363.65	5,069.04
		병원	31,451.02		2,601.66	4,866.13
		의원	25,485.94		2,143.57	4,490.58
N04201	기타 자궁적출술(악성종양제외), 중증의 합병증이나 동반상병 동반	상급종합병원	71,677.09		3,812.63	5,271.80
		종합병원	55,937.44		3,363.65	5,069.04
		병원	48,607.08		2,601.66	4,866.13
		의원	31,471.97		2,143.57	4,490.58
N04202	기타 자궁적출술(악성종양제외), 심각한 합병증이나 동반상병 동반	상급종합병원	102,310.26		3,812.63	5,271.80
		종합병원	79,843.84		3,363.65	5,069.04
		병원	69,380.66		2,601.66	4,866.13
		의원	44,922.32		2,143.57	4,490.58
N04500	복강경을 이용한 기타 자궁 수술(악성종양제외), 심각한 합병증이나 동반상병 미동반	상급종합병원	49,024.02	57,881.15	3,804.46	3,917.44
		종합병원	41,505.33	49,447.36	3,356.38	3,766.86
		병원	31,385.61	38,021.50	2,595.66	3,616.13
		의원	26,561.50	31,946.28	2,136.25	3,335.46
N04501	복강경을 이용한 기타 자궁 수술(악성종양제외), 심각한 합병증이나 동반상병 동반	상급종합병원	81,709.23	90,566.36	3,804.46	3,917.44
		종합병원	69,509.66	77,451.69	3,356.38	3,766.86
		병원	52,460.28	59,096.17	2,595.66	3,616.13
		의원	44,640.03	50,024.81	2,136.25	3,335.46
N04600	복강경을 이용한 자궁부속기 수술(악성종양제외), 심각하거나 중증 혹은 중등도의 합병증이나 동반상병 미동반	상급종합병원	42,613.09	50,702.29	3,801.79	3,160.32
		종합병원	35,750.98	43,011.46	3,353.95	3,038.66
		병원	26,448.87	32,480.70	2,593.75	2,917.30
		의원	22,239.31	27,267.85	2,134.04	2,691.41

〈계속〉

질병군		요양기관 종별	기준 점수	가산 점수	일당 점수	야간·공휴 점수
분류번호	명칭					
N04601	복강경을 이용한 자궁부속기 수술(악성종양제외), 심각하거나 중증 혹은 중등도의 합병증이나 동반상병 동반	상급종합병원 종합병원 병원 의원	51,177.44 42,877.73 31,724.47 26,925.32	59,266.64 50,138.21 37,756.30 31,953.86	3,801.79 3,353.95 2,593.75 2,134.04	3,160.32 3,038.66 2,917.30 2,691.41
N04700	기타 자궁 수술(악성종양제외), 심각한 혹은 중증의 합병증이나 동반상병 미동반	상급종합병원 종합병원 병원 의원	27,994.09 22,828.52 20,630.98 16,213.99	32,187.81 26,277.93 23,342.82 18,451.77	3,812.63 3,363.65 2,601.15 2,142.90	3,037.35 2,920.49 2,803.63 2,586.70
N04701	기타 자궁 수술(악성종양제외), 중증의 합병증이나 동반상병 동반	상급종합병원 종합병원 병원 의원	44,385.20 35,804.58 31,751.42 25,576.40	48,578.92 39,253.99 34,463.26 27,814.18	3,812.63 3,363.65 2,601.15 2,142.90	3,037.35 2,920.49 2,803.63 2,586.70
N04702	기타 자궁 수술(악성종양제외), 심각한 합병증이나 동반상병 동반	상급종합병원 종합병원 병원 의원	70,857.87 56,761.83 49,711.62 40,697.61	75,051.59 60,211.24 52,423.46 42,935.39	3,812.63 3,363.65 2,601.15 2,142.90	3,037.35 2,920.49 2,803.63 2,586.70
N04800	자궁부속기 수술(악성종양제외), 심각하거나 중증 혹은 중등도의 합병증이나 동반상병 미동반	상급종합병원 종합병원 병원 의원	35,368.55 30,336.14 26,569.68 18,433.08	41,418.29 35,372.89 29,822.71 21,354.56	3,809.95 3,361.22 2,599.36 2,140.69	3,606.10 3,467.44 3,328.78 3,070.36
N04801	자궁부속기 수술(악성종양제외), 중등도의 합병증이나 동반상병 동반	상급종합병원 종합병원 병원 의원	49,306.92 42,238.35 36,704.76 25,410.47	55,356.66 47,275.10 39,957.79 28,331.95	3,809.95 3,361.22 2,599.36 2,140.69	3,606.10 3,467.44 3,328.78 3,070.36
N04802	자궁부속기 수술(악성종양제외), 심각한 혹은 중증의 합병증이나 동반상병 동반	상급종합병원 종합병원 병원 의원	56,304.81 48,213.79 41,793.27 28,913.46	62,354.55 53,250.54 45,046.30 31,834.94	3,809.95 3,361.22 2,599.36 2,140.69	3,606.10 3,467.44 3,328.78 3,070.36
O01600	제왕절개분만(단태아), 심각하거나 중증 혹은 중등도의 합병증이나 동반상병 미동반	상급종합병원 종합병원 병원 의원	37,143.68 28,923.96 23,330.31 20,167.34		3,481.76 2,711.35 2,186.99 1,893.57	5,533.37 5,386.13 5,238.60 4,765.87

〈계속〉

질병군		요양기관 종별	기준 점수	가산 점수	일당 점수	야간 · 공휴 점수
분류번호	명칭					
O01601	제왕절개분만(단태아), 중등도의 합병증이나 동반상병 동반	상급종합병원	38,386.83		3,481.76	5,533.37
		종합병원	29,868.25		2,711.35	5,386.13
		병원	23,863.07		2,186.99	5,238.60
		의원	20,634.23		1,893.57	4,765.87
O01602	제왕절개분만(단태아), 중증의 합병증이나 동반상병 동반	상급종합병원	40,897.73		3,481.76	5,533.37
		종합병원	33,115.80		2,711.35	5,386.13
		병원	28,779.57		2,186.99	5,238.60
		의원	24,710.55		1,893.57	4,765.87
O01603	제왕절개분만(단태아), 심각한 합병증이나 동반상병 동반	상급종합병원	48,617.66		3,481.76	5,533.37
		종합병원	37,924.99		2,711.35	5,386.13
		병원	31,680.09		2,186.99	5,238.60
		의원	27,158.60		1,893.57	4,765.87
O01700	제왕절개분만(다태아), 심각하거나 중증 혹은 중등도의 합병증이나 동반상병 미동반	상급종합병원	38,050.59		4,439.03	5,809.38
		종합병원	29,630.31		3,456.76	5,651.53
		병원	23,880.78		2,785.97	5,493.40
		의원	20,631.74		2,412.20	5,001.05
O01701	제왕절개분만(다태아), 중증 혹은 중등도의 합병증이나 동반상병 동반	상급종합병원	39,706.03		4,439.03	5,809.38
		종합병원	30,894.78		3,456.76	5,651.53
		병원	25,932.46		2,785.97	5,493.40
		의원	22,213.58		2,412.20	5,001.05
O01702	제왕절개분만(다태아), 심각한 합병증이나 동반상병 동반	상급종합병원	54,156.89		4,439.03	5,809.38
		종합병원	42,222.57		3,456.76	5,651.53
		병원	33,777.62		2,785.97	5,493.40
		의원	29,219.38		2,412.20	5,001.05

비고 1. 가산점수 = {(질병군별 점수×고정비율)×1.3}+{질병군별 점수×(1−고정비율)}

고정비율 : (별표1) 질병군별 점수 산정요령 3. 질병군별 고정비율과 평균 입원일수, 정상군 하한 입원일수 및 정상군 상한 입원일수

2. 상대가치점수의 총합은 소수점 이하 둘째 자리까지로 한다.(산식 중 곱셈과 나눗셈이 있는 경우는 계산과정마다 소수점 이하 셋째 자리에서 4사5입)

4. 질병군 분류번호 결정요령

1. 질병군은 입원일부터 퇴원일까지의 진단명 수술 등 주요 진료정보에 의하여 결정한다. 다만, 입원일이 30일을 초과하는 경우에는 입원 30일째 되는 날을 퇴원일로 본다.

2. 질병군 분류번호는 다음과 같이 결정한다.

가. 질병군 분류번호는 주진단, 외과계 시술, 연령 및 기타진단 등에 의하여 6자리로 구성하며, 앞의 4자리는 "질병군 범주"를, 5번째 자리는 "연령구분"을, 6번째 자리는 "합병증 및 동반상병 분류"를 나타낸다.

(1) 질병군 범주는 '주진단'과 '외과계 시술' 등에 의하여 결정되며, 질병군 범주의 결정 및 그 분류번호는 별표 3과 같다.

단, 주진단과 첫 번째 기타 진단이 「한국표준질병 · 사인분류」의 다중코딩 지침에 따라 검표†와 별표*체계에 해당할 경우는 첫 번째 기타 진단에 의하여 질병군 범주가 결정된다.

(2) 연령구분은 '연령'에 따라 다음 질병군 범주에 한하여 아래와 같이 결정되며, 1)~3) 이외의 질병군 범주는 연령에 관계없이 분류번호 "0"으로 결정된다.

1) 질병군 범주 분류번호 D111 「편도 및 아데노이드 절제술」

① 만 18세 미만은 분류번호 "1"

② 만 18세 이상은 분류번호 "2"

2) 질병군 범주 분류번호 G096 「서혜 및 대퇴부 탈장수술(장관절제 미동반), 단측」

① 만 8세 미만은 분류번호 "1"

② 만 8세 이상 만 70세 미만은 분류번호 "2"

③ 만 70세 이상은 분류번호 "3"

3) 질병군 범주 분류번호 G098 「서혜 및 대퇴부 탈장수술(장관절제 미동반), 양측」

① 만 8세 미만은 분류번호 "1"

② 만 8세 이상 만 70세 미민은 분류번호 "2"

③ 만 70세 이상은 분류번호 "3"

(3) 합병증 및 동반상병 분류이하 "합병증 분류"라 한다는 기타 진단에 의하여 다음과 같이

결정된다.

1) 합병증분류에 이용되는 기타 진단은 각각의 중증도 점수별표 4 참조를 가지고 있으나, 주진단 및 기타 진단 상호간에 관련성이 높은 경우에는 중증도 점수가 1점 이상이더라도 0점으로 결정된다 별표 5 참조.

2) 위의 1)에 의한 기타 진단별 중증도 점수를 반영하여 환자단위 중증도 점수를 결정하며, 동 점수를 이용하여 질병군별로 합병증 분류를 0, 1, 2, 3으로 결정한다별표 6 참조.

나. 위 가-(1) 중 별표 3의 각 주진단범주안과계, 이비인후과계, 소화기계, 여성생식기계, 임신, 분만, 산욕에 명시된 질병군범주에 해당되는 경우로서 질병군범주 우선순위별표 7 참조에서 당해 질병군범주보다 높은 범주에 분류된 시술을 함께 행한 경우는 질병군적용에서 제외한다.

다. 위 가목에 명시된 주진단 · 기타 진단의 정의 및 진단 분류기호 부여기준은 별표 8과 같다.

표 8-1 외과전문의 가산 항목

분류번호 및 코	
자275	(Q2755 ~ Q2756, QA755 ~ QA756)
자275-1	(Q2757)
자285	(Q2850)
자286	(Q2861 ~ Q2863)
자288	(Q2881 ~ Q2883)
자293	(Q2933 ~ Q2936)
자295	(Q2950)
자297	(Q2974 ~ Q2978)
자299	(Q2991 ~ Q2992)
자300-1	(Q3002 ~ Q3003)
자302	(Q3020)
나853	(C8534)

주 : 위 항목을 전문의가 시행한 경우에는 소정점수의 30%에 대한 각 요양기관별 종별가산율을 적용한 금액을 가산한다(산정 코드 첫 번째 자리에 1로 기재).

5. DRG 세부작성 요령

1. 청구 시의 유의사항

(1) 청구인 : 질병군 요양급여비용 청구인은 당해요양기관의 대표자개설자가 된다.

(2) 작성방법 : 질병군 요양급여비용을 정보통신망으로 청구하는 경우에는 "질병군 요양급여비용 전자문서 작성요령별첨 4"에, 전산매체디스켓 또는 CD 등을 말한다. 이하 같다로 청구하는 경우에는 "질병군 요양급여비용 전산매체 작성요령별첨 5"에 각각 의하되 이 요령에서 정하지 않은 세부작성요령은 건강보험심사평가원장이 정할 수 있다.

(3) 질병군 요양급여비용 심사청구서 등의 제출

1) 요양기관은 질병군 요양급여비용을 청구하고자 하는 때에는 요양급여비용심사청구서에 요양급여비용명세서와 기타 필요한 서류를 첨부하여 심사평가원에 제출한다.

2) 요양기관 종별, 소재지별 제출처는 다음 각 호와 같다.

① 상급종합병원, 치과대학부속치과병원, 한방병원은 심사평가원의 본원

② 종합병원, 병원, 치과병원, 요양병원, 의원, 치과의원, 한의원, 보건의료원 및 보건소, 보건지소, 보건진료소, 조산원, 약국, 한국희귀 · 필수의약품센터의 요양기관 소재지별로 별표1에 해당되는 심사평가원의 지원

(4) 질병군 요양급여비용 청구 및 자료제출 시기

1) 정보통신망으로 질병군 요양급여비용을 청구하는 경우에는 퇴원일입원 30일까지를 질병군으로 적용받은 경우는 입원 30일째 되는 날이 속한 날의 다음 주 월요일부터 청구할 수 있다.

2) 전산매체로 질병군 요양급여비용을 청구하는 경우에는 퇴원일입원 30일까지를 질병군으로 적용받은 경우는 입원 30일째 되는 날이 속한 날의 다음 달 초일부터 청구한다.

3) 「국민건강보험법 시행령」에 따라 입원기간 내에 본인일부부담금의 총액이 연간 500만원2015년부터는 같은 법 시행령 별표3 제2호가목에 따라 산정한 본인부담상한액의 최고금액을 넘는 경우에는 그 초과금액본인부담상한액을 확인할 수 있는 경우에는 그 초과금액에 대하여

는 심사평가원에 청구하여야 한다. 다만, 심사평가원은 정보통신망 또는 전산매체 청구기관의 해당 요양급여비용이 청구되는 즉시 그 내용을 확인하여 공단에 통보하여야 한다.

(5) 청구의 원칙

1) 동일인에 대한 입원일부터 퇴원일까지의 질병군 요양급여비용은 반드시 한 건의 명세서로 청구하여야 하며, 이를 두 건 이상으로 분리하여 청구하여서는 아니된다.

(6) 끝수계산

1) 「국민건강보험법」 제107조와 「국고금관리법」에 따라 심사청구서와 명세서에 기재하는 금액 중 요양급여비용총액 1, 본인일부부담금, 청구액, 건강보험 100분의 100 본인부담금총액, 100분의 100 미만 총액, 100분의 100 미만 본인일부부담금 및 100분의 100 미만 청구액 및 질병군 요양급여비용총액은 10원 미만의 끝수가 있을 때에는 그 끝수는 계산하지 아니한다.

(7) 진단명 및 질병분류기호

1) 질병군 요양급여비용청구시 사용하는 진단명과 질병분류기호는 「한국표준질병 · 사인분류」에 따라 기재하되, 분류기호가 6단위로 분류되어 있는 경우 6단 분류기호까지 기재하고, 분류기호가 3단위, 4단위 또는 5단위까지만 분류된 경우는 3단, 4단 또는 5단 분류기호를 기재하되, 분류기호란의 앞자리부터 기재한다. 다만, 보건복지부장관이 별도의 기재요령을 정하는 경우에는 그에 따른다.

(8) 진료결과

명세서상 최종 진료일의 환자 상태를 다음과 같이 구분하여 해당 코드를 기재한다.

① 명세서상 최종진료일 당시 입원중이거나 계속 내원이 예정된 경우 : 계속1

② 다른 요양기관으로 진료를 의뢰한 경우 : 이송2

③ 당초 의뢰한 요양기관 또는 1단계 요양기관으로 보낸 경우 : 회송3

④ 요양기관 내에서 사망이 확인된 경우 : 사망4

⑤ ②부터 ④까지의 규정에 해당되지 않은 퇴원 또는 외래 치료 종결인 경우 : 퇴원 또는 외래 치료 종결9

(9) 진료과목 코드

1) 진료과목은 실제 진료를 받은 진료과목병원급 이상 요양기관 또는 주진단명에 해당되는 진료과목의원급 요양기관을 "진료과목별 코드별표 5"에 따라 기재하되 진료과목이 2개 이상에 해당되는 경우에는 이를 모두 기재한다.

(10) 진료 코드 등

1) 질병군 요양급여비용 청구 시 사용하는 진료코드, 질병군 번호, 질병군 부가코드는 심사평가원장이 정하여 공고한 "코드세부내역"에 따른다.

(11) 요양기관은 심사평가원 홈페이지를 통하여 제공하는 다음의 컴퓨터 프로그램을 다운받아서 사용할 수 있다.

1) 청구용 프로그램

① 요양기관의 원무 시스템과는 독립적인 DRG 환자관리 프로그램DRG 번호 결정, 수가계산, 청구자료의 입력 및 조회, 영수증 발급, 청구 파일 작성, EDI 송신, 입력자료의 back-up 및 복구 등

② 프로그램 설치 즉시 사용 가능하나 원무 시스템과는 별도로 운영됨.

2) 인터페이스용 프로그램

① DRG 번호를 결정해 주는 분류 프로그램Grouper

② 요양기관 원무 시스템과의 연결, 수가계산, 청구파일 작성 등 자체적으로 개발이 필요함자체 전산개발 또는 프로그램 공급업체에 개발의뢰

2. 명세서 일반사항

(1) 수진자 인적사항 등

(2) 진료과목

실제 진료를 받은 진료과목병원급 이상 또는 주진단에 해당되는 진료과목의원급의 코드를 기재한다.

(3) 요양개시일

질병군 진료를 위하여 입원또는 내원한 날연, 월, 일을 기재한다.

(4) 입원일수

입원한 날부터 퇴원일입원 30일까지를 질병군으로 적용받는 경우는 입원 30일째 되는 날까지의 실 일수를 기재하고, 질병군 진료 이외의 목적으로 입원하여 입원일수가 6일을 초과한 시점에 예상치 못하게 질병군 수술이 이루어진 경우에는 수술 실시일부터 퇴원일까지의 실 일수를 기재한다. 내원당일 퇴원하는 경우는 1일로 기재한다.

(5) 입원경로

요양기관 도착경로와 입원경로를 각각 구분하여 기재한다.

[도착경로]

1	2	3
타 요양기관 경유	응급구조대 후송	기타

[입원경로]

1	2
응급실	외래

[예시]

다른 요양기관으로부터 이송되어 응급실을 경유하여 입원한 경우

입원경로	1	1

(6) 요양일수

질병군으로 진료를 받은 실 일수를 기재하되, 입원또는 내원일수에 투약일수를 산입하여 산정한다. 이때 입원일수와 투약일수가 중복될 때에는 1일로 계산한다.

(7) 진료결과

명세서상 최종 진료일의 환자상태를 구분하여 기재한다.

- 1: 계속, 2: 이송, 3: 회송, 4: 사망, 9: 퇴원 또는 외래치료 종결

3. 진료 내역사항

(1) 주진단 및 기타 진단 분류기호

주진단 및 기타 진단 분류기호는 "한국표준질병 · 사인분류"에 따라 기재하되, 분류 기

호가 6단위로 분류되어 있는 경우 6단 분류기호까지 기재하고, 분류기호가 3단위, 4단위 또는 5단위까지만 분류된 경우는 3단, 4단 또는 5단 분류기호를 기재하며, 분류기호란의 앞자리부터 기재한다. 다만, 분류기호에 ·, *, †등 특수기호는 기재하지 않는다.

[예시]

구 분	진단명	분류기호
3단위	상세불명의 충수염	K37
4단위	자궁의 자궁내막증	N800
5단위	재발성으로 명시되어 있지 않은 폐색 또는 괴저가 없는 양쪽 사타구니탈장	K4020
6단위	영아백내장, 왼쪽	H26001

① 주진단

환자가 병원에 입원하게 된 원인에 대하여 입원기간 중의 검사 또는 수술 등을 통하여 확립된 최종 진단이다. 단, 진료 개시 후 의료시설을 방문하게 만든 병태와는 관련이 없는 새로운 병태가 발견되고, 이로 인한 자원 소모가 더 클 때에는 새로운 병태를 주진단으로 기재한다.

[예시] 복통을 주증상으로 내원하여 충수염 및 난소의 난포 낭이 의심되어 수술을 시행한 경우

구 분		상세불명의 급성충수염으로 확진되어 충수절제술이 이루어진 경우	난소의 난포 낭으로 확진되어 낭종절제술이 이루어진 경우	상세불명의 급성 충수염 및 난소의 난포 낭이 같이 있어 각각의 해당 수술이 이루어진 경우
주진단	명칭	기타 및 상세불명의 급성충수염	난소의 난포 낭	기타 및 상세불명의 급성충수염 또는 난소의 난포 낭
	분류기호	K358	N830	K358 또는 N830

② 기타 진단

입원기간 중 발생했거나, 입원 당시부터 주진단과 함께 가지고 있던 병태로서 다음과 같은 측면에서 환자 진료에 영향을 준 주진단 이외의 추가진단을 말한다.

- 임상적 평가Clinical evaluation
- 치료적 요법Therapeutic treatment
- 진단적 처치Further evaluation by diagnostic studies, procedure, or consultation
- 재원기간의 연장Extended length of hospital stay
- 간호 및 관찰의 증가Increased nursing care and/or other monitoring 측면에서 환자진료에 영향을 준 주진단 이외의 추가진단을 기재한다.

③ 중증질환 및 희귀난치성질환 산정특례 대상 환자로서 본인부담이 경감되는 경우에는 관련 진단코드C00~C97, D00~D09, D32~D33, D37~D48 등 및 특정내역란의 MT002 '특정기호'에 해당 특정기호를 기재하고, MT014 '산정특례 대상자 등록 번호'에 환자의 산정특례 등록번호를 기재한다.

(2) 처치 및 수술

「건강보험 행위 급여 · 비급여 목록표 및 급여 상대가치점수」 제1편 행위 급여 · 비급여 목록 및 급여상대가치점수이하 "상대가치점수표"라 한다 중 제9장 및 10장에 분류된 해당코드 5자리를 단가가 높은 순으로 기재한다.

(3) 검사

상대가치점수표 제2장 제3절 기능검사료, 제4절 내시경, 천자 및 생검료를 실시한 경우, 단가가 높은 순으로 해당 코드 5자리를 기재한다.

(4) 방사선

상대가치점수표 제3장 제2절 방사선 특수영상진단료, 제4절 방사선 치료료를 실시한 경우, 단가가 높은 순으로 해당 코드 5자리를 기재한다.

(5) 질병군 부가 코드

질병군을 세분화하는 단 · 양측 여부와 수술방법 등의 구분을 위해 사용하며, 세부내역은 다음과 같다.

① 수정체 수술

소절개 수술과 대절개 수술, 양안과 단안으로 구분되며 소절개 수술의 경우는 "ADC05"코드를, 양안의 경우는 "ADC04"코드를 기재한다.

[예시]

• 수정체 소절개 수술, 양안

ADC05 ADC04)	ADC04 ADC05)			

• 수정체 대절개 수술, 양안

ADC04				

• 수정체 소절개 수술, 단안

ADC05				

• 수정체 대절개 수술, 단안

② 서혜 및 대퇴부 탈장 수술

단측과 양측, 복강경 사용 유무로 구분되며, 양측의 경우, "ADC04"코드를, 복강경을 이용한 경우에는 "ADC03"코드를 기재한다.

[예시]

• 서혜 및 대퇴부 탈장 수술, 양측

ADC04				

• 복강경을 이용한 경우, 양측

ADC05	ADC04			

③ 기타 자궁 수술 및 자궁부속기 수술

복강경을 이용한 경우에는 "ADC03"코드를 기재한다.

[예시]

• 복강경을 이용한 경우

ADC03				

• 복강경을 이용하지 아니한 경우

④ 충수절제술

복강경을 이용한 경우에는 "ADC03"코드를 기재한다.

[예시]

• 복강경을 이용한 경우

ADC03				

• 복강경을 이용하지 아니한 경우

(6) 행위별 총 진료비

「건강보험 행위급여 · 비급여 목록표 및 급여상대가치점수」 제2편 제1부 질병군 급여 일반원칙 제7호의 요양급여비용열외군의 요양급여비용 총액을 산정하기 위하여 행위별 산정 방식에 따라 산정한 진료비총액를 기재하고 세부산정은 다음과 같다.

1) 행위별 수가제의 급여와 건강보험 100분의 100 본인부담 및 비급여 항목을 포함하되, 질병군에서 환자에게 별도 징수가 가능하도록 정한 이송처치료, PCA 통증자가조절법와 비급여대상은 제외한다.
2) 급여 및 건강보험 100분의 100 본인부담의 행위는 「행위 급여 · 비급여 목록 및 급여 상대가치점수」에서 정한 기준에 의해 산정하고, 약제 및 치료재료는 「약제 급여 목록 및 급여 상한금액표」 또는 「치료재료 급여 · 비급여 목록 및 급여 상한금액표」에서 정한 상한금액 범위 내에서 실구입가로 산정한다.
3) 질병군에서는 급여이나 행위별에서는 비급여 대상에 해당하는 행위는 해당 요양기관의 수가를 적용하여 산정하고, 약제 · 치료재료는 실구입가로 산정한다.
4) 위 1)~3)에 의거 계산된 금액을 행위별 진료비 총액에 기재한다.

(7) 질병군 분류번호

질병군 분류번호는 총 6자리이며, 첫 4자리는 질병군범주, 5번째 자리는 연령구분, 6번째 자리는 합병증 및 동반상병분류를 기재하며, 세부내역은 보건복지부 고시 "건강보험 행위 급여 · 비급여 목록표 및 급여 상대가치점수 제2편 질병군 급여 · 비급여목록 및 급여 상대가치점수 제3부 질병군 분류번호 결정요령"을 참조하여 주진단 및 기타진단, 수술, 연령, 진료결과 등에 의해 결정된 질병군 분류번호를 기재한다.

Check point

질병군 분류번호의 확정

정확한 질병군 분류번호를 결정하기 위해서는 수술과 주진단의 일치성, 질병군 범주 우선순위, 주진단과 기타진단의 관계들이 정확히 반영되어야 하므로 수작업에 의해 정확한 질병군 분류번호를 결정하는 것이 어려운 점을 감안하여 관련 프로그램을 심사평가원 홈페이지(www.hira.or.kr)에 게재하고 있다.

(8) 요양급여비용 총액 1

1) 요양급여비용 총액 1은 질병군별 점수 산정요령에 따라 산정된 점수 총합에 「국민건강보험법」 제45조제4항과 영 제21조제1항에 따른 점수당 단가를 곱하여 10원 미만은 절사4사5입한 금액을 요양급여비용 총액으로 산출한다.

위의 비용 외에 별도로 산정하는 비용식대, 외과전문의 가산 등이 있는 경우에는 위 산출비용10원 미만 절사 금액에 별도 산정된 비용10원 미만 4사5입을 합산한 후 최종적으로 10원 미만을 절사하여 요양급여비용총액 1에 기재한다.

Check point

고정비와 변동비

질병군 상대가치점수 총합은 고정비와 변동비 부분으로 구성되어 있다.

고정비란 환자가 해당 질병군으로 분류되는 진료를 받은 경우에 재원일수와 무관하게 발생하는 진료비이며, **변동비**란 재원일수의 증가에 따라 함께 증가하는 진료비이다.

2) 질병군별 상대가치 점수의 산정은 아래 계산식으로 한다.

표 8-2 질병군별 점수 산정요령

구분	산정요령
정상군	【[질병군별 기준 상대가치점수+{(가입자 등의 입원일수−질병군별 평균 입원일수)×질병군별 일당 상대가치점수}]+{질병군별 야간 · 공휴 점수}】×20/100+【{질병군별 기준 상대가치점수+질병군별 야간 · 공휴 점수}】×80/100
하단 열외군	【[질병군별 기준 상대가치점수+{(가입자 등의 입원일수−질병군별 평균 입원일수)×질병군별 일당 상대가치점수}]+{질병군별 야간 · 공휴 점수}】×20/100+【[질병군별 기준 상대가치점수−{(질병군별 정상군 하한 입원일수−가입자 등의 입원일수)×질병군별 일당 상대가치점수}]+{질병군별 야간 · 공휴 점수}】×80/100
상단 열외군	【[질병군별 기준 상대가치점수+{(가입자 등의 입원일수−질병군별 평균 입원일수)×질병군별 일당 상대가치점수}]+{질병군별 야간 · 공휴 점수}】×20/100+【[질병군별 기준 상대가치점수+{(가입자 등의 입원일수−질병군별 정상군 상한 입원일수)×질병군별 일당 상대가치점수}]+{질병군별 야간 · 공휴 점수}】×80/100

비고 1. 정상군은 입원일수가 정상군 하한과 정상군 상한 사이인 경우를 말한다.
2. 하단열외군은 입원일수가 정상군 하한 미만인 경우를 말한다.
3. 상단열외군은 입원일수가 정상군 상한을 초과하는 경우를 말한다.
4. 질병군별 기준 상대가치점수는 질병군별 평균 입원일수만큼 입원했을 때 발생하는 입원 건당 상대가치점수를 말한다.
5. 질병군별 일당 상대가치점수는 입원일수가 1일 증가함에 따라 추가되는 질병군별 상대가치 점수를 말한다.
6. 질병군별 평균 입원일수는 해당 질병군의 요양급여에 평균적으로 소요되는 입원일수를 말한다.
7. 상대가치점수의 총합은 소수점 이하 둘째자리까지로 한다.
(산식 중 곱셈과 나눗셈이 있는 경우는 계산 과정마다 소수점 이하 셋째 자리에서 4사 5입)

표 8-3 질병군 요양급여비용 명세서(전자문서)

항목명	항목 설명
서식번호	D020 : 건강보험 의과 입원 질병군 요양급여비용 명세서
요양기관기호	(요양급여비용 심사청구서와 동일)
사업장 기호	건강보험의 경우 "건강보험증"에 기재되어 있는 사업장기호를 기재하되, 2001. 2. 16 이후 발행된 새로운 건강보험증인 경우에는 "—"를 생략하고 8자리로 기재
청구구분 • 코드	보완청구, 추가청구(진료내역 일부 누락분 추가청구) 시에 구분코드를 기재 1 : 보완청구 2 : 추가청구 3 : 분리청구
• 접수번호	보완청구, 추가청구의 경우, 당초 청구한 명세서의 접수번호를 기재
• 명세서 일련번호	보완청구, 추가청구의 경우, 당초 청구한 명세서의 일련 번호를 기재
• 사유 코드	보완청구의 경우, 당초 청구한 명세서의 심사불능 사유를 기재
가입자 (세대주) 성명	건강보험의 경우, 가입자 성명을 한글 또는 영문으로 기재하되, 반드시 성과 이름을 붙여서 기재
수진자 성명	수진자의 성명을 한글 또는 영문으로 기재하되, 반드시 성과 이름을 붙여서 기재
수진자 주민등록번호	수진자의 주민등록번호를 기재하되 생년월일 다음의 "—"는 기재 생략
증번호	건강보험은 증번호를 기재하되, 증번호에 "—"를 포함하여 기재
주진단 분류기호	통계청 고시 제1993-3호('93.11.20)에 의거 "한국표준질병 · 사인분류"에 따라 기재하되, 영문자는 반드시 대문자로 기재하고 '·' 또는 '*', '†' 등 특수기호는 기재 생략
기타 진단 분류기호	통계청 고시 제1993-3호('93.11.20)에 의거 "한국표준질병 · 사인분류"에 따라 기재하되, 영문자는 반드시 대문자로 기재하고 '·' 또는 '*', '†' 등 특수기호는 기재 생략
수술	주진단과 관련된 수술을 시행한 경우, 수술구분 기재 9 : 수술
공상 등 구분	공란처리
질병군번호	질병군번호 6자리를 기재하며, 코드에 대한 세부내역은 "코드세부내역(붙임 8)"참조
상해외인	한국표준질병 · 사인분류의 제20장에 의거, 진단의 원인에 해당하는 분류기호중 영문 첫 자리(V, W, X, Y)만 기재

〈계속〉

항목명	항목 설명
특정기호	만성신부전증 환자, 고셔질환자, 고엽제후유의증 질환자, 조혈모세포 이식 대상질환자, 혈우병 환자 등 "특정기호코드(별표6)"에 해당하는 경우에만 특정기호를 수록
진료과목	진료를 받은 진료과목(병원급 이상) 또는 주진단에 해당하는 진료과목 (의원급)을 기재 01: 내과 02: 신경과 03: 정신건강의학과 04: 외과 05: 정형외과 06: 신경외과 07: 흉부외과 08: 성형외과 09: 마취통증의학과 10: 산부인과 11: 소아청소년과 12: 안과 13: 이비인후과 14: 피부과 15: 비뇨기과 16: 영상의학과 17: 방사선종양학과 18: 병리과 19: 진단검사의학과 20: 결핵과 21: 재활의학과 22: 핵의학과 23: 가정의학과 24: 응급의학과 25: 직업환경의학과 26: 예방의학과
요양개시일	요양기관에 그 질병군 진료를 위하여 입원 또는 내원한 날(연 · 월 · 일)을 기재
입원요양일수	입원한 날부터 퇴원일까지 질병군 진료를 받은 실 일수를 기재
입원경로	요양기관 도착경로와 입원경로를 조합하여 기재 • 도착경로 1: 타 요양기관 경유 2: 응급구조대 후송 3: 기타 • 입원경로 1: 응급실 2: 외래
진료결과	요양급여비용 명세서상 최종 진료일의 환자상태를 구분하여 기재 • 진료결과 1: 계속, 2: 이송, 3: 회송, 4: 사망, 9: 퇴원 또는 외래치료종결
입원일수	입원하여 진료를 받은 실제 일수를 기재
줄번호	진료 코드에 일련번호를 4자리 숫자로 부여하되, 항순으로 연이어 부여 기재
항번호	"처치 및 수술"항부터 "방사선진단 및 치료료"항까지 3개항에 부여된 번호 기재 08: 처치 및 수술료 09: 검사료 (내시경, 천자, 생검) 10: 방사선진단 및 치료료
코드	건강보험요양급여행위 및 그 상대가치점수(보건복지부 고시) 제1편 제2부 행위급여목록에 수록된 코드를 기재하며, 코드에 대한 세부내역은 "코드세부내역(붙임 8)"참조

〈계속〉

항목명	항목 설명
질병군 세부분류	질병군을 세분화하는 구분 코드를 기재하며, 코드에 대한 세부내역은 "코드 세부내역(붙임 8)"참조 • ADC04: 양측 수술 • ADC05: 소절개 수술 • ADC03: 복강경이용 수술
요양급여비용 총액	질병군별 점수 산정요령에 따라 산정된 점수 총합에 「국민건강보험법」 제45조제4항과 영 제21조제1항에 따른 점수당 단가를 곱하여 10원 미만을 절사한 금액을 요양급여비용 총액으로 산출한다. 위의 비용 외에 별도로 산정하는 비용(식대, 외과전문의 가산 등)이 있는 경우에는 위 산출비용(원미만 미절사 금액)에 별도 산정된 비용(원 미만 4사5입)을 합산한 후 최종적으로 10원미만을 절사하여 요양급여비용총액 1에 기재한다.
행위별 진료비 총액	「건강보험 행위급여 · 비급여 목록표 및 급여상대가치점수」 제2편 제1부 질병군 급여 일반원칙 제7호의 요양급여비용열외군의 요양급여비용 총액을 산정하기 위하여 행위별 산정 방식에 따라 산정한 진료비총액[다만 이송처치료, PCA(통증자가조절법), 무통분만과 비급여 대상은 제외]을 기재
본인일부 부담금	아래 계산식에 따라 산정된 점수에 점수당 단가를 곱한 금액의 100분에 20에 해당하는 금액(10원 미만 절사)을 기재한다. 위의 비용 외에 별도로 산정하는 비용(식대, 외과전문의 가산 등)이 있는 경우에는 위의 계산에 따른 본인일부부담금(10원 미만 미절사 금액)에 별도 산정된 비용의 본인일부부담금을 합산한 후 최종적으로 10원 미만을 절사하여 본인일부부담금으로 기재한다.
청구액	요양급여비용 총액 1 에서 본인일부부담금을 제외한 금액을 기재
청구번호	요양급여비용 심사청구서의 항목설명 참조
명세서일련 번호	질병군 요양급여비용 명세서의 일련번호로 아래 예시와 같이 5자리 숫자로 순차적으로 기재하되, 반드시 00001부터 연이어 기재 • 유형(50번째 명세서인 경우, 다음과 같이 기재) −00050
참조란	추가기술사항 기재
인증결과	전자문서의 위조 및 변조여부를 점검할 수 있는 검증결과 값을 생성하여 기재

6. 질병군 코딩방법

1. 질병군 진단명 코딩방법

(1) 주진단Principal Diagnosis

1) 환자가 병원에 입원하게 된 주원인에 대하여 입원기간 중의 모든 검사 또는 수술 등을 통하여 확립된 최종 진단이다.

※ 입원기간 중 주된 진료를 받은 진단Primary Diagnosis과는 다른 의미임

(2) 기타 진단Other Diagnoses

1) 입원기간 중 발생했거나 입원당시부터 주진단과 함께 가지고 있던 병태로서 다음과 같은 측면에서 환자진료에 영향을 준 주진단 이외의 추가진단을 말한다.

- 임상적 평가Clinical evaluation
- 치료적 요법 Therapeutic treatment
- 진단적 처치 Further evaluation by diagnostic studies, procedure, or consultation
- 재원기간의 연장Extended length of hospital stay
- 간호 및 관찰의 증가Increased nursing care and/or other monitoring

2. 진단분류기호 부여기준

(1) 주진단

① 한 번 입원한 건에 대하여는 하나의 주진단을 부여한다.

둘 이상의 병태가 주진단 정의에 똑같이 부합될 때는 둘 중 어느 진단을 선택하여도 무방하나 하나의 진단만을 주진단으로 부여한다.

② 비급여대상질환「국민건강보험요양급여의 기준에 관한 규칙」 별표2 제6호에 해당하는 질환이 주진단에 해당될 경우는 기타진단 중 가장 주된 진료를 받은 진단을 주진단으로 선정한다.

③ 진단이 확립되지 아니한 경우, 의심되는 진단의증을 주진단으로 부여할 수 있다. 입원기간 중 생성된 진단 정보가 없어서 진료 후에도 주진단이 여전히 '의심되는', '의문나는' 등으로 기록되어 있는 경우에는 의심된 진단을 확진된 것처럼 부여할 수 있다.

(2) 기타 진단

① 확립된 진단만 부여하고 의심되는 진단의증은 기타 진단으로 부여하지 아니한다.

기타 진단은 확진된 경우만 부여할 수 있으며, 의심되는 진단의증은 부여하지 아니한다.

의심되는 진단의증의 경우는 그 진단과 관련되는 증상 및 증후[한국표준질병 · 사인 분류 XVIII장. 달리 분류되지 않은 증상, 징후와 임상 및 검사의 이상 소견]에 해당되는 분류기호로 부여하여야 한다.

② 비급여대상 질환은 기타 진단으로 부여하지 아니한다.

③ 이번 입원과 관련없는 이전 병태는 기타진단으로 부여하지 아니한다.

진료기록부의 최종진단명란에 기재되어 있는 진단명은 주진단 이외에는 일반적으로 모두 기타진단으로 간주할 수 있으나, 그 중 과거의 진료 또는 병력에 해당되는 병태로서 이번 입원과 관련없는 경우는 기타 진단으로 부여하지 아니한다.

④ 전신적인 만성질환은 기타 진단으로 부여할 수 있다. 고혈압, 파킨슨병, 당뇨병 등과 같은 만성질환은 지속적인 임상적 평가와 추가적인 간호 및 관찰이 요구될 수 있으므로 기타 진단으로 부여할 수 있다.

⑤ 질병진행 과정 중의 한 부분으로의 병태는 기타 진단으로 부여하지 아니한다.

질병의 진행과정에 반드시 수반되는 병태는 기타진단으로 별도 부여하지 아니한다.

⑥ 비정상적인 검사결과만으로 진료의가 임상적인 의미를 부여하지 않은 경우 기타 진단으로 부여하지 아니한다.

Check point

이원분류에 관한 분류기호 부여기준

「한국표준질병 · 사인분류」의 특정병태가 이원분류[별표부호*와 검표부호†의 표시]에 해당되는 경우에는 별표부호*의 분류 기호를 먼저 부여하며, 검표부호†의 분류기호는 추가로 부여한다.

별표부호의 분류기호는 임상진단명을, 검표부호의 분류기호는 질병의 원인을 나타내 주는 진단명의 분류기호로 주진단 하나만을 가지고 질병군을 분류하는 현 DRG 분류체계에서는 주진단으로 별표를 사용

(3) 진단분류기호 부여 시 주의점

1) 일반원칙

① 분류기호 부여 시에 반드시 KCD6 한국표준질병 · 사인분류, 통계청 을 사용함.

- 사용방법은 III권 색인표 에서 질병별 관련병태에 해당되는 분류기호를 찾은 후 I권 분류표 에서 확인하며, 색인표와 분류표에 기재된 지시사항을 따르도록 함. 만약 두 개의 책자 중 하나만 사용한다면 잘못된 기호를 부여하거나 세분되지 않은 기호를 부여할 수 있음.

② 분류기호는 반드시 가장 세분된 단위까지를 부여하도록 함.

- 4단위까지 분류된 경우는 4단위까지의 분류기호를, 5단위 아분류 까지 세분 가능한 경우는 5단위까지의 분류기호를 반드시 부여하도록 함. 가장 세분된 단위까지 부여하지 아니할 경우에 동 분류기호는 질병군 분류 시 반영되지 아니함.

2) 제왕절개분만 질병군(370 DRG) 관련

〈주진단〉

O82와 O84 중 하나의 코드를 가지고 분류기호를 선정해야 함.

분만을 위한 입원이 아니었음에도 불구하고 입원기간 중 제왕절개 분만이 이루어진 경우

① 한국표준질병 · 사인분류상 O10~O97 코드 한국표준질병 · 사인분류 XV. 임신, 출산 및 산후기, P622~652 를 주진단으로 가지면서 제왕절개 분만을 한 경우는 제왕절개 분만 질병군에 포함.

▶ 청구 시에 주진단에 O82와 O84를 부여하여야 함.

(예) 임신 8개월로 임신중독증이 심한 산모가 분만이 아닌 임신중독증 치료를 위하여 입원하였으나 입원기간 중 제왕절개 분만이 이루어진 경우

주진단 : 082

기타 진단 : 013~015 전자간증, 자간증

② 한국표준질병 · 사인분류상 O98~O99 코드 「달리 분류될 수 있지만 임신과 출산 및 산후기에 합병된 산모의 감염성 및 기생충성 질환」, 「달리 분류될 수 있지만 임신과 출산 및 산후기에 합병된 기타 산모질환」를 주진단으로 가지면서 제왕절개 분만을 한 경우는 제왕절개 분만 질병군에서 제외됨.

(예) 임신 8개월의 산모가 뇌내출혈로 쓰러져 입원 치료 중 제왕절개분만이 이루어진 경우

주진단 : O994 임신, 출산 및 산후기에 합병된 순환기계통 질환

기타 진단 : O82, I61 뇌내출혈

③ 한국표준질병 · 사인분류상 S, T 코드X IX. 손상, 중독 및 외인에 의한 특정 기타 결과, P760 ~ 862를 주진단으로 가지면서 제왕절개 분만을 한 경우는 제왕절개 분만 질병군에서 제외됨.

(예) 임신 8개월의 산모가 넘어져 노뼈 골절 발생으로 골절 치료를 위하여 입원하였으나 입원기간 중 제왕절개 분만이 이루어진 경우

주진단 : S52 아래팔의 골절

기타 진단 : O82

〈기타 진단〉

O860 산과수술 상처의 감염 : 분만에 따른 감염된 제왕절개 상처

O900 제왕절개 부분 상처의 파열

O98_ ~ O99_ 달리 분류될 수 있지만 임신과 출산 및 산후기에 합병된 산모질환의 어떤 병태가 임신 상태를 악화시키거나, 임신으로 인해 악화되는 경우 또는 산과적 치료의 이유라고 의료종사자가 명시한 경우, O98_ ~O99_의 4단 분류기호를 부여한 후 XV장 이외의 장에 해당하는 특정병태의 분류기호를 부여한다.

3) 복잡한 주진단에 의한 충수절제술 질병군(164 DRG) 관련

〈주 진단〉

C181 Malignant neoplasm of colon – Appendix

K350 Acute Appendicitis with generalized peritonitis

- 천공 perforation
- 복막염 전신 [peritonitis generalized]을 동반한 충수염
- 파열 rupture

K351 Acute appendicitis with peritoneal abscess

• 충수의 고름집 농양 Abscess of Appendix

3. 주진단범주

• 질병군 범주 : 주진단 범주별로 다음과 같이 결정한다.

안과계 주진단 범주

※ 주진단 범주Major Diagnostic Category는 신체부위나 질병특성에 따라 구분되는 질병군의 대분류이며, 동 주진단 범주는 주진단에 의해 결정됨

C051 수정체 소절개 수술 유리체 절제술 유무와 무관, 단안

Lens procedures with small incision w/ or w/o vitrectomy, unilateral

C052 수정체 소절개 수술 유리체 절제술 유무와 무관, 양안

C053 수정체 대절개 수술 유리체 절제술 유무와 무관, 단안

C054 수정체 대절개 수술 유리체 절제술 유무와 무관, 양안

〈주진단〉

「안과계 주진단 범주」에 분류된 주진단

〈외과계 시술〉

S5111 자511가 백내장 및 수정체 수술–수정체 낭외 또는 낭내 적출술

S5119 자511나 백내장 및 수정체 수술–수정체유화술

S5110 자511라 백내장 및 수정체 수술–모양체평면부 수정체 절제술

S5117 자511-1가1 인공수정체–삽입술-1차 백내장 수술과 동시 실시 시

S5116 자511-1가2 인공수정체–삽입술-2차 백내장 수술과 동시 실시 시

S5118 자511-1나 인공수정체 교환술–교환술

〈외과계 시술〉

S5050 자505 유리체 흡인술

S5070 자507 유리체내 주입술

S5122 자512나 유리체 절제술–부분 절제술

* 양안의 경우

and

부가코드 ADC04 Bilateral

* 소절개의 경우

and

부가코드 ADC05 small incision

이비인후과계 주진단 범주

D111 편도 및 아데노이드 절제술

Tonsillectomy &/or adenoidectomy w/ or w/o Ventilation tube insertion

〈주진단〉

「이비인후과계 주진단 범주」에 분류된 주진단

〈외과계 시술〉

Q2281 자228 아데노이드 절제술 - 내시경하에서 실시한 경우

Q2310 자231 편도선 적출술 - 설편도 절제술

소화기계 주진단 범주

① G081 복잡한 주진단에 의한 충수절제술

Appendectomy with complicated principal diagnosis

〈주진단〉

C181 충수악성 신생물

K352 전신복막염을 동반한 급성 충수염

K353 국소 복막염을 동반한 급성 충수염

and

〈외과계 시술〉

Q2850 자285 충수주위농양절개술

Q2861 자286가 충수절제술 단순

Q2862 자286나 충수절제술 천공성

Q2863 자286다 충수절제술 충수 농양절제 및 충수주위 농양배액술

② G082 복잡한 주진단이 없는 충수절제술

Appendectomy w/o complicated principal diagnosis

〈주진단〉

소화기계 주진단 범주에 분류된 주진단 중 G081 복잡한 주진단에 의한 충수절제술의 주진단을 제외한 주진단

〈외과계 시술〉

G081 복잡한 주진단에 의한 충수절제술과 동일

③ G083 복강경을 이용한 복잡한 주진단에 의한 충수절제술

Laparoscopic Appendectomy with complicated principal diagnosis

〈주진단〉

C181 충수악성 신생물

K352 전신복막염을 동반한 급성 충수염

K351 복막고름집농양을 동반한 급성 충수염

and

〈외과계 시술〉

Q2850 자285 충수주위농양절개술

Q2861 자286가 충수절제술 단순

Q2862 자286나 충수절제술 천공성

Q2863 자286다 충수절제술 충수농양절제 및 충수주위농양배액술

and

부가코드 ADC03 복강경시술

④ G084 복강경을 이용한 복잡한 주진단이 없는 충수절제술

Laparoscopic Appendectomy w/o complicated principal diagnosis

〈주진단〉

소화기계 주진단 범주에 분류된 주진단 중 G083 복강경을 이용한 복잡한 주진단에 의한 충수절제술의 주진단을 제외한 주진단

〈외과계 시술〉

G083 복강경을 이용한 복잡한 주진단에 의한 충수 절제술과 동일

and

부가코드 ADC03 복강경시술

⑤ G093 서혜 및 대퇴부 탈장수술(장관절제 미동반), 단측

Inguinal & femoral hernia procedures w/o resection of intestine, unilateral

⑥ G094 서혜 및 대퇴부 탈장수술(장관절제 미동반), 양측

Inguinal & femoral hernia procedures w/o resection of intestine, bilateral

〈주진단〉

소화기계 주진단 범주에 분류된 주진단

〈외과계 시술〉

Q2755 자275나1 서혜부 허니아근본수술 기타의 것, 고위결찰만 하는 경우

Q2756 자275나2 서혜부 허니아근본수술 기타의 것, 고위결찰 및 후벽보강 인공막 이용 포함

Q2757 자275-1 대퇴 허니아수술

* 양측인 경우

and

부가코드 ADC04 Bilateral 양측

⑦ G102 복수 항문 수술

Multiple anal procedures

〈주진단〉

소화기계 주진단 범주에 분류된 주진단

〈외과계 시술〉

G104 또는 G106 질병군에 해당하는 2개 이상의 시술

⑧ G106 주요 항문수술

Major anal procedures

〈주진단〉

소화기계 주진단 범주에 분류된 주진단

〈외과계 시술〉

Q2883 자288나 직장항문주위농양수술 심부

Q2910 자291 고위직장루수술

Q2936 자293가4 직장탈교정술 회음부수술 – 기타

Q2974 자297가 저위관통형 치루절개술 및 절제술

Q2975 자297나1 고위 혹은 복잡형 치루수술 한리수술 및 기타 괄약근보존술식

Q2976 자297나2 고위 혹은 복잡형 치루수술 근충전술 혹은 점막근육편이동

Q2977 자297나3가 고위 혹은 복잡형치루수술 시톤수술–설치술

Q2992 자299나 항문협착증교정술 피부판, 피부편이용

Q3002 자300-1가 항문괄약근성형술 괄약근만 성형

Q3003 자300-1나 항문괄약근성형술 괄약근 및 거상근성형

Q3013 자301라 치핵근치술

Q3014 자301라주1 교액성 환상치핵의 수술

Q3017 자301라주2 치핵수술 치핵근치술 – 원형 자동문합기를 이용하여 치핵절제술을 실시하는 경우

Q3020 자302 직장류 교정수술

Q3063 자306나 화농성 한선염수술 항문 및 직장주위 – 광범위절제술

R4085 자408-1가 직장질루교정술–질부조작

R4086 자408-1나 직장질루교정술–경항문 혹은 경회음부 조작

R4087 자408-1다 직장질루교정술–복부조작

⑨ G104 기타 항문수술

Other anal procedures

〈주진단〉

소화기계 주진단 범주에 분류된 주진단

〈외과계 시술〉

Q2881	자288가1	직장 항문주위 농양수술 표재성-절개배농
Q2882	자288가2	직장 항문주위 농양수술 표재성-괄약근절개동반
Q2933	자293가1	직장탈교정술 회음부수술 -경화요법
Q2950	자295	치열수술
Q2978	자297나3나	고위 혹은 복잡형 치루수술 시톤수술-절단술
Q2991	자299가	항문협착증 교정술-항문 협착부위 절단술
Q3012	자301다	혈전성 치핵 내치핵 절제술
Q3062	자306가	화농성 한선염 수술 항문 및 직장주위 -절제 및 조대술

여성생식기계 주진단 범주

① N041 복강경을 이용한 자궁적출술 악성종양 제외

Laparoscopic hysterectomy for non-malignancy

〈주진단〉

「여성생식기계 주진단범주」에 분류된 주진단 중 아래의 악성종양 진단을 제외한 주진단

C510	대음순의 악성 신생물
C511	소음순의 악성 신생물
C512	음핵의 악성 신생물
C518	중복병터의 외음 악성 신생물
C519	상세불명 외음의 악성 신생물
C52	질의 악성 신생물
C530	속자궁목의 악성 신생물
C531	바깥자궁목의 악성 신생물

C538 자궁목 악성 신생물의 중복병터

C539 상세불명 자궁목의 악성 신생물

C540 자궁 협부의 악성 신생물

C541 자궁내막의 악성 신생물

C542 자궁근의 악성 신생물

C543 자궁바닥의 악성 신생물

C548 자궁체 악성 신생물의 중복병터

C549 상세불명 자궁체부의 악성 신생물

C55 상세불명 자궁 부위의 악성 신생물

C56 난소의 악성 신생물

C570 자궁관의 악성 신생물

C571 자궁 넓은 인대의 악성 신생물

C572 자궁원 인대의 악성 신생물

C573 자궁주위 조직의 악성 신생물

C574 상세불명 자궁부속기의 악성 신생물

C577 기타 명시된 여성생식기관의 악성 신생물

C578 여성생식기관 악성 신생물의 중복병터

C579 상세불명 여성생식기관의 악성 신생물

C58 태반의 악성 신생물

C763 골반의 악성 신생물

C796 난소의 속발성 악성 신생물

D060 속자궁목의 상피 내 암종

D061 바깥자궁목의 상피 내 암종

D067 자궁목의 기타 부위의 상피 내 암종

D069 상세불명의 자궁목의 상피 내 암종

D070 자궁내막의 상피 내 암종

D071 외음의 상피 내 암종

D072 질의 상피 내 암종

D073 기타 및 상세불명의 여성생식기관의 상피 내 암종

D390 자궁의 행동양식 불명 또는 미상의 신생물

D391 난소의 행동양식 불명 또는 미상의 신생물

D392 태반의 행동양식 불명 또는 미상의 신생물

D397 기타 여성생식기관의 행동양식 불명 또는 미상의 신생물

D399 상세불명 여성생식기관의 행동양식 불명 또는 미상의 신생물

〈외과계 시술〉

R4130 자413 자궁질상부 절단술

R4143 자414가1 전자궁적출술-림프절 절제를 하는 경우-단순

R4144 자414가2 전자궁적출술-림프절 절제를 하는 경우-복잡[유착박리를 동반한 경우]

R4145 자414나1 전자궁적출술-림프절 절제를 하지 않는 경우-단순

R4146 자414나2 자궁적출술-림프절 절제를 하지 않는 경우-복잡[유착박리를 동반한 경우]

R4183 자418다 자궁내반증 수술-전자궁적출술에 의한 것

R4202 자420가 자궁탈근본수술-질식자궁전적출술

R4203 자420나 자궁탈근본수술-질식자궁전적출술 및 질벽봉합술

R4221 자422가 자궁파열수술-전자궁적출을 하는 경우

R4223 자422나 자궁파열수술-자궁질상부 절단하는 경우

R4482 자448나 포상기태제거술-전자궁적출술에 의한 것

② N042 기타 자궁적출술 악성종양 제외

Other hysterectomy for non-malignancy

〈주진단〉

N041 복강경을 이용한 자궁적출술 악성종양 제외과 동일

〈외과계 시술〉

N041 복강경을 이용한 자궁적출술 악성종양 제외과 동일

③ N044 기타 자궁 및 자궁부속기 수술 악성종양 제외

Other uterine &/or adnexa procedures for non-malignancy except laparoscopic other uterine &/or adnexa procedures

〈주진단〉

「N041 복강경을 이용한 자궁적출술 악성종양 제외」과 동일

〈외과계 시술〉

C8534	나853나2	절개생검-심부[장기절개생검]-개복에 의한 것
R4121	자412가1	자궁근종 절제술-복부접근-단순[장막하근종]
R4122	자412가2	자궁근종 절제술-복부접근-복잡
R4125	자412-1가	자궁경하 자궁근종 절제술-3cm 이하
R4126	자412-1나	자궁경하 자궁근종 절제술-3cm 이상[다발성 포함]
R4224	자422다	자궁파열수술-자궁파열봉합술을 하는 경우
R4331	자433가	유착성자궁부속기 절제술-편측
R4332	자433나	유착성자궁부속기 절제술-양측
R4400	자440	난관구절개 또는 난관성형술
R4405	자440-1	난관채부성형술
R4411	자441	난관난관문합술
R4412	자441-1	자궁난관이식술
R4413	자441-2	난소위치전이술
R4421	자442가	부속기종양 적출술[양측]-양성
R4430	자443	난소부분 절제술[질식 포함]

and

부가코드 ADC03 복강경시술

또는 외과계 시술

RZ564 조 564 고주파 자궁근종용해술

RZ565 조 565 자기공명 영상 유도하 고강도 초음파 집속술 자궁근종

④ 3584 복강경을 이용한 기타 자궁 및 자궁부속기 수술 악성종양 제외

Laparoscopic other uterine &/or adnexa procedures for non-malignancy

〈주진단〉

「3581 복강경을 이용하지 아니한 자궁적출술 악성종양 제외」과 동일

〈외과계 시술〉

C8534	나853나2	절개생검-심부[장기절개생검]-개복에 의한 것
R4121	자412가1	자궁근종 절제술-복부접근-단순[장막하근종]
R4122	자412가2	자궁근종 절제술-복부접근-복잡
R4123	자412나	자궁근종 절제술-질부접근
R4224	자422다	자궁파열수술-자궁파열봉합술을 하는 경우
R4331	자433가	유착성자궁부속기 절제술-편측
R4332	자433나	유착성 자궁부속기 절제술-양측
R4400	자440	난관구절개 또는 난관성형술
R4405	자440-1	난관채부성형술
R4411	자441	난관난관문합술
R4412	자441-1	자궁난관이식술
R4413	자441-2	난소위치전이술
R4421	자442가	부속기종양 적출술[양측]-양성
R4430	자443	난소부분 절제술[질식 포함]
R4435	자443-1	난소낭종 또는 난소농양배액술[질부 접근]

임신, 분만, 산욕 주진단범주

① O010 제왕절개 분만

〈주진단〉

임신, 분만, 산욕 주진단 범주에 분류된 주진단

〈외과계 시술〉

R4517	자451가1가	제왕절개 만출술 1태아 임신의 경우-초회 초산

R4518 자451가1나 제왕절개 만출술 1태아 임신의 경우 - 초회 경산

R4514 자451가2 제왕절개 만출술 1태아 임신의 경우 - 반복

R4519 자451나1가 제왕절개 만출술 다태아 임신의 경우 - 초회 초산

R4520 자451나1나 제왕절개 만출술 다태아 임신의 경우 - 초회 경산

R4516 자451나2 제왕절개 만출술 다태아 임신의 경우 - 반복

② O015 자궁적출술을 동반한 제왕절개 분만

Cesarean delivery with hysterectomy

〈주진단〉

임신, 분만, 산욕 주진단 범주에 분류된 주진단

〈외과계 시술〉

R4507 자450가1가 자궁적출술 1태아 임신의 경우 - 부분절제 초산

R4508 자450가1나 자궁적출술 1태아 임신의 경우 - 부분절제 경산

R4509 자450가2가 자궁적출술 1태아 임신의 경우 - 전절제 초산

R4510 자450가2나 자궁적출술 1태아 임신의 경우 - 전절제 경산

R5001 자450나1 자궁적출술 다태아 임신의 경우 - 초산

R5002 자450나2 자궁적출술 다태아 임신의 경우 - 경산

또는

〈외과계 시술〉

R4517 자451가1가 제왕절개 만출술 1태아 임신의 경우 - 초회 초산

R4518 자451가1나 제왕절개 만출술 1태아 임신의 경우 - 초회 경산

R4514 자451가2 제왕절개 만출술 1태아 임신의 경우 - 반복

R4519 자451나1가 제왕절개 만출술 다태아 임신의 경우 - 초회 초산

R4520 자451나1나 제왕절개 만출술 다태아 임신의 경우 - 초회 경산

R4516 자451나2 제왕절개 만출술 다태아 임신의 경우 - 반복

and

〈외과계 시술〉

R4143 자414가1 전자궁적출술 림프절 절제를 하는 경우 - 단순

R4144 자414가2 전자궁적출술 림프절 절제를 하는 경우－복잡
유착박리를 동반한 경우

R4145 자414나1 전자궁적출술 림프절 절제를 하지 않는 경우－단순

R4146 자414나2 전자궁적출술 림프절 절제를 하지 않는 경우－복잡
유착박리를 동반한 경우

Chapter 9

요양급여비용 청구 및 심사

1. 요양급여비용청구방법

[요양급여비용 청구방법, 심사청구서 · 명세서 서식 및 작성요령]

〈2018. 12. 28〉

표 9-1 요양급여비용 청구방법, 심사청구서 · 명세서서식 및 작성요령 일부 개정

(시행규칙 제19조제3항 관련)

지 역	특정내역	특정내역 기재형식	설 명
JT037	혁신의료기술 시행일자(*)	ccyymmdd	상대가치점수표 제5편 제1부에 따라 혁신의료기술 분류항목 및 분류항목에 별도로 규정한 약제, 치료재료대를 산정하는 경우 시행일자를 기재. 단, 시행일자가 여러 날인 경우 "/"로 구분하여 기재.

출처 : 보건복지부 고시 제2022-189호(시행 2022.8.1.)

1. 요양급여비용 청구 및 자료제출 매체의 선택

(1) 요양기관은 정보통신망이나 전산매체 또는 서면 중 한 가지의 방법을 선택하여 요양급여비용을 청구한다. 다만, 수탁기관의 검체검사공급내역은 정보통신망으로 제출한다.

(2) 요양기관이 정보통신망으로 요양급여비용을 청구하거나 수탁기관이 정보통신망으로 검체검사 공급내역을 통보하고자 하는 경우에는 "전산청구포털, EDI, 전산매체 신청서 별지 제 1-1호 서식" 1부를 건강보험 심사평가원 이하 "심사평가원" 에 제출한다.

단, EDI를 이용한 전자문서교환방식이하 "EDI"의 경우에는 보건복지부장관이 지정한 전산망관리자의 전산망 이용 서비스에 가입한 후 "전산청구포털, EDI, 전산매체 신청서별지 제1-1호 서식" 1부를 심사평가원에 제출한다.

(3) 요양기관이 전산매체로 요양급여비용을 청구하고자 하는 경우에는 사전에 "전산청구포털, EDI, 전산매체 신청서별지 제 1-1호 서식" 1부를 심사평가원에 제출한다.

(4) 정보통신망 또는 전산매체로 청구하는 요양기관에서 제2항 또는 제3항에 따른 청구방법을 변경하고자 하는 경우, 사전에 "전산청구포털, EDI, 전산매체 변경신청서별지 제1-2호 서식" 1부를 심사평가원에 제출한다.

(5) 심사평가원은 제2항, 제3항 또는 제4항에 의한 신청이 접수되면 정보통신망 또는 전산매체 청구기관으로 등록, 변경해지한 후 요양기관에 통보한다.

(6) 원료약, 요양기관자체 조제제제약 및 치료재료 구입내역목록표이하 "목록표"라 한다의 제출매체는 다음 각 호와 같다.

① 정보통신망으로 요양급여비용을 청구하는 요양기관은 정보통신망"포털서비스, 인터넷 등"을 말한다. 이하 같다으로 목록표를 제출한다.

② 전산매체 또는 서면으로 요양급여비용을 청구하는 요양기관은 서면 또는 정보통신망으로 목록표를 제출한다.

③ 정보통신망 또는 전산매체로 요양급여비용을 청구하는 요양기관이 청구오류에 대한 수정 · 보완을 요청받은 경우에는 정보통신망으로 목록표를 제출한다.

(7) 요양병원의 환자평가표는 포털서비스로 제출한다.

(8) "전산청구 신청 · 변경 신청서" 제출 및 결과 등에 대한 통보는 정보통신망을 이용할 수 있다.

2. 요양급여비용 심사 청구서 등의 제출

(1) 요양기관은 요양급여비용을 청구하고자 하는 때또는 처방전만을 발행하는 때에는 요양급여비용심사청구서에 요양급여비용명세서와 기타 필요한 서류를 첨부하여 심사평가원에 제출한다.

(2) 요양기관은 원료약, 요양기관 자체 조제제제약 및 치료재료의 실구입가격을 확인

할 수 있는 목록표를 심사평가원에 제출한다.

(3) 요양병원은 정액수가 적용 명세서별 환자평가표를 심사평가원에 제출한다.

(4) 요양기관 종별 · 소재지별 제출처는 다음 각 호와 같다.

① 상급종합병원, 상급종합병원에 설치된 치과대학부속치과병원, 한의과대학부속한방병원은 심사평가원의 본원

② 종합병원, 병원, 치과병원, 한방병원, 요양병원, 의원, 치과의원, 한의원, 보건의료원 및 보건소, 보건지소, 보건진료소이하 "보건기관"이라 한다, 조산원, 약국, 한국희귀 · 필수의약품센터의 요양기관 소재지별로 표 9-1에 해당되는 심사평가원의 지원

(5) 수탁기관이 검체검사 공급내역을 심사평가원에 통보할 경우에는 검체검사를 의뢰한 요양기관이하 "위탁기관"이라 한다의 요양급여비용 청구처로 통보한다.

표 9-2 요양기관 소재지별 심사평가원 지원

지 역	청 구 처
서울	건강보험심사평가원 서울지원
부산, 제주	건강보험심사평가원 부산지원
대구, 경북	건강보험심사평가원 대구지원
광주, 전남	건강보험심사평가원 광주지원
대전, 충북, 충남, 세종	건강보험심사평가원 대전지원
경기(남부)	건강보험심사평가원 수원지원
울산, 경남	건강보험심사평가원 창원지원
경기(북부), 강원	건강보험심사평가원 의정부지원
전북	건강보험심사평가원 전주지원
인천	건강보험심사평가원 인천지원

주 : (1) 치과대학부속치과병원 및 한의과대학부속한방병원은 심사평가원 본원으로 청구함
(2) 상급종합병원에 설치된 경우를 제외한 치과대학부속치과병원 및 한의과대학부속한방병원은 심사평가원 관할지원으로 청구함
(3) 경기(남부) : 수원시, 성남시, 안양시, 부천시, 광명시, 평택시, 안산시, 과천시, 오산시, 시흥시, 군포시, 의왕시, 하남시, 용인시, 이천시, 안성시, 김포시, 화성시, 광주시, 여주시, 양평군
(4) 경기(북부) : 의정부시, 동두천시, 고양시, 구리시, 남양주시, 파주시, 양주시, 포천시, 연천군, 가평군

3. 자료의 전송 등

(1) 정보통신망으로 요양급여비용을 청구할 때 전송한 전자문서가 심사평가원에 접수되었는지 여부를 확인하여야 하고, 접수일은 전자문서 전체가 심사평가원에 도달한 날로 한다.

(2) 정보통신망으로 요양급여비용을 청구하는 요양기관이 청구내역을 소명하기 위한 진료기록부 등 기타 필요한 자료를 제출하고자 할 때에는 화상자료Image Data 또는 모사전송Fax 등을 이용할 수 있으며, 모사전송을 이용할 때에는 해당 자료가 요양급여비용 청구 전에 도달될 수 있도록 한다.

4. 명세서의 구분 및 작성방법

(1) 동일 수진자에 대한 명세서는 다음 각 호와 같이 작성한다.

① 입원의 경우, 입원진료기간의 요양급여내역을 동일한 명세서에 통합하여 작성한다. 다만, 요양병원형 수가를 적용하는 수진자의 명세서는 정액수가 적용기간과 행위별수가 적용기간특정기간의 요양급여내역을 구분하여 각각 작성한다.

② 외래의 경우에는 요양급여내역을 방문일자별로 각각 작성한다.

③ 약국한국희귀 · 필수의약품센터를 포함한다. 이하 같다의 처방조제인 경우에는 처방전별로 명세서를 각각 작성하며, 직접조제인 경우에는 방문일자별로 각각 작성한다.

(2) 위의 ②와 ③에 따른 동일 수진자의 명세서는 연이어 각각 작성한다.

5. 요양급여비용의 청구 및 자료 제출시기

(1) 정보통신망으로 요양급여비용을 청구할 경우에 청구시기는 다음 각 호와 같다.

① 입원진료는 퇴원일이 속한 날의 다음 주 월요일부터 청구할 수 있다. 다만, 월의 말일과 초일이 모두 포함된 주의 요양급여비용을 청구하는 경우에는 이를 월별로 구분하여 청구한다.

② 외래 진료약국의 경우를 포함한다는 내원일이 속한 날의 다음 달 초일부터 월별로 청구한다.

(2) 서면 또는 전산매체로 요양급여비용을 청구하는 경우에는 내원일입원진료의 경우는 퇴원일이 속한 다음 달 초일부터 월별로 청구한다.

(3) 명세서를 방문일자별약국의 경우는 처방전별로 작성하는 의료기관의 외래요양급여비용 및 약국약제비는 방문일이 속한 다음 주 월요일부터 주단위로 구분하여 청구할 수 있다. 다만, 월의 말일과 초일이 모두 포함된 주의 요양급여비용을 청구하는 경우에는 이를 월별로 구분하여 청구한다.

(4) 30일을 초과하여 입원진료를 하는 경우에는 연계 심사가 가능하도록 다음 각 호의 기재방법에 따라 월단위로 분할 청구할 수 있다. 다만, 의약품관리료의 경우에는 일괄하여 청구한다.

① 정보통신망과 전산매체의 경우에는 청구 구분란에 분리청구 코드, 기청구 명세서의 접수번호, 명세서 일련번호 및 최초 입원 개시일을 기재한다.

② 서면의 경우, 명세서 상단에 최초 입원 개시일을 기재하고, 진료내역 하단의 "특정내역"란에 기청구 명세서의 접수번호, 명세서 일련번호, 당월요양개시일, 수술명 및 주요 진료내용, 월별 요양급여비용 총액 1 등을 기재한다.

(5) 요양기관은 원료약, 요양기관 자체 조제제제약 및 치료재료에 대한 구입내역을 명세서 접수 전에 제출하여야 한다.

(6) 수탁기관은 위탁기관에 검사결과를 통보하는 시점에 정보통신망으로 검체검사 공급내역을 통보할 수 있다.

(7) 요양병원의 환자평가표는 해당 진료분의 명세서 접수 전에 제출하여야 한다.

(8) 「국민건강보험법 시행령」 제19조제6항에 따라 본인일부부담금의 총액이 같은 법 시행령 제19조제3항 별표 3에 따라 산정한 본인부담상한액의 최고금액을 넘는 경우요양병원은 제외에는 그 초과금액에 대하여 심사평가원에 청구한다. 이 경우 본인부담상한액초과금은 다른 법령에 따라 국가나 지방자치단체로부터 받는 의료비 지원금을 제외하고 청구하여야 하며, 심사평가원은 정보통신망 또는 전산매체 청구기관의 해당 요양급여비용이 청구되는 즉시 그 내용을 확인하여 국민건강보험공단에 통보한다. 다만, 외래 진료분은 환자 개인별 누적관리가 가능한 경우 입원 진료분과 동일한 방법으로 청구 · 통보할 수 있다. 〈개정 2018. 12. 28〉

(9) 요양병원형 수가를 적용하는 요양급여비용은 청구매체 및 입원기간에 관계없이 월별로 구분하여 진료월 다음 달 초일부터 청구한다. 이 경우 명세서 기재방법은 4의 각 호에 따른다.

6. 검체검사 위탁 요양급여비용 청구

(1) 요양급여비용을 서면으로 청구하는 위탁기관 중 검체검사를 위탁한 건은 반드시 검체검사 위탁분에 대하여 입원과 외래로 분철하여야 하며, 동일 수진자의 정률 및 정액건 중 어느 한 쪽에 위탁검사가 있을 경우에는 함께 앞뒤로 편철하여 청구한다. 다만, 종합병원의 경우, 검체검사 위탁건을 포함하여 진료분야 · 입원 · 외래로 각각 구분하여 검체검사 위탁건 목록표별지 제21호 서식를 심사청구서에 첨부하여 청구한다.

(2) 항산균약제 감수성 검사나 406-다 : B4063, B4064는 청구 시에 검사의뢰 접수증을 첨부한다.

(3) 장기 또는 골수공여 적합성 여부의 확인을 위한 조직형검사 및 HLA교차시험은 검사비용 전액을 본인이 부담토록 하고 추후 보험급여 여부를 결정하는 검사임을 검체검사 의뢰지에 반드시 기재하여야 하며, 보험급여로 결정된 때에는 즉시 수탁기관에 통보한다.

7. 가정간호 요양급여비용 청구

가정간호를 실시하는 요양기관은 가정간호 요양급여에 소요된 비용을 "건강보험 행위 급여 · 비급여 목록표 및 급여상대가치점수이하 "상대가치점수표"라 한다 제1편 제2부 제1장 기본진료료 4.가정간호 기본방문료" 산정 지침에 따라 청구한다.

8. 심사청구서와 명세서의 구분

(1) 심사청구서와 명세서는 진료분야, 입원과 외래, 처방조제와 직접조제로 각각 구분한다.

(2) 제1항에 의한 진료분야의 구분은 다음 각 호와 같다.

① 상급 종합병원과 종합병원, 치과대학부속 치과병원 및 한방병원은 별표 2와 같이 구분한다.

② 병원치과대학부속 치과병원 및 한방병원 제외 · 의원 · 보건의료원 등은 의과, 치과 및 한방, 입원과 외래로 구분한다.

(3) 전산매체로 요양급여의료급여비용을 청구할 때에는 건강보험, 의료급여로 각각의 심사청구서 등을 구분 · 생성하여 동일한 디스켓 또는 CD 등에 수록하여 제출할 수 있다.

(4) 수탁기관의 검체검사 공급내역 통보서는 위탁기관별로 구분한다.

(5) 요양병원 입원 요양급여비용 심사청구서와 명세서는 장기환자와 제외환자로 각각 구분한다.

(6) 요양급여비용의 청구 및 자료제출체계는 별표 3과 같다.

2. 요양급여비용 청구 체계

1. 요양기관종별 요양급여비용 청구 체계(별표 3)

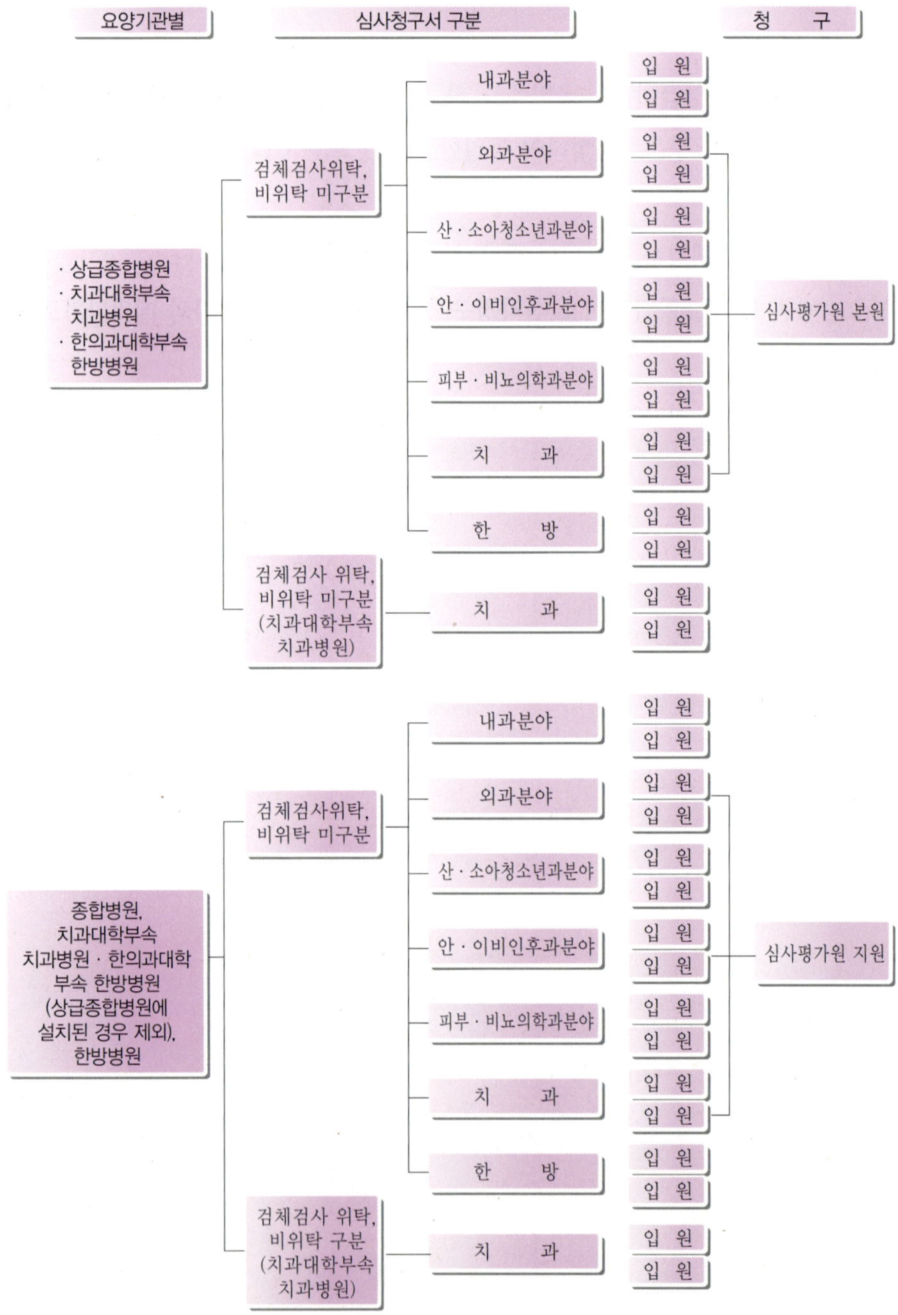

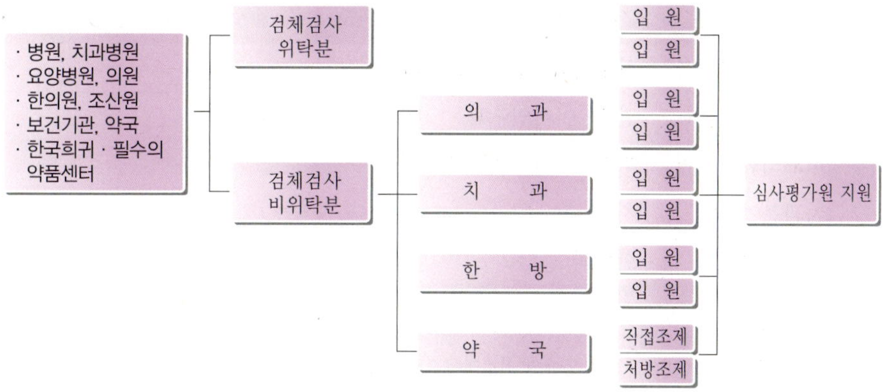

주: (1) 정보통신망, 전산매체로 요양급여비용을 청구하는 요양기관은 검체검사 위탁 여부에 관계없이 진료 분야별로 입원과 외래로 구분하여 청구함
(2) 요양병원의 의과 입원은 장기환자와 제외환자의 요양급여비용으로 구분하여 청구함

2. 상급종합병원 및 종합병원 진료분야 구분

(1) 심사청구서와 명세서는 진료분야, 입원과 외래, 처방조제와 직접조제로 각각 구분한다.

(2) 진료분야의 구분은 다음 각 호와 같다.

① 상급종합병원과 종합병원, 치과대학부속병원 및 한방병원은 별표 2와 같이 구분한다.

② 병원, 의원, 보건의료원 등은 의과, 치과 및 한방, 입원과 외래로 구분한다.

※ "진료과목"은 실제 진료를 받은 진료과목병원 이상 또는 상병명에 해당되는 진료과목의원을 아래 코드로 기재하되, 진료과목이 2개 이상에 해당되는 경우에는 이를 모두 기재하여야 한다.

표 9-3 상급종합병원 및 종합병원 치과대학부속 치과병원 및 한방병원의 진료분야 구분

진료분야	진 료 과
내과분야	내과, 정신건강의학과, 신경과, 결핵과, 영상의학과, 방사선종양의학과, 가정의학과, 직업환경의학과, 병리과, 진단검사의학과, 핵의학과, 예방의학과
외과분야	외과, 흉부외과, 신경외과, 정형외과, 성형외과, 재활의학과, 마취통증의학과, 응급의학과

〈계속〉

진료분야	진 료 과
산 · 소아청소년과분야	산부인과, 소아청소년과
안 · 이비인후과분야	안과, 이비인후과
피부 · 비뇨의학과분야	피부과, 비뇨의학과
치과분야	치과
한의분야	한의과

주: (1) 응급실 내 응급의학과에서 진료한 경우에는 응급의학과로 분류. 단, 응급환자가 응급실을 경유하여 입원한 경우에는 해당 상병의 진료분야별 진료과목으로 분류
(2) 응급실에서 응급의학과가 아닌 다른 진료과에서 진료한 경우에는 해당 상병의 진료분야별 진료과목으로 분류

표 9-4 의과 진료 과목별 코드

진료과목	코드번호	진료과목	코드번호
내과	01	피부과	14
신경과	02	비뇨의학과	15
정신건강의학과	03	영상의학과	16
외과	04	방사선종양학과	17
정형외과	05	병리과	18
신경외과	06	진단검사의학과	19
흉부외과	07	결핵과	20
성형외과	08	재활의학과	21
마취통증의학과	09	핵의학과과	22
산부인과	10	가정의학과	23
소아청소년과	11	응급의학과	24
안과	12	직업환경의학과	25
이비인후과	13	예방의학과	26

표 9-5 내과 세부전문과목

진료과목	코드번호	진료과목	코드번호
내과 통합	00	신장내과	05
소화기내과	01	혈액종양내과	06
순환기내과	02	감염내과	07
호흡기내과	03	알레르기내과	08
내분비 · 대사내과	04	류마티스내과	09

※ 내과 세부전문과목 운영기관 중 일부 분리하지 않고 통합 운영하는 분야는 '00'으로 기재

표 9-6 치과 세부전문과목

진료과목	코드번호	진료과목	코드번호
구강악안면외과	50	구강내과	56
치과보철과	51	영상치의학과	57
치과교정과	52	구강병리과	58
소아치과	53	예방치과	59
치주과	54	통합치의학과	61
치과보존과	55		

표 9-7 한방 세부전문과목

진료과목	코드번호	진료과목	코드번호
한방내과	80	한방신경정신과	84
한방부인과	81	한방재활의학과	86
한방소아과	82	침구과	85
한방안 · 이비인후 · 피부과	83	사상체질과	87

표 9-8 보건기관 진료과 세부전문과목

진료과	코드번호	진료과	코드번호
의과	1	물리치료를 실시한 경우	5
치과	2	한방에서 시술만 시행한 경우	7
조산	3	한방에서 투약만 실시한 경우 응급	8
피임시술(자궁내장치, 정관절제술 또는 난관결찰술)을 시행한 경우	4	한방에서 투약과 시술을 병행한 경우	9

3. 의약분업 예외구분 코드

의약분업 예외사항 발생으로 의료기관 또는 보건기관인 요양기관에서 자체 조제 · 투약하는 경우에는 표 9-8 "의약분업 예외구분 코드"에 해당되는 코드를 기재한다.

표 9-9 의약분업 예외 구분코드

구분	코드	예 외 사 유
지역	01	약국이 없는 지역, 재해발생지역, 보건기관 중 예외기관
환자	11	응급환자
	13	정신보건법에 의한 정신요양시설에 수용 중인 정신질환자 및 조현병 · 조울증 등 자신 또는 타인을 해할 우려가 있는 정신질환자
	15	「감염병의 예방 및 관리에 관한 법률」에 따른 제1급 감염병환자
	17	「국가유공자등 예우 및 지원에 관한 법령」에 따른 상이등급 1급부터 3급 해당자까지에 해당하는 자, 「5.18 민주 유공자 예우에 관한 법률」에 따른 5.18 민주화운동 부상자 중 장해등급 1급부터 4급까지에 해당하는 자
	19	장애인 복지관련 법령에 따른 1급 · 2급 장애인 및 이에 준하는 장애인, 장애인복지법에 따른 1급 · 2급 장애인 및 중증 장애인 보호자와 동반한 소아환자, 고엽제후유의증환자지원 등에 관한 법령에 따른 고도장애인
	21	파킨슨병환자, 한센병 환자
	23	장기이식을 받은 자에 대하여 이에 관련된 치료를 하거나, 후천성면역결핍증 환자에 대하여 해당 질병을 치료하기 위하여 조제하는 경우
	25	「사회복지사업법」에 따른 사회복지시설 입소자
	27	가정간호 대상자, 방문보건의료사업 대상자
	29	협진(한양방, 양한방, 양양방)환자
	31	「형의 집행 및 수용자의 처우에 관한 법률」 및 「군에서의 혐의 집행 및 군수용자의 처우에 관한 법률」에 따른 교정시설, 보호소년수용시설, 치료감호시설 수용자
약품	41	감염병 예방접종약, 진단용 의약품
	43	보건소, 보건지소, 결핵협회부속의원에서 「결핵예방법」에 의하여 결핵치료제를 투여하는 경우
	45	의료기관 조제실 제제 · 임상시험용 의약품 · 마약 · 방사성의약품 · 신장투석액 및 이식정 등 투약을 위하여 기계 · 장치를 이용하거나 시술이 필요한 의약품 · 식품의약품안전처장이 정하는 희귀의약품
	47	6세 이하의 소아에게 투약하는 항암제(경구)
	52	주사제를 원내 투약하는 경우
	55	검사를 위하여 필요하거나 수술 및 처치에 사용하는 의약품
	57	예외약제와 동시 투여하는 약제
기타	61	국군의료시설, 경찰병원 또는 중앙소방전문치료센터에서 그 업무수행으로서 군인환자, 경찰환자 · 소방공무원인 환자에 대하여 조제하는 경우 등

3. 요양급여비용 명세서 및 작성요령

1. 요양개시일 및 요양급여일수

(1) **"상병명 및 상병분류기호"**란에는 통계청 고시에 따른 「한국표준질병 · 사인분류」의 상병명 및 분류기호를 주상병, 부상병, 배제된 상병 순으로 기재 영문자는 반드시 대문자로 기재, '・' 또는 *, † 등 특수기호는 기재 생략한다. 이 경우 주상병은 반드시 첫 번째 자리 제1단에 기재하여야 하며, 주상병과 함께 있었거나 발생된 병태로서 환자 진료에 영향을 주었던 병태 부상병는 두 번째 자리 제2단부터 중요도 순으로 기재한다. 또한, 배제된 상병 최종상병이 확진된 경우 이전에 고려하였지만 배제된 상병은 상병명에 배제된 상병임을 별도 명시한다.

(2) **"당월요양개시일"**란에는 당해 요양기관에 해당 상병의 요양급여를 위하여 그 달에 최초 입원한 연, 월, 일을 기재하고, 30일을 초과한 입원요양급여비용의 분리청구 시에는 "최초입원개시일"란에 해당 상병의 요양급여를 위해 최초 입원한 연, 월, 일을 기재한다.

(3) **"내원일자"**란에는 당해 요양기관에 해당 상병의 요양급여를 위하여 내원한 일자를 기재하며, 동일인에게 초진 및 재진을 1일에 2회 이상 행하고 초 · 재진 진찰료를 2회 이상 산정하는 경우에는 명세서 '특정내역'란에 그 사유를 기재한다.

(4) **"당월요양급여일수** 외래 명세서의 경우는 '요양급여일수'**"**에는 해당 상병으로 당월 당일에 요양급여를 받은 실 일수를 기재하며, 입원 또는 내원일수에 투약일수 의료기관의 경우, 원내 투약일수를 산입하여 산정한다. 이때 입원 또는 내원일수와 투약일수가 중복될 때에는 1일로 계산한다.

(5) **"입원일수"**는 상대가치점수표 제2부 제1장 2.입원료 등 산정지침에도 불구하고 수진자가 입원한 날부터 퇴원일까지의 일수를 기재한다.

(6) 동일인에 대하여 정률제 명세서나 정액제 명세서 등으로 각각 작성될 경우에 **"당월요양개시일"**은 각 명세서상의 해당 최초 진료일자를, **"당월요양급여일수** 요양급여일수**"**는 해당 명세서상의 투약일수를 포함한 요양급여기간만을 기재하며, **"총 내원일수"**란에도 해당 명세서상의 내원일수만을 기재한다.

(7) **"총 내원일수"**는 수진자가 내원하여 진료를 받은 실제 일수를 기재하되, 동일인에게 초진 및 재진을 1일에 2회 이상 행하고 초 · 재진 진찰료를 2회 이상 산정하는 경우에는 "특정내역"란에 그 사유를 기재하고 내원일수는 1일로 기재한다.

(8) **"본인부담금 발생횟수"** 란은 차상위장애인 만성질환 · 18세 미만 본인부담 경감대상자가 외래 진료 시 1일 2회 이상 진찰을 한 경우 본인부담금 발생 횟수를 기재한다.

(9) **"직접조제횟수"** 란은 차상위장애인 만성질환 · 18세 미만 본인부담 경감대상자 외래 진료 당일 의약분업 예외사항 발생으로 모든 의약품경구, 외용제, 주사제 등을 원외처방전 발행 없이 원내에서 직접 조제 · 투약하는 경우 직접 조제 · 투약 횟수를 기재한다. 다만, 원외처방전 발행과 원내 직접조제가 동시에 이루어진 경우는 기재하지 않는다

(10) **"특정내역"**란은 100분의 100 본인부담내역이나 신생아 체중 등 특정의 진료조제내역과 처방내역 및 청구내역에 대한 추가적 기술사항 등을 기재한다.

(11) **"수진자 일련번호"**란외래명세서에만 해당에는 동일수진자가 요양급여조제투약를 받은 일수가 여러 날인 경우, 해당 명세서마다 총 내원방일수에 일련번호를 부여하여 기재한다.

(12) **"다중 바코드 출력"**란에는 바코드 인쇄용 S/W심사평가원 제공를 이용, 명세서 아래 여백세로 2 mm 이상, 바코드 위치 서식 참조에 인쇄하여 청구한다.

(13) **"면허종류 및 면허번호"**란에는 주상병명에 대하여 진료한 진료과목의 주된 의사, 치과의사, 한의사의 면허종류와 면허번호를 기재하고 약국의 경우 의약품을 조제 · 투약한 주된 약사의 면허종류 및 면허번호를 기재한다.

2. 요양급여의 내용 및 처방내역 등

① 명세서 중단 우측란에는 "요양급여의 내역과 처방내역"을 다음과 같은 순서로 기재한다.

- 처방전 발급번호 및 점검번호, 처방일수
- 처방내역
- 요양급여의 내역

② 동일 월에 하나의 상병에 대한 요양급여 중에 다른 상병에 대하여 요양급여를 한 경우 또는 하나의 상병에 대한 요양급여가 끝나고 새로운 다른 상병에 대하여 요양급여한 경우 등에는 한 장의 명세서에 작성하되, 상병별 요양급여내역 등은 구분하여 기재한다.

③ 명세서 중단 좌측란에 "요양급여의 내역과 처방내역"을 구분한 내역에 따라 회종, 기본진료 · 약제 · 특정재료I에 해당하는 금액, 진료행위II에 해당하는 금액을 각각 구분 기재한다.

- **"기본진료, 약제, 특정재료I"**란은 기본진료료, 의약품관리료, 약제, 치료재료 및 혈액 등 요양기관 종별 가산율이 적용되지 아니하는 비용을 기재한다.
- **"진료행위II"** 란은 요양기관 종별 가산율이 적용되는 비용을 기재한다.

④ **"처방전 발급번호"**는 발급연월일CCYYMMDD과 일련번호5자리수 이내로 구성된 처방전 발급번호를 발급일자 순으로 기재하고, 하단의 "점검번호"는 "처방전 발급번호의 일련번호"를 합산한 값을 기재한다.

⑤ **"처방일수"**는 처방전에 기재된 처방약품별 처방일수 중 가장 긴 처방일수를 기재하되, 일자별로 처방내역이 달라 각각 다른 의약품을 조제하도록 처방된 경우에는 각각의 처방일수를 합산하여 기재한다.

⑥ 처방내역은 **"처방전 발급번호"**를 기재한 순서대로 각각 구분하여 약품 코드, 약품명, 1회 투약량, 1일 투여 횟수, 총 투약일수를 기재한다. 이때 약사법 제26조와 제27조에 따라 처방내역을 수정 또는 변경한 경우에는 수정 · 변경된 처방내역을 기재하되, 대체 조제의 경우에는 원처방내역을 기재한다.

⑦ 수진자에게 교부한 처방전의 사본을 명세서에 첨부하는 경우에는 처방내역은 기재하지 않아도 무방하다.

⑧ **"요양급여의 내역"**은 진찰료, 입원료식대 포함, 투약료 및 처방전, 주사료, 마취료, 이학요법료, 정신요법료, 처치 및 수술료, 검사료, 영상진단 및 방사선 치료료, 요양병원 정액, 특수재료, 건강보험 100분의 100 본인부담, 보훈 등 100분의 100 본인부담, 비급여 순서로 코드, 분류, 단가, 1회 투약량 [의약품인 경우만 해당. 단, 한방은 제외], 1일 투여량 또는 투여실시횟수, 총 투여일수 또는 실시횟수, 금액을

각각 기재하되, 보훈 등 100분의 100 본인부담 및 비급여는 보훈위탁진료 요양기관의 보훈 국비환자 진료분에 한하여 기재한다.

또한, 치료재료를 구입 · 사용한 경우에는 **"치료재료구입목록표"**별지 제8호 서식를 작성하여 심사평가원에 요양급여비용 청구 전에 제출하여야 하며, 요양급여비용 명세서 기재 시에 코드 · 품명 · 규격 · 구입년월일 · 수량 · 구입가 · 단가 · 구입처 · 제조회사를 정확히 기재하여야 한다.

⑨ 평일 18시 이후토요일은 13시~09시 또는 공휴일관공서의공휴일에관한규정에 진찰 또는 기타 진료행위를 하여 가산하는 경우, 진료일자와 진료개시 시간을 명시한다. 이때 진찰료에 가산하는 경우에는 좌측 구분란의 **"야간 · 공휴 회"**란에 그 횟수를 기재한다.

⑩ 치과에서 장애인복지법의 관련규정에 의해 장애인 등록증을 교부받은 뇌성병변 장애인, 지적 장애인, 자폐성 장애인에 대하여 진찰료에 9.03점을 가산하는 경우, 명세서 진료과목란의 하단에 **"장애인"**이라고 기재한다.

⑪ 약사법의 관련규정에 해당되어 원내 투약한 경우에는 **"분류"**란에 "별표 7 **의약분업 예외구분 코드"**의 해당 코드와 의약품명을 함께 기재한다.

⑫ 검체검사 위탁의 경우, 의뢰기관은 **"검사료"**란의 1란에 ② 위탁검사관리료, ③ 위탁검사료를 구분하여 각각 총 합산한 금액을 기재하되, ③ 위탁검사료에는 위탁검사 해당항목의 소정 검사료와 별도 산정 가능한 재료대를 합산하여 기재하여야 하며, 이 경우에 해당 검사항목 뒷줄 여백에 검체검사 위탁구분 코드 **"L"**과 실시수탁한 요양기관의 **"기호"** 및 **"검사의뢰일"**을 기재한다.

⑬ 의료법 제39조시설 등의 공동이용에 따라 의료자원시설 · 장비 및 인력 등을 공동이용하는 계약에 의한 경우에는 해당 진료항목 뒷줄 여백에 시설 등의 공동이용 진료구분자 **"K"**와 실시한 요양기관수탁기관의 "기호" 및 "진료의뢰일"을 기재하며, 공동이용계약에 따른 경우가 아닌 시설 · 장비 및 인력 등을 보유한 다른 요양기관에 진료를 의뢰한 경우에는 해당 진료항목 뒷줄 여백에 위탁진료 구분자 **"T"**와 수탁한 요양기관의 "기호" 와 "진료의뢰일"을 기재한다.

⑭ 상대가치점수표 제1부 1.일반기준 제3호에 따라 제2부 각 장에 분류되지 아니한 진찰 · 처치 · 수술 및 기타의 치료에 대한 요양급여를 실시한 경우에 우선적으로 행위의 내용 · 성격과 상대가치점수가 가장 유사한 분류항목으로 산정하는 경우에는

"준용" 항목임을 명시하고 해당 코드 외에 실제 진료행위 명칭을 기재한다.

⑮ **"면허종류 및 면허번호"**란에는 실제 환자를 진료한 의사, 치과의사, 한의사의 면허종류 및 면허번호를 기재한다.

(1) 조산원

① **"조산구분"**란은 초 · 경산 및 골반위만출 여부에 따라 초산 '1', 경산 '2', 골반위만출술 '3'으로 기재한다.

② **"시간"**란은 주간09시를 초과한 때부터 18시 전까지에 조산한 경우에는 '1', 18시~09시 또는 공휴일에 조산한 경우에는 '2'를 기재하되, '2'의 경우에는 조산시각 또는 조산일자공휴일인 경우를 명기한다.

③ 본인이나 배우자가 우생학적 또는 유전학적 정신장애나 신체질환이 있는 경우 등에 해당되어 자궁 내 장치를 시행하여 상대가치점수표 '제11장 조산료'를 산정하지 않고, '제9장 제1절 처치 및 수술료'에 분류된 자궁 내 장치R4271에 따라 산정하는 경우에는 **"입원일수"**란에 내원일수를, **"조산구분"**란에 **'4'**를 기재하고 **"요양급여비용 총액1"**란에는 자궁 내 장치R4271 수기료에 재료대를 합하여 기재하며, **"본인일부부담금"**란은 요양급여비용 총액1의 30%에 해당하는 금액을 기재한다.

④ "다태아 여부"란에 쌍태아는 '2', 삼태아는 '3'으로 기재한다.

(2) 보건기관

① 투약일수에 따라 본인일부부담금이 다른 경우에는 동일인일지라도 요양급여비용 명세서GI08란에 구분하여 작성한다.

② **"진료과"**란은 의과, 치과, 한방, 조산 여부에 따라 의과 '1', 치과 '2', 조산 '3'으로 기재하고 보건소 또는 보건지소에 물리치료사가 상근하면서 물리치료를 실시한 경우에는 '5'를 기재한다. 그리고 한방의 경우에는 한방시술 단독 '7', 한방투약 단독 '8', 한방시술과 투약병행 '9'를 기재한다.

③ 보건기관에서 18~09시 또는 공휴일에 조산을 행하여 소정금액의 50%를 가산하는 경우에는 조산시각 또는 공휴일임을 **"상병명"**란에 기재한다.

④ 본인이나 배우자가 우생학적 또는 유전학적 정신장애나 신체질환이 있는 경우 등

에 해당되어 피임시술정관절제술 또는 결찰술, 난관결찰술, 자궁내 장치을 시행하여 상대가치점수표 '제12장 보건기관의 진료수가'를 산정하지 않고, '제9장 처치 및 수술료 등'에 분류된 해당항목에 의하여 산정하는 경우에는 "의과 피임시술'4'"로 기재하며, 자궁내 장치의 재료대는 '요양급여비용 총액1'란에 해당 수기료와 합하여 기재한다.

⑤ 보건의료원은 의료기관과 같은 명세서를 사용한다.

⑥ 보건소와 의약분업 대상 보건지소에서 처방전을 발행하는 경우, **"방문횟수란"**에는 총 방문횟수를, **"진찰횟수"**란에는 실제 진찰이 이루어진 횟수를, "투약일수"란에는 의약분업 예외사유로 보건기관 내 조제투약하는 경우의 실 투약일수를 기재하며, "물리치료일수"는 실 물리치료일수를 기재한다. 동일월에 동일수진자에게 처방전 발행이 2회 이상일 경우 **"처방전 발급횟수"**란에는 처방전 발급횟수를, **"처방전 발급번호"**란에는 처방전 발급번호순으로 각각 구분하여 기재하고, "처방전 발급번호" 하단의 **"점검번호"**는 "처방전 발급번호의 일련번호"를 합산한 값을 기재하며, **"총 처방일수"**는 처방전 당 처방일수의 합을 기재한다.

⑦ 의약분업 대상기관에서 예외사항 발생으로 원내 조제투약하는 경우에는 **"예외구분 코드"**란에 "표 7 **의약분업 예외구분 코드"**의 해당 코드를 기재하며, 처방전 발행과 분업예외 투약이 동시에 발생하는 경우에는 **"투약일수, 예외구분 코드, 처방전 발급횟수, 처방전 발급번호 및 총 처방일수"**를 모두 기재한다.

⑧ 보건진료소와 의약분업 예외 보건지소에서도 **"예외구분코드"**란에 반드시 해당 코드를 기재한다. 예외적으로 처방전을 발급하는 경우에는 **"처방전 발급횟수와 처방전 발급번호, 총 처방일수"**를 기재한다.

⑨ 보건소 및 보건지소에서 처방전을 발행한 경우에는 처방내역란에 **"처방전 발급번호"**를 기재한 순서대로 각각 구분하여 코드, 약품명, 1회 투약량, 1일 투여횟수, 총 투약일수, 급여구분을 기재한다. 이때 원외처방약제 중 100분의 100에 해당되는 약제에 대해서는 급여구분란에 **"F"**코드를 기재한다.

⑩ 보건소 및 보건지소에서 의약분업 예외사항 발생으로 원내 조제투약하는 경우에는 진료내역의약품란에 코드, 분류, 단가, 1일 투여 횟수실시 횟수, 총 투여일수총 실시 횟수, 금액을 기재하며, 보훈위탁진료 보건기관에서 보훈 국비환자를 진료한 경우에는 보훈 등 100분의 100 본인부담, 비급여 진료내역도 함께 기재한다.

이 경우, 급여구분란에 보훈 등 100분의 100 본인부담 진료내역의약품은 "**V**", 비급여 진료내역의약품은 "**W**"를 기재한다.

(3) 한방의료기관

① "**처방명**"란에는"**한방건강보험 기준처방별 가격표**"에 의한 한방기준처방인 경우에 처방번호와 처방명을 기재하고, 한의사의 임의의 처방이하 "임의처방"이라 한다인 경우는 처방명만 기재하되, 처방명이 2개 이상인 경우에 2개 이상의 처방명을 모두 기재한다.

② 단미엑스산제분할투여한 처방를 56개 고시처방에 의하지 아니하고 한의사 임의처방으로 투여하는 경우에는 분류란 상단에 처방명을 기재하고, 그 하단에 "**한약제제 급여목록 및 상한금액표**"에 등재된 단미엑스산제의 품명과 단가 등을 기재한다.

③ "**단가**"란에는 기준처방임의처방별 1일당 약가 또는 "한약제제 급여목록 및 상한금액표"상의 단위가격을 기재하되, 기준처방임의처방별 1일당 약가는 원 미만을 4사5입하여 금액을 정확히 기재한다. 단미엑스산제분할투여한 처방인 경우, 1일 투여량란에 1일 총 투여량소수점 셋째 자리에서 4사5입을 기재하며, 총 투여일수란에는 실 투여일수를 기재한다. 금액은 기준처방임의처방별 1일당 약가 또는 "한약제제 급여목록 및 상한금액표" 단위가격에 1일 투여량 및 총 투여일수를 곱하여 금액란에 기재한다.

④ "**처방 · 조제 · 복약지도료**"란은 외래 또는 입퇴원환자에게 투약한 경우에 산정하며, 만 6세 미만의 소아에게 내복약을 처방 · 조제한 경우에는 소정금액의 20%를 가산하여 "**진료행위II**"란에 기재한다. 입원환자에 대하여 입원기간 중 투약한 경우에는 투약 1일당으로 산정하며, 퇴원환자에게 투약한 경우에는 퇴원익일부터 산정하되, 입원명세서의 "**분류**"란에 투약내역을 기재할 때는 "**퇴원약 ○일분**" 이라고 기재한다.

⑤ "**시술 및 처치료**"란에는 실시한 시술 및 처치명, 실시횟수, 금액 등을 "분류"란에 기재하고 실시 횟수와 합계금액을 "구분"란과 "진료행위II"란에 기재한다.

⑥ 고정용 신축성 붕대 및 처치시에 사용된 재료대는 "**4.시술 및 처치료 ⑤기타**"란의 "**기본진료약제I**"란에 기재한다.

⑦ 변증기술료40400는 "**4. 시술 및 처치료 ⑤기타**"란의 "**진료행위II**"란에 기재한다.

⑧ 한방요양기관에서 가정간호를 실시한 경우는 명세서 상단 "**특정기호**"란에 해당되는 특정기호를 반드시 기재하되, 응급상황으로 인한 외래진료가 발생한 경우에는 가정간호 건과 함께 앞뒤로 편철하여 청구한다.

(4) 약국

① 동일 환자에 대해서 처방전에 의해 조제 · 투약한 경우에는 처방전별로 명세서를 각각 작성한다.

② "**상병분류기호**"는 의사 또는 치과의사가 발행한 처방전에 기재된 상병분류기호를 기재한다.

③ "**특정기호**"는 별표 6. "특정기호코드"의 사항에 해당되는 수진자에게 처방전이 발급되어 조제가 이루어진 경우에 처방전에 기재된 해당 코드를 기재한다.

④ "**처방전 발급기관기호**"는 처방전을 발급한 의료기관보건기관 기호를 기재한다.

⑤ "**처방전 발급번호**"란은 처방전에 기재된 발급년월일CCYYMMDD과 일자별 일련번호5자리수 이내를 기재한다.

⑥ "**사용기간**"은 의사 또는 치과의사가 처방전을 발급하여 약국에서 조제하기까지의 기간을 의미하며, 처방전의 "사용기간"에 기재된 대로 기재한다.

⑦ "**조제투약일**"은 실제 조제 · 투약이 이루어진 일자를 기재한다.

⑧ "**투약일수**"는 처방전의 실투약일수를 기재한다.

⑨ "**조제투약내역**"은 약제 조제내역을 약제별로 코드, 약품명, 조제구분, 단가, 1회 투약량의약품인 경우만 해당, 1일 투약 횟수 또는 실시 횟수, 총 투약일수 또는 실시 횟수, 금액을 기재하며 조제 · 투약내역 기재가 끝난 후에는 조제기술료 등 각 조제료의 해당 코드와 산정내역을 모두 조제내역란에 기재한다.

⑩ "**조제투약내역**" 기재가 끝난 후 처방전의 대체 · 수정 · 변경 · 성분처방 등 실제 처방내역과 조제내역이 상이한 경우에는 "**처방내역**"란에 해당 처방전의 약제내역 부분을 코드일반명 코드 또는 제품명 코드, 약품명일반명 또는 제품명, 1회 투약량소수 다섯째 자리에서 4사5입, 1일 투여횟수, 총 투약일수 순서대로 기재하며, 실제 처방내역과 조제내역이 동일한 경우에는 처방내역을 생략할 수 있다.

⑪ 처방전의 대체 · 수정 · 변경 등이 있는 경우에는 그 내용을 처방전약국보관용 및 환자보

관용에 기록하되, **"대체"**의 경우는 원처방내역으로 기재하고, 수정 · 변경의 경우는 수정 · 변경된 내역으로 기재하며, 조제투약내역의 **"조제구분"**란에 해당기호를 기재한다. 대체-1, 수정-2, 변경-3, 저가대체-4, 성분처방-5, 저가대체 가산금-9

⑫ 각 **"약제비"**란의 **"내복약"**은 처방전에 따른 조제투약 시 내복약을 투약한 경우에, **"외용약"**은 외용약을 투약한 경우에, **"주사제"**는 주사제를 투약한 경우에 각각 총 투약일수 및 약가의 총액을 **"약가Ⅰ"**란에 기재한다.

⑬ 처방전에 따라 조제 · 투약한 경우에는 **"약국관리료, 조제기본료, 복약지도료, 조제료"**는 1.약제비 "①내지 ④목 조제료 등Ⅱ"란에 각각 기재하고, "①부터 ④까지"의 합계액을 "⑤목 조제료 등Ⅱ"란에 기재하며, 의약품관리료는 내복약 조제일수에 따라 산정하여 1.약제비 "⑥목 조제료 등Ⅱ"란에 별도 기재한다.

⑭ **"면허종류 및 면허번호"**란에는 실제의약품을 조제 · 투약한 약사의 면허종류 및 면허번호를 기재한다.

(5) 의약분업 예외 지역의 약국

① 의약분업 예외지역에서 직접조제 · 투약 시, **"증상분류기호"**는 "붙임5 약국직접조제 · 투약 시 증상분류기호"에 따라 대분류기호와 소분류기호를 연결하여 3단으로 기재한다. 또 **"증상"**란에는 수진자가 호소하는 증상을 기재하되, "증상분류기호"는 주된 증상분류기호만 기재한다.

(예시 1) 증상 : 기침, 콧물, 미열
증상분류기호: 1 1 2

(예시 2) 증상 : 온몸이 가려움
증상분류기호: 3 2 4

② **"조제투약일"**란에는 당해 요양기관에 해당 상병의 조제투약을 위하여 당일에 내방한 일자를 기재한다.

③ **"요양급여일수"**란에는 당일에 조제투약을 받은 실일수를 기재하되, 내방일수와 투약일수가 중복될 때에는 1일로 계산한다.

④ 동일 수진자가 같은 날에 하나의 증상에 대한 조제투약이 끝나고 새로운 다른 증상에 대하여 조제투약을 한 경우에도 한 장의 명세서에 작성하되, 증상별로 조제투약

내역을 구분하여 기재한다.

⑤ **"조제투약내역"**은 약제 조제내역을 약제별로 약품명, 단가, 1회 투약량의약품인 경우만 해당, 1일 투약 횟수 또는 실시 횟수, 총 투약일수 또는 실시 횟수, 금액을 기재하며, 조제투약내역 기재가 끝난 후에는 조제기술료 등 각 조제료의 해당코드와 산정내역을 모두 조제내역란에 기재한다.

⑥ **"1.약가"**란에는 약가금액의 합계액을, **"2.조제료 등"**란에는 **"약국관리료 · 조제기본료 · 복약지도료 · 조제료"**를 기재하고, 의약품관리료는 "3.의약품관리료"란에 기재한다.

⑦ **"면허종류 및 면허번호"**란에는 실제의약품을 조제 · 투약한 약사의 면허종류 및 면허번호를 기재한다.

3. 소계, 가산율 및 금액, 요양급여비용 총액 등

① **"소계"**란은 **"1"**란부터 **"T"**란까지의 I란의 합계금액과 II란의 합계금액을 각각 기재한다.

② **"가산율"**란은 요양기관종별 가산율을 기재하고, 가산금액란은 II란의 소계금액에 요양기관 종별 가산율을 곱한 금액으로 기재하되, "원" 미만은 4사5입한다.

③ **"요양급여비용 총액 1"**란은 I란과 II란의 소계와 가산금액을 합한 총 금액에서 10원 미만은 절사한 금액을 기재한다. 단, 100분의 100 미만 총액은 제외한다.

④ **"본인일부부담금"**란은 「국민건강보험법 시행령」 별표2 및 같은 법 시행규칙 별표3 및 4에 따른 본인일부부담금같은 법 시행령 별표2 제4호 및 제5호에 따른 금액을 제외에서 100원 미만 절사한 금액으로 기재하되, 입원진료의 경우에는 10원 미만 절사한 금액으로 기재한다단, 상급종합병원, 종합병원, 병원, 치과병원, 한방병원, 요양병원 및 보건진료소의 2009년 6월 30일 이전 진료분까지는 10원 미만 절사한 금액으로 기재. 또한, 본인부담정액제에 해당하는 경우는 정액 본인일부부담금을 기재하고,

- 국민건강보험법 시행령 제19조 제2항 및 제4항에 따라 본인부담상한액 초과금이 발생한 경우는 실제 본인이 부담하는 금액과 본인부담상한액초과금을 합하여 기재

- **희귀난치성 질환 지원대상자**가 본인부담상한액 초과금이 발생한 경우는 '희귀난치성 질환자 의료비 지원사업'에서 지원하는 지원금과 본인부담상한액초과금을 합하여 기재
- **차상위 장애인 만성질환 18세 미만 본인부담경감 대상자**의 경우는 국민건강보험법 시행령 별표2에 따른 본인부담액 중 '장애인복지사업'에서 지원하는 장애인의료비를 제외한 금액을 기재
- **긴급복지 의료지원대상자**가 본인부담상한액초과금이 발생한 경우는 실제 본인이 부담하는 금액, '긴급지원사업'에서 지원하는 지원금 및 본인부담상한액초과금을 합하여 기재 건강보험 100분의 100 본인부담금 제외
- **결핵환자 의료비지원대상**은 실제 본인이 부담하는 금액과 '결핵환자 의료비지원사업'에서 지원하는 지원금을 합하여 기재하고 본인부담상한액초과금이 발생한 경우는 실제 본인이 부담하는 금액, '결핵환자 의료비지원사업'에서 지원하는 지원금, 본인부담상한액초과금을 합하여 기재 단, 한방, 보건소, 보건지소, 보건진료소는 제외
- **입원명령결핵환자 지원대상**은 '입원명령결핵환자지원사업'에서 지원하는 지원금을 기재하고 본인부담상한액초과금이 발생한 경우는 '입원명령결핵환자지원사업'에서 지원하는 지원금과 본인부담상한액초과금을 합하여 기재[건강보험 100분의 100 본인 부담금 제외] 단, 치과, 한방, 보건소, 보건지소, 보건진료소는 제외
- **잠복결핵감염 검진비지원대상**은 '잠복결핵감염 검진비지원사업'에서 지원하는 지원금을 기재하고 본인부담상한액초과금이 발생한 경우는 '잠복결핵감염 검진비지원사업'에서 지원하는 지원금과 본인부담상한액초과금을 합하여 기재[건강보험 100분의 100 본인부담금 제외] 단, 치과, 한방, 보건소, 보건지소, 보건진료소는 제외
- **잠복결핵감염 치료비지원대상**은 '잠복결핵감염 치료비지원사업'에서 지원하는 지원금을 기재하고 본인부담상한액초과금이 발생한 경우는 '잠복결핵감염 치료비지원사업'에서 지원하는 지원금과 본인부담상한 액초과금을 합하여 기재[건강보험 100분의 100 본인부담금 제외] 단, 치과, 한방, 보건소, 보건지소, 보건진료소는 제외,
- **보훈 국비환자**의 경우에는 「국가보훈대상자 의료지원에 관한 규칙」에 따른 본인일부부담금을 기재한다.

⑤ **"청구액"**란은 "**요양급여비용총액1**"에서 「국민건강보험법시행령」 별표2, 같은 법 시행규칙 별표 3 및 4에 따른 "본인일부부담금"을 공제한 금액을 기재하며, 차상위 장애인 만성질환 · 18세 미만 본인부담 경감대상자의 경우는 "요양급여비용총액"에서 "본인일부부담금"과 "장애인의료비"를 공제한 금액으로 기재한다. 단, 보훈위탁 진료 요양기관의 보훈국비환자 중 상이처나 무자격자인 경우에는 '0'으로 기재한다.

⑥ **"본인부담상한액초과금"**란은 「국민건강보험법시행령」 제19조제2항 및 제4항에 따른 입원기간 내에 본인일부부담금같은 법 시행령 별표2 제4호 및 제5호에 따른 금액은 제외이 연간 500만 원2015년부터는 같은 법 시행령 별표 3 제2호가목에 따라 산정한 본인부담상한액의 최고금액을 넘는 경우에는 그 초과금액본인부담상한액을 확인 할 수 있는 경우에는 그 초과금액을 기재하며, 입원건의 분리 또는 추가청구 시에는 원청구와 연계하여 초과한 금액을 기재한다.

⑦ **"장애인 의료비"**란은 차상위 장애인 만성질환 · 18세 미만 본인부담 경감대상자의 경우 해당금액을 기재한다.

⑧ **"요양급여비용총액 2"**란은 요양급여비용총액 1과 건강보험 100분의 100 본인부담금 총액을 합하여 기재하고 "진료비 총액"란은 보훈위탁 진료요양기관동일한 기관에서 발행한 처방전에 따라 조제하는 약국의 보훈국비 환자 진료분인 경우 건강보험 100분의 100 본인부담금 총액, 보훈 등 100분의 100 본인부담금 총액, 비급여 총액, Ⅰ란 소계, Ⅱ란 소계 및 가산금액을 모두 합하여 총금액을 기재하되, 10원 미만은 절사한 금액을 기재한다.

⑨ **"보훈 청구액"**란은 보훈위탁 진료 요양기관동일한 기관에서 발행한 처방전에 따라 조제하는 약국의 보훈국비환자 진료분인 경우 진료비총액에서 본인일부부담금, 청구액, 보훈본인일부부담금 및 건강보험 100분의 100 본인부담금총액을 제외한 금액을 기재한다.

⑩ 조산원의 경우 입원기간 중 산모 · 신생아에게 제공한 총 식사금액은 '식사종류[기본분유포함 · 가산]'별로 해당란에 각각 기재한다.

⑪ **"지원금"**란은 희귀난치성질환 지원대상자의 경우 '희귀난치성질환자 의료비 지원사업'에 따른 해당 지원대상자에게 지원하는 비용본인부담상한액초과금을 제외한 본인일부부담금을 기재한다. 긴급복지 의료지원대상자의 경우 '긴급지원사업'에 따른 해당 지원대상자에게 지원하는 비용을 기재한다. 결핵환자 의료비지원대상은 '결핵환자 의료

비지원사업'에서 지원하는 금액본인부담상한액초과금이 발생한 경우는 본인부담상한액초과금을 제외한 본인일부부담금에서 지원하는 금액을 10원 미만 절사하여 기재단, 치과, 한방, 보건소, 보건지소, 보건진료소는 제외하며, 입원명령결핵환자 지원대상은 '입원명령결핵환자지원사업'에서 지원하는 금액전액본인부담 항결핵약제비 포함을 10원 미만 절사하여 기재하되 본인부담상한액초과금이 발생한 경우는 본인부담상한액초과금을 제외한 금액을 기재단, 치과, 한방, 보건소, 보건지소, 보건진료소는 제외하며, 잠복결핵감염 검진비지원대상은 '잠복결핵감염 검진비지원사업'에서 지원하는 금액을 10원 미만 절사하여 기재하되 본인부담상한액초과금이 발생한 경우는 본인부담상한액초과금을 제외한 금액을 기재단, 치과, 한방, 보건소, 보건지소, 보건진료소는 제외한다. 잠복결핵감염 치료비지원대상은 '잠복결핵감염 치료비지원사업'에서 지원하는 금액을 10원 미만 절사하여 기재하되 본인부담상한액초과금이 발생한 경우는 본인부담상한액초과금을 제외한 금액을 기재단, 치과, 한방, 보건소, 보건지소, 보건진료소는 제외한다.

⑫ **"건강보험 100분의 100 본인부담금 총액"**란은 건강보험 100분의 100 본인부담금을 합하여 기재하되, 10원 미만은 절사한 금액을 기재한다.

⑬ **"보훈 본인일부부담금"**란은 보훈위탁진료 요양기관의 보훈국비환자 명세서의 경우 「국가보훈 대상자 의료지원에 관한 규칙」에 따른 보훈 등 100분의 100 본인 부담액과 비급여를 합한 금액의 해당 본인일부부담금을 기재한다.

⑭ **"100분의 100 미만 총액"**란은 A항과 B항의 치료재료, 약제 등 요양기관 종별가산율이 적용되지 않은 요양급여비용, 요양기관 종별 가산율이 적용되는 진료행위와 가산금액을 합하여 총 금액에서 10원 미만 절사한 금액을 기재하고, **"100분의 100 미만 본인일부부담금"**란은 「요양급여비용의 100분의 100 미만의 범위에서 본인부담률을 달리 적용하는 항목 및 부담률의 결정 등에 관한 기준」 제3조에 따른 본인일부부담금을 기재하되 10원 미만 절사한 금액을 기재하며, 보훈 국비환자의 경우에는 「국가보훈대상자 의료지원에 관한 규칙」에 따른 100분의 100 미만 본인일부부담금을 기재하며, "100분의 100 미만 청구액" 란은 100분의 100 미만 총액에서 「요양급여비용의 100분의 100 미만의 범위에서 본인부담률을 달리 적용하는 항목 및 부담률의 결정 등에 관한 기준」 제3조에 따른 본인일부부담금을 제외한 금액을 기재하되, 보훈위탁진료 요양기관의 보훈 국비환자 중 상이처, 무자격자인 경우에

는 '0'으로 기재하며, **"100분의 100 미만 보훈청구액"**은 보훈위탁진료 요양기관동일한 기관에서 발행한 처방전에 따라 조제하는 약국의 보훈국비환자 진료분의 경우 100분의 100 미만 총액에서 100분의 100 미만 본인일부부담금 및 100분의 100 미만 청구액을 제외한 금액을 기재한다.

4. 기 타

① 공무상 질병, 부상 등에 대한 공상 진료비용의 청구시에는 명세서 '공상 등 구분'란에 반드시 "1"을 기재하고, 공무상 요양승인결정서 사본을 첨부하여 청구한다.

② 보훈국비환자 또는 감면환자 등의 진료조제분인 경우 명세서 '공상 등 구분'란에 반드시 해당 구분자를 기재하여 청구하여야 한다.

- 공상 등 구분자

1 : 공상, 3 : 보훈감면 환자30%

4 : 보훈위탁진료 요양기관의 보훈국비환자건강보험 또는 의료급여 수급권자 단, 약국은 「국가보훈 대상자 의료지원에 관한 규칙」 제9조 단서의 일부 본인부담 대상 전상군경 등에 해당하는 경우

5 : 보훈감면환자50%,

6 : 보훈감면환자60%

7 : 보훈위탁 진료요양기관의 보훈국비환자상이처, 무자격자

8 : 군인가족, 예비역 장군 및 대령, 창군 및 6 · 25 참전요원의 군요양기관 이용 시

9 : 군인, 군무원의 군요양기관 이용 시

C : 차상위 희귀질환 또는 중증질환 본인부담경감 대상자

E : 차상위 만성질환 · 18세 미만 본인부담 경감대상자

F : 차상위 장애인 만성질환 · 18세 미만 본인부담 경감대상자

G : 긴급복지의료지원 대상자

H : 희귀난치성 질환지원 대상자

※ 단, '3', '5', '6'은 약국에서만 기재하며, 약국은 보훈국비환자의 경우 '4' 또는 '7'을 기재

③ **사업장 부속요양기관**은 해당 산정항목에 대하여 공휴 · 야간 가산 등 각종 가산율을 산정하지 아니한다.

④「의료법」 제39조시설 등의 공동이용에 따라 참여의에 의해 개방병원에서 이루어진 입원 및 외래 수술 등의 진료인 경우에는「상해외인」란에 개방병원 진료 구분자 "P"를 기재한다. 또한, 의료기관에 소속된 촉탁의 또는 협약 의료기관의 의사가 해당 의료기관이 아닌「사회복지사업법」에 따른 사회복지시설「노인장기요양보험법」에 따른 장기요양기관을 포함내에서 시설입소자 사회복지 시설에서 숙식하는 자를 뜻함에게 진료 후 원외처방한 경우약국의 처방조제 포함, 촉탁의가 소속된 의료기관또는 협약의료기관 및 사회복지시설이 모두 의약분업예외지역에 해당되어 사회복지시설에서 진료 후 의료기관에서 원내조제하거나 한의사가 원내조제한 경우, 의료기관에 소속된 촉탁의또는 협약 의료기관의사가 사회복지시설에서 정신질환자를 진료 후 의료기관에서 원내직접조제 · 투약한 경우 "J"를 기재한다. 그리고, 결핵환자 의료비지원대상이「본인일부 부담금 산정특례에 관한기준」 제5조 및 같은 기준 별표4. 희귀난치성질환자 산정특례 대상에서 정한 해당상병으로 가정간호를 받고 명세서 작성 시 특정기호 'V231'을 기재하는 경우에는 "L"을 기재한다.

⑤ **"특정기호"**란에는 만성신부전증환자 등「본인일부부담금 산정특례에 관한 기준」 및 장기이식신장, 간, 췌장 등환자 등「장기등이식에 관한 법률」 등에 해당되는 경우 해당 코드'별표6. 특정기호 코드' 참조를 기재한다.

⑥ **"등록번호"**란은 등록중증질환자 및 희귀난치성질환자가 해당 산정특례 대상 상병합병증포함으로 진료를 받은 경우 또는 등록 틀니 및 치과 임플란트환자가 대상 상병으로 진료를 받은 경우에 해당되는 등록번호를 기재한다.

표 9-10 의 · 치과(MEDSHE) 요양급여비용(의료급여비용) 명세서

항목명	MODE	POSITION	항목 설명
청구번호	an(10)	1	(요양급여비용 심사청구서의 항목설명 참조)
명세서 일련번호			요양급여비용 명세서의 일련번호로 아래 예시와 같이 5자리 숫자로 순차적으로 기재하되 반드시 00001부터 연이어 기재 단, 100,000번째부터는 A0000부터 연이어 기재

〈계속〉

항목명	MODE	POSI-TION	항목 설명
			• 유형 1. 50번째 명세서인 경우 다음과 같이 기재 - 00050 2. 100,500번째 명세서인 경우 다음과 같이 기재 - A0500
내역구분	an(5)	16	• A : 일반내역
서식번호	an(4)	17	• 서식번호 H020 : 건강보험 의과 입원 요양급여비용명세서 H120 : 건강보험 의과 입원 요양급여비용명세서(요양병원 장기 환자) H021 : 건강보험 의과 외래 요양급여비용명세서 H022 : 건강보험 치과 입원 요양급여비용명세서 H023 : 건강보험 치과 외래 요양급여비용명세서 H030 : 의료급여 의과 입원 명세서 H130 : 의료급여 의과 입원 명세서(요양병원 장기환자) H031 : 의료급여 의과 외래 명세서 H032 : 의료급여 치과 입원 명세서 H033 : 의료급여 치과 외래 명세서
요양기관(의료급여기관(기호)	an(8)	21	(요양급여비용심사청구서와 동일)
보장기관기호	an(11)	29	의료급여를 받는 수급권자의 관할 시 · 군 · 구 기호를 기재
의료급여종별 구분	an(1)	40	의료급여종별 구분 기재 • 의료급여종별구분 1: 1종 2: 2종 4: 행려 6: 2종 장애인의 2차의료급여 8: 2종 장애인의 1차의료급여 N: 노숙인 1종
공상 등 구분	an(1)	41	• 공상 등 구분 0: 무 1: 공상 4: 보훈위탁진료 요양기관의 보훈국비환자(건강보험 또는 의료급여 수급권자) 7: 보훈위탁진료 요양기관의 보훈국비환자(상이처, 무자격자) 8: 군인가족, 예비역장군 및 대령, 창군 및 6 · 25참전요원의 군 요양기관 이용 시

〈계속〉

항목명	MODE	POSI-TION	항목 설명
			9: 군인, 군무원의 군 요양기관 이용 시 B: 보훈병원의 국비일반(상이처, 무자격자) 또는국비보험(급여) 1차 C: 차상위 희귀질환 또는 중증질환 본인부담경감대상자 D: 보훈병원의 국비보험(급여) 2차 E: 차상위 만성질환18세미만 본인부담경감대상자 F: 차상위 장애인 만성질환18세미만 본인부담경감대상자 G: 긴급복지 의료지원대상자 H: 희귀난치성질환 지원대상자
정액 · 정률구분	an(1)	42	• 읍 · 면소재 병원 및 종합병원의 건강보험 외래요양급여비용명세서를 월단위로 통합하여 작성하는 경우 정액, 정률 여부를 기재(2007.7.31일까지의 진료분만 해당) 0: 정액 9: 정률 • 요양병원 장기환자 입원요양급여비용명세서의 경우 정액수가 적용과 행위별수가 적용(특정기간) 여부를 기재 1: 정액수가 적용 2: 행위별수가 적용(특정기간)
청구구분			보완청구, 추가청구(진료내역 일부 누락분 추가청구), 입원요양 급여비용 분리청구 시 구분코드를 기재
코드	an(1)	43	1: 보완청구 2: 추가청구 3: 분리청구
접수번호	an(7)	44	보완청구, 추가청구, 입원요양급여비용 분리청구의 경우 당초 청구한 명세서의 접수번호를 기재. 단, 보훈병원 국비보험(급여) 2차명세서의 경우 1차명세서 접수번호를 기재
명세서일련번호	an(5)	51	보완청구, 추가청구, 입원요양급여비용 분리청구의 경우 당초 청구한 명세서의 일련번호를 기재. 단, 보훈병원 국비 보험(급여) 2차명세서의 경우 1차명세서 일련번호를 기재
사유코드	an(2)	56	보완청구의 경우 당초 청구한 명세서의 심사불능 사유를 기재
최초입원개시일	an(8)	58	입원 요양급여비용 분리청구의 경우 최초입원개시일을 기재 • 유형 : CCYYMMDD
가입자(세대주) 성명	an(20)	66	건강보험의 경우 가입자성명, 의료급여는 세대주성명을 한글로 기재하되, 반드시 성과 이름을 붙여서 기재
증번호(보장시설 및 노숙인시설기호)	an(20)	86	건강보험은 증번호를 기재하고, 보장시설에 입소해 있는 의료급여환자 또는 노숙인 의료급여환자가 진료를 받은 경우 보장기관(시 · 군 · 구)에서 부여한 보장시설기호 또는 노숙인시설기호를 기재

〈계속〉

항목명	MODE	POSI-TION	항목 설명
수진자성명	an(20)	106	수진자의 성명을 한글로 기재하되 반드시 성과 이름을 붙여서 기재
수진자 주민등록번호	an(20)	126	수진자의 주민등록번호를 기재하되 생년월일 다음의"–"는 기재 생략
요양급여일수	an(20)	139	해당 요양급여비용명세서에서 요양급여를 받은 실 일수를 기재하되, 입원 또는 내원일수에 원내투약일수를 산입하여 기재. 이때 내원 또는 입원일수와 투약일수가 중복될 때에는 1일로 계산함
입원일수, 총내원일수	n(3)	142	입원 또는 내원하여 진료를 받은 실 일수를 기재
공란	n(31)	145	
입원경로	an(2)	176	병원급이상 입원 환자의 경우 요양기관 도착경로와 입원경로를 조합하여 기재 • 도착경로 1: 타요양기관경유 2: 응급구조대후송 3: 기타 • 입원경로 1: 응급실 2: 외래
진료결과	an(1)	178	요양급여비용명세서상 최종 진료일의 환자상태를 구분하여 기재 • 진료결과 1: 계속 2: 이송 3: 회송 4: 사망 9: 퇴원 또는 외래 치료종결
요양급여비용 총액 1	n(10)	179	기본 진료료, 약제 등요양기관 종별 가산율이 적용되지 않는 요양 급여비용, 요양기관 종별 가산율이 적용되는 진료행위료와 가산금액을 모두 합하여 총 금액에서 10원 미만 절사한 금액을 기재하되, 100분의 100미만 총액, 100분의 100본인부담 및 비급여를 제외한 총 금액을 기재단, 보훈병원의 국비일반(상이처, 무자격자) 또는 국비보험(급여) 2차명세서의 경우 보훈병원 의료수가를 적용한 총 금액 및 가산 금액을 모두 합하여 기재 (※국비가산적용이전 금액임)
본인일부부담금	n(10)	189	•「국민건강보험법 시행령」 별표 2 및 같은 법 시행규칙 별표 3에 따른 본인일부부담금(같은 법 시행령 별표 2 제4호 및 제6호에 따른 금액을 제외)을 기재

〈계속〉

항목명	MODE	POSI-TION	항목 설명
본인일부부담금	n(10)	189	• 본인일부부담금은 100원 미만 절사한 금액으로 기재하되, 입원진료의 경우에는 10원 미만 절사한 금액으로 기재(단, 상급종합병원, 종합병원, 병원, 치과병원 및 요양병원의 2009.6.30. 이전 진료분 까지는 10원 미만 절사한 금액으로 기재) - 본인부담정액제에 해당하는 경우는 정액 본인일부부담금을 기재 - 「국민건강보험법 시행령」 19조에 따른 본인부담상한액초과금이 발생한 경우는 실제 본인이 부담하는 금액과 본인부담상한액초과금을 합하여 기재 - 희귀질환 지원대상자의 경우는 '희귀질환자 의료비 지원사업'에 따른 해당지원대상자에게 지원하는 비용을 포함하여 기재 - 차상위 장애인 만성질환 · 18세 미만 본인부담경감대상자의 경우는 「국민건강보험법 시행령」 별표 2에 따른 본인부담액 중 '장애인복지사업'에서 지원하는 장애인의료비를 제외한 금액을 기재 - 긴급복지 의료지원대상자가 본인부담상한액초과금이 발생한 경우는 실제 본인이 부담하는 금액, '긴급지원사업'에서 지원하는 지원금 및 본인부담상한액초과금을 합하여 기재(건강보험 100분의 100 본인부담금 제외) - 결핵환자 의료비지원대상은 실제 본인이 부담하는 금액과 '결핵환자 의료비지원사업'에서 지원하는 지원금을 합하여 기재하고 본인부담상한액초과금이 발생한 경우는 실제 본인이 부담하는 금액, '결핵환자 의료비지원사업'에서 지원하는 지원금, 본인부담상한액초과금을 합하여 기재 - 입원명령결핵환자 지원대상은 '입원명령결핵환자지원사업'에서 지원하는 지원금을 기재하고 본인부담상한액초과금이 발생한 경우는 '입원명령결핵환자지원사업'에서 지원하는 지원금, 본인부담상한액 초과금을 합하여 기재(건강보험 100분의 100 본인부담금 제외) - 잠복결핵감염 검진비지원대상은 '잠복결핵감염 검진비지원사업'에서 지원하는 지원금을 기재(건강보험 100분의 100 본인부담금 제외) - 잠복결핵감염 치료비지원대상은 '잠복결핵감염 치료비지원사업'에서 지원하는 지원금을 포함하여 기재(건강보험 100분의100 본인부담금 제외)

〈계속〉

항목명	MODE	POSI-TION	항목 설명
			– 보훈 국비환자 또는 보훈감면환자의 경우에는 「국가보훈대상자 의료지원에 관한 규칙」에 따른 본인일부부담금을 기재하고 보훈병원 국비보험(급여) 2차명세서의 경우 1차명세서 심결 본인일부부담금을 기재
본인부담상한액초과금	n(10)	199	「국민건강보험법 시행령」 제19조제6항에 따라 입원기간 내에 본인일부부담금의 총액(법 제44조제2항 및 영 제19조제3항에 따른 금액)이 같은 법 시행령 별표 3에 따라 산정한 본인부담상한액의 최고금액을 넘는 경우에는 그 초과금액(본인부담상한액을 확인할 수 있는 경우에는 그 초과금액)을 기재하며, 입원건의 분리 또는 추가청구시에는 원청구와 연계하여 초과한 금액을 기재. 이 경우 다른 법령에 따라 국가나 지방자치단체로부터 받는 의료비 지원금(요양급여비용 명세서에 기재하여야 하는 지원금에 한한다)을 제외하고 본인부담상한액초과금을 기재
청구액	n(10)	209	요양급여비용총액 1에서 「국민건강보험법 시행령」 별표 2 및 같은 법 시행규칙 별표 3에 따른 본인일부부담금을 제외한 금액을 기재하며, 차상위 장애인 만성질환 18세 미만 본인부담경감대상자의 경우는 요양급여비용총액 1에서 본인일부부담금과 장애인의료비를 제외한 금액을 기재 단, 보훈위탁진료 요양기관의 보훈국비환자 중 상이처, 무자격자인 경우 '0'으로 기재하며, 보훈병원 국비보험(급여) 2차명세서의 경우 1차명세서 심결공단부담금을 기재
지원금	an(2)	219	• 희귀질환 지원대상자의 경우 '희귀질환자 의료비 지원사업'에 따른 해당 지원대상자에게 지원하는 비용을 기재 • 긴급복지 의료지원대상자의 경우 '긴급지원사업'에 따른 해당 지원대상자에게 지원하는 비용을 기재 • 결핵환자 의료비지원대상은 '결핵환자 의료비지원사업'에서 지원하는 금액(본인부담상한액초과금이 발생한 경우는 본인부담상한액초과금을 제외한 본인일부부담금에서 지원하는 금액)을 10원 미만 절사하여 기재 • 입원명령결핵환자 지원대상은 '입원명령결핵환자지원사업'에서 지원하는 금액(전액본인부담 항결핵약제비 포함)을 10원 미만 절사하여 기재하되 본인부담상한액초과금이 발생한 경우는 본인부담상한액초과금을 제외한 금액을 기재 • 잠복결핵감염 검진비지원대상은 '잠복결핵감염 검진비 지원사업'에서 지원하는 금액을 10원 미만 절사하여 기재

〈계속〉

항목명	MODE	POSI-TION	항목 설명
			• 잠복결핵감염 치료비지원대상은 '잠복결핵감염 치료비 지원사업'에서 지원하는 금액을 10원 미만 절사하여 기재
장애인의료비	n(10)	229	• 의료급여의 경우 의료급여 2종 장애인 1차진료 및 2차 진료의 경우 해당 금액을 기재 • 건강보험의 경우 차상위 장애인 만성질환 18세 미만 본인부담경감대상자의 경우 해당 금액을 기재
대불금	n(10)	239	2종 의료급여 수급권자의 입원진료의 경우 대불금 신청시만 기재
요양급여비용총액 2, 진료비총액	n(10)	249	• 요양급여비용총액 2 : 요양급여비용총액 1과 건강보험(의료 급여) 100분의 100 본인부담금총액을 합하여 기재하되, 10원 미만 절사한 금액을 기재 • 진료비 총액 : 다음의 보훈국비환자인 경우에 한하여 기재 - 보훈위탁진료 요양기관의 보훈국비환자 진료분인 경우 비급여와 요양급여비용 [건강보험 (의료급여)100분의 100본인부담금총액, 보훈 등 100분의 100 본인부담 포함]을 모두 합한 총 금액을 기재하되, 10원 미만 절사한 금액을 기재 - 보훈병원의 국비일반(상이처, 무자격자) 또는 국비보험(급여) 2차명세서의 경우 보훈병원 의료수가를 적용한 총 금액을 기재하되, 국비가산 금액을 합하여 10원 미만 절사한 금액을 기재
보훈청구액	n(10)	259	다음의 보훈국비환자인 경우에 한하여 기재 - 보훈위탁진료 요양기관의 보훈국비환자 또는 보훈병원 국비일반 (상이처, 무자격자) 명세서의 경우 진료비총액에서 본인일부 부담금, 청구액, 보훈 본인일부부담금 및 건강보험(의료급여) 100분의 100 본인부담금총액을 제외한 금액을 기재 - 보훈병원 국비보험(급여) 2차명세서의 경우 진료비총액에서 1차명세서 심결 공단부담금, 본인일부부담금, 건강보험(의료급여) 100분의 100 본인부담금총액 및 보훈 본인일부 부 담금을 제외한 금액을 기재
공란	n(10)	269	
공란	n(10)	279	

〈계속〉

항목명	MODE	POSI-TION	항목 설명
건강보험(의료급여)100분의 100 본인부담금 총액	n(10)	289	건강보험(의료급여) 100분의 100 본인부담금을 합하여 기재하되, 10원 미만 절사한 금액을 기재 다만, 보훈병원 국비보험(급여) 1차명세서의 경우 「국가보훈대상자 의료지원에 관한 규칙」에 따른 금액을 기재하고 2차 명세서의 경우 1차명세서 심결 건강보험(의료급여) 100분의100 본인부담금총액을 기재
보훈 본인일부부담금	n(10)	299	다음의 보훈국비환자인 경우에 한하여 기재 - 보훈위탁진료 요양기관의 보훈 국비환자 또는 보훈 병원국비일반(무자격자) 명세서의 경우 「국가보훈대상자 의료지원에 관한 규칙 」에 따른 보훈 등 100분의 100 본인부담액과 비급여를 합한 금액의 해당 본인일부부담금을 기재 - 보훈 본인일부부담금은 100원 미만 절사한 금액으로 기재하되, 입원진료의 경우에는 10원 미만 절사한 금액으로 기재 단, 보훈병원의 국비보험(급여) 2차의 명세서의 경우 비급여항을 합한 금액의 해당 본인일부부담금을 기재
100분의 100 미만 총액	n(10)	309	A항과 B항의 치료재료, 약제 등 요양기관 종별가산율이 적용되지 않은 요양급여비용, 요양기관 종별 가산율이 적용되는 진료행위와 가산금액을 합하여 총 금액에서 10원 미만 절사한 금액을 기재 단, 보훈병원의 국비일반(상이처, 무자격자) 또는 국비보험 2차명세서의 경우 보훈병원 의료수가를 적용한 총 금액 및 가산금액을 모두 합하여 기재 (※국비가산적용 이전 금액임)
100분의 100 미만 본인일부 부담금	n(1)	319	•「요양급여비용의 100분의 100 미만의 범위에서 본인부담률을 달리 적용하는 항목 및 부담률의 결정 등에 관한 기준」 제3조에 따른 본인일부부담금을 기재하되 10원 미만 절사한 금액을 기재
100분의 100 미만 본인일부부담금			- 보훈 국비환자의 경우에는 국가보훈대상자 의료지원에 관한 규칙 에 따른 100분의 100 미만 본인일부부담금을 기재하고 보훈병원 국비보험 2차명세서의 경우 1차명세서 심결 100분의 100 미만 본인일부부담금을 기재

〈계속〉

항목명	MODE	POSI-TION	항목 설명
100분의 100 미만 청구액	n(10)	329	100분의 100 미만 총액에서 「요양급여비용의 100분의 100 미만의 범위에서 본인부담률을 달리 적용하는 항목 및 부담률의 결정 등에 관한 기준」 제3조에 따른 본인일부부담금을 제외한 금액을 기재 단, 보훈위탁진료 요양기관의 보훈국비환자 중 상이처, 무자격자인 경우 '0'으로 기재하며, 보훈병원 국비보험 2차명세서의 경우 1차명세서 심결공단부담금을 기재
100분의 100 미만 보훈청구액	n(1)	339	다음의 보훈국비환자인 경우에 한하여 기재 - 보훈위탁진료 요양기관의 보훈국비환자 또는 보훈병원 국비일반(상이처, 무자격자) 명세서의 경우 100분의 100 미만 총액에서 100분의 100 미만 본인일부부담금 및 100분의 100 미만 청구액을 제외한 금액을 기재 - 보훈병원 국비보험 2차명세서의 경우 100분의 100 미만 총액에서 1차명세서 심결 100분의 100 미만 본인일부부담금 및 100분의 100 미만 청구액을 제외한 금액을 기재

4. 요양급여비용 심사·지급업무 처리기준

1. 요양급여비용의 목적과 심사청구 및 접수

(1) 요양급여비용의 목적

이 기준은 국민건강보험법이하 "법"이라 한다 시행규칙 제20조제1항 및 제4항에 따른 요양급여비용 심사결과통보서의 서식과 요양급여비용 심사 · 지급에 필요한 사항을 규정함을 목적으로 한다.

(2) 요양급여비용의 심사청구 및 접수

① 요양기관이 요양급여비용의 심사청구를 하고자 하는 때에는 보건복지부장관이 별도 고시한 "요양급여비용 청구방법, 심사청구서 · 명세서 서식 및 작성요령이하 "작성요령"이라 한다"에서 정한 바에 따라 요양급여비용 심사청구서와 요양급여비용 명세서

를 작성하여 건강보험심사평가원이하"심사평가원"이라 한다에 제출하여야 한다.

② 심사평가원은 제1항에 따른 요양급여비용 심사청구서와 요양급여비용명세서를 제출받았을 경우, 지체없이 별지 제1호 서식의 요양급여비용 심사청구서 · 명세서 접수증을 발급하여야 한다.

2. 요양급여비용 심사청구서 등의 수정·보완 요청

① 심사평가원은 요양기관으로부터 제출받은 요양급여비용 심사청구서와 요양급여비용 명세서의 "청구오류"로 요양급여비용의 심사가 곤란한 경우에는 그 사유를 명기하여 반송하거나, 2일의 기간 내에 수정 · 보완할 것을 정보 통신망"포털서비스, 인터넷 등"을 말한다을 이용하여 요청할 수 있다.

② 제1항에 따라 심사평가원으로부터 요양급여비용 심사청구서와 요양급여비용 명세서를 반송받은 요양기관은 "작성요령"에서 정한 바에 따라 그 사유를 보완하여 다시 청구하여야 하며, 요양급여비용 명세서에 대한 수정 · 보완 요청을 받은 요양기관은 제1항에서 정한 기간 내에 청구 오류를 수정 · 보완하여야 한다.

③ 제1항 및 제2항에 따라 요양기관이 청구오류를 수정 · 보완하는 기간은 법 시행규칙 제20조제2항 후단에 따라 요양급여비용 심사기간에 산입하지 아니한다.

표 9-11 건강보험 요양급여비용(의료급여비용) 심사청구서 · 명세서 등 접수(반송)증(MEDREP)

항목명	항목 설명
서식번호	• 서식번호 F010: 요양급여비용 심사청구서 · 명세서 등 접수(반송)증
요양기관기호	요양기관기호 또는 의료급여의 경우, 의료급여기관기호 기재
신청구분	요양기관에서 청구한 신청구분 기재 • 신청구분 1 : 요양급여비용 청구서
접수일자	심사평가원에서 접수한 날짜를 기재 • 유형 : CCYYMMDD
지원	요양급여비용 심사청구서를 접수한 심사평가원 해당 본 · 지원 구분 기재 • 구분 00 : 본원 01 : 서울지원 02 : 부산지원 03 : 대구지원 04 : 광주지원 05 : 대전지원 06 : 수원지원 07 : 창원지원

〈계속〉

항목명	항목 설명
구분	요양급여비용 심사청구서 등의 접수, 반송여부를 구분 • 구분 7AT : 접수 7ET : 반송
접수번호	심사평가원에서 부여한 접수번호 기재
진료연월	요양급여비용 심사청구서상의 진료 연월 기재 유형: CCYYMM
보험자종별 구분	요양급여비용 심사청구서상의 보험자종별 구분 기재 • 구분 4 : 건강보험 5 : 의료급여 7 : 보훈위탁진료 요양기관의 상이처 · 무자격자 또는 보훈병원의 국비일반 (상이처 · 무자격자), 국비보험(급여) 2차
청구구분	요양급여비용 심사청구서상의 청구구분을 기재 • 구분 0 : 원청구 1 : 보완청구 2 : 추가청구
청구/신청번호 통보번호	요양급여비용 심사청구서에 기재된 청구번호 기재, 검체검사 공급내역 통보서의 통보번호 또는 구입내역 통보서 및 목록표의 신청번호 기재
위탁기관기호	검체검사를 위탁한 요양기관기호 기재
접수구분	심사평가원에 접수된 청구서, 통보서 등을 구분 기재 • 구분 1 : DRG청구서 2 : 요양급여비용 심사청구서 3 : 검체검사공급내역 통보서 4 : 구입내역 통보서 등을 구분 5 : PACS 6 : 정신과 정액 7 : 요양병원 장기환자 8 : 요양병원 환자평가표
건수	접수 또는 반송되는 요양급여비용 심사청구서 등의 총 건수 기재
청구액	접수 또는 반송되는 요양급여비용 심사청구서의 청구액 기재
반송사유 명세서 일련번호	반송되는 요양급여비용 심사청구서 등의 반송사유 해당 명세서 일련번호 기재
사유 코드	심사평가원에서 반송하는 사유 코드를 기재

[별지 제1호서식]

요양급여비용 심사청구서 · 명세서 접수증

요양기관기호 : 요양기관명 :

접수번호	진료 년월	보험자 구 분	청구 구분	청구 건수	청구금액	접수번호	진료 년월	보험자 구 분	청구 구분	청구 건수	청구금액

주) 1. 보험자 구분란은 4=국민건강보험공단, 5=의료급여, 7=보훈(상이처, 무자격자)
2. 청구구분란은 0=원청구, 1=보완청구, 2=추가청구

귀하께서 제출하신 요양급여비용심사청구서와 명세서를 상기와 같이 접수하였음을 알려드립니다.

20 년 월 일

건 강 보 험 심 사 평 가 원 장

3. 요양급여비용의 심사(지급업무 처리기준 제4조)

① 심사평가원은 요양급여비용의 심사청구를 받은 때에는 그 심사청구 내역을 요양기관, 질병명, 진료분야, 청구항목 단위 등으로 분석하고 적정한 심사방법을 정하여 공정하고 타당하게 심사하여야 한다.

② 심사평가원은 요양급여비용을 심사함에 있어 다음 각 호에 적합한지를 심사하여야 한다.

1. 「의료법」, 「의료기사 등에 관한 법률」, 「응급의료에 관한 법률」, 「보건의료기본법」, 「약사법」, 「마약류 관리에 관한 법률」 등 보건의료관계법규
2. 법 제41조제3항에 따른 「국민건강보험 요양급여의 기준에 관한 규칙」이하 "기준규칙"이라 한다 및 기준규칙에 따라 보건복지부장관이 고시한 사항단, 심사평가원장이 공고하는 '중증질환자에 대한 처방투여 약제에 관한 적용기준 및 방법에 관한 세부사항'을 포함한다.
3. 법 제45조 및 제46조에 따른 요양급여비용의 산정내역
4. 보건복지부장관이 정한 요양급여비용의 산정지침

③ 심사평가원장은 요양급여비용의 심사를 함에 있어 의학적 타당성을 전문적으로 판단하기 위하여 별도의 전문심사위원회를 설치 · 운영할 수 있다.

④ 심사평가원장은 제2항에 따른 심사기준을 심사에 적용함에 있어 불분명한 사항이 있는 경우 심사지침을 공고하여 운영할 수 있다. 이 경우, 보건복지부장관에게 이를 요청하거나, 법 제66조에 따라 설치된 진료심사평가위원회 또는 제3항에 따른 전문심사위원회의 심의를 거쳐 공고하고, 공고한 이후의 진료분부터 심사에 적용하여야 한다.

⑤ 심사평가원장은 제4항에 따른 심사지침을 심사에 적용함에 있어 전문분야별로 널리 인정되는 교과서나 임상진료지침 등을 함께 활용할 수 있다. 이 경우, 제4항의 절차를 거쳐 그 목록을 구체적으로 공고하여야 한다.

4. 심사관련 자료의 요청(제5조)

① 심사평가원은 요양기관으로부터 제출받은 자료만으로 요양급여비용의 심사가 곤란하다고 인정되는 경우에는 진료기록부, 수진자에게 발행된 진료비계산서 사본 등

요양급여비용 심사에 필요한 자료"심사자료"의 제출을 요청할 수 있다.

② 제1항에 따라 심사자료의 제출을 요청하는 경우에는 심사평가원은 10일의 기간을 정하여 요청하여야 하며, 동 기간 내에 심사자료를 제출하지 아니하는 경우에는 다시 7일의 기간을 정하여 심사자료의 제출을 요청하여야 한다.

③ 진료기록부 등 심사자료의 제출을 요청받은 요양기관이 심사자료를 제출하는 데 소요된 기간은 요양급여비용 심사 기간에 산입하지 아니한다.

5. 요양급여비용 내역의 현지확인(제6조)

① 심사평가원장은 요양기관으로부터 제출받은 자료, 요양기관으로부터 제출받은 요양기관 현황 등 요양급여비용 산정내역에 관한 사항 등에 대한 사실 여부를 확인할 필요가 있다고 인정하는 때에는 소속직원으로 하여금 당해 사항에 대하여 요양기관에 방문하여 확인하게 할 수 있다.

② ①에 따라 심사평가원의 소속직원이 요양기관을 방문하여 확인을 하는 경우에는 별지 제2호 서식에 의한 요양급여비용 현지확인통보서와 심사평가원의 소속 직원임을 증명할 수 있는 신분증을 요양기관의 장에게 제시하여야 한다.

6. 요양급여비용의 진료사실 확인(제7조)

① 심사평가원은 요양급여비용 명세서와 진료기록부 등의 심사자료를 대조하여 심사한 결과 일률적인 진료형태가 나타나는 등 요양급여비용의 진료사실 확인이 필요하다고 인정하는 경우에는 가입자 또는 피부양자에 대하여 진료사실의 확인을 할 수 있다.

② 심사평가원은 가입자 또는 피부양자에 대한 진료사실을 확인할 때 가입자 또는 피부양자의 주소 등이 확인되지 아니하여 실시가 곤란한 경우에는 국민건강보험공단 이하"공단"에 진료사실의 확인을 의뢰하여야 한다.

7. 요양급여비용 심사결과의 통보(제8조)

① 심사평가원은 요양급여비용의 심사를 한 경우에는 지체없이 별지 제3호서식에 의

한 요양급여비용 심사결과통보서에 다음 각 호의 사항을 기재하여 요양기관 및 공단에 통보하여야 한다. 다만, 심사결과 조정내역이 있는 경우에는 항목별 · 사유별 세부내역과 구체적인 조정근거를 요양기관에 함께 통보하여야 한다.

- 요양급여비용 심사청구서에 관한 사항
- 요양급여비용 심사담당자의 성명 및 전화번호, 심사위원 성명
- 명세서 별 요양급여비용 심사내역 심사조정내역이 없을 경우, 생략할 수 있다
- 요양급여비용 심사조정사항이 있을 경우 항목별, 사유별 조정내역 및 심사결정사항
- 요양급여비용의 심사가 불가하거나 보류중일 경우 그 내역
- 요양급여를 받은 자의 가입자 또는 피부양자 자격이 없을 경우 그 내역

② 심사평가원은 공단이 다음 각 호의 업무수행을 위해 필요한 경우 심사결과의 항목별, 사유별 세부내역을 공단에 제공한다.

- 법 제57조에 따른 부당이득의 징수
- 법 제87조제2항에 따른 이의신청
- 공단의 처분 등에 대한 쟁송
- 보건복지부장관이 공단 업무 수행에 필요하다고 인정하는 경우

③ 심사평가원은 제4조의2제3항에 따른 심사내역에 대한 확인 결과, 새로운 조정사유를 확인한 경우에는 그 내역을 요양기관 및 공단에 통보하여야 한다.

요양급여비용의 심사방법 및 절차 등(제4조의2제3항)

③ 심사평가원은 다음 각 호의 어느 하나에 해당하는 경우에는 제9조에 따른 요양급여비용의 지급 후 심사내역을 확인할 수 있다.

1. 법 시행령 이하 "영"이라 한다 제21조제3항에 따른 요양급여
2. 영 제22조에 따른 약제 및 치료재료의 금액
3. 제4조제2항제2호에서 가입자등별로 요양급여 실시 횟수나 기간 등을 제한하거나 요양기관간 연계 확인이 필요한 사항
4. 법 제43조에 따른 신고 사항에 대한 사실여부 확인

〈계속〉

5. 국가, 지방자치단체, 공공기관 등이 법률에 근거하여 확인 요청을 하는 경우 또는 환자 안전에 관한 중요사항 등 사회적 요구가 있는 경우로서 심사평가원장이 심사 내역 확인이 필요하다고 인정하는 요양급여비용
6. 기타 명백한 청구 착오 건으로 보건복지부장관의 승인을 받아 내역 확인이 필요하다고 인정되는 경우의 요양급여비용

8. 요양급여비용의 지급(제9조)

① 공단은 심사평가원의 요양급여비용의 심사결과를 통보받은 때에는 지체없이 지급 전 사전점검 후 요양기관의 금융기관채신관서 포함 계좌번호로 요양급여비용을 송금하고 그 내역을 별지 제4호 서식에 의한 요양급여비용 지급통보서에 의하여 요양기관에 통보하여야 한다. 이 경우 법률 제11141호 국민건강보험법 일부개정법률 부칙 제10조의 규정에 의한 재정구분 계리기간 동안 지역가입자, 공무원 및 교직원인 직장가입자와 그 피부양자, 근로자 및 사용자인 직장가입자와 그 피부양자의 요양급여비용을 요양급여개시일 현재 자격취득 상태로 구분 계리하여 지급할 수 있다.

② 공단은 지급 전 사전점검결과 지급불능사항이 있을 경우에는 당해 요양기관이 납득할 수 있도록 항목별, 사유별 내역을 요양기관에 통보하여야 한다.

③ 공단이 요양기관에 지급할 요양급여비용은 법 제107조에 따라 요양급여비용 명세서별로 끝수 처리한 금액으로 한다.

④ 공단은 다음의 어느 하나에 해당하는 경우에는 그 공제내역을 요양기관에 통보하여야 한다

- 요양기관에 지급할 요양급여비용에서 과다하게 납부된 본인일부부담금을 공제한 경우
- 「소득세」 및 「지방세법」이 정하는 바에 따라 소득세 및 주민세를 원천징수하여 공제한 경우
- 「의료사고 피해구제 및 의료분쟁 조정 등에 관한 법률」이 정하는 바에 따라 한국의료분쟁조정중재원이 요청한 의료사고 보상금 및 손해배상금 대불비용을 공제한 경우

• 그 밖에 요양급여비용의 차감이 있는 경우

9. 정보통신망에 의한 통보(제10조)

① 심사평가원은 요양급여비용 심사청구서 · 명세서 접수증 및 요양급여비용 심사결과 통보서를, 공단은 요양급여비용 지급통보서를 전산기록장치에 의한 자기매체 또는 정보통신망을 이용하여 요양기관에 송부할 수 있다.

② 심사평가원은 요양급여비용 심사결과통보서를 전산기록장치에 의한 자기매체 또는 정보통신망에 의하여 공단에 통보할 수 있다.

10. 심사결과에 대한 이의신청(제11조)

① 요양기관 또는 공단은 심사평가원의 요양급여비용의 심사결과에 이의가 있을 때에는 처분이 있음을 안 날부터 90일 이내에 문서로 이의신청을 하여야 하며 처분이 있은 날부터 180일이 경과하면 이를 제기하지 못한다. 다만, 정당한 사유에 의하여 그 기간 내에 이의신청을 할 수 없었음을 소명한 때에는 그러하지 아니하다. 이 경우, 제8조제3항에 따른 새로운 조정사유에 대한 이의신청일 경우에는 조정사유를 통보받은 날로부터 기산한다.

② 심사평가원은 ①에 따른 이의신청을 받은 때에는 60일 이내에 이의신청결과를 통보하여야 한다. 다만, 부득이한 사정이 있을 경우에는 30일의 범위 안에서 그 기간을 연장할 수 있으며, 기간을 연장한 때에는 결정기간이 만료되기 7일 전까지 이의신청인에게 이를 통지하여야 한다.

③ 이의신청 및 이의신청의 결정서식은 법 시행규칙 제56조의 규정에 의한 서식에 의한다.

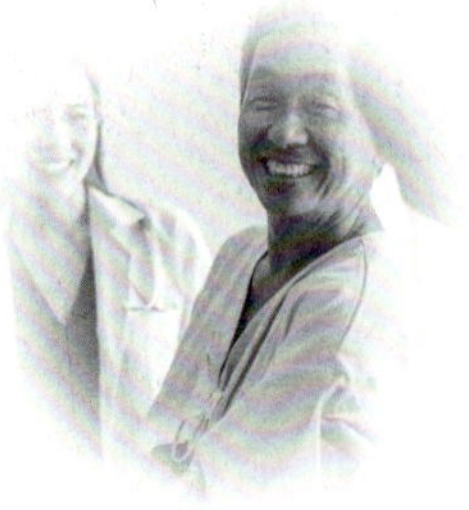

Chapter 10

노인장기요양보험

1. 노인장기요양보험 제도

1. 노인장기요양보험의 목적(법 제1조)

고령이나 노인성 질병 등의 사유로 혼자서 일상생활을 수행하기 어려운 노인 등에게 제공하는 신체활동 또는 가사활동 지원 등의 장기요양급여에 관한 사항을 규정하여 노후의 건강증진 및 생활안정을 도모하고 그 가족의 부담을 덜어줌으로써 국민의 삶의 질을 향상하도록 함을 목적으로 한다.

2. 노인장기요양보험의 의의

각 개인 및 가족이 담당했던 치매나 중풍 등 노인에 대한 장기간에 걸친 간병, 장기요양 문제를 사회연대원리에 따라 국가와 사회가 분담한다.

① 장기요양이 필요한 노인성 질환자들이 계획적이고 전문적인 장기요양서비스를 받음으로써 보다 품위있게 노후를 보낼 수 있다.

② 장기요양을 직접 담당하던 중장년층은 정신적 · 육체적 · 경제적 부담을 줄일 수 있으므로 경제 · 사회활동에 전념할 수 있다.

③ 가정의 장기요양 부담이 해소되므로 자녀를 보살피는 환경이 더욱 좋아질 것으로 기대된다.

3. 노인장기요양보험 대상자(법 제2조)

65세 이상 노인 및 65세 미만의 자로서 치매 · 뇌혈관성 질환 등 대통령령으로 정하는 노인성 질병을 가진 자

[별표 1] (시행령 제2조 관련)

표 10-1 노인성 질병의 종류

구 분	질병명	질병코드
한국표준질병 · 사인분류	가. 알츠하이머병에서의 치매	F00
	나. 혈관성 치매	F01
	다. 달리 분류된 기타 질환에서의 치매	F02
	라. 상세불명의 치매	F03
	마. 알츠하이머병	G30
	바. 지주막하출혈	I60
	사. 뇌내출혈	I61
	아. 기타 비외상성 두개내 출혈	I62
	자. 뇌경색증	I63
	차. 출혈 또는 경색증으로 명시되지 않은 뇌졸중	I64
	카. 뇌경색증을 유발하지 않은 뇌전동맥의 폐쇄 및 협착	I65
	타. 뇌경색증을 유발하지 않은 대뇌동맥의 폐쇄 및 협착	I66
	파. 기타 뇌혈관질환	I67
	하. 달리 분류된 질환에서의 뇌혈관장애	I68
	거. 뇌혈관질환의 후유증	I69
	너. 파킨슨병	G20
	더. 이차성 파킨슨증	G21
	러. 달리 분류된 질환에서의 파킨슨증	G22
	머. 기저핵의 기타 퇴행성 질환	G23
	버. 중풍후유증	U23.4
	서. 진전(震顫)	R25.1

비고: 1. 질병명 및 질병코드는 「통계법」 제22조에 따라 고시된 한국표준질병 · 사인분류에 따른다.
2. 진전은 보건복지부장관이 정하여 고시하는 범위로 한다.

4. 국민건강보험과 노인장기요양보험의 차이점

국민건강보험은 주로 질병치료에 대한 보험급여로서 치매 · 중풍 등 질환의 진단, 입원 및 외래치료, 재활치료 등을 목적으로 병 · 의원 및 약국에서 제공하는 서비스를 급여대상으로 한다. 반면에 노인장기요양보험은 치매 · 중풍, 노화 및 노인성 질환 등으로 인하여 혼자 힘으로 일상생활을 영위하기 어려운 대상자에게 요양시설이나 재가 · 장기요양기관을 통해 신체활동 또는 가사활동 지원 등의 서비스를 제공한다.

5. 등급판정기준 및 절차

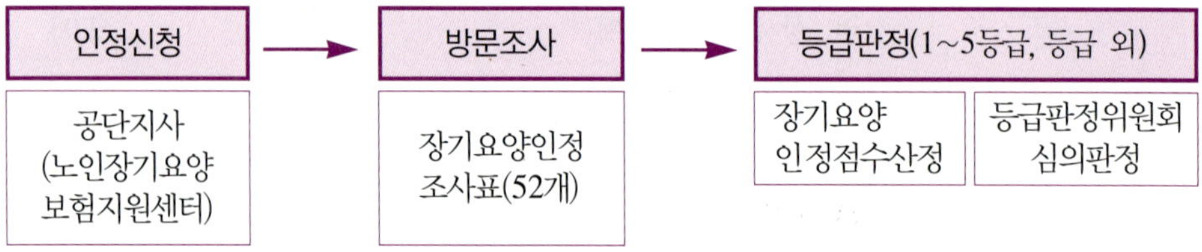

그림 10-1 등급판정 절차

(1) 의사소견서 발급비용 (규칙 제4조)

① 의사소견서의 발급비용은 의료기관의 종류에 따라 보건복지부장관이 정하여 고시하는 금액으로 한다.

② 신청인이 발급의뢰서를 통하여 의사소견서를 발급받는 경우 그 발급비용은 다음 각 호와 같이 부담한다.

1. 65세 이상의 노인이나 65세 미만의 자로서 노인성 질병을 가진 자 : 100분의 20은 본인이, 100분의 80은 공단이 부담한다.
2. 「의료급여법」에 따른 국민기초생활보장 대상자로 의료급여를 받는 사람 : 지방자치단체가 부담한다.
3. 「의료급여법」에 따른 국민기초생활보장 대상자가 아닌 자로 의료급여를 받는 사람 : 100분의 10은 본인이, 100분의 90은 국가와 지방자치단체가 부담한다.
4. 소득 · 재산 등이 보건복지부장관이 고시하는 일정 금액 이하인 자와 천재지변 등에 의한 생계곤란자 : 100분의 10은 본인이, 100분의 90은 공단이 부담한다.

③ 신청인이 절차에 의하지 아니하고 의사소견서를 발급받은 경우 그 발급비용은 전액 본인이 부담한다. 다만, 신청인이 다음 각 호의 어느 하나에 해당하는 경우에는 본인이 부담하는 금액을 제외한 나머지 금액을 공단에 청구할 수 있다.

1. 장기요양급여를 받을 자로 결정되거나 장기요양등급이 변경된 경우
2. 최초로 장기요양인정을 신청하거나 장기요양인정의 갱신을 신청한 경우

표 10-1 장기요양 인정신청의 종류

종 류	신청사유	신청시기	제출서류	신청인
최초신청	장기요양인정 신청을 처음 하는 경우	신청자격을 가진 자가 장기요양 급여를 받고자 하는 경우	• 장기요양인정 신청서 • 의사소견서	본인 또는 대리인
변경신청	장기요양급여를 받고 있는 동안 신체적 · 정신적 상태의 변화가 있는 경우	변경사유 발생 시	• 장기요양변경 신청서 • 의사소견서	본인 또는 대리인
갱신신청	장기요양인정 유효기간 종료가 예정된 경우	유효기간 종료 90일 전부터 30일 전	• 장기요양갱신 신청서 • 의사소견서	본인 또는 대리인
이의신청	통보받은 장기요양인정등급에 이의가 있을 경우	처분이 있은날로부터 90일 이내	• 이의신청서 • 사실입증서류	본인 또는 대리인

※ **장기요양 인정신청 등에 대한 대리** : 장기요양급여를 받으려는 자 또는 수급자를 대리하여 장기요양 인정신청 등을 하려는 자는 다음 각 호의 구분에 따라 대리인임을 증명하는 신분증 및 서류를 제시하거나 제출하여야 한다.

- 본인의 가족이나 친족 또는 이해관계인: 대리인의 신분증
- 사회복지전담공무원: 공무원임을 증명하는 신분증
- 특별자치시장 · 특별자치도지사 · 시장 · 군수 · 구청장(자치구의 구청장을 말한다. 이하 같다)이 지정한 자: 별지 제9호서식의 대리인 지정서

※ **의사소견서 제출기한**(규칙 제2조)

- 65세 이상 노인 : 등급판정위원회에 자료 제출 전까지
- 65세 미만 중 노인성 질병을 가진 자 : 신청서 제출 시

※ **의사소견서 제출 제외자** : 1차 판정결과 1등급 또는 2등급을 받을 것으로 예상되는 자로서 보건복지부장관이 정하여 고시하는 '거동불편자'에 해당하는 자, 보건복지부 장관이 고시하는 도서 · 벽지 지역 거주자, 장기요양 인정의 신청의 종류(규칙 제3조)

④ 의사소견서를 발급한 자는 제1항의 의사소견서 발급비용 중 본인 부담 비용을 제외한 나머지 비용을 별지 제4호서식의 의사소견서 발급비용 청구서에 따라 공단에 청구하여야 하며, 공단은 청구를 받은 날부터 30일 이내에 이를 심사한 후 지체 없이 그 비용을 지급하여야 한다.

표 10-2 의사소견서 발급비용 부담률

부담률	일반 신청자	의료급여 수급권자	법에 정한 저소득층 또는 생계곤란자, 경감대상자	국민기초생활 보장 수급권자
신청자	20%	10%	10%	–
공단	80%	–	90%	–
국가 또는 지자체	–	90%	–	100%

6. 장기요양 인정신청의 조사(법 제14조)

① 공단은 장기요양인정 신청서를 접수한 때 보건복지부령으로 정하는 바에 따라 소속 직원으로 하여금 다음 각 호의 사항을 조사하게 하여야 한다. 다만, 지리적 사정 등으로 직접 조사하기 어려운 경우 또는 조사에 필요하다고 인정하는 경우 특별자치시 · 특별자치도 · 시 · 군 · 구자치구를 말한다. 이하 같다에 대하여 조사를 의뢰하거나 공동으로 조사할 것을 요청할 수 있다.

1. 신청인의 심신상태
2. 신청인에게 필요한 장기요양급여의 종류 및 내용
3. 그 밖에 장기요양에 관하여 필요한 사항으로서 보건복지부령으로 정하는 사항

② 공단은 ① 각 호의 사항을 조사하는 경우 2명 이상의 소속 직원이 조사할 수 있도록 노력하여야 한다. 〈신설 2018. 12. 11〉

③ ①에 따라 조사를 하는 자는 조사일시, 장소 및 조사를 담당하는 자의 인적사항 등을 미리 신청인에게 통보하여야 한다.

④ 공단 또는 ①의 단서에 따른 조사를 의뢰받은 특별자치시 · 특별자치도 · 시 · 군 · 구는 조사를 완료한 때 조사결과서를 작성하여야 한다. 조사를 의뢰받은 특별자치시 · 특별자치도 · 시 · 군 · 구는 지체 없이 공단에 조사결과서를 송부하여야 한다.

• **공단 직원** 소정의 교육을 이수한 간호사, 사회복지사 등

• **조사방법** : 신청인 거주지 방문 조사. 다만, 지리적 사정 등으로 직접 조사하기 어려운 경우 또는 조사에 필요하다고 인정하는 경우 특별자치시 · 특별자치도 · 시 · 군 · 구자치구를 말한다. 이하 같다에 대하여 조사를 의뢰하거나 공동으로 조사할 것을 요청할 수 있다.

• **조사내용**법 제14조

1. 신청인의 심신상태
2. 신청인에게 필요한 장기요양급여의 종류 및 내용
3. 그 밖에 장기요양에 관하여 필요한 사항으로서 보건복지부령으로 정하는 사항

• **판정과정** : 신청인의 기능 상태와 필요로 하는 장기요양서비스 제공시간을 감안하여 산출한 '요양인정점수'에 따라 1차 등급을 결정한다.

제15조(등급판정 등)

① 공단은 제14조에 따른 조사가 완료된 때 조사결과서, 신청서, 의사소견서, 그 밖에 심의에 필요한 자료를 등급판정위원회에 제출하여야 한다.

② 등급판정위원회는 신청인이 제12조의 신청자격요건을 충족하고 6개월 이상 동안 혼자서 일상생활을 수행하기 어렵다고 인정하는 경우 심신상태 및 장기요양이 필요한 정도 등 대통령령으로 정하는 등급판정기준에 따라 수급자로 판정한다.

③ 등급판정위원회는 제2항에 따라 심의 · 판정을 하는 때 신청인과 그 가족, 의사소견서를 발급한 의사 등 관계인의 의견을 들을 수 있다.

④ 공단은 장기요양급여를 받고 있거나 받을 수 있는 자가 다음 각 호의 어느 하나에 해당하는 것으로 의심되는 경우에는 제14조제1항 각 호의 사항을 조사하여 그 결과를 등급판정위원회에 제출하여야 한다.

1. 거짓이나 그 밖의 부정한 방법으로 장기요양인정을 받은 경우
2. 고의로 사고를 발생하도록 하거나 본인의 위법행위에 기인하여 장기요양인정을 받은 경우

⑤ 등급판정위원회는 제4항에 따라 제출된 조사 결과를 토대로 제2항에 따라 다시 수급자 등급을 조정하고 수급자 여부를 판정할 수 있다. 〈신설 2020. 3. 31.〉

표 10-3 노인장기요양보험급여 인정등급 (영 제7조)

등급	심신의 기능상태	장기요양인정점
1등급	일상생활에서 전적으로 다른 사람의 도움이 필요한 상태	95점 이상
2등급	일상생활에서 상당 부분 다른 사람의 도움이 필요한 상태	75점 이상 95점 미만
3등급	일상생활에서 부분적으로 다른 사람의 도움이 필요한 상태	60점 이상 75점 미만
4등급	일상생활에서 일정부분 다른 사람의 도움이 필요한 상태	51점 이상 60점 미만
5등급	치매(제2조에 따른 노인성 질병에 해당하는 치매로 한정)	45점 이상 51점 미만
인지지원 등급	치매환자	45점 미만

표 10-4 장기요양인정조사표 〈개정 2020. 9. 29.〉 (규칙 제5조관련)

영 역	항 목
신체기능 영역 (13항목)	• 옷 벗고 입기 • 세수하기 • 양치질하기 • 식사하기 • 목욕하기 • 체위 변경하기 • 일어나 앉기 • 옮겨 앉기 • 방 밖으로 나오기 • 화장실 사용하기 • 대변 조절하기 • 소변 조절하기 • 머리감기
사회생활기능 영역 (10항목)	• 집안일 하기 • 식사 준비하기 • 빨래하기 • 금전 관리 • 물건 사기 • 전화 사용하기 • 교통수단 이용하기 • 근거리 외출하기 • 몸 단장하기 • 약 챙겨먹기
인지기능 영역 (10항목)	• 방금 전에 들었던 이야기나 일을 잊는다. • 오늘이 몇 월 며칠인지 모른다. • 자신이 있는 장소를 알지 못한다. • 자신의 나이와 생일을 모른다. • 지시를 이해하지 못한다. • 주어진 상황에 대한 판단력이 떨어져 있다. • 의사소통이나 전달에 장애가 있다. • 계산을 하지 못한다. • 하루 일과를 이해하지 못한다. • 가족이나 친척을 알아보지 못한다.

〈계속〉

<table>
<tr><th>영 역</th><th colspan="2">항 목</th></tr>
<tr><td>행동변화 영역
(22항목)</td><td colspan="2">• 사람들이 무엇을 훔쳤다고 믿거나 자기를 해하려 한다고 잘못 믿고 있다.
• 헛것을 보거나 환청을 듣는다.
• 슬퍼 보이거나 기분이 처져 있으며 때로 울기도 한다.
• 밤에 자다가 일어나 주위 사람을 깨우거나 아침에 너무 일찍 일어난다. 또는 낮에는 지나치게 잠을 자고 밤에는 잠을 이루지 못한다.
• 주위사람이 도와주려 할 때 도와주는 것에 저항한다.
• 한 군데 가만히 있지 못하고 서성거리거나 왔다 갔다 하며 안절부절 못한다.
• 길을 잃거나 헤맨 적이 있다. 외출하면 집이나 병원, 시설로 혼자 들어올 수 없다.
• 화를 내며 폭언이나 폭행을 하는 등 위협적인 행동을 보인다.
• 혼자서 밖으로 나가려고 해서 눈을 뗄 수가 없다.
• 물건을 망가뜨리거나 부순다.
• 의미 없거나 부적절한 행동을 자주 보인다.
• 돈이나 물건을 장롱같이 찾기 어려운 곳에 감춘다.
• 옷을 부적절하게 입는다.
• 대소변을 벽이나 옷에 바르는 등의 행위를 한다.
• 가스불이나 담뱃불, 연탄불과 같은 화기를 관리할 수 없다.
• 혼자 있는 것을 두려워하여 누군가 옆에 있어야 한다.
• 이유 없이 크게 소리치고 고함을 친다.
• 공공장소에서 부적절한 성적 행동을 한다.
• 음식이 아닌 물건 등을 먹는다.
• 쓸데없이 간섭하거나 참견한다.
• 식습관 및 식욕변화를 보이거나 이유 없이 식사를 거부한다.
• 귀찮을 정도로 붙어 따라 다닌다.</td></tr>
<tr><td>간호처치 영역
(10항목)</td><td colspan="2">• 기관지 절개관 간호 • 흡인 • 산소요법
• 욕창 간호 • 경관 영양 • 암성통증 간호
• 도뇨(導尿) 관리 • 장루 간호 • 투석 간호
• 당뇨발 간호</td></tr>
<tr><td rowspan="2">재활 영역
(10항목)</td><td>운동장애(4항목)</td><td>관절제한(6항목)</td></tr>
<tr><td>• 우측상지 • 좌측상지
• 우측하지 • 좌측하지</td><td>• 어깨관절 • 무릎관절
• 엉덩관절 • 손목 및 수지관절
• 팔꿈치관절 • 발목관절</td></tr>
</table>

2. 장기요양급여의 실시 및 급여 종류

(1) 장기요양급여 제공 시기(법 제27조)〈개정 2020. 12. 29〉

장기요양인정서와 개인별 장기요양이용계획서가 도달한 날부터 장기요양급여를 받을 수 있다. 단, 돌봄 가족이 없는 등 대통령령이 정하는 부득이한 사유가 있는 경우에는 장기요양인정신청서를 제출한 날부터 장기요양인정서가 도달되는 날까지의 기한 중에도 장기요양급여를 받을 수 있다.

- 수급자는 장기요양급여를 받으려면 장기요양기관에 장기요양인정서와 개인별 장기요양이용계획서를 제시하여야 한다. 다만, 수급자가 장기요양인정서 및 개인별 장기요양이용계획서를 제시하지 못하는 경우 장기요양기관은 공단에 전화나 인터넷 등을 통하여 그 자격 등을 확인할 수 있다. 〈신설 2020. 12. 29.〉
- 장기요양기관은 제3항에 따라 수급자가 제시한 장기요양인정서와 개인별 장기요양이용계획서를 바탕으로 장기요양급여제공 계획서를 작성하고 수급자의 동의를 받아 그 내용을 공단에 통보하여야 한다. 〈신설 2020. 12. 29.〉

장기요양급여의 제공 (영 제13조)

① 법 제27조제2항에서 "돌봄 가족이 없는 경우 등 대통령령으로 정하는 사유가 있는 경우"란 다음 각 호의 어느 하나에 해당하는 경우를 말한다.
1. 주거를 같이하는 가족이 없는 경우
2. 주거를 같이하는 가족이 미성년자 또는 65세 이상의 노인 외에는 없는 경우

(2) 이용지원 대상

1~5등급의 장기요양인정을 받은 자

(3) 장기요양인정자의 장기요양급여 이용

① 장기요양인정자는 장기요양기관과 자율적인 계약을 통하여 이용
② 장기요양인정자는 노인요양시설, 재가 · 장기요양기관을 선택
③ 장기요양인정서와 개인별 장기요양이용계획서에 따라 장기요양인정자 및 가족의

자율적 선택에 의한 계약으로 가장 적합하고 적정한 양의 장기요양급여를 이용

④ 장기요양기관은 개인별 장기요양이용계획서와 계약내용을 반영하여 장기요양급여의 제공계획서를 작성하고 급여를 제공

(4) 장기요양급여의 종류(법 제23조)

① 재가급여

- **방문요양** : 장기요양요원이 수급자의 집을 방문하여 신체활동 및 가사활동을 지원하는 장기요양급여
- **방문목욕** : 장기요양요원이 목욕설비를 갖춘 장비를 이용하여, 수급자의 가정 등을 방문하여 목욕을 제공하는 장기요양급여
- **방문간호** : 장기요양요원인 간호사 등이 의사, 한의사 또는 치과의사의 지시서"방문간호지시서"에 따라 수급자의 가정 등을 방문하여 간호, 진료의 보조, 요양에 관한 상담 또는 구강위생 등을 제공하는 장기요양급여
- **주 · 야간보호** : 수급자를 하루 중 일정한 시간 동안 장기요양기관에 보호하여 신체활동지원 및 심신기능의 유지 · 향상을 위한 교육 · 훈련 등을 제공하는 장기요양급여
- **단기보호** : 수급자를 보건복지부령으로 정하는 범위 안에서 일정기간 동안 장기요양기관에 보호하여 신체활동 지원 및 심신기능의 유지 · 향상을 위한 교육 · 훈련 등을 제공하는 장기요양급여
- **기타 재가급여** : 수급자의 일상생활 · 신체활동 지원 및 인지 기능의 유지 · 향상에 필요한 용구를 제공하거나 가정을 방문하여 재활에 관한 지원 등을 제공하는 장기요양급여로서 대통령령으로 정하는 것

② 시설급여

장기요양기관에 장기간 입소한 수급자에게 신체활동 지원 및 심신기능의 유지 · 향상을 위한 교육 · 훈련 등을 제공하는 장기요양급여

③ 특별 현금급여

가. **가족요양비** : 제24조에 따라 지급하는 가족장기요양급여

나. **특례요양비** : 제25조에 따라 지급하는 특례장기요양급여

다. **요양병원간병비** : 제26조에 따라 지급하는 요양병원장기요양급여

(5) 가족요양비

① 공단은 다음 각 호의 어느 하나에 해당하는 수급자가 가족 등으로부터 제23조제1항제1호 가목에 따른 방문요양에 상당한 장기요양급여를 받은 때 대통령령으로 정하는 기준에 따라 해당 수급자에게 가족요양비를 지급할 수 있다.

〈개정 2019. 1. 15.〉

1. 도서 · 벽지 등 장기요양기관이 현저히 부족한 지역으로서 보건복지부장관이 정하여 고시하는 지역에 거주하는 자
2. 천재지변이나 그 밖에 이와 유사한 사유로 인하여 장기요양기관이 제공하는 장기요양급여를 이용하기가 어렵다고 보건복지부장관이 인정하는 자
3. 신체 · 정신 또는 성격 등 대통령령으로 정하는 사유로 인하여 가족 등으로부터 장기요양을 받아야 하는 자

② ①에 따른 가족요양비의 지급 절차와 그 밖에 필요한 사항은 보건복지부령으로 정한다.

(6) 특례요양비

① 공단은 수급자가 장기요양기관이 아닌 노인요양시설 등의 기관 또는 시설에서 재가급여 또는 시설급여에 상당한 장기요양급여를 받은 경우 대통령령으로 정하는 기준에 따라 해당 장기요양급여비용의 일부를 해당 수급자에게 특례요양비로 지급할 수 있다. 〈개정 2019. 1. 15.〉

② ①에 따라 장기요양급여가 인정되는 기관 또는 시설의 범위, 특례요양비의 지급절차, 그 밖에 필요한 사항은 보건복지부령으로 정한다.

(7) 요양병원간병비

① 공단은 수급자가 요양병원에 입원한 때 대통령령으로 정하는 기준에 따라 장기요양에 사용되는 비용의 일부를 요양병원간병비로 지급할 수 있다.

② ①에 따른 요양병원간병비의 지급 절차와 그 밖에 필요한 사항은 보건복지부령으로 정한다.

표 10-5 장기요양급여비용 수가(2022. 1. 1 시행)

	구 분		1등급	2등급	3~5등급	4등급	5등급	인지지원등급
시설급여	노인요양시설(구)		74,850	69,450	64,040			
시설급여	노인요양공동생활가정		65,750	61,010	56,240			
재가급여	월 한도액		1,672,700	1,486,800	1,350,800	1,244,900	1,068,500	597,600
재가급여	복지용구 연 한도액		1,600,000					
재가급여	단기보호		60,490	56,020	51,750	50,380	49,010	
재가급여	주야간 보호	3시간 이상~6시간 미만	36,950	34,210	31,580	30,140	28,700	28,700
재가급여	주야간 보호	6시간 이상~8시간 미만	49,530	45,880	42,350	40,910	39,450	39,450
재가급여	주야간 보호	8시간 이상~10시간 미만	61,600	57,070	52,690	51,250	49,790	49,790
재가급여	주야간 보호	10시간 이상~13시간 이하	67,870	62,870	58,080	56,620	55,180	49,790
재가급여	주야간 보호	13시간 이상	72,780	67,420	62,280	60,840	59,400	49,790
재가급여	방문 요양	30분 이상	15,430					
재가급여	방문 요양	60분 이상	22,380					
재가급여	방문 요양	90분 이상	30,170					
재가급여	방문 요양	120분 이상	38,390					
재가급여	방문 요양	150분 이상	44,770					
재가급여	방문 요양	180분 이상	50,400					
재가급여	방문 요양	210분 이상	56,170					
재가급여	방문 요양	240분 이상	61,950					
재가급여	방문 간호	30분 미만	37,840					
재가급여	방문 간호	30분 이상~60분 미만	47,450					
재가급여	방문 간호	60분 이상	57,090					
재가급여	방문 목욕	차량 이용	차량 내 78,580 가정 내 70,850					
재가급여	방문 목욕	차량 미이용	44,240					
의사 소견서	의료법에 따른 의료기관 (보건의료원 포함)		39,640					
의사 소견서	지역보건법에 따른 보건소 및 보건지소		24,800					
방문 간호 지시서	의료기관(보건의료원 포함) • 대상자가 의료기관을 방문하는 경우 • 의사가 가정을 방문하는 경우		21,080 66,480					
방문 간호 지시서	보건기관(보건소 및 보건지소) • 대상자가 보건기관을 방문하는 경우 • 의사가 가정을 방문하는 경우		5,610 12,110					

* 장기요양급여 제공기준 및 급여비용 산정방법 등에 관한 고시〈제2021-324호〉

(8) 요양병원 건강보험수가 적용 체계

요양병원의 입원진료의 경우 행위 · 약제 및 치료재료를 묶어 1일당 정액수가로 산정한다.

3. 정액수가 적용 제외대상 및 기간

① 입원 6일 이내에 퇴원한 환자

② 낮병동 입원환자

③ 한방과 입원환자

④ 폐렴 치료기간

⑤ 패혈증 치료기간

⑥ 중환자실 입원기간

⑦ 외과적 수술 및 같은 수술에 따른 관련된 치료기간

4. 환자평가표 작성 원칙(환자분류군 구분)

① 요양병원은 환자군별 상대가치점수 결정을 위하여 매월 환자평가표를 작성하여야 한다.

② 환자평가표는 당해 환자를 담당하는 간호사가 의무기록을 근거로 작성하여야 하며, 의무기록에 비치한다.

③ 환자평가표는 매월 1~10일에 작성함을 원칙으로 하며, 입원 시 평가인 경우는 입원 제1일~10일 사이에, 월중 특정기간에서 정액수가기간으로 변경할 경우는 정액수가 적용 개시일로부터 제1일~10일 사이에 평가하여 작성한다.

④ 환자평가표는 작성일을 기준으로 관찰기간 7일이 확보되었다면 반드시 작성하되, 지난 7일간의 환자상태를 종합적으로 평가하여 작성한다. 특정기간 발생 등 불가피한 경우에 한해 평가기간을 단축할 수 있다.

⑤ 환자 평가기간은 정액수가 적용 기간이어야 한다.

⑥ 월말 입원 등으로 인하여 익월에 환자평가표가 작성된 경우에는 익월의 환자평가를 생략한다.

⑦ 전월 환자평가표 작성일로부터 전월 마지막 날까지의 잔여일수가 7일 이하인 경우에는 당월의 환자평가를 생략할 수 있다.

즉, 매월 1~10일 사이에 작성함을 원칙으로 한다. 만약 1일에 작성한다면 역산하여 지난 7일간 관찰하여야 한다.

5. 환자분류군별 일당정액수가(기준표)

• 행위, 약제, 치료재료 포함 단순 감기 등 치료료 정액료에 포함됨. 단, 식대 등의 별표 1. 특정항목은 별도 산정됨

(1) ADL(Activities of Daily Living, 일상생활 동작수행능력) 점수

일상생활 동작수행능력 측정항목 중 식사하기, 체위 변경하기, 옮겨 앉기, 화장실 사용하기의 점수를 모두 합한다. 각 문항에서 완전자립 1점, 감독필요 2점, 약간 도움 3점, 상당한 도움 4점, 완전 도움 또는 행위발생 안 함 5점을 부여한다. ADL 점수 범위는 4~20점이다.

① 의료최고도~의료경도 건강보험 입원본인부담률 20% 산정

② 신체기능저하군의 경우에도 건강보험 입원본인부담률 40% 산정 요양시설이나 외래진료를 받는 것이 적합한 환자로 봄

③ 환자군별 상대가치점수는 입원일당 정액 산정

④ 정액수가에 포함되지 않는 항목

• 식대

• CT, MRI

• 전문재활치료

• 혈액투석 및 혈액투석액, 복막투석액

• 전문의약품 치매치료제, erythropoietin주사제 등

• 행위 및 치료재료 비급여 목록 중 2007년 1월 이후 급여로 변경 고시된 항목

• 타 요양기관 의뢰진료 부득이한 경우

예) 진공음압창상치료 시 치료재료 창상피복제 **산정 방법**

• 입원일당 정액수가 적용기간 환자 – 정액수가 포함됨 별도산정 불가

• 폐렴 등 특정기간 또는 제외환자 6일 이내 입원 등 – 별도산정 가능함

[청구방법] 명일련 단위 특정내역 MT002에 본인부담률 40% 적용대상자에 해당하는 특정기호 "F006" 기재

단, 7개 대분류군 모두 정액수가에서 제외되는 식대 등은 별도 산정한다. 별표 1 참고

표 10-6 [별표 1] 분류별 수가 및 정액수가 산정원리 (단위 : 원)

대분류군	중분류기준	수가	정액(포괄)수가 산정원리
의료최고도	count 3~6	56,100	요1 행위점수×68.8 + 약제 · 치료재료 금액 ex) 요1 가 (의료최고도) 651.56×68.8 +11,270 = 56,097≒56,100
	count 1~2	49,000	
의료고도	ADL 17~20	51,120	
	ADL 9~16	48,910	
	ADL 4~8	44,500	
의료중도	ADL 16~20	49,430	
	ADL 9~15	46,900	
	ADL 4~8	44,850	
문제행동군	–	46,230	
인지장애군	–	45,860	
의료경도	ADL 13~20	47,910	
	ADL 6~12	45,870	
신체기능저하군	ADL 13~20	36,570	
	ADL 6~12	34,630	
	ADL 4~5	31,540	

※금액 : 점수당 환산지수 68.8점 적용

표 10-7 요양병원 1일 입원료 본인부담 산정방법

{(요1 행위점수×68.8) +약제 · 치료재료 포괄수가} +의사인력 가감금 +간호사인력 가감금 +필요인력 인센티브(1,710)

예) 요1 가(의료최고도 : 651.56×68.8 +11,270 = 56,100)
1등급 의사인력(35: 1 이하, 의사 전문과목 이상 ⇒ 3,510)
2등급 간호인력(8,760)
필요인력 인센티브(1,710)

[56,100 +3,510 +8,760 +1,710 ⇒ 20% 본인부담] +[식대 ⇒ 50% 본인부담] = 요양병원 1일 입원 본인부담료

※ 점수당 환산지수 68.8점 적용, 요양병원입원료 18,580원 적용

분류번호	코드	분 류	행위 점수	약제 · 치료재료 금액(원)
요-1		주 : 일상생활수행능력(Activities of Daily Living, 이하 'ADL'이라 한다) 점수 계산은 환자평가표의 ADL 측정항목 중 4항목(식사하기, 체위변경하기, 옮겨앉기, 화장실 사용하기)의 점수를 모두 합하여 산정한다. 문항별 점수는 완전자립 1점, 감독필요 2점, 약간의 도움 3점, 상당한 도움 4점, 전적인 도움과 행위발생 안함은 5점을 부여한다. 의료최고도 주 : 1. ADL이 11점 이상이면서 혼수, 체내출혈, 중심정맥 영양, 인공호흡기 중 하나 이상에 해당하는 경우에 산정한다. 2. 가와 나의 count는 혼수, 체내출혈, 중심정맥영양, 인공호흡기 중 해당하는 종목의 수에 의료고도 또는 의료중도 해당 조건이 존재할 경우에 1을 더하고, 모두 존재할 경우에 2를 더하여 산정한다.		

〈계속〉

분류번호	코드	분 류	행위 점수	약제 · 치료재료 금액(원)
요-2	A1100 A1200 A1900	가. count 3~6 나. count 1~2 다. 외박 의료고도 주 : 1. 다음 중 어느 하나에 해당하는 경우에 산정한다. 2. 뇌성마비, 척수손상에 의한 마비, 편마비, 파킨슨병, 신경성 희귀난치성 질환을 가진 환자가 ADL이 18점 이상인 경우	651.56 548.40 143.07	11,270 11,270 6,390

분류번호	코드	분 류	점수
요-51	AB500 (15500)	요양병원 입원료 Inpatient Care 주 : 내과질환자, 정신질환자, 만8세 미만의 소아환자에 대하여는 소정점수의 30%를 가산(산정코드 세 번째 자리에 4로 기재)한다.	270.04
요-52	AF500 (18500)	낮병동 입원료 Day Care	270.04
요-53		중환자실 입원료 ICU Patient Care	
	AJ001 (19001)	주 : 중환자실에 전담의를 두는 경우에는 136.03점을 별도 산정한다.	
	AJ500 (19500)	1 요양병원 의과 2 요양병원 한방과	1,077.71 1,072.42

6. 차등수가제

- 의료법에 입각한 입원료 차등수가 적용 환자수 대비 인력수 기준으로 개편
- 의사와 간호인력 이외 필요인력 고용에 대한 인센티브 제공
- 요양병원 입원급여 적정성 평가 환류를 통한 질 관리 '요양병원 입원급여 적정성 평가'결과 하위 20% 이하 해당 시 평가결과 발표 직후 2분기 동안 입원료 가산 및 필요인력 인센티브 미적용, 2011년 평가결과 발표분부터 적용

치과의원, 한의원, 보건의료원, 약국 및 한국희귀 · 필수의약품센터의 경우에는 의사, 치과의사, 한의사, 약사 1인당 1일 진찰횟수, 약국 및 한국희귀 · 필수의약품센터의 경우에는 조제건수처방전 매수를 말한다. 이하 같다에 따라서 요양기관에 진찰료와 조제료 등조제료, 약국관리료, 조제기본료, 복약지도료를 말한다. 이하 같다을 아래와 같이 차등지급한다. 다만, 장관이 별도로 정한 기준에 따른 평일 18시~익일 09시 및 토요일과 관공서의 공휴일에 관한 규정에 의한 공휴일의 진찰료 및 조제료 등, 기타 장관이 별도로 정하는 경우에는 차등수가 적용대상에서 제외할 수 있다.

1. 의사인력 차등제 기본 원칙

① **의사수** : 근로시간 주 5일 40시간 이상 근무 의사에 한함

② **의사 전문과목**8개과

내과, 외과, 신경과, 정신과, 재활의학과, 가정의학과, 신경외과, 정형외과

전문의인 경우 50% 이상 시 20% 가산, 50% 미만 시 10% 가산

③ **환자수 및 의사수** : 전전 분기 마지막 월 15일부터 전 분기 마지막 월 14일까지 평균 의사인력

④ **등급산정** : 다음 분기 적용

표 10-8 의사인력 차등제

등급	환자수 : 의사수	가감산율	가감산금액
1등급	35:1 이하 (의사 전문과목 1/2 이상) 35:1 이하 (의사 전문과목 1/2 미만)	20% 10%	3,720원 1,860원
2등급	35:1 초과~40:1 이하	-	-
3등급	40:1 초과~50:1 이하	-15%	-2,790원
4등급	50:1 초과~60:1 이하	-30%	-5,570원
5등급	60:1 초과	-50%	-9,290원

※금액 : 점수당 환산지수 적용

⑤ 환자수 기준

- 환자범위 : 전체 입원환자 & 낮병동 입원환자
- 전전 분기 마지막 월 15일부터 전 분기 마지막 월 14일까지 환자수 평균

2. 간호인력 차등제

① 등급기준 : 환자수 vs 간호인력수

② 1~5등급 중 '병상 수 vs 간호사 수'가 18 : 1 초과할 경우에는 입원료 소정점수의 15% 감산

③ 1~5등급 중 간호사 비율이 2/3 이상인 경우에는 2,000원 추가 가산

④ 6~8등급 중 '환자 수 vs 간호사 수'는 18 : 1 초과할 경우에는 해당 등급 감산율 + 10% 추가 감산

⑤ 「의료법」 시행규칙 제38조제2항7호 의료인 등의 정원 규정에 의해 요양병원에는 연평균 1일 입원환자 6인마다 1인을 기준으로 한다 단, 간호조무사는 간호인력 정원의 2/3범위 내에서 둘 수 있음.

표 10-9 간호인력 차등제

등급	환자 수 : 간호사 수	가감산율	가감산금액
1등급	4.5:1 미만	60%	11,150원
2등급	4.5:1 이상~5:1 미만	50%	9,300원
3등급	5:1 이상~5.5:1 미만	35%	6,500원
4등급	5.5:1 이상~6:1 미만	20%	3,720원
5등급	6:1 이상~6.5:1 미만	0	-
6등급	6.5:1 이상~7.5:1 미만	-20%	-3,720원
7등급	7.5:1 이상~9:1 미만	-35%	-6,500원
8등급	9:1 이상	-50%	-9,300원

※금액 : 점수당 환산지수 적용

3. 필요인력 인센티브

① 인센티브 : 약사를 고용하고 필요인력 중 상근자가 1명 이상인 직종이 4개 이상인 경우 일당 1,710원

② 필요인력 : 의무기록사, 방사선사, 임상병리사, 사회복지사, 물리치료사

다만, 환자수가 200명 이상인 요양병원은 약사가 1명 이상 상근 시, 환자수가 200명 미만인 요양병원의 경우 약사가 주 16시간 이상 근무 시 인센티브를 부여한다. 다만, 해당 치료를 실시할 수 있는 일정한 면적의 물리치료실, 임상병리실, 방사선실을 갖추고 실제 사용할 수 있는 해당 장비를 보유하고 있는 요양기관에 한하여 산정한다.

4. 신규개설 요양병원의 입원료 차등제 산정방법

(1) 의사 및 간호인력, 환자수 산정방법

① 분기 마지막 월 14일 이전 개설기관의 해당 분기 기관등급은 기본등급으로 하고, 다음 분기의 기관등급은 아래의 기준에 따라 산정한다.

- 입원환자수는 개설 당일부터 해당 분기의 마지막 월 14일까지의 입원환자를 평균하여 산정한다.
- 의사는 개설 당일부터 해당 분기 마지막 월 14일까지의 재직일수를 평균하여 산정한다.
- 간호인력은 해당분기 잔여기간을 평균각 월의 15일자 기준하여 산정한다.

② 분기 마지막 월 15일 이후 개설기관의 해당 분기 및 다음 분기의 기관등급은 기본등급으로 한다.

(2) 필요인력 산정기준

① 분기 마지막 월 14일 이전 개설기관의 경우 : 다음 분기부터 적용

② 분기 마지막 월 15일 이후 개설기관의 경우 : 다음 다음 분기부터 적용

7. 요양병원 현황 통보

요양병원 입원료 차등제 산정현황 통보서를 심평원에 매 분기말 20일까지 제출해야 한다.

표 10-10 [별표 1] 특정항목(정액수가에 포함되지 않는 항목)

	구 분	입원 본인일부 부담률
1	식대 건강보험 요양급여비용 제1편 제2부 제17장 입원환자식대	50%
2	CT 및 MRI • 건강보험 요양급여비용 제1편 제2부 제3장 제2절 방사선 특수영상진단료 중 다-245 전산화단층영상진단(CT) 및 다-246 자기공명영상진단(MRI) • CT 및 MRI 촬영에 소요된 필름(또는 FULL PACS) · 조영제	40~35% 외래본인 부담률 적용
3	전문재활치료 • 건강보험 요양급여비용 제1편 제2부 제7장 이학요법료 중 제2절의 사116 운동치료와 제3절 전문재활치료료	20%
4	혈액투석 및 투석액 • 건강보험 요양급여비용 제1편 제2부 제9장 처치 및 수술료 4 중 자702 혈액투석(O7020, O7021) 20% • 혈액투석에 사용된 투석액 • 복막투석에 사용된 투석액	20%
5	전문의약품 가. 치매치료제 • donepezil 경구제(품명: 아리셉트정 등), galantamine 경구제(품명: 레미닐피알서방캡슐 등), rivastigmine 경구제(품명: 엑셀론캅셀 등) • memantine 경구제(품명: 에빅사정 등) 20% • selegiline 경구제(품명: 마오비정 등) 나. erythropoietin 주사제(품명 : 에포론주 등), darbepoetin alpha 주사제(품명 : 아라네스프프리필드주) 다. recombinant human epidermal growth factor (품명: 이지에프외용액) 라. riluzole(품명: 리루텍정) 마. interferon β-1a(품명 : 레비프프리필드주)	20%
6	타 요양기관 의뢰진료(부득이한 경우) 건강보험요양급여비용 제1편 제3부 행위 비급여 목록과 「치료재료 급여 · 비급여 목록 및 급여 상한금액표」의 비급여 목록 중 2007년 1월 이후 급여로 변경 고시된 항목 예) 진공음압창상 치료 시 치료재료(창상피복제) 산정 방법 • 입원일당 정액수가 적용기간 환자 – 정액수가 포함됨(별도산정 불가) • 폐렴 등 특정기간 또는 제외환자(6일 이내 입원 등) – 별도 산정 가능함	20%

표 10-11 [별표 2] 폐렴 점검표

폐렴 환자에 대한 점검표

환 자 명 :

진 단 일 : 년 월 일

'폐렴'으로 청구할 수 있는 폐렴의 진단기준은 다음 1의 소견이 있으면서 2~6의 항목 중에서 2가지 이상이 있는 경우로 한다.

- 다 음 -

1. 흉부방사선상 신규 또는 진행성 폐 침윤(new or progressive infiltration) 등의 소견 : 유 □ 무 □
2. 체온 > 38℃(다른 원인에 의한 것이 아닌) : 유 □ 무 □
3. 백혈구수 > $12,000/mm^3$ 또는 < $4,000/mm^3$: 유 □ 무 □
4. 새로 발생한 화농성 객담 또는 객담양상의 변화, 또는 새로 발생하거나 악화된 기침 : 유 □ 무 □
5. 흉부 진찰 소견상 Rale(Crackle) : 유 □ 무 □
6. 혈액가스 이상(PaO_2 < 60mmHg 등) : 유 □ 무 □

평가자 □ 의사

―――――――――― (서명)

□ 간호사

표 10-12 산정대상기간 및 등급 적용기간

산정대상기간			통보서 제출	등급적용기
대상분기	의사, 환자, 필요인력수	간호인력		
1/4	12/15~3/14	1/15, 2/15, 3/15	3/20	4/1~6/30
2/4	3/15~6/14	4/15, 5/15, 6/15	6/20	7/1~9/30
3/4	6/15~9/14	7/15, 8/15, 9/15	9/20	10/1~12/30
4/4	9/15~12/14	10/15, 11/15, 12/15	12/20	1/1~3/31

표 10-13 [별표 2] 패혈증 점검표

패혈증 환자에 대한 점검표

환 자 명 :

진 단 일 : 년 월 일

'패혈증'으로 청구할 수 있는 패혈증의 진단기준은 다음 1 또는 2에 해당하는 경우로 한다.

-다 음-

1. 혈액 내 균 혹은 균 독소가 증명된 경우 : 유 □ 무 □
2. 감염으로 인한 전신염증반응으로서 다음 ①~④의 항목 중에서 2가지 이상이 있는 경우

① 체온 > 38℃또는 <36℃ : 유 □ 무 □

② 심박동수 > 90/분 : 유 □ 무 □

③ 호흡수 > 24회/분 또는 이산화탄소 분압 < 32mmHg : 유 □ 무 □

④ 백혈구수 >12,000/mm^3 또는 < 4,000/mm^3 또는 immature(band) neutrophils >10% : 유 □ 무 □

평가자 □ 의사

____________________ (서명)

□ 간호사

표 10-14 [별표 2] 패혈증 점검표

환 자 평 가 표

'*'표시가 있는 항목은 반드시 의무기록에 근거하여 기재

A. 일반 사항

1. 환자 성명 : ________________ 2. 주민등록번호 : □□□□□□□□□□□□□

3. 입원일* : □□□□년 □□월 □□일

4. 요양개시일 : □□□□년 □□월 □□일

5. 평가 구분 :

□ 1. 입원 평가
□ 2. 계속 입원 중인 환자 평가
□ 3. 이전 환자평가표를 적용하는 경우

6. 작성일 : □□□□년 □□월 □□일

7. 입원 1개월 전에 주로 살던 곳 (5. 평가구분 중 입원 평가인 경우만 체크)

□ 1. 집에 거주(재가장기요양서비스/가정간호/방문간호를 받으면서)
□ 2. 집에 거주(재가장기요양서비스/가정간호/방문간호를 받지 않으면서)
□ 3. 요양시설/그룹홈
□ 4. 급성기병원
□ 5. 요양병원
□ 6. 정신병원/정신시설 □ 7. 기타

8. 교육수준 (5. 평가구분 중 입원 평가인 경우만 체크)

□ 1. 무학 □ 2. 초졸(퇴) □ 3. 중졸(퇴) □ 4. 고졸(퇴)
□ 5. 대졸(퇴) 이상 □ 6. 확인 불가

9. 혈압* : (/) mmHg

B. 의식상태

1. 혼수* □ 0. 아니오 □ 1. 예(☞'예'라고 답한 경우'D. 신체적 기능 영역'으로 넘어감)

2. 섬망*

□ 0. 섬망의 증상이 전혀 나타나지 않음. 〈계속〉

□ 1. 섬망의 증상이 있으나, 지난 7일 이전에 발생함.
□ 2. 섬망의 증상이 있으나, 지난 7일 이내에 발생하였거나 악화되고 있음.

C. 인지기능

1. 단기기억력 □ 0. 정상 □ 1. 이상 있음. □ 2. 확인 불가

2. 일상생활사에 관해 의사결정을 할 수 있는 인식기술
   - □ 0. 스스로 일관성 있고 합리적인 의사결정을 함.
   - □ 1. 새로운 상황에서만 의사결정의 어려움이 있음.
   - □ 2. 인식기술이 다소 손상됨.
   - □ 3. 인식기술이 심하게 손상됨.

3. 이해시키는 능력
   - □ 0. 이해시킴. □ 1. 대부분 이해시킴. □ 2. 가끔 이해시킴.
   - □ 3. 거의/전혀 이해시키지 못함.

4. 말로 의사표현을 할 수 있음. □ 0. 아니오 □ 1. 예

5. 행동증상(문제행동)의 빈도*(해당 칸에 '✔' 표시)

항 목	없음	가끔	자주	매우 자주
a. 망상				
b. 환각				
c. 초조/공격성				
d. 우울/낙담				
e. 불안				
f. 들뜬 기분/다행감				
g. 무감동/무관심				
h. 탈억제				
i. 과민/불안정				
j. 이상운동증상 또는 반복적 행동				
k. 수면/야간행동				
l. 식욕/식습관의 변화				
m. 케어에 대한 저항				
n. 배회				

〈계속〉

6. K-MMSE(또는 MMSE-K) 검사*

a. 평가표 작성일로부터 지난 6개월 이내 K-MMSE(또는 MMSE-K) 검사 실시 여부

□ 0. 아니오 □ 1. 예

b. 검사를 실시한 경우 기재

b-1. 점수(점) □□ b-2. 검사일 □□□□년 □□월 □□일

D. 신체 기능

■ ■ 일상생활수행능력(Activities of Daily Living, ADL)(해당 칸에 '✔' 표시)

항 목	기능자립정도					
	완전자립	감독필요	약간의 도움	상당한 도움	전적인 도움	행위발생 안함
1. 옷 벗고 입기						
2. 세수하기						
3. 양치질하기						
4. 목욕하기						
5. 식사하기						
6. 체위 변경하기						
7. 일어나 앉기						
8. 옮겨 앉기						
9. 방 밖으로 나오기						
10. 화장실 사용하기						

11. 와상상태 여부 □ 0. 아니오 □ 1. 예

12. 일상생활수행능력의 재활 가능성 여부

a. 환자나 직원들이 환자의 일상생활수행능력이 더 향상될 수 있다고 생각함.

□ 0. 아니오 □ 1. 예

b. 속도는 느리지만 일상생활을 수행할 수 있음.

□ 0. 아니오 □ 1. 예

c. 오전과 오후의 일상생활수행능력의 정도가 달라짐.

□ 0. 아니오 □ 1. 예

〈계속〉

E. 배설기능

1. 대변조절 상태* □ 0. 조절할 수 있음. □ 1. 가끔 실금함. □ 2. 자주 실금함.
□ 3. 조절 못함.

2. 소변조절 상태* □ 0. 조절할 수 있음. □ 1. 가끔 실금함. □ 2. 자주 실금함.
□ 3. 조절 못함.

3. 환자에게 실시하는 배변조절 기구 및 프로그램*(해당 항목에 모두 체크)
□ a. 일정하게 짜여진 배뇨계획 □ b. 방광 훈련 프로그램 □ c. 규칙적 도뇨
□ d. 외부(콘돔형) 카테터 □ e. 패드, 팬티형 기저귀 □ f. 인공루
□ g. 유치도뇨관 삽입 □ h. 해당사항 없음.

F. 질병진단

1. 질병*(해당 항목에 모두 체크)
□ a. 당뇨(☞ 당뇨에 '✔' 표 한 경우만 아래 (1), (2) 문항에 응답)
(1) a. 지난 1개월 이내 혈당검사 실시 여부 □ 0. 아니오 □ 1. 예
b. 실시한 경우 가장 최근 혈당치
b-1. 공복 시 혈당 ______mg/dL b-2. 식후 2시간 혈당 ______mg/dL
(2) a. 최근 1년 이내에 당화혈색소(HbA1c)검사 실시 여부
□ 0. 아니오 □ 1. 예
b. 실시한 경우 기재
b-1. HbA1c__________ %
b-2. 검사일: □□□□년 □□월 □□일
□ b. 고혈압 □ c. 요로감염 □ d. 말초혈관질환 □ e. 하지마비 □ f. 사지마비
□ g. 편마비 □ h. 뇌성마비 □ i. 뇌혈관질환 □ j. 파킨슨병(G20) □ k. 척수손상
□ l. 중증근무력증 및 기타 근신경성 장애(G70) □ m. 근육의 원발성 장애(G71)
□ n. 다발경화증(G35) □ o. 헌팅톤병(G10) □ p. 유전성 운동실조(G11)
□ q. 척수성 근육위축 및 관련 증후군(G12)
□ r. 달리 분류된 질환에서의 일차적으로 중추신경계통에 영향을 주는 전신 위축(G13)
□ s. 진행성 핵상성 안근마비(G23.1)
□ t. 중추신경계통의 비정형바이러스 감염(A81)
□ u. 아급성 괴사성 뇌병증(리이 증후군)(G31.8)
□ v. 해당사항 없음.

〈계속〉

2. 영양관련 장애*(해당 항목에 모두 체크)

☐ a. 콰시오르코르(E40) ☐ b. 영양성 소모증(E41) ☐ c. 소모성 콰시오르코르(E42) ☐ d. 상세불명의 중증 단백칼로리 영양실조(E43) ☐ e. 중등도 및 경도의 단백칼로리 영양실조(E44) ☐ f. 단백칼로리 영양실조로 인한 발육지체(E45) ☐ g. 상세불명의 단백칼로리 영양실조(E46) ☐ h. 해당사항 없음.

G. 건강상태

1. 문제 상황* (해당항목에 모두 체크)

☐ a. 열 ☐ b. 탈수 ☐ c. 구토 ☐ d. 체내출혈 ☐ e. 해당사항 없음

항 목	통증 없음	통증 있으나 매일은 아님	매일 통증이 있음
a. 경미한 통증			
b. 중등도의 통증			
c. 격렬하거나 참을 수 없는 통증			

2. 통증의 강도 및 빈도*(해당 칸에 '✔' 표시)

3. 낙상여부* a. 지난 30일 이내에 낙상이 있었습니까?

☐ 0. 아니오 ☐ 1. 예 ☐ 2. 확인 불가

b. 지난 31일에서 180일 사이에 낙상이 있었습니까?

☐ 0. 아니오 ☐ 1. 예 ☐ 2. 확인 불가

4. 말기질환* ☐ 0. 아니오 ☐ 1. 예

H. 영양 상태

1. 물이나 음식을 삼키기가 어렵습니까? ☐ 0. 아니오 ☐ 1. 예

2-1. 체중*

a. 환자평가표 작성기간에 체중 측정여부 ☐ 0. 아니오 ☐ 1. 예

b. 측정한 경우 기재

b-1. _____kg b-2. 측정일 ☐☐☐☐년 ☐☐월 ☐☐일

2-2. 체중감소가 있습니까?* ☐ 0. 아니오 ☐ 1. 예 ☐ 2. 확인 불가

3. 영양섭취 방법*

a. 정맥영양을 하고 있습니까? ☐ 0. 아니오 ☐ 1. 예

b. 경관영양을 하고 있습니까? ☐ 0. 아니오 ☐ 1. 예

〈계속〉

4. 정맥 또는 경관을 통한 섭취*(☞'3. 영양섭취 방법'중 하나라도'1. 예'인 경우만 응답)

a. 지난 3일 동안에 정맥 또는 경관으로 섭취한 칼로리의 비율 (1일 평균)

□ 0. 없음 □ 1. 1~25% □ 2. 26~50% □ 3. 51~75% □ 4. 76~100%

b. 지난 3일 동안에 정맥 또는 경관으로 섭취한 수분량 (1일 평균)

□ 0. 없음 □ 1. 1~500mL □ 2. 501~1,000mL □ 3. 1,001~1,500mL

□ 4. 1,501~2,000mL □ 5. 2,001mL 이상

I. 피부 상태

1. 피부궤양(욕창 또는 울혈성 궤양 등) 수 기재*(없는 경우'0'으로 기재)

문항	1단계	2단계	3단계	4단계
욕창(압박성 궤양)				
울혈성 또는 허혈성 궤양 등				

2. 새로 발생한 욕창*(압박성 궤양)

a. 이전 평가 이후 새로운 욕창(압박성 궤양) 발생 여부 □ 0. 없음 □ 1. 있음

b. 발생한 경우 기재 발생일 □□□□년 □□월 □□일

3. 지난 1년 사이의 욕창(압박성 궤양) 과거력*(현재의 욕창은 제외)

□ 0. 없음 □ 1. 있음 □ 2. 확인 불가

4. 피부의 기타 문제*(해당 항목에 모두 체크)

□ a. 2도 이상의 화상

□ b. 개방성 피부병변 ☞ 피부병변 부위 □ 1. 발 □ 2. 발 이외

□ c. 수술 창상 □ d. 발의 감염 □ e. 해당사항 없음

5. 피부문제에 대한 처치*(해당 항목에 모두 체크)

□ a. 압력을 줄여주는 도구 사용 □ b. 체위 변경

□ c. 피부문제를 해결하기 위한 영양공급

□ d. 피부궤양(욕창 및 울혈성 궤양 등) 드레싱☞ 드레싱 부위 □ 1. 발 □ 2. 발 이외

□ e. 피부궤양(욕창 및 울혈성 궤양 등) 이외의 드레싱

☞ 드레싱 부위 □ 1. 발 □ 2. 발 이외 □ f. 수술창상 치료 □ g. 해당사항 없음

〈계속〉

J. 투약

1. 주사제 투여 횟수*

□ 0. 투여되지 않음 □ 1. 투여되었으나 매일은 아님(1~6일) □ 2. 매일 투여됨(7일)

K. 특수 처치 및 전문재활 치료

1. 특수 처치*(해당 항목에 모두 체크)

□ a. 정맥주사에 의한 투약 □ b. 배뇨관련 루 관리 □ c. 배변관련 루 관리 □ d. 영양관련 루 관리 □ e. 산소요법 □ f. 네블라이저요법 □ g. 흡인 □ h. 기관절개관 관리 □ i. 수혈 □ j. 인공호흡기 □ k. 중심정맥영양 □ l. 해당사항 없음

2. 지난 7일간 전문재활치료를 실시한 날 수
*(실시한 날이 없는 경우'0'을 기재) [ ] 일

작성 간호사 ______________(서명)

8. 환자평가표 작성 문항별 작성기준

1. 일반 사항 (A)

'*'표시가 있는 항목은 반드시 의무기록에 근거하여 기재한다.

A. 1	성 명

[평가방법] 환자의 성명을 기재한다.

A. 2	주민등록번호

[평가방법] 환자의 주민등록번호를 기재한다. 생년월일 다음의"-"는 생략

A. 3	입원일*

[평가방법] 이번 입원의 최초 입원일을 기재한다.

A. 4	요양개시일

[평가방법]

① 해당 월의 최초 정액수가 적용일을 기재한다.

② 즉, 해당 월의 첫날부터 정액수가가 적용된 경우는 해당 월의 첫날을, 해당 월이 특정기간으로 시작한 경우에는 특정기간 종료 다음 날짜정액수가 적용 개시일를 기재한다.

A. 5	평가구분

[평가방법]

① **입원 평가** : 입원 첫날부터 정액수가가 적용되어 입원 제1~10일 사이에 작성된 경우 표시한다.

② **계속 입원 중인 환자평가** : 입원 평가가 아닌 경우 또는 입원 초기 특정기간이 적용되어 이후에 환자평가표가 작성된 경우 표시한다.

③ **이전 환자평가표를 적용하는 경우** : 전월 환자평가표 작성일부터 전월 마지막 날까지의 잔여일수가 7일 이하로 당월의 평가를 생략한 경우 또는 당월에 적용할 환자평가표가 없어 최근 3개월 이내의 환자평가표 중 가장 최근 평가표를 적용하는 경우 표시한다.

A. 6	작성일

[평가방법]

환자평가표 작성일관찰기간의 마지막 날을 기재한다.

A. 7	입원 1개월 전에 주로 살던 곳

[평가방법]

① 입원 1개월 전에 살던 곳 중에서 가장 오랜 기간 있었던 곳에 체크한다.

② 집에 거주한 경우이면서 재가서비스 수혜 여부를 확인할 수 없는 경우에는 재가서비스를 받지 않은 것으로 판단하여 '2. 집에 거주재가장기요양서비스/가정간호/방문간호를 받지 않으면서'에 체크한다.

③ '4. 급성기병원'이란 요양병원 및 정신병원을 제외한 병 · 의원의원, 병원, 종합병원 등을 말한다.

④ 입원 1개월 전에 살던 곳을 확인할 수 없을 때 '7. 기타'에 체크한다.

※ 재가 서비스의 예 : 장기요양보험에서 이용가능한 재가급여방문간호, 방문요양, 방문목욕, 주 · 야간보호 등, 보건소에서 제공하는 방문간호, 의료기관에서 제공하는 가정간호 등

[유의사항]

본 문항은 환자평가표 일반사항 5번 문항의 평가구분이 '입원평가'인 경우만 체크하고, '계속 입원 중인 환자평가' 또는 '이전 환자평가표를 적용하는 경우'에는 체크하지 않는다.

A. 8	교육수준

[유의사항]

본 문항은 환자평가표 일반사항 5번 문항의 평가구분이 '입원평가'인 경우만 체크하고, '계속 입원 중인 환자평가' 또는 '이전 환자평가표를 적용하는 경우'에는 체크하지 않는다.

A. 9	혈압*

[평가방법]

관찰기간 동안 측정한 혈압 중 가장 최근 기록의 수치를 적는다.

2. 의식상태 (B)

[평가방법]

B. 1	혼수*

혼수에는 '혼수', '반혼수', '식물인간상태'가 해당되며, 의무기록에 이에 대한 의사의 기록이 있어야 한다. 이 외의 경우에는 혼수가 아닌 것으로 체크한다.

[유의사항]

동 문항에 '예'라고 체크한 경우에는 'D. 신체기능' 영역으로 넘어간다'B. 의식상태' 중 '2. 섬망'과 'C. 인지기능' 문항을 체크하지 않는다.

[보충설명]

① **의식수준** : 노인 환자들은 신경계 손상 등에 의해 의식수준이 저하된 경우가 있다. 의식수준은 주로 다음 5단계로 구분할 수 있다.

의식수준	상 태
명료(alert)	정상적인 의식상태로 자발적으로 모든 자극에 대해 움직이는 상태
기면(drowsiness)	집중력이 감소하나, 외부의 자극에 대해 바로 반응할 수 있는 상태로 자극이 주어질 때에만 의사소통이 가능함
혼미(stupor)	통증을 유발하는 강력한 자극에 대해 반응함
반혼수(semicoma)	통증을 유발하는 자극에 대해 신체부분을 회피하는 반응을 보임
혼수(coma)	자발적인 움직임도 없고 통증을 유발하는 자극에도 반응이 없음

② **식물인간**vegetative status

대뇌의 기능은 정지되었어도 뇌간 끝부분에 있는 연수의 생명중추 기능은 유지되어, 인공호흡기를 부착하지 않고서도 생명이 지속되는 상태이다. 운동 · 감각 · 기억 · 사고 등 사람의 동물적 기능은 상실하였으나, 호흡 · 순환 · 대사 · 체온 조절 등 식물적 기능은 유지되고 있는 상태이며, 의식이 없고 전신이 경직되어 있다.

B. 2 섬망*

[평가방법]

의무기록에 '섬망'에 관한 의사의 기록이 있어야 하며 이를 근거로 섬망 유무와 정도를 평가한다.

[보충설명]

① **섬망** : 급성 또는 아급성의 다양한 정신기능 이상대개 의식 및 인지기능의 손상으로 나타나는 가역적인 뇌 대사의 장애를 말한다. 대개는 일시적으로 나타나며 가역적이다.

② **원인** : 중추신경계 질환, 전신질환, 수술, 약물중독이나 금단 등

③ **증상**

- 급성적인 의식장애, 집중력 장애, 안절부절 못함, 진전tremor 등
- 혈압의 변동, 빈맥, 발한, facial flushing 등의 자율신경 증상이 동반되기도 함

④ 섬망과 치매증상의 감별

구 분	섬망(delirium)	치매증상(dementia)
발생	급성	완만하고 잠행성
경과	보통 단기간	여러 해에 걸쳐 진행됨
기분	공포, 불안, 흥분성	불안정한 감정이나 성격성향
지각	환청, 환시, 환촉, 착각	환각은 두드러진 특징 아님
기억	단기기억 손상	단기기억 손상 후 장기기억 손상
의사소통	더듬거리는 의사표현, 작화증	점진적인 실어증과 작화증

3. 인지기능 (C)

C. 1	단기기억력

(1) 정의

단기기억력이란 알고 있거나 배운 것을 5분 후에도 동일하게 기억하는 능력을 말한다.

(2) 평가방법

먼저 환자에게 "제가 지금부터 낱말을 세 개 불러 드릴테니, 제가 다 말한 다음 따라하세요."라고 한 후, 서로 관계없는 세 단어 예 :'비행기, 연필, 소나무' 또는 '나무, 자동차, 모자' 등를 일 초에 하나씩 불러준다.

환자가 말한 뒤 내용을 정확히 알아들었는지를 확인한 다음 잠시 다른 화제로 이야기를 나눈 뒤, 5분 후에 환자가 세 낱말을 기억해 내는지 평가한다.

(3) 유의사항

- 구두표현이 어려운 환자는 글로 쓰게 하여 평가한다.
- 혼수는 아니지만, 단기기억력을 평가할 수 없는 경우는 '2. 확인불가'에 체크한다. 예를 들면 혼수나 반혼수 등은 아니지만 심한 구음장애 dysarthria 가 있으면서 cachexia 상태로 단기기억력 평가를 위한 낱말을 발음할 수 없으며 글로써 표현하는 것도 불가능한 상태 등

(4) 평가기준

0. **정상** : 세 낱말을 모두 기억하는 경우

1. **이상 있음** : 세 낱말 중 하나 또는 두 낱말을 기억하거나 모두 기억하지 못하는 경우

2. **확인 불가** : 혼수는 아니지만 단기기억력을 평가할 수 없는 경우

C. 2 일상생활사에 관해 의사결정을 할 수 있는 인식기술

(1) 정의

일상생활에 필요한 의사결정을 할 수 있는 능력cognitive skill for daily decision-making을 말한다.

(2) 평가방법

환자와 대화를 나누거나 환자를 관찰하는 등의 방법으로 환자가 일상생활에 필요한 의사결정 능력이 있는지를 평가한다. 일상생활에서 언제 식사해야 하는지, 휠체어를 용도에 맞게 필요 시 이용할 줄 아는지, 요의 또는 변의를 느낄 때 화장실을 가려고 하는지, 필요 시 직원에게 도움을 요청할 줄 아는지 등 여러 가지 상황에서 환자의 의사결정 능력을 평가할 수 있다.

특히 구두표현이 어려운 환자나 치매환자의 경우 의사결정 능력을 환자의 몸짓이나 행동 등을 통해 평가해야 하므로 주의깊은 관찰이 필요하다.

(3) 평가기준

0. 스스로 일관성 있고 합리적인 의사결정을 함.

1. 새로운 상황에서만 의사결정의 어려움이 있음.

2. **인식기술이 다소 손상됨** : 의사결정능력이 부족하여 지도나 감독을 요하는 경우

3. **인식기술이 심하게 손상됨** : 거의 또는 전혀 의사결정을 하지 못하는 경우

   어떤 방법으로도 의사표현이 안 되어 일상적인 판단 능력 측정이 곤란한 경우도 해당함

(4) 유의사항

① 일상적인 또는 자주 반복되는 상황에서는 의사결정을 잘 할 수 있으나, 어쩌다 발생하는 새로운 상황 예: 외부 손님이 방문하거나, 새로운 프로그램 또는 과제를 수행해야 할 때 등 에서는 의사결정에 어려움이 있는 경우에는 '1. 새로운 상황에서만 의사결정의 어려움이 있음'에 체크한다.

② 어떤 방법으로도 의사표현이 안 되어 일상생활에 관한 의사결정 능력을 평가할 수 없는 경우에는 '3. 인식기술이 심하게 손상됨'에 체크한다 예 : 의식수준이 심하게 저하되어 있거나, 침상에만 누워 있고 의사소통이 불가능한 상태 등.

C. 3	이해시키는 능력

(1) 정의

다른 사람에게 자신의 요구나 의견 등을 이해시키는 능력을 말한다.

(2) 평가방법

① 환자와 일상적으로 상호작용interaction하면서 환자가 적절하게 자신의 의사를 표현하여 상대방에게 잘 이해시킬 수 있는지를 평가한다.

② 구두표현이 어려운 경우에는 글을 쓰거나 몸짓 등을 이용하여 남에게 의사표현을 할 수 있으므로 말뿐만 아니라 동작이나 신체적 표현 등의 방법을 모두 포함하여 환자의 능력을 평가해야 한다.

(3) 평가기준

0. **이해시킴** : 자신의 의사를 명확하게 표현할 수 있음
1. **대부분 이해시킴** : 대부분 의사표현을 적절하게 하지만, 가끔씩 단어를 찾거나 생각을 마무리하는 등에 어려움이 있는 경우
2. **가끔 이해시킴** : 전반적으로 의사표현 능력이 부족하나, 가끔은 자신의 의사나 기본적인 요구사항을 표현할 수 있음
3. **거의/전혀 이해시키지 못함** : 자신의 요구를 남에게 거의 이해시키지 못함

C.4	말로 의사표현하는 능력

(1) 정의

환자가 하는 말의 내용의 적절성을 평가하는 것이 아니라, 말words spoken의 명료함과 명확성을 평가하는 것이다.

(2) 평가방법

환자의 말을 경청하여 말하기의 명료함을 평가한다.

(3) 평가기준

0. 아니오 : 불분명하고 웅얼거리는 단어로 말하거나, 말을 할 수 없음.

예 : 구음장애가 있거나, 의식이 몽롱하여 말을 할 수 없는 상태 등

1. 예 : 분명하고 명료하게 말함

C. 5	행동증상(문제행동)의 빈도*

(1) 목적

지난 7일 동안 환자 자신 및 주변 환자, 의료진에게 영향을 미치고 문제를 일으킬 수 있는 행동증상문제행동의 빈도를 평가하기 위함이다.

(2) 정의

① 망상Delusions

사실이 아닌 것을 사실이라고 믿거나, 남들이 자기를 해치려 하거나 무엇을 훔쳐갔다고 주장함.

② 환각Hallucinations

헛것을 보거나 듣는 등 현재에 없는 것을 실제로 보거나 듣거나 경험함.

③ 초조/공격성Agitation/Aggression

소리를 지르거나 욕을 하거나, 다른 사람을 때리거나 밀침. 안절부절 못하는 행동 등을 보임.

④ 우울/낙담 Depression/Dysphoria

슬퍼 보이거나 우울해 보임. 또는 환자 스스로 슬프거나 우울하다고 말함.

⑤ 불안 Anxiety

특별한 이유없이 신경이 매우 예민해 보이거나, 걱정하거나 무서워함.

⑥ 들뜬 기분/다행감 Euphoria/Elation

특별한 이유없이 비정상적으로 기분 좋아하거나 재미있어함.

⑦ 무감동/무관심 Apathy/Indifference

주변에 관심과 흥미를 잃거나, 새로운 일을 시작하려는 의욕이 감소함.

⑧ 탈억제 Disinhibition

충동적 행동, 사회적으로 부적당한 행동 등을 보임.

예: 공적으로 이야기하지 말아야 할 것을 이야기하는가? 다른 환자나 의료진들에게 성적으로 부적절한 행위를 하거나, 말을 하는가?

⑨ 과민/불안정 Irritability/Lability

평소에 비해 비정상적으로 화를 내거나 성급해졌거나 감정이 급격하게 변함.

⑩ 이상운동증상 또는 반복적 행동 Aberrant motor behavior

반복적으로 왔다갔다하거나 서랍을 반복적으로 여닫는 등 같은 일을 계속해서 반복함.

⑪ 수면/야간행동 Sleep/Night-time behavior

밤에 자지 않고 깨어 있거나 서성거리거나 돌아다녀 타인의 수면을 방해함

⑫ 식욕/식습관의 변화 Appetite/Eating change

식욕, 식습관, 음식의 선호가 바뀜.

⑬ 케어에 대한 저항 Resists care

복약, 주사, 일상생활 수행을 위한 도움, 식사 등에 대해 거부함.

⑭ **배회** Wandering

납득할 만한 목적 없이 돌아다니며, 필요사항이나 안전에는 신경쓰지 않는 것 같이 보임.

(3) 평가방법

지난 7일간의 상태를 기준으로 행동증상의 빈도를 평가하되, 지난 4주간의 상태를 종합적으로 관찰하여 평가하는 것도 가능하다.

(4) 평가기준

0. **없음** : 지난 7일4주 동안 행동증상이 전혀 나타나지 않은 경우
1. **가끔** : 지난 7일4주 동안 1일1~7일 정도 행동증상이 나타난 경우
2. **자주** : 지난 7일4주 동안 2일8일 이상 나타나나, 매일은 아닌 경우
3. **매우 자주** : 지난 7일4주 동안 매일 하루에 한 번 이상 행동증상이 나타난 경우

(5) 유의사항

① 행동증상의 경감을 위한 약제를 복용 중인 경우에는 복용하고 있는 그 상태에서 평가하도록 한다.

② 관찰기간은 이전 관찰기간과 중복되지 않아야 한다.

③ '1. 식욕/식습관의 변화' 평가 시 Levin-tube를 삽입한 환자의 경우는 식욕/식습관의 변화를 평가할 수 없으므로 '없음'에 체크한다.

C. 6	MMSE*(또는 MMSE-K) 검사

(1) 목적

환자의 인지기능 손상 여부를 평가하기 위한 선별검사로 총점이 30점이다.

(2) 유의사항

① 평가표 작성일로부터 6개월 이내의 검사 결과를 기재한다.

② K-MMSE 및 MMSE-K 모두 사용 가능하다.

※ [부록 1.] K-MMSE 및 MMSE-K 검사지 및 검사방법 참고

4. 신체기능 (D)

D.1~10	일상생활수행능력(ADL)

(1) 목적

환자가 일상적인 활동을 얼마나 독립적으로 수행할 수 있는가를 평가하기 위함이다.

(2) 항목별 정의 및 평가방법

1. 옷 벗고 입기

- 일상적인 옷을 벗고 입는 일련의 행위가 가능한 정도를 평가한다.
- 속옷 · 겉옷 · 양말 등을 챙겨 입고, 단추 · 지퍼 · 벨트 등을 채우는 것 등을 말한다.

2. 세수하기

- 수건 준비, 수도꼭지 돌리기, 물 받기, 얼굴 씻기, 수건으로 닦기 등의 행위의 가능 정도를 평가한다.

3. 양치질하기

- 칫솔에 치약 바르기, 칫솔질하기, 헹굼용 물 준비하기, 가글하기 등의 행위 가능 정도를 평가한다.

4. 목욕하기

- 욕조를 활용하거나 샤워를 할 때 비누칠하기, 헹구기 등의 행위 가능 정도를 평가한다.

5. 식사하기

① 투여 경로를 불문하고 영양섭취와 관련된 일련의 동작 수행능력을 평가한다.

• 일반적인 식사의 경우 음식이 차려졌을 때 도구를 사용하여 스스로 섭취가 가능한 정도를 평가한다.

• 경관영양 또는 비경구영양 등 일반적인 식사가 아닌 경우, 일반적인 식사에 상응하는 식사활동을 독립적으로 수행가능한 정도를 평가한다.

② 치매환자의 경우, 식사시간 · 식사의 필요성 · 식사방법 등에 대한 인지부족으로 인해 식사시간이 되어도 식사를 하지 않는 경우가 있다. 이러한 경우, 환자가 식사를 할 수 있는 신체적 기능이 있다 하더라도 인지 문제로 인해 스스로 식사하기 동작을 수행하지 못하고 직원이 먹여주고 있으므로 직원이 먹여준 것을 기준으로 평가한다.

③ 환자의 식욕이나 기분 등으로 인해 식사하지 않으려 해서 직원이 먹여주는 경우, 직원의 도움은 환자의 식사하기 수행능력과는 무관한 것이므로 이를 반영해서 도움 정도를 체크해서는 안 된다. 이때는 직원이 먹여준 것을 기준으로 평가하는 것이 아니라 환자의 실제 '식사하기' 동작의 수행능력이 어느 정도인가를 평가한다.

④ 식사하기에서 '행위발생 안 함'은 경구 또는 비경구 모두로 체내에 아무런 영양물질이 투여되지 않는 경우를 말한다. 즉, 금식NPO을 하고 있는 환자라도 비경구적으로 영양물질이 공급되고 있는 경우에는 '행위발생 안 함'에 체크해서는 안 된다.

6. 체위 변경하기

• 제대로 돌아눕기, 엎드리기, 옆으로 눕기 등의 행위 가능 정도를 평가한다.

7. 일어나 앉기

• 누운 상태에서 상반신을 일으켜 앉는 행위 가능 정도를 평가한다.

8. 옮겨 앉기

• '침상에서 휠체어로', '의자에서 휠체어로', '휠체어에서 침상으로', '휠체어에서 의자로' 이동 가능 정도를 평가한다.

9. 방 밖으로 나오기

• 방에서 복도 등으로의 이동이 가능한 정도를 평가한다.

• 휠체어를 사용하는 경우에는 휠체어를 탄 상태에서 이동하는 능력을 평가한다.

10. 화장실 사용하기

① 배뇨 · 배변과 관련된 일련의 동작 수행 가능 정도를 평가한다.

② 일련의 동작이란 하의 벗기, 배설 후 닦기, 옷 입기, 변기 물 내리기 등을 의미함. 단, 화장실 또는 실내변기가 있는 곳까지 이동하는 능력은 측정대상에 포함되지 않는다.

- 환자가 직접 화장실을 갈 수 없어서 기저귀를 착용하거나 침상용 변기나 소변기 등을 사용하는 경우, 하의 벗기 · 배설 후 닦기 · 기저귀 치우기 · 휴대용 변기 비우기 등 화장실 사용하기에 상응하는 일련의 동작을 독립적으로 할 수 있는가를 평가한다.
- 인공항문 · 인공요루 · 유치도뇨관 등을 가지고 있는 환자의 경우, 장루 주머니 pouch 부착 및 비우기, 사용한 카테터의 뒤처리 등 화장실 사용하기에 상응하는 일련의 동작을 독립적으로 할 수 있는가를 평가한다.

③ 변비 등의 문제로 관장을 하는 경우, 관장 이후에 배설과 관련된 일련의 동작을 독립적으로 수행하는가를 평가한다. 즉, 관장을 하더라도 스스로 화장실에 가서 배설하고 뒤처리를 혼자서 수행할 수 있다면 '완전자립'이다.

④ 화장실이란 물리적인 장소만을 의미하는 것이 아니므로 침상에서 기저귀 등에 배설하는 경우를 '행위발생 안 함'으로 평가하여서는 안 된다. 화장실 사용하기에서 '행위발생 안 함'이란 어떤 형태로든 배설 행위가 전혀 일어나지 않는 경우를 의미한다.

(3) 평가기준

① **완전자립** : 대부분의 경우 도움이나 감독없이 스스로 수행할 수 있음.

② **감독필요** : 대부분의 경우 감독이나 격려가 필요함.

③ **약간의 도움** : 대부분의 경우 환자가 스스로 행위를 수행하나, 무게를 지탱하지 않는 정도의 도움이 필요함.

④ **상당한 도움** : 대부분의 경우 무게를 지탱하는 도움을 제공하거나, 해당 활동의 일부분 전체가 아님 을 타인이 전적으로 수행함.

⑤ **전적인 도움** : 일주일 동안 타인의 전적인 도움을 받아 일상생활을 수행함.

⑥ **행위발생 안 함** : 일주일 동안 해당 행위동작가 전혀 발생하지 않음.

(4) 유의사항

① 일상생활을 하는 데 필요한 기본적인 동작을 수행하는 능력을 종합적으로 판단한다.

② 일시적이거나 예외적인 상황은 제외하고, 반복적이고 통상적인 수행능력의 수준빈도가 높은 것을 평가한다.

③ 일상적인 보조구나 보장기기 등을 사용착용하고 있는 경우는 그 상태에서 판단한다.

④ 환자를 평가하는 간호사는 환자의 기능상태를 면밀히 관찰하고, 필요한 경우는 직접 확인하거나 환자에게 질문을 하는 등의 과정을 통해 스스로 먼저 판단을 내린 후 다른 간호사 또는 간병인의 의견을 들어 종합적으로 판단한다.

⑤ 기분 등의 이유로 스스로 해당 동작을 할 수 있음에도 불구하고 수행하지 않는 경우는 수행능력과는 무관한 것이므로 이를 기준으로 판단하지 않는다. 실제 환자의 해당 동작의 수행능력이 어느 정도인가를 평가해야 한다.

D. 11 와상상태 여부

(1) 정의

일주일에 적어도 4일 이상 하루 22시간 이상을 침대에서 지내는 경우를 말한다.

(2) 유의사항

의식 및 기능상태 저하, 다른 의학적인 문제 또는 의료적인 필요에 의해 침대에서 주로 지내는 것뿐만 아니라, 자발적이거나 자극의 부족으로 인해 침대에서 주로 생활하는 것도 포함한다.

예 1) 이 모 환자는 고관절 골절hip fracture로 인해 의사가 ABRAbsolutely Bed Res하도록 지시하였다. 환자는 하루 24시간 내내 침대에 누워 있는 상태이다. '1. 예'에 표시한다.

예 2) 김 모 환자는 하지마비 상태로 정맥주사, L-tube, Foley-catheter가 있는 상태이다. 휠체어에 앉히면 침대 밖을 벗어날 수 있으나 환자의 의지도 없고, 간호사나 간병인도 거의 운동을 시키지 않는 상태이다.

'1. 예'에 표시한다.

D. 12	일상생활수행능력의 재활가능성 여부

(1) 평가방법

사용 유보된 항으로 모든 값을 '아니오'로 기재한다.

5. 배설기능 (E)

E. 1	대변조절상태*

(1) 목적

지난 7일간 환자의 변실금 정도를 평가하기 위함이다.

(2) 평가방법

환자의 배변 주기를 고려하여, 대변을 조절하는 횟수와 실금하는 횟수를 비교하여 해당 정도에 표시한다.

(3) 평가기준

0. **조절할 수 있음** : 전혀 실금하지 않음.
1. **가끔 실금함** : 평균적인 배변횟수를 고려하여 실금하는 경우보다 조절하는 경우가 더 많거나 같은 경우
2. **자주 실금함** : 평균적인 배변횟수를 고려하여 조절하는 경우보다 실금하는 경우가 더 많은 경우
3. **조절 못함** : 배변을 보는 주기에 관계없이 배변할 때마다 실금하는 경우

(4) 유의사항

① 관장을 하고 난 후 하루 정도 변실금을 하는 경우는 실금으로 판단한다.

② 실금의 정도는 하루 24시간을 기준으로 체크해야 함. 예를 들어 낮에는 대변조절이 가능하나, 밤에 예방적으로 기저귀를 채우고 그 기저귀에 실금을 하였다면 이는 실금이 있는 것으로 보아야 한다.

③ 인공항문ostomy을 가지고 있는 환자의 경우, 실수로 한 번 정도 인공항문 주변으로 누출이 있고 이후 바로 적절히 관리해 주었다면 이는 환자의 예외적인 상황이므로 반영하지 않는다. 그러나 이와 같은 현상이 반복적으로 나타난다면 이는 통상적인 상황으로 간주하여 대변실금을 하는 것으로 판단한다.

④ 일주일에 2~3회 배변하는 환자가 배변 시마다 실금하는 경우라면 '조절 못함'에 해당된다.

E. 2 소변조절상태*

(1) 목적

관찰기준 중 환자의 요실금 정도를 평가하기 위한 문항이다.

(2) 평가방법

환자가 소변을 조절하는 횟수와 실금하는 횟수를 비교하여 평가한다.

(3) 평가기준

0. **조절할 수 있음** : 전혀 실금하지 않음.
1. **가끔 실금함** : 실금하는 경우보다 조절하는 경우가 더 많거나 같음.
2. **자주 실금함** : 조절하는 경우보다 실금하는 경우가 더 많음.
3. **조절 못함** : 배뇨할 때마다 실금함.

(4) 유의사항

① 실금의 정도는 하루 24시간을 기준으로 체크해야 함. 예를 들어 낮에는 소변조절이 가능하나, 밤에 예방적으로 기저귀를 채우고 그 기저귀에 실금을 하였다면 이는 실

금이 있는 것으로 보아야 한다.

② 기저귀를 차고 있더라도 환자가 요의를 느껴 의료진에게 이를 알리고, 소변기 등을 대주어 소변을 본다면 이는 실금이 아니다.

③ 유치도뇨관 등 배뇨관련 기구device를 가지고 있는 환자의 경우 그 상태를 기준으로 판단한다. 즉, 조절이 잘 되고 있어 침상이 젖지 않는다면 '0. 조절할 수 있음'에 표시한다. 그러나 기구 주변으로 반복적인 누출이 있다면 실금하는 것으로 판단한다. 단, 실수로 한 번 정도 누출이 있고 이후 바로 적절히 관리해 주었다면 이는 환자의 예외적인 상황이므로 반영하지 않는다.

대변조절관련 사례

말기 치매환자인 김씨는 매우 허약하고 사지에 통증을 호소하고 있다. 자리에서 일어나지 못하고 2시간마다 체위 변경을 받고 있다. 그는 지난 일주일 동안 2회 대변을 보았는데, 전신쇠약 및 전신 통증으로 화장실도 가지 못하고 대변기를 대주는 것도 거부하여 2회 모두 기저귀에 대변을 보았다. ☞ **지난 일주일 동안 2회 본 대변을 모두 실금하였으므로 '조절 못함'에 표시한다.**

소변조절관련 사례

예 1) 반신마비 및 치매로 입원한 이씨는 2명 정도의 주변의 부축을 받아 화장실로 이동하면 소변을 볼 수 있지만, 현재 화장실을 이용하거나 침상에서 소변기를 이용하지 않고 매번 기저귀에다 소변을 보고 있다. ☞ **환자는 실제 소변을 조절할 수 있는 괄약근의 기능은 남아 있으나, 화장실에 가거나 소변기를 사용하여 소변을 가리지 않고 기저귀에 소변을 보고 있는 상황이므로 실제 소변을 조절하고 있다고 판단할 수 없으므로 '조절 못함'에 표시한다.**

예 2) 한 달 전 입원한 박씨는 일반적으로 평소에는 하루에 평균 5번 정도 소변을 보는데, 이를 잘 조절한다. 그러나 최근 이뇨제를 복용하면서 지난 일주일 동안 밤에 화장실을 미처 가지 못하고 3일 동안 매일 한 번씩 실금을 하였다. ☞ **지난 일주일 동안 3회 실금을 하였지만, 실금을 하지 않고 조절한 횟수가 더 많으므로 '가끔 실금함'에 표시한다.**

E. 3 배변조절기구 및 프로그램*

(1) 평가방법 및 유의사항

① 일정하게 짜여진 배뇨계획 Scheduled toileting plan

- 방광이 차는 것과 관계없이 정해진 시간에 직원이 환자를 화장실에 데리고 가거

나, 소변기를 주거나, 화장실에 가도록 상기시켜 주는 것을 말한다.

- 예를 들어, 인지장애로 인하여 스스로 화장실을 가야하는 것을 인식하지 못하여 배뇨관리를 잘 못하는 환자에게 규칙적으로 정해진 시간에 화장실을 가도록 알려주거나 유도하는 습관훈련habit training이나 배설자극 등이 포함된다.

② **방광 훈련 프로그램**Bladder training program

- 방광근 및 요도괄약근 재훈련을 위하여 의식적으로 배설하는 것을 지연시키도록 하거나 긴박하게 소변이 나오는 것을 참도록 교육시키는 것을 말한다.
- 예를 들어, 배뇨 간격 시간이 짧은 긴박성 요실금 환자에게 일정 시간 소변을 참게 하여 점차로 그 시간 간격을 늘려가도록 하는 경우, 바이오피드백Biofeedback 기구 등을 사용하여 골반근육능력을 향상시키는 경우, 유치도뇨관 제거 후 자가도뇨를 하기 전 방광근 및 요도괄약근 훈련을 위하여 일정시간 간격으로 유치도뇨관을 잠갔다가 풀어 요의를 느낄 수 있도록 하는 훈련clamp and release 등이 포함된다.

③ **규칙적인 도뇨수행**CIC, Clean Intermittent Catheterization

- 유치도뇨관 삽입으로 인한 합병증 감소와 요실금 개선 및 신장기능 보전을 위하여 일정한 간격3~6시간으로 방광 내에 고여 있는 소변을 배출시키는 것을 말한다.

④ **외부**콘돔형 **카테터**

- 남성환자에게 유치도뇨관 삽입없이 배뇨를 위해 부착하는 도구예: 키스모를 말한다.

⑤ **인공루**

- 요루urostomy나 장루colostomy 등을 말한다.

⑥ **유치도뇨관 삽입**

- 유치도뇨관이 삽입되어 있는 상태를 말한다.

⑦ **해당사항 없음** : 위에 해당하는 것이 아무것도 없을 경우 기재한다.

6. 질병진단 (F)

F. 1~2	질병, 영양관련장애*

(1) 정의

① 요로감염

- 지난 30일 이내에 요로감염으로 인해 연속해서 1주일 이상 비경구 항생제가 투여된 경우를 의미한다.

② 척수손상cord injury

- 외상trauma에 의한 척수손상뿐만 아니라, 질환에 의한 척수손상도 포함한다. 즉, 원인과 상관없이 모든 척수손상을 말한다.

(2) 평가방법

① 최근의 일상생활수행능력, 인지기능, 정서, 행동, 의학적 치료, 간호 감시 및 처치, 사망의 위험과 직접적인 상관이 있는 질병에만 기재한다.

② 의사의 진단기록에 근거하여 기재하도록 한다.

③ 진단기록이 누락되거나 불명확한 경우 반드시 의사에게 확인하여 기재한다.

(3) 유의사항

① 의증Rule out 진단인 경우는 특히 이를 뒷받침할 수 있는 직접적 증상 및 의학적 치료, 간호감시 및 처치 등이 수반되어야 한다.

② 'a. 당뇨' 환자이면서 현재 치료적 금식NPO을 하고 정맥내 영양을 공급받는 경우는 '1 최근 1개월 이내 혈당검사공복 시 혈당, 식후 2시간 혈당'에 금식NPO 기간 중 최근에 측정한 혈당을 '공복 시 혈당'란에 기재한다.

(예) 심씨는 20년 전 당뇨를 진단받아 5년 정도 당뇨약을 먹으면서 적극적인 식이요법과 운동요법을 병행한 결과 혈당수치가 적절히 조절되어 현재는 당뇨약이나 당뇨식을 먹지 않고 있다. ☞ 20년 전 진단받았던 당뇨는 현재의 ADL 및 서비스에 영향을

미치지 않으므로 'a. 당뇨'에 표시하지 않도록 하며, 그 밑의 당뇨 검사 관련 문항도 기재하지 않는다.

7. 건강상태 (G)

G. 1	문제상황*

(1) 목적

환자의 건강이나 기능상태에 영향을 미치거나 현재의 질병상태를 악화시킬 수 있는 문제와 위험요소를 파악하기 위한 문항이다.

(2) 평가방법 및 유의사항

관찰기간 동안 아래 문제상황이 한 번 이상 발생한 경우는 해당 항목에 모두 체크한다. 문제상황이 발생하지 않은 경우는 '해당사항 없음'에 체크한다.

a. 열

- 체온이 37.2℃ 직장 체온은 37.5℃ 이상인 경우에 체크한다.

b. 탈수

- 아래 중 2가지 이상에 해당되는 경우①, ③은 I/O sheet에 근거해야 함 체크한다.

① 하루에 섭취하는 수분량이 1,500mL 미만인 경우

② 탈수의 임상적 증상이 있음

(예) 건조한 구강점막, 피부탄력도 저하, 색이 짙은 소변, 새로 발병한 또는 악화된 혼돈(confusion), 비정상적인 임상결과(헤모글로빈, 헤마토크리트, 칼륨, 혈액요소질소, 요비중 증가 등) 등

③ 구토, 열, 설사 등으로 섭취한 수분량보다 수분 소실량이 많은 경우

c. 구토

- 약물독성, 독감, 심인성 문제 등 원인에 상관없는 구토가 관찰기간 내에 있었다면 체크한다.

d. 체내출혈

• 임상적으로 문제가 되는 체내출혈이 있으면서 수혈, 내시경적 식도 또는 위 정맥류 결찰요법, Sengstaken-Blakemore tube 삽입, cold irrigation, 지혈제 투여 등 적극적인 처치가 수반된 경우에 한하여 체크한다.

e. 해당사항 없음

• 위에 해당하는 것이 아무 것도 없을 경우 기재한다.

G. 2 통증의 강도 및 빈도*

(1) 목적

통증의 강도정도, 크기와 빈도횟수를 파악하여 현재 환자의 통증상태 및 통증관리에 대한 효과를 평가하기 위함이다.

(2) 평가방법

① 통증은 주관적인 증상이다. 통증의 강도와 빈도는 환자의 표현을 기준으로 판단한다. 의식이 분명치 않거나 표현능력이 저하되어 주관적 통증을 표현하지 못하는 환자의 경우 찡그리거나 신음소리를 내거나 몸을 웅크리는 등의 증상을 관찰하여 기록한다.

② 신체 부위별로 통증의 강도를 매일 관찰 · 기록한 후 통증 강도별로 일주일간의 빈도를 기준으로 작성한다.

③ 여러 부위에 통증이 있고 부위별로 통증강도가 다를 경우 강도별로 각각 기록한다. 통증이 없는 환자는 강도별로 각각 '통증 없음'에 체크한다.

④ 만일 동일한 강도의 통증이 여러 부위에 있으면서 빈도가 다를 경우 가장 많은 빈도를 기준으로 작성한다.

(예) 무릎과 허리에 경미한 통증이 있는데, 무릎은 매일 발생하지만 허리는 며칠에 한 번씩 발생한다면 '경미한 통증'이 '매일 통증이 있음'에 체크한다.

(3) 평가기준

① **경미한 통증** : 통증이 있으나 일상생활 활동이나 수면 등은 수행 가능한 정도

② **중등도의 통증** : 통증으로 인해 일상생활과 수면 등이 어려운 정도

③ **격렬하거나 참을 수 없는 통증** : 암성통증에 준하는 통증으로, VAS 등 통증 측정척도로 확인하여 심한 통증으로 확인된 경우

[참고] 심한 통증 : VAS Visual Analogue Scale 10점 중 7점 이상,
FPS Faces Pain Scale 5단계 중 4단계 이상

(4) 유의사항

① 진통제 투여 등 각종 통증완화 치료를 받는 경우는 그 상태에서의 통증을 판단함.

② VAS Visual Analogue Scale : 시각통증등급으로 만성 통증의 통증 척도를 측정하기 위하여 사용

양쪽 끝을 통증 없음과 가장 심한 통증으로 표기한 10cm의 수평 혹은 수직선으로 구성된다. 환자는 현재 느끼고 있는 통증의 강도와 일치하는 점을 선 위에 표시한다. 가장 낮은 곳에서 부터의 거리가 통증 강도의 숫자적 지표로 사용된다. 지각력과 운동 장애가 있는 환자에게 시행할 때 어렵다는 것이 단점이다.

③ FPS Faces Pain Scale : 통증의 정도에 따른 얼굴 표정의 변화를 그림으로 나타낸 것으로 경미한 인지장애가 있는 성인에게 적합하다.

(예 1) 김 모 환자는 무릎 관절염으로 인해 매일 경미한 통증을 호소하고 있다. 그런데 4일 전 발병한 치통으로 인해 계속 아프다고 하여 진통제를 먹고 있지만, 매일 밤 두세 번씩 깬다고 한다. 담당간호사가 VAS로 통증강도를 사정해 보니 10점 중 6점 정도 된다고 언급했다.

☞ 무릎 관절염의 경미한 통증이 매일 있고, 중등도의 통증도 매일 있으므로 다음과 같이 기재한다.

항 목	통증 없음	통증 있으나 매일은 아님	매일 통증이 있음
a. 경미한 통증			✔
b. 중등도의 통증			✔
c. 격렬하거나 참을 수 없는 통증	✔		

(예 2) 박 모 환자는 반혼수 상태로 언어적 의사소통이 안 되는 상태이다. 그러나 체위변경을 위해 몸에 손을 대면 매우 아픈 듯이 찡그리고 가끔 신음소리를 낸다. 밤에 잠은 그런대로 잘 자는 편이나 밤동안의 체위변경 시에는 아파한다.

☞ **환자의 호소는 없지만 표정과 소리로 통증이 있음을 판단할 수 있고 체위변경 시에만 통증표현을 하므로 경미한 통증이 매일 통증이 있는 것으로 기재한다.**

항 목	통증 없음	통증 있으나 매일은 아님	매일 통증이 있음
a. 경미한 통증			✔
b. 중등도의 통증			✔
c. 격렬하거나 참을 수 없는 통증	✔		

G. 3 낙상여부*

(1) 목적

노인들의 질병과 사망에 중요한 원인이 되는 낙상 경험 여부를 확인하기 위한 문항이다.

(2) 평가방법

① 작성일을 기준으로 하여 지난 30일 이내 또는 31일에서 180일 사이에 낙상한 적이 있었는지 여부를 기재한다.

② 낙상으로 인해 별다른 손상이 없었더라도 낙상이 있었다면 '1. 예'에 체크한다.

(3) 유의사항

① 최근에 입원을 한 경우에는 30일 이내 또는 180일 이내의 낙상여부를 환자 및 가족에게 확인하여 기록한다. 단, 환자 및 가족을 통해서도 파악하기 어려운 경우 '2. 확인불가'에 표시한다.

Check point

낙상이란

비의도적인 자세 변화로 인해 높은 곳에서 낮은 곳으로 넘어지거나 바닥에 눕게 되는 것을 말한다. 낙상은 높은 곳에서 떨어지는 것이나 넘어지는 것 및 미끄러지는 것 등을 모두 포함하며, 주로 질병 · 기능상태 저하 · 약물투여 · 위험한 환경 등이 원인이 되어 발생한다.

(예) 이 모 할머니는 2일 전 이동식 변기에 앉아 용변을 본 후 일어서다가 중심을 못잡고 넘어졌다. 간호사와 의사가 신체상태를 검진하였으나 별다른 이상이 없었다.

☞ 지난 30일 이내 낙상이 있는 것으로 기재한다.

G. 4 말기질환*

(1) 정의

말기질환이란 말기암 등의 질환으로 인하여 환자의 여명餘命이 얼마 남지 않은 상태를 말하며 통상적으로 6개월 이하의 여명이 예상되는 경우 말기질환으로 판단할 수 있다.

(2) 평가방법

의무기록에 '말기질환 또는 end-stage disease' 등의 의사의 기록이 꼭 기재되어 있어야 한다.

(3) 유의사항

의무기록에 DNR Do Not Resuscitate 등의 기록이 있다 하더라도, '말기질환 또는 end-stage disease' 등의 의사의 기록이 있어야 한다.

8. 구강 및 영양상태 (H)

H. 1	연하장애

(1) 목적

연하장애swallowing problem, dysphagia가 있는지를 평가하기 위한 문항이다.

(2) 평가방법

환자가 주로 먹거나 마실 때 자주 사레가 들거나 기침을 하는 증상, 오랫동안 음식을 입에 계속 머금고 있거나 과도하게 침을 흘리는 증상 등을 보이는 경우 연하장애가 있다고 판단한다. 정맥영양 또는 경관영양을 하고 있어 구강으로 음식을 섭취하지 않는 경우에는 '0. 아니요'에 표시한다.

Check point

연하곤란swallowing problem, dysphagia이란 음식물을 씹고 삼키는 구강, 인두, 식도 등의 구조에 결함이 있거나 기능장애가 있어서 씹고 삼키는 능력이 손실 또는 손상된 것을 말한다. 연하곤란은 원인에 따라 **기계적 연하곤란**Mechanical dysphagia과 **운동성 연하곤란**Motor dysphagia으로 나뉠 수 있다.

H. 2	체중*

(1) 목적

환자의 체중 변화를 파악하기 위한 문항이다.

(2) 평가방법

1) 체중 및 측정일

① 관찰기간 내에 체중을 측정하였는지 표시한다. '1. 예'에 표시하였다면 b문항을 작성한다.

② 측정한 체중과 측정일자를 적는다.

2) 체중감소

[정의] 체중감소는 이번 관찰기간 동안 측정한 체중이 한 달 전31일 이내 체중에 비해 5% 이상 감소하였거나 6개월 전184일 이내 체중에 비해 10% 이상 감소한 것을 말한다.

[계산식] ① 또는 ②에 해당된다면 체중감소가 있다고 표시한다.

$$① \frac{[\text{지난 달 체중(kg)} - \text{이번 달 체중(kg)}]}{[\text{지난 달 체중(kg)}]} \geq 0.05$$

$$② \frac{[\text{6개월 전 체중(kg)} - \text{이번 달 체중(kg)}]}{[\text{6개월 전 체중(kg)}]} \geq 0.1$$

(3) 체중감소 여부 기재 시 유의사항

① 이번 평가의 체중과 측정일자가 기재되어 있지 않은 경우에는 체중감소가 있다고 표시할 수 없다.

② 체중감소 계산 시, 소수 셋째 자리에서 반올림하여 절사한다.

③ 한 달 전 체중은 31일 이내를 말하기 때문에 같은 달 동안 2번 측정한 경우도 비교할 수 있다. 예를 들어 환자조사표를 11월 30일에 작성하는 경우는 그날 측정한 체중이 11월 15일 측정한 체중에 비해 5% 이상 감소하였다면 체중감소가 있는 것으로 기재할 수 있다. 마찬가지로 6개월 전 체중은 184일 이내 체중을 말하므로 그 기간에 여러 번 체중을 측정하였다면 모두 비교대상이 된다. 현재 체중과 비교하는 이전 체중은 환자조사표 관찰기간에 측정한 체중이 아니어도 상관없다.

(예 1) 이 모 환자의 체중을 측정한 기록임

월	7월 3일	8월 3일	9월 3일	10월 3일	11월 3일	현재:12월 3일
체중(kg)	–	–	–	–	55	52

☞ $\frac{55 - 52}{55} \rightarrow 0.05$ 소수 셋째 자리에서 반올림하여 절사

11월 3일에서 12월 3일까지 30일 동안 5% 이상0.05의 체중감소가 있었으므로 '1. 예'에 표시한다.

(예 2) 1년 전에 입원한 김 모 환자의 체중을 측정한 기록이다. 이 환자는 8월에 낙상으로 인한 대퇴골절femur fracture이 발생하여 와상상태로 누워 있고, 우울증 때문에 거의 먹지 않으려 하여 수액으로 영양공급을 하고 있는 상태이다.

월	7월 3일	8월 3일	9월 3일	10월 3일	11월 3일	현재: 12월 3일
체중(kg)	66.0	67.5	67.5	65.8	63.5	61.0

☞ 1개월 전 체중과의 비교 $\frac{63.5 - 61.0}{61.0} = 0.04$

6개월 이내 체중 중 9월 체중과의 비교 $\frac{67.5 - 61.0}{61.0} = 0.11$

6개월 이내에 10% 이상0.11의 체중감소가 있었으므로 '1. 예'에 표시한다.

H. 3	영양섭취방법*

(1) 목적

정맥 내 영양을 하고 있는지, 경관영양을 하고 있는지 여부를 평가하여 환자의 영양섭취경로를 파악하기 위함이다.

(2) 평가방법

1) 정맥 내 영양 parenteral/IV

① 지속적 또는 간헐적으로 말초정맥 내 영양공급을 하는 것을 말한다.

② 중심정맥영양을 하고 있는 경우는 "0. 아니오"에 표시한다. 중심정맥영양은 'K.1. 특수처치'에서 평가하기 때문이다.

③ 진단 혹은 수술 전 처치를 위해 일시적으로 IV fluid를 주입하는 것은 정맥 내 영양에 해당하지 않는다.

2) 경관영양

비위관naso-gastric tube, L-tube 등 또는 위루 등을 통해 영양공급을 하는 것을 말한다.

※ 경관영양 또는 정맥영양 중이면서 섭취 칼로리 비율이 51% 이상 또는 26~50%이지만 섭취한 수분량이 50mL이상이면 '의료고도'에 해당된다.

(3) 유의사항

'a. 정맥 내 영양'이나 'b. 경관영양' 모두 '0. 아니오'에 체크한 경우, 바로 'I. 피부상태' 영역으로 넘어간다.

H. 4	정맥 또는 경관을 통한 섭취*

(1) 목적

최근 3일만 3일 동안 환자가 비경구 또는 경관으로 섭취한 칼로리 및 수분의 양을 평가하여 정맥 또는 경관을 통한 영양섭취 정도를 파악하기 위한 문항이다.

(2) 평가방법

① 최근 3일 동안 정맥 또는 경관으로 섭취한 칼로리 비율1일 평균

최근 3일 동안 환자가 섭취구강섭취 포함한 총 칼로리 중 정맥 또는 경관을 통해 섭취한 칼로리의 비율을 구하여 해당 항목에 표시한다.

$$\frac{\text{최근 3일 동안 정맥 · 경관영양으로 섭취한 열량}}{\text{지난 3일 동안의 총 섭취 열량}} \times 100$$

② 최근 3일 동안 정맥 또는 경관으로 섭취한 수분량1일 평균

최근 3일 동안 정맥 또는 경관을 통해 섭취한 하루 평균 수분량을 구하여 해당 항목에 표시한다.

$$\frac{\text{최근 3일 동안 정맥 · 경관영양으로 섭취한 수분의 총량}}{3}$$

만일 관찰기간 내에 최근 3일 중 2일 동안 정맥 또는 경관영양을 하였더라도 3일 동안의 평균을 구한다. 예를 들어 최근 2일 동안 정맥영양을 통해 2,000mL의 수분섭취를 하였다면 3일 평균은 2000/3=666.67이므로 '2. 일일 501~1,000mL'에 표시한다. 정맥을 통한 생리식염수N/S, 하트만 용액H/S 등은 열량이 발생하지 않더라도 수분섭취량 계산 시 포함한다.

(3) 유의사항

① 환자평가표 작성 당일은 만 24시간을 평가하는 것이 불가능하므로 계산 시에 포함하지 않는다. 예를 들어 12월 5일에 평가한다면, 12월 2, 3, 4일 동안의 섭취량을 계산한다.

② 병원별로 주로 사용하는 영양 수액제제들의 칼로리 함량을 조사하여 이를 참고하여 계산한다.

③ 의사의 처방이 아니라 실제 환자가 섭취한 열량 및 수분량을 기준으로 계산한다.

④ I/O sheet 등을 근거로 계산하여 기재하여야 한다.

예) 이모 환자는 대장암으로 인해 현재 방사선치료를 받고 있어, 전신쇠약 및 식욕저하가 있는 상태이다. 다음 표는 이 환자가 지난 3일간 섭취한 내용이다.

날 짜	섭취한 내용	
	정 맥	경 구
12월 5일	D10W 2L	물 550cc
12월 6일	D10W 2L	물 200cc, 콜라 1캔(250cc), 오렌지 2개, 사과 1개
12월 7일	D10W 2L	물 500cc, 전복죽 1그릇, 물냉면 1그릇

3) 정맥 또는 경관으로 섭취한 칼로리의 비율

위의 정맥주사는 A제약회사의 제품으로 1L에 340kcal가 있다고 한다. 또한 오렌지와 사과, 전복죽, 물냉면의 열량은 영양사의 도움을 받아 음식의 크기와 양에 따른 열량 지침을 사용하였다. 아래 열량은 예시이며 제조회사와 병원별 지침에 따라 다를 수 있음에 주의해야 한다.

날 짜	열량(kcal)		
	정 맥	경 구	합
12월 5일	340 × 2 =680	0	680
12월 6일	340 × 2 =680	100 + (100 × 2) + 100 =400	180
12월 7일	340 × 2 =680	290 + 450 =740	1,420
총 합	2,040kcal	1,140kcal	3,180kcal

☞ $\frac{2,040}{3,180} \times 0.11 = 64.15\%$

1일 평균 정맥 또는 경관으로 섭취한 칼로리의 비율이 64.15%이므로 '3. 51~75%'에 표기한다.

4) 정맥 또는 경관으로 섭취한 수분량

☞ $\frac{2,000 + 2,000 + 2,000}{3} = 2,000$

정맥을 통해 1일 평균 섭취한 평균 수분량이 2,000mL이므로 '4. 일일 1,501~2,000mL'에 표기한다.

9. 피부상태 (I)

I. 1 단계별 피부궤양의 수*

(1) 목적

환자의 피부상태를 확인하여 피부궤양의 종류와 단계 및 개수를 파악하기 위함이다.

(2) 정의

피부궤양이란 표피, 진피, 피하조직의 국소적 손실이나 압력이 사라진 뒤에도 없어지지 않는 발적을 말한다. 피부궤양skin ulcer의 종류에는 크게 압박성 궤양, 울혈성 궤양, 허혈성 궤양, 말초신경병증 궤양으로 나눌 수 있다.

- **욕창**압박성 궤양, pressure ulcer이란 일정한 부위에 지속적 압력이 가해졌을 때 모세혈관의 순환장애로 인해 조직의 괴사가 일어나는 것을 말한다.
- **울혈성 또는 허혈성 궤양 등** : 욕창압박성 궤양이 아닌 피부궤양을 말하며 각각 다음과 같이 구분할 수 있다.

① **울혈성 궤양**stasis ulcer : '정맥성 궤양venous ulcer' 또는 '말초정맥질환PVD, Peripheral Vascular Disease으로 인한 궤양'

② **허혈성 궤양**ischemic ulcer : 동맥성 궤양arterial ulcer

③ **말초신경병증 궤양**neuropathic ulcer : 당뇨병 환자에서 흔히 나타나는 궤양

(3) 평가방법

① 딱지necrotic eschar로 뒤덮여 있어 단계는 4단계로 기재한다.

② 낫고 있는healing 궤양의 단계를 평가할 경우, 현재 보이는 양상대로 평가한다.

③ 피부궤양을 '압박성 궤양욕창'과 '울혈성 또는 허혈성 궤양 등'으로 나누어, 각 피부 궤양별 진행단계를 평가하여 기재한다.

④ 각 피부궤양에서 해당되는 단계가 없을 경우에는 '0'으로 기재한다.

⑤ 본 문항은 피부궤양만을 평가하는 문항이므로 그 밖의 피부문제예를 들어 개방창상, 화상, 수술창상 등는 고려하지 않는다. 그 밖의 피부문제는 'I.4. 기타 피부문제'에서 평가한다.

(4) 평가기준

1단계 : 압박을 제거한 후에도 지속적으로 피부 발적은 있으나, 피부 균열은 없는 경우
2단계 : 피부가 벗겨지거나 수포모양을 보이는 부분적인 피부층의 소실이 있는 경우
3단계 : 피부가 전층 소실되거나 피하층이 나타나고 깊은 분화구가 생긴 경우
4단계 : 피부와 피하층이 전부 소실되고 근육이나 뼈가 노출된 경우

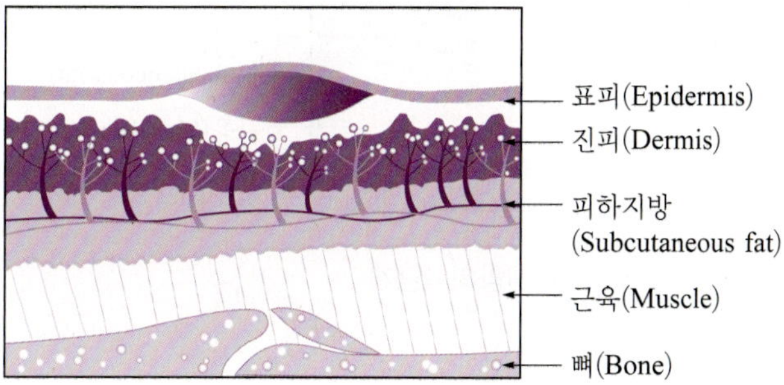

그림 10-2 피부궤양의 1단계

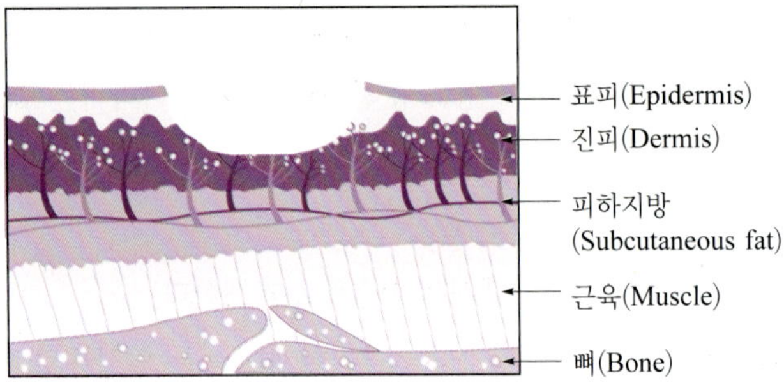

그림 10-3　피부궤양의 2단계

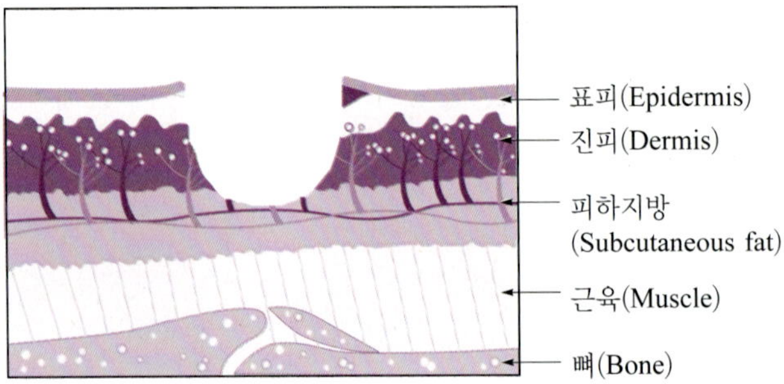

그림 10-4　피부궤양의 3단계

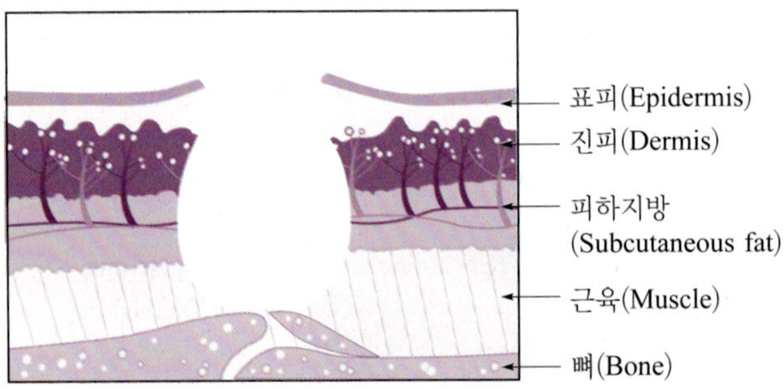

그림 10-5　피부궤양의 4단계

(5) 유의사항

① 의사의 진단기록에 근거하여 기재한다.

② 매달 평가기간 중 의사의 sore wound에 대한 각각의 위치, 단계, 크기에 대한 기술이 필요하다.

③ 개방창상, 화상, 수술창상 등은 피부궤양에 포함하지 않는다. 이는 '4. 피부의 기타 문제'에 해당됨

④ 피부가 찢어졌거나 열상이 있는 경우 그 원인이 압력으로 인한 것이 아니라면 포함하지 않는다.

⑤ 딱지necrotic eschar로 뒤덮여 있어 단계를 알 수 없다면 Debridement를 수행할 때까지 4단계에 기재한다.

⑥ 낫고 있는healing 궤양의 단계를 평가할 경우 현재 보이는 양상대로 평가한다. 예를 들어 3단계 욕창이 낫는 과정에서 현재 2단계 궤양의 양상을 보인다면 2단계로 기재한다.

(예) 김 모 환자는 치매 및 뇌출혈로 인한 반신마비로 거의 와상상태로 누워 있다. 김 모 환자는 엉덩이 부위에 3단계 욕창 2개와 뒤통수에 2단계 욕창이 1개 있다. 그리고 당뇨가 있으며 한 달 전에 왼쪽 엄지발가락에 궤양이 생겼는데, 간호사가 관찰해 본 결과 2단계였다.

☞ 이 경우, 엉덩이 및 뒤통수에 있는 피부궤양은 압박성 궤양이고 당뇨로 인한 엄지발가락의 궤양은 말초신경병증 궤양이므로, 피부궤양에 대한 환자평가 문항은 아래와 같이 작성하여야 한다.

문 항	1단계	2단계	3단계	4단계
욕창(압박성 궤양)	0	1	2	0
울혈성 또는 허혈성 궤양	0	1	0	0

I. 2 새로 발생한 욕창

(1) 평가방법

이전 평가 이후 입원기간 동안 새로 발생한 욕창압박성 궤양이 있는지 여부를 파악하기 위한 문항이다.

(2) 유의사항

① 당해평가가 입원 시 평가인 경우는 'b. 발생 안 함'에 표시한다.

② 본 문항은 욕창압박성 궤양만 해당되므로 울혈성 궤양, 허혈성 궤양, 당뇨병성 궤양 등이 새로 발생한 경우는 'b. 발생 안 함'에 표시한다.

I. 3 지난 1년간 욕창 과거력*

(1) 목적

욕창의 과거력이 있다는 것은 욕창이 다시 발생할 가능성이 높다는 것을 의미한다. 그러므로 환자의 과거력을 통해 욕창발생 가능성을 고려하기 위해 평가하는 문항이다.

(2) 평가방법

지난 1년 이내에 발생했다가 치유된 욕창압박성 궤양이 있는지를 의무기록이나 환자 또는 보호자에게 확인하여 기록한다.

(3) 유의사항

① 현재 진행중이거나 치료 중인 욕창압박성 궤양은 과거력이 아니므로 새로 발생한 욕창이 없는 것으로 표시한다.

② 본 문항은 욕창압박성 궤양만 해당한다. 따라서 울혈성 궤양, 허혈성 궤양, 당뇨병성 궤양 등의 과거력이 있는 경우는 '0. 없음'에 표시한다.

I. 4 피부의 기타 문제*

(1) 목적

환자의 피부궤양 외에 다른 피부문제가 있는지를 확인하기 위한 문항이다.

(2) 평가방법 및 유의사항

① 2도 이상의 화상 : 의사의 진단기록에 근거하여 기재한다.

② **개방성 피부병변** : 매독이나 피부암 등으로 인한 개방성 상처를 말한다. 위의 문항에서 체크한 피부궤양, 피부 자상, 찰과상, 짓무름 등은 제외한다.

- 개방성 피부병변이 있다면 병변 부위를 '1. 발'과 '2. 발 이외'로 구분하여 표시한다.

③ **수술창상**

- 회복 중healing 이거나, 회복되지 않은non-healing 외과적 상처surgical wound, 또는 각종 drainage site를 말한다.
- 각종 drainage는 chest-tube, 담즙 배액을 위한 T-tube, PTBD Percutaneous Transphepatic Biliary Drainage, Penrose drain, J-P Jackson-pratt drain, Hemo-vac, 복막투석을 위한 tube 등 배농 또는 배액을 위해 환자 몸에 삽입하여 정기적인 드레싱을 해주어야 하는 관을 말한다. 단, CVP line, Hickman 등 카테터는 포함하지 않는다. 루stoma 또는 이미 회복된 외과적 상처는 포함하지 않는다.

④ **발의 감염** : 봉소염cellulitis 이나 화농성 배출물이 있는 경우를 말한다.

⑤ **해당사항 없음** : 위에 해당하는 것이 아무 것도 없을 경우 기재한다.

※ 유의사항 : 하지를 절단amputation 하여 발이 없는 경우는 말단 부위를 발로 판단하여 기재한다.

I. 5 피부문제에 대한 처치*

(1) 목적

환자의 피부궤양 및 기타 피부문제에 대하여 제공한 서비스를 확인하기 위한 문항이다.

(2) 평가방법 및 유의사항

① **압력을 줄여주는 도구의 사용**

압력을 줄여주는 도구는 주로 에어 매트리스, 에어 쿠션, 물침대 등을 말한다. 단, 도넛 모양의 쿠션은 오히려 욕창을 악화시킬 수 있기 때문에 압력을 줄여주는 도구에 해당하지 않는다. 또한 체위변경 시 환자의 체위를 유지하기 위해 보조적으로 사용하는 베개나 쿠션은 압력을 줄여주는 도구에 해당하지 않는다.

② **체위변경** : 적어도 두 시간마다 지속적으로 환자의 체위를 변경시켜 주는 경우 표시한다.

③ **피부문제를 해결하기 위한 영양이나 수분 공급**

피부문제를 해결하기 위해 의사의 처방에 따라 적절한 열량공급30kcal/kg 이상이나 고단백치료1.25g/kg 이상가 제공되는 경우에 표시한다.

④ **피부궤양**욕창 및 울혈성 궤양 등 **드레싱**

압박성 궤양욕창을 비롯하여 울혈성, 허혈성, 당뇨병성 궤양에 이르기까지 모든 피부궤양 부위에 드레싱을 하고 있다면 표시한다. 드레싱 부위를 '1. 발'과 '2. 발 이외'로 구분하여 해당 항목에 표시한다.

⑤ **피부궤양**욕창 및 울혈성 궤양 등 **이외의 드레싱**

앞의 "I.4. 피부의 기타문제" 중 2도 이상의 화상, 개방성 피부병변, 발의 감염에 해당하는 피부 부위에 드레싱을 하고 있다면 표시한다. 드레싱 부위를 '1. 발'과 '2. 발 이외'로 구분하여 해당 항목에 표시한다.

⑥ **수술창상 치료**

앞의 I.4 ③에 해당하는 수술창상을 보호하거나 치료하기 위한 중재를 의미한다.

예컨데, 국소청결topical cleansing, 창상세척wound irrigation, 항세균성 연고 도포, 드레싱dressing, 봉합사 제거, 침수 또는 열 요법을 적용하는 것을 말한다. 수술창상에 포함되는 배액관 주위 드레싱도 포함한다. 장루 관련 치료 및 드레싱은 포함하지 않는다.

⑦ **해당사항 없음** : 위에 해당하는 것이 아무 것도 없을 경우 기재

- ADL과 관계없이 의료중도에 해당된다.
- 2단계 피부궤양욕창 및 울혈성, 허혈성 궤양이 1개이면서 5. 피부문제에 대한 처치 중 a. 압력을 줄여주는 도구 b. 체위변경 c. 피부 문제 해결을 위한 영양/수분 공급 d. 피부궤양 드레싱 중 2개 이상에 해당되면 의료중도에 해당된다.
- 2단계 피부궤양욕창 및 울혈성, 허혈성 궤양이 2개 이상이거나 3~4단계 피부궤양욕창 및 울혈성, 허혈성 궤양이 1개 이상이면서 5. 피부문제에 대한 처치 중 a. 압력을 줄여주는 도구 b. 체위변경 c. 피부 문제 해결을 위한 영양/수분 공급 d. 피부궤양 드레싱 중 2개 이상에 해당되면 의료중도에 해당된다.

10. 투 약 (J)

J. 1	주사제 투여횟수*

(1) 평가방법

지난 7일 중 피하주사, 근육 내 주사, 피내주사로 약제가 투여된 날 수를 세어보아 해당 항목에 표시한다. 인슐린이나 헤파린 등의 약제, 항원, 백신 등 약제의 종류는 상관없이 투여 일수를 세어야 한다.

(2) 유의사항

① 주사제 투여횟수가 아니라 날days 수를 기준으로 한다.

② 정맥주사는 'K. 특수처치 및 전문재활치료' 문항에서 평가하므로 이 문항에서 투여 일수를 셀 때는 포함하지 않는다.

예) 최 모 환자는 7일 전 정맥 내 주사로 항생제를 하루 동안 투여받았다. 그리고 매일 하루에 4번 혈당을 체크하고, 아침 7시에 인슐린을 맞는다. 그리고 3일 전 독감 주사를 근육 내 주사로 맞았고, 오늘 비타민 B_{12}를 근육 내 주사로 맞았다.

☞ 정맥 내 주사는 포함하지 않는다. 주사제 투여 횟수는 총 9회이지만, 날 수는 지난 7일 동안 맞았으므로 주사제 투여 일수는 7일이다. 따라서 '2. 매일 투여된(7일)'에 체크한다.

11. 특수처치 및 전문재활 치료 (K)

J. 1	주사제 투여횟수*

(1) 항목별 평가방법 및 유의사항

① 정맥주사에 의한 투약

항생제, 항암제, 혈압강하제, 전해질 등의 약제를 치료적 목적으로 정맥 내에 투여한 경우를 말한다. 이때 투여방법은 IV flusing, dripping 모두를 포함한다.

영양물질, 투석, 진단 혹은 수술 전 처치를 위해 일시적으로 약물을 투여한 경우는 제외한다.

② 배뇨관련 루 관리

요루urostomy, 방광루cystostomy, 신루nephrostomy 등을 관리하는 것을 말한다.

③ 배변관련 루 관리

장루colostomy 등을 관리하는 것을 말한다.

④ 영양관련 루 관리

위루gastrostomy 등을 관리하는 것을 말한다.

⑤ 산소요법

작성일을 기준으로 지난 14일 중 7일 이상 연속적으로 산소를 투여하거나 또는 산소 투여일수의 합이 7일 이상이어야 한다.

단, 산소 투여를 시작하거나 재시작할 때 SaO_2 SpO_2 90% 이하인 경우에 한한다.

※ '재시작'이라 함은 이전 산소 투여 이후 달력상 하루 이상의 날이 경과한 경우를 의미한다. Mask, Cannula 등 산소 투여경로는 불문한다. 관찰기간은 이전 관찰기간과 중복되지 않도록 한다.

⑥ 흡인

입, 코, 기관절개관 등을 통해 suction tip을 넣어 상기도 및 기관지 내의 분비물을 배출시키는 경우를 말한다. 단순히 구강 내 및 비강 내 흡인만 하는 경우는 제외한다.

⑦ 기관절개관 관리

기관절개관을 가지고 있으므로 기관절개관의 교환, 기관절개구와 케뉼라의 세정 또는 기관절개관 주변 드레싱 등을 시행하는 경우를 말한다.

⑧ 수혈

작성일을 기준으로 지난 14일 이내에 수혈한 경우를 말한다.

전혈이나 적혈구제제는 최근에 실시한 Hgb 검사가 3개월 이내의 이전 검사보다 2g/dL 이상 감소하거나, Hgb이 9g/dL 미만으로 수혈한 경우에 한한다. 혈소판제제 등 보건복지부 고시 및 행정해석 등 별도기준이 있는 경우는 그 기준에 부합하는 경우에 한한다. 관찰기간은 이전 관찰기간과 중복되지 않도록 한다.

⑨ 인공호흡기

- 1일 8시간 이상 지속적으로 인공호흡기를 사용한 경우를 말한다.
- 인공호흡기를 떼는 과정 weaning 도 포함한다.
- 인공호흡기를 떼는 과정 weaning 이 아닌 단독호흡치료로 간헐적 양압/음압호흡치료 IPPB/INPB, 지속적 양압호흡치료 CPAP, 양위양압호흡치료 BIPAP 등을 하는 경우는 제외한다.

⑩ 중심정맥영양

- 중심정맥관을 통하여 영양물질을 공급한 경우를 말한다.

(예) 윤 모 씨는 COPD가 있어 하루에 3번 puff제를 흡입하고 있다. 그런데 최근 감기에 걸리면서 심한 발작적인 기침 및 가래로 인해 호흡곤란을 호소하고, 손과 발에 청색증이 보이고 있다. 담당간호사가 의사에게 보고한 후 산소포화도를 체크하였더니 88%로 나타났다. Nasal prong을 통해 4일 동안 산소를 투여하면서 산소포화도가 97% 이상을 가리키고, 호흡곤란이 호전되어 산소요법을 더 이상 실시하지 않았으나, 이틀 뒤 외출 이후 다시 호흡곤란을 호소하여 산소포화도를 체크하니 89%여서 이후 현재까지 7일 동안 산소를 흡입하고 있다.

☞ 처음 산소포화도가 88%인 상태에서 산소요법을 시작하여 4일 동안 적용하였다가 끊었으나, 이틀 후 다시 88%로 떨어져 7일 동안 산소를 적용한다. 즉, 지난 14일 동안 날을 달리하여 11일간 산소를 투여하고 있고, 재시작 시 산소포화도가 89%였으므로 90% 이하에서 재시작하여야 한다는 기준에 충족하므로 체크한다.

관찰기간	1일	2일	3일	4일	5일	6일	7일	8일	9일	10일	11일	12일	13일	14일
산소투여		시작						재시작						
		↑ SaO_2 88%						↑ SaO_2 89%						[평가일]

K. 2	전문재활치료*

(1) 평가방법

지난 일주일 동안 다음에 해당하는 재활치료를 실시한 날수를 기재한다.

종류	분류번호	분 류
제2절 단순재활치료료	사116	가. 운동치료-복합운동치료
		나. 운동치료-등속성운동치료
제3절 전문재활치료료	사121	가. 보행풀치료
		나. 전신풀치료
	사122	중추신경계발달재활치료
	사123	가. 작업치료-단순작업치료
		나. 작업치료-복합작업치료
		다. 작업치료-특수작업치료
	사124	일상생활동작훈련치료
	사125	신경인성방광훈련치료
	사126	기능적전기자극치료
	사127	근막동통유발점주사자극치료
	사128	가. 재활사업치료-개인력 조사
		나. 재활사업치료-사회사업상담
		다. 재활사업치료-가정방문
	사129	호흡재활치료
	사130	가. 재활기능치료-매트 및 이동치료
		나. 재활기능치료-보행치료
	서141	연하장애재활치료

(2) 유의사항

시행한 재활치료의 횟수가 아닌 날days 수를 기재한다. '건강보험 행위급여 · 비급여 목록표 및 급여 상대가치 점수 등'에서 정한 인정기준에 적합한 경우에 한한다.

(예) A병원에는 내과 전문의 1명과 물리치료사 1명 및 작업치료사 1명이 상근하고 있다. A병원에 입원한 김씨에게 내과 의사의 처방에 의해 물리치료사가 재활기능치료(rehabilitative functional training) 중 보행치료(gait training)를 지난 일주일 동안 하루에 2번씩 3일간 실시하였다.

☞ '건강보험 행위 급여 · 비급여 목록표 및 급여 상대가치 점수'에서 정한 인정기준에 보행치료(gait training)는 재활의학과 전문의가 상근하고, 해당전문의 또는 전공의의 처방에 따라 물리치료사 또는 해당분야 전문치료사가 실시한 경우에 산정할 수 있다.

A병원은 재활의학과 전문의가 상근하고 있지 않으므로 김씨에게 실시한 보행치료(gait training)를 전문재활치료 실시 일수에 산정할 수 없으므로 '0'으로 기재한다.

한국형 간이정신상태검사 (K-MMSE)

1. K-MMSE와 MMSE-K 검사지 및 검사방법

항목		반응	점수
시간 지남력 (5점)	연		0 1
	월		0 1
	일		0 1
	요일		0 1
	계절		0 1
장소 지남력 (5점)	나라		0 1
	시 · 도		0 1
	무엇하는 곳		0 1
	현재 장소명		0 1
	몇 층		0 1
기억등록 (3점)	비행기		0 1
	연필		0 1
	소나무		0 1
주의집중 및 계산 (5점)	100−7		0 1
	−7		0 1
	−7		0 1
	−7		0 1
	−7		0 1
기억회상 (3점)	비행기		0 1
	연필		0 1
	소나무		0 1

항목			반응	점수
언어 및 시공간 구성 (9점)	이름 대기	시계		0 1
		볼펜		0 1
	명령시행	종이를 뒤집고 반으로 접은 다음 저에게 주세요		0 1
				0 1
				0 1
	따라 말하기	"백문이 불여일견"		0 1
	오각형	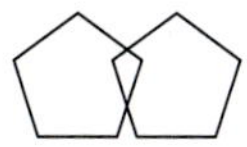		0 1
	읽기	"눈을 감으세요"		0 1
	쓰기			0 1
총 점	/ 30			

2. K-MMSE 검사방법

문항	검사방법
(1) 시간지남력	• "올해가 몇 년입니까? 오늘은 몇 월 며칠입니까? 오늘은 무슨 요일입니까? 지금은 무슨 계절이지요? 라고 묻는다. 순서가 바뀌어도 된다. 나이가 많은 경우, 음력으로 질문하는 것이 적절할 때도 있다. • 치매가 심한 경우는 요일, 계절이라는 말을 모르기 때문에 "월, 화, 수, 목, 금, 토, 일 중 어느 요일인가요?" 또는 "봄, 여름, 가을, 겨울 중 어느 계절인가요?"와 같이 세부적으로 질문을 해야 한다. • 연, 월, 일, 요일, 계절 각각 1점씩 총 5점이다.
(2) 장소지남력	• "현재 어느 나라에 살고 계십니까? 여기 도시 이름이 무엇입니까? 여기가 무엇을 하는 곳입니까? 현재 장소 이름이 무엇입니까? 여기가 이 건물의 몇 층입니까? 라고 묻는다. 순서가 바뀌어도 된다. • 도시라는 말을 이해하지 못하는 피검자가 있다. 이 경우에는 "여기가 부산입니까?", "여기가 인천입니까?" 등 다른 도시 이름을 제시할 수 있다. 장소의 경우에는 "여기가 학교입니까?" 또는 "여기가 교회입니까?" 라고 질문할 수 있다. • 나라, 시 · 도, 무엇하는 곳, 현재 장소명, 몇 층에 대해 각각 1점씩 총 5점이다.
(3) 기억등록	• 비행기, 연필, 소나무를 일 초에 하나씩 불러준다. 세 낱말을 불러주기 전에 "제가 지금부터 낱말을 불러드릴테니, 제가 다 말한 다음 따라해 주세요."라고 말한다. 주의력이 유지되는지를 관찰하고 세 낱말을 불러준다. 피검자가 처음 시행할 때 대답한 낱말의 개수가 기억등록의 점수가 된다. 정확히 기억하고 답한 낱말의 개수당 1점씩 총 3점이다. 첫 시행에서 세 단어를 기억하지 못한 경우에는 여섯 번까지 반복하여 기억할 수 있도록 돕는다. • 피검자가 세 낱말을 다 등록하고 나면, "조금 후에 다시 물어볼 테니까 꼭 기억하고 계세요."라고 말한 뒤 곧바로 [주의집중과 계산능력] 영역으로 넘어가 "100 빼기 7은 얼마죠?"라고 질문한다. ※ 세 단어를 결국 따라하지 못한다면, 기억회상은 검사하지 않는다.
(4) 주의집중과 계산능력	• "100 빼기 7"에 대해 피검자가 "93"이라고 답하면, "93에서 7을 빼면 얼마죠?"라고 말하는 대신 "거기서 7을 빼면 얼마입니까?"라고 말한다. 원칙상 "뺀 결과를 가지고 계속해서 7을 빼나가십시오."라고 지시하여 피검자가 스스로 셈을 할 수 있도록 해야 하지만, 피검자가 이를 수행하지 못하는 경우 "거기서 다시 7을 빼십시오."라고 지시해도 된다.

〈계속〉

문항	검사방법
(4) 주의집중과 계산능력	• 만일 피검자가 너무 빨리 정답을 맞추거나 전혀 계산을 하지 못하면 기억회상 질문에 필요한 시간을 벌기 위해 "40−4는 얼마죠? 거기서 또 4를 빼면 얼마죠?"라고 하면서 시간을 1분 정도 늦춘다. • 처음 계산이 틀리더라도 틀린 숫자에서 7을 뺀 값이 맞으면 정답으로 한다. 예) 100 − 7 = 80(틀림), 80 − 7 = 73(맞음)
(5) 기억회상	• 5회 연속 빼기를 마친 후 이전에 등록한 세 단어에 대한 '기억회상'을 실시한다. 각각 1점씩 총 3점이다. [기억등록]과 [기억회상] 사이에는 [주의집중과 계산] 과제 이외의 다른 과제, 특히 언어적 과제를 시행해서는 안 된다.
(6) 언어 및 시공간구성	**[이름 대기]**에서 시계와 볼펜을 각각 가리키며 "이것의 이름이 무엇입니까?"라고 물어본다. 각각의 단어에 대한 이름 대기 수행에 대하여 각각 1점씩 총 2점이다. **[명령시행]**에서는 세 단계 명령을 분리하지 않고, 전 문장을 한 번에 지시한다. 예를 들어 "종이를 뒤집은 다음"이란 지시에 피검자가 종이를 뒤집고, "그 다음 반으로 접고"란 지시에 피검자가 종이를 반으로 접는 식으로 진행하면 안 된다. 피검자가 알아듣지 못하는 경우 전체 지시를 다시 한 번 반복한다. 3단계 지시사항 각각 1점씩 총 3점이다. **[따라 말하기]**에서도 피검자가 잘못 이해한 경우에는 전체 문장을 다시 한 번 반복해 줄 수 있다. 정확하게 따라하면 1점이다. **[읽기]** 과제에서는 소리내어 읽게 하고, 피검자가 이해를 했는지 알아보기 위하여 "여기에 쓰여있는대로 해 보세요."라고 지시한다. 쓰여있는 내용대로 읽고 행동하면 총 1점이다(읽기만 하고 행동하지 못한 경우에는 0점이다). **[쓰기]** 과제에서는 "오늘 기분이나 날씨에 대해서 써 보십시오." 또는 의사나 간호사에게 하고 싶은 이야기를 문장으로 써 보십시오." 하고 권한다. 주어와 동사로 이루어져 있는 문장을 구성하도록 지시한다. 만일 피검자가 '고혈압'으로 쓴다면, 문장에 해당하지 않으므로 0점이 된다. 철자가 약간 틀린 경우에는 정답으로 간주한다. 총 1점이다. **[겹쳐진 오각형 그리기]** 과제에서는 그대로 베끼지 못하면 0점이다. 예를 들어서 두 오각형이 서로 떨어진 경우나 오각형 대신 사각형이 맞물려 있는 경우는 0점으로 간주한다. 정확하게 베끼면 총 1점이다.

3. 한국판 간이정신상태검사(MMSE-K)

항목			점수
지남력 (10점)	시간 (5점)	연	0 1
		월	0 1
		일	0 1
		요일	0 1
		계절	0 1
	주소 (4점)	시(도)	0 1
		구(군)	0 1
		동(면)	0 1
		동 · 호(리)	0 1
	장소(1점)	병원	0 1
기억등록 (3점)		나무	0 1
		자동차	0 1
		모자	0 1
주의집중 및 계산 (5점)		100−7	0 1
		−7	0 1
		−7	0 1
		−7	0 1
		−7	0 1
기억회상 (3점)		나무	0 1
		자동차	0 1
		모자	0 1
언어기능 (7점)	이름 대기	연필	0 1
		열쇠	0 1
	명령시행	오른손으로 종이를 잡고 반으로 접어서 무릎 위에 올려 놓으세요	0 1
			0 1
			0 1
	오각형	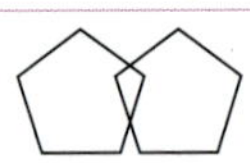	0 1
	따라 말하기	"간장 공장 공장장"	0 1
이해 및 판단 (2점)		"옷은 왜 빨아 입습니까?" "길에서 남의 주민등록증을 주웠을 때 어떻게 하면 쉽게 돌려줄 수 있겠습니까?"	0 1
총점			/ 30

4. MMSE-K 검사방법

문 항	검 사 방 법
(1) 시간지남력	• 오늘 날짜에 대해서 묻는다. 그리고 빠진 부분에 대해서 특별히 묻는다. • 음력으로 대답해도 정답으로 간주한다. 연은 간지(예 : 갑자, 을축)로 대답해도 정답으로 판단한다. • 맞은 대답에 대해 점수를 가산한다.
(2) 장소지남력	• 주소를 묻고, 맞는 대답에 대해 점수를 가산한다(0~4점). • "여기가 어떤 곳(예 : 시장, 학교, 병원 등)입니까?"라고 현재 장소를 질문한다(1점).
(3) 기억등록	• 기억력을 검사한다고 피검자에게 이야기하고, 나무 · 자동차 · 모자와 같이 서로 관계없는 세 개의 단어를 1초 간격으로 천천히 정확하게 불러준다. 그리고 이것을 따라하게 한다. • 첫 번째 시행에서 정확히 반복한 단어에 대해서 점수를 가산한다. • 피검자가 주의를 집중하지 않아서 세 가지 모두를 반복하지 못하는 경우, 전혀 다른 세 가지 물건 이름을 똑같이 제시하여 따라하도록 지시한다(예 : 물, 이불, 젓가락). 세 개의 단어를 완전히 따라할 때까지 6번을 반복한다. 3개의 문항을 결국 못한다면 기억회상은 실시하지 않는다.
(4) 주의집중과 계산능력	• 100에서 7을 빼라고 지시한다. "그 수에서 다시 7을 빼세요."라는 지시를 5회까지 실시한다(예: 93-80-73-63-56은 3점). • 만약 피검자가 하지 못하거나 지시를 거부할 때는 "삼천리강산"을 거꾸로 이야기하도록 요구한다(예 : "산강리천삼"은 3점).
(5) 기억회상	[기억등록]의 과제 이후 3~5분 후에 앞에서 이야기한 세 가지의 단어를 기억해 보라고 한다. [기억등록]과 [기억회상] 사이에는 언어적 과제를 실시해서는 안 된다.
(6) 언어 관련 기능과 시공간 구성능력	[이름 대기]는 연필과 시계를 보여 주고 무엇이냐고 묻는다(0~2점). [3단계 명령]은 "오른손으로 종이를 집어서 반으로 접은 다음 무릎 위에 놓으세요."라고 정확한 발음으로 한 번만 명령한다. 점수는 정확하게 수행한 각 부분(오른손, 반, 무릎)에 1점씩 가산한다(0~3점).

〈계속〉

문항	검사방법
(6) 언어 관련 기능과 시공간 구성능력	[따라 말하기]는 "간장공장 공장장"을 말한 후 따라하도록 지시한다. 한 번만 언급한다(0~1점). [겹쳐진 오각형 베끼기] 과제는 깨끗한 종이 위에 각 변이 1인치 정도 되는 오각형 두 개를 겹치도록 그린 후 피검자에게 그림을 보면서 똑같이 따라 그리도록 지시한다. 10개의 각이 분명하고 2개의 오각형이 겹쳐진 경우 1점을 준다. 약간 돌아간 그림은 무관하나, 두 도형이 떨어져 있는 경우에는 점수를 얻지 못한다(0~1점).
(7) 이해와 판단능력	[이해]는 "옷은 왜 빨아서 입습니까?"라고 묻는다. "깨끗하게 하기 위해", "더러워서" 등 위생에 대한 답인 경우(즉, 문장을 이해한 경우)는 1점을 준다(0~1점). [판단]은 "길에서 남의 주민등록증을 주웠다면 어떻게 쉽게 주인에게 돌려줄 수 있겠습니까?"라고 묻는다. 우체국에 관계되는 대답(예 : 우체국, 우편소, 우체부, 우편함, 배달부 등은 정답이고, 동사무소, 지서, 면장 등은 오답)에만 1점을 준다(0~1점).

5. 일상생활수행능력(ADL) 평가를 위한 구체적 사례

(1) 옷 벗고 입기

기능자립 정도	구체적 사례
완전자립	• 환자는 평소에 혼자서 옷을 벗고 입는다.
감독 필요	• 환자는 시각장애가 있어 다른 사람의 옷을 입을 가능성이 있기 때문에, 직원은 환자에게 본인의 옷을 알려주고 적절히 입는지 옆에서 지켜본다.
약간의 도움	• 환자는 평소에 지퍼가 있는 옷은 입을 수 있지만, 단추나 끈이 있는 옷을 입을 경우에는 단추나 끈을 잠그는 것을 도와주어야 한다.
상당한 도움	• 환자는 탄력스타킹을 입고 벗는 것을 제외하고는 혼자서 옷을 입을 수 있다. 직원이 매일 아침에 스타킹을 입혀주고 매일 밤 벗겨준다. • 관절염인 환자는 매일 아침에 간병인이 옷을 입혀 주나, 오후에 관절이 유연하다고 느껴지면 팔을 소매에 끼거나 아래 단추 잠궈주기 정도만 도와주고 다른 동작은 환자가 한다.
전적인 도움	• 환자는 옷을 입는 데 전적인 도움을 받고 있다. 혼자서 팔을 소매에 넣는다거나 발을 들어 바지에 끼는 동작을 전혀 할 수 없다.
행위발생 안 함	※ 병원에서 환의를 입고 있는 경우에도 주기적으로 환의를 갈아 입게 되므로, 이 경우 '행위발생 안 한다'에 체크해서는 안 된다는 점에 유의

(2) 세수하기

기능자립 정도	구체적 사례
완전자립	• 환자는 스스로 손 씻기와 세수하기가 가능하다.
감독 필요	• 환자는 혼자서 세수하기를 할 수 있지만, 동기유발이 되지 않는다. 매일 직원이 격려해 주고 긍정적인 자극을 주어야만 스스로 씻는다. 일단 시작을 하면 혼자서 완벽하게 수행할 수 있다.
약간의 도움	• 환자는 인지기능 장애가 있어 직원이 세수를 하도록 지시하고 그 과정을 지켜봐야 한다. 비누나 수건을 건네주기는 하지만 얼굴을 닦거나 물로 헹구는 등의 행위는 스스로 수행한다.
상당한 도움	• 환자는 하지마비로 인해 침상 밖으로 스스로 나갈 수는 없다. 항상 직원이 수건에 물을 적셔서 가져다 주면 스스로 얼굴을 닦는다.
전적인 도움	• 환자는 와상상태로 직원이 수건과 대야에 물을 받아와서 침상에서 닦아준다.

(3) 양치질하기

기능자립 정도	구체적 사례
완전자립	• 스스로 도움없이 양치질을 잘 할 수 있다.
감독 필요	• 환자가 양치 거품이나 물을 삼키지 않는지 옆에서 지켜봐야 한다.
약간의 도움	• 환자는 인지장애가 있어 양치를 하도록 항상 지시를 해야 하고 치약이나 물컵을 건네주어야 하지만 대부분의 행위는 스스로 수행한다.
상당한 도움	• 환자는 시각장애가 있어 손에 쥐어주면 양치질을 할 수 있지만, 항상 손에 치약을 묻힌 칫솔과 헹굼용 물을 준비하여 물컵을 쥐어주어야만 한다.
전적인 도움	• 환자는 양치질을 스스로 하지 못하고 전적으로 간병인이 해주고 있다. • 환자는 현재 의치를 하고 있다. 환자는 스스로 움직이지 못하여 직원이 의치의 세척 및 관리를 해주고 있으며, 거즈를 이용하여 구강관리도 해주고 있다.

(4) 목욕하기

기능자립 정도	구체적 사례
완전자립	• 샤워, 때 밀기(등부위 제외), 욕조목욕을 모두 혼자서 할 수 있다.
감독 필요	• 환자는 감독을 받으면서 혼자서 목욕을 한다.
약간의 도움	• 환자는 인지장애가 있으나 직원이 지시를 해주면 욕조 안으로 들어갈 수 있고 비누를 집어 주거나 물을 잠가주어야 한다.
상당한 도움	• 환자는 욕조에 들어가는 데에 무게를 지탱하는 정도의 도움을 받아야 한다. 그렇지만 욕조 안에서는 혼자 비누칠 등을 할 수 있다. • 환자는 샤워를 할 때 물 뿌리기는 혼자 가능하나 비누칠이나 때 밀기 등은 혼자 하지 못하고 직원이 해준다.
전적인 도움	• 환자는 스스로 움직이지 못하여 기구를 이용하여 이동하고 직원이 전적으로 목욕을 시켜 준다.

(5) 식사하기

기능자립 정도	구체적 사례
완전자립	• 환자는 스스로 먹을 수 있다. • 환자는 직원이 준비만 해주면, gastrostomy tube를 통해 식사를 혼자서 완벽하게 해낼 수 있다.
감독 필요	• 환자는 연하곤란(dysphagia)과 choking의 경험이 있어서 식사는 독립적으로 할 수 있으나, 매 식사 때마다 누군가가 곁에 앉아 있어야 한다. • 환자는 시각장애와 혼돈이 있으나, 식사시간에 누군가가 식판에 담긴 음식의 종류와 형태 및 위치 등을 알려주면 혼자서도 먹을 수 있다. • 환자는 인지장애가 있으나, 한 번에 한 가지 음식을 먹도록하고 적정량을 먹는지 감독을 하면 혼자서 먹을 수 있다.
약간의 도움	• 환자는 스스로 수저를 쥐고, 그릇 뚜껑을 열어서 혼자서 먹을 수 있기는 하지만, 식사 시 쉽게 지치고 식사에 대한 흥미가 쉽게 저하되어 식사를 마칠 때까지 옆에서 격려를 해주고 수저를 입으로 가져갈 수 있도록 도와주어야 한다.
상당한 도움	• 환자는 항상 처음 식사 시작에 어려움이 있어서, 누군가가 처음 몇 번은 환자의 손을 잡고 도와준 후에 계속하도록 격려하면 혼자서도 먹을 수 있다. • 환자는 약간의 떨림이 있어 손으로 샌드위치, 떡, 과일 등을 먹는다. 그러나 액체음식이나 수저를 이용한 음식을 먹을 때는 항상 다른 사람의 도움을 받는다. • 환자는 아침과 점심에는 의료진이 지켜보는 가운데 혼자서 식사를 할 수 있으나, 오후에는 피곤해져서 전적으로 직원의 도움을 받아 식사를 한다. • 환자는 경관영양을 그만두기 위해 하루 중 두 번 정도 경관영양을 전적인 도움을 받아 실시하고, 적은 양의 음식을 입으로 먹고 있다.
전적인 도움	• 환자는 모든 음식물에 대해 jejunostomy를 통해 경관영양의 전적인 도움을 받고 있다. • 환자는 인지장애가 있어 스스로 식사를 하거나 음료를 마실 수 없다. 간병인이 항상 옆에서 음식을 떠먹여 주고 음료를 입에 마실 수 있도록 대어 준다.
행위발생 안 함	※ 식사하기에서 '행위발생 안 한다'는 경구 또는 비경구 모두로 체내에 영양이 투여되지 않는 경우만을 일컬음. 그러므로 경구의 금식(NPO)을 하는 환자라도 비경구적으로 영양물질을 공급하고 있는 경우에는 '행위발생 안 한다'가 아니므로 이에 체크해서는 안 된다.

(6) 체위 변경하기

기능자립 정도	구체적 사례
완전자립	• 환자는 도움 없이 혼자서 체위를 바꿀 수 있다.
감독 필요	• 침상에서 신체적으로 자세를 바꿀 수는 있지만 주로 왼쪽으로 눕는 것을 좋아하여 그 자세를 유지하려고 해서 환자는 침상에 있는 동안 자주 조언을 받고 자세 바꾸는 것을 감독받는다. • 환자는 침상에서 움직일 때 trapeze를 사용하는 것에 대해 설명을 듣고, 감독을 받는다. 그러나 trapeze 사용으로 인해 가끔 팔이 아플 때는 주변 사람으로부터 약간의 도움을 받는다.
약간의 도움	• 환자가 주로 오른쪽으로 누워 있으려고 한다. 그러나 환자에게 욕창의 과거력이 있으므로 직원은 환자의 손을 침상 난간(side rail)에 놓아주고 환자가 침상에서 자세를 변경하도록 격려한다.
상당한 도움	• 환자는 침상에서 자세를 바꿀 수 있다. 그러나 환자가 머리를 30도 정도 올리고 자기 때문에 가끔 침대 발치 쪽으로 몸이 내려온다. 환자가 3번이나 침대 발판을 딛고 몸을 올리도록 밤근무 직원이 무게를 받쳐 준다. • 환자가 침대 발치 쪽으로 자주 미끄러져 내려와 2명의 직원이 침대 위쪽으로 환자를 이동시켜 주는데, 환자는 자신의 무릎을 구부리고 무릎을 펴서 이동할 수 있다. • 환자는 옆으로 돌아눕기 위해 항상 침대난간을 잡고, 다른 사람의 신체적 도움을 받아 다리의 자세를 바로 잡으며, 시트를 돌려서 돌아눕는 도움을 받는다.
전적인 도움	• 심각한 통증을 동반한 관절장애 때문에 환자는 침대에서 움직일 때 완전히 다른 사람한테 의존한다. 환자는 체위변경 과정을 스스로 할 수 없기 때문에 직원에게 뭘 원하는지, 어떻게 해야 편안한지 등을 말해주었다.

(7) 일어나 앉기

기능자립 정도	구체적 사례
완전자립	• 누운 상태에서 도움없이 혼자서 일어나 앉거나 가끔 침대 위에 묶인 줄을 이용하여 혼자 일어나 앉는다.
감독 필요	• 누운 상태에서 침대에 묶인 줄이나 옆에 있는 난간을 잡도록 지시를 하면 혼자 일어날 수 있다.
약간의 도움	• 오전에는 혼자서 상체를 일으키나, 오후가 되면 기운이 빠져 간병인이 도움을 주는 경우가 가끔 있다.
상당한 도움	• 환자는 허리 통증으로 인해 혼자서는 일어날 수가 없으나, 직원에게 기대어 상체에 힘을 주면 일어나 앉고 그 자세를 유지할 수 있다.
전적인 도움	• 환자는 스스로 전혀 일어나지 못해 직원에게 무게를 실어 상체를 일으키고 베개 등의 지지대가 있어야만 자세의 유지가 가능하다.
행위발생 안 함	• 현재 환자는 상체를 절대 일으키면 안 되는 상태이므로 상황이 발생되지 않는다.

(8) 옮겨 앉기

기능자립 정도	구체적 사례
완전자립	• 환자는 양쪽 무릎 위 절단에도 불구하고, 대부분 이동판을 이용하여 침상에서 휠체어까지 독립적으로 이동한다. 지난주에 한 번 의료진이 이동판을 사용하도록 상기시켜 주었고, 다른 한 번은 의료진이 휠체어까지 환자를 옮겨 주었다. • 환자는 모든 이동에 대해 신체적으로 독립적이다. 그러나 아침에 간병인이 침대보를 갈려고 할 때는 일어나지 못했고, 한쪽 침대난간을 내리는 동작은 도움을 받았다. • 한 번 누군가가 휠체어를 침상 옆으로 가져와 잠금장치를 고정시켜 주었지만, 환자는 침상에서 휠체어로 독립적으로 이동하였다.
감독 필요	• 환자가 침대에서 휠체어로 이동할 때 감독을 받아야 한다. • 간병인은 침대 옆에 의자를 가져다 놓고, 환자가 침대에서 의자로 이동할 때 의자를 꼭 잡고 천천히 움직이라고 알려주어야 한다.
약간의 도움	• 환자는 침상에서 안전하게 나오기 위해서는 다른 사람의 도움을 받아야 하지만, 휠체어까지는 독립적으로 이동할 수 있다.

〈계속〉

기능자립 정도	구체적 사례
약간의 도움	• 환자가 침상에서 의자로 옮겨가기 위해서는 지팡이가 필요하다. 직원이 침상 근처까지 지팡이를 가져다 주고 지팡이를 잡고 안정된 자세를 취하는 것을 도와주면 환자가 혼자 옮겨간다.
상당한 도움	• 환자의 이동능력은 매일매일 다양하다. 어떤 경우는 도움을 필요로 하지 않지만, 그래도 주로 다른 사람이 무게를 받쳐 주는 도움을 필요로 한다. • 환자는 항상 혼자서 의자에서 일어서는 것이 힘들다. 그래서 일어설 때는 직원 한 명이 환자의 몸을 부분적으로 잡고 들어 올리며 지탱해 줘야 한다.
전적인 도움	• 환자는 큰 수술을 거친 후 육체적으로 많이 쇠약해진 상태이다. 그래서 매일 두 명의 간병인이 환자를 들어 안락의자(reclining chair)로 이동시킨다. 환자는 이러한 이동의 과정에 어떤 식으로든 참여할 수 없는 상태이다.
행위발생 안 함	• 환자는 수술 후에 인공호흡기를 이용하여 호흡을 유지하고 있는 상태로 의사의 지시에 의해 환자는 전적인 침상안정(total bed rest)을 하고 있다.

(9) 방 밖으로 나오기

기능자립 정도	구체적 사례
완전자립	• 환자가 자신의 방에서 복도 등으로 스스로 이동할 수 있다.
감독 필요	• 환자가 지팡이를 이용하여 혼자서 걸어다닐 수는 있으나, 넘어질 우려가 있어 간병인이 옆에서 감독을 하거나 조심하도록 하는 지시를 해주어야 한다. • 환자는 휠체어를 타고 혼자서 이동할 수는 있지만, 인지장애가 있어 주로 간병인이 옆에서 안전한 이동을 위하여 감독을 해야 한다.
약간의 도움	• 환자는 낙상 경험이 있기 때문에 모든 보행 시에 손을 잡아 주는 정도의 도움을 받는다.
상당한 도움	• 지난 7일간 환자는 새로운 보조기를 착용하고 이동할 때마다 부축해 주어야 했다.
전적인 도움	• 환자는 전신마비 상태로, 간병인이 환자를 휠체어에 앉히고 휠체어를 밀어서 하루에 한 번 병실 밖으로 나간다.
행위발생 안 함	• 환자는 완전한 침상안정(complete bed rest) 상태에 있다. 환자는 주로 병실 안에 있으며 가끔 침상에서 의자로만 옮겨 앉을 뿐 방 밖을 나가지는 않는다.

(10) 화장실 사용하기

기능자립 정도	구체적 사례
완전자립	• 환자는 휠체어만 태워주면 혼자서 화장실을 이용할 수 있다. 그리고 밤에도 침상 옆에 이동식 변기를 놓아주면 혼자서 용변을 해결한다. • 환자는 화장실 이용은 독립적이나, 가끔 어쩌다가 볼 일을 본 후에 옷을 입는다거나 위생을 위한 가벼운 신체적 도움을 필요로 한다. • 평소에 화장실을 혼자 이용하였으나, 최근 발목골절로 인하여 침상에서 기저귀에 소변을 보고 있다. 그러나 배뇨 후 기저귀를 빼내어 옆에 비치된 휴지통에 버리고 옷을 올리는 등 일련의 과정을 혼자 수행한다.
감독 필요	• 환자는 화장실 이용이 독립적이나, 간병인이 화장실 밖에서 머무르면서 안전을 체크해야만 한다. • 환자가 화장실을 갈 때 간병인은 항상 옆에서 바지의 지퍼를 열도록 상기시켜 주어야 하며, 배변을 본 후 손을 씻도록 알려주어야만 한다.
약간의 도움	• 간병인은 환자가 바지의 지퍼를 여는 것을 도와주어야 하며, 배변을 본 후 수건을 손에 쥐어주며 손을 닦도록 알려주어야만 한다.
상당한 도움	• 환자는 매번 손을 닦아주며, 바지를 벗고 입혀주기 등의 동작에 도움을 주어야 한다. • 기저귀로 대 · 소변을 보는 환자로 기저귀 교환을 주로 간병인이 해주고 있으나 교환 시 엉덩이를 들고 바지를 올리는 등 일부 행위에 참여한다. • 환자는 최근 발작적인 어지러움 증세(bouts of vertigo)가 있다. 직원은 환자가 침상에서 이동식 변기(commode)를 이용하여 배변활동을 할 수 있도록 변기를 대어주고 뒤처리를 하는 동작은 도움을 필요로 한다.
전적인 도움	• 환자는 신체적 · 인지적으로 심각한 장애를 가지고 있어서, 침상에 누워만 있으려 한다. 환자는 요실금과 변실금이 있어 직원이 일정 시간마다 기저귀를 갈아주는 등 배설 및 개인위생과 관련된 도움을 받고 있다.
행위발생 안 함	※ 화장실 사용하기에서 '행위발생 안 한다'는 어떤 형태로든 배설 행위가 전혀 일어나지 않은 경우를 의미한다. 따라서 침상에서 기저귀 등에 배설하는 경우를 '행위발생 안 함'으로 하여서는 안 된다(화장실이란 물리적인 장소만을 의미하는 것이 아님에 유의).

6. 요양병원 환자평가 화면 예

환자평가표 | 폐렴점검표 | 패혈점검표 | 점검상황

1 **2** 3 4 5 6

B.의식상태

1. 혼수 ☑ 0.아니오 ☐ 1.예 (☞ '예'라고 답한 경우 'D.신체적 기능 영역'으로 넘어감)

2. 섬망

☑ 0.섬망의 증상이 전혀 나타나지 않음 ☐ 1.섬망의 증상이 있으나, 지난 7일 이전에 발생함

☐ 2.섬망의 증상이 있으나, 지난 7일 이내에 발생하였거나 악화되고 있음

C.인지기능

1.단기 기억력 ☐ 0.정상 ☐ 1.이상 있음 ☑ 2.확인 불가

2.일상 생활사에 관해 의사결정을 할 수 있는 인식기술

☐ 0.스스로 일관성 있고 합리적인 의사결정을 함 ☐ 1.새로운 상황에서만 의사결정의 어려움이 있음

☐ 2.인식기술이 다소 손상됨 ☑ 3.인식기술이 심하게 손상됨

3.이해시키는 능력 ☐ 0.이해시킴 ☐ 1.대부분 이해시킴 ☐ 2.가끔 이해시킴 ☑ 3.거의/전혀 이해시키지 못함

4.말로 의사표현을 할 수 있음 ☑ 0.아니오 ☐ 1.예

5.행동증상(문제행동)의 빈도(해당칸에 'V'표시)

항목	없음	가끔	자주	매우자주
	0	1	2	3
a.망상	☑	☐	☐	☐
b.환각	☑	☐	☐	☐
c.초조/공격성	☑	☐	☐	☐
d.우울/낙담	☑	☐	☐	☐
e.불안	☑	☐	☐	☐
f.들뜬 기분/다행감	☑	☐	☐	☐
g.무감동/무관심	☐	☐	☐	☑
h.탈억제	☑	☐	☐	☐
i.과민/불안정	☑	☐	☐	☐
j.이상 운동증상 또는 반복적 행동	☑	☐	☐	☐
k.수면/야간행동	☑	☐	☐	☐
l.식욕/식습관의 변화	☑	☐	☐	☐
m.케어에 대한 저항	☑	☐	☐	☐
n.배회	☑	☐	☐	☐

6.K-MMSE(또는 MMSE-K) 검사

a.평가표 작성일로부터 지난 6개월 이내 K-MMSE(또는 MMSE-K)검사 실시 여부 ☑ 0.아니오 ☐ 1.예

b.검사를 실시한 경우 b-1.점수(점) [0] b-2.검사일 [----.--.--]

환자평가표 | 폐렴점검표 | 패혈점검표 | 점검상황

1 2 **3** 4 5 6

D.신체 기능

■ **일상생활수행능력(Activities of Daily Living, ADL)(해당 칸에 V표시)**

항목	기능자립정도					
	완전자립	감독필요	약간의 도움	상당한 도움	전적인 도움	행위 발생안함
	0	1	2	3	4	8
1.옷벗고 입기	☐	☐	☐	☐	☑	☐
2.세수하기	☐	☐	☐	☐	☑	☐
3.양치질하기	☐	☐	☐	☐	☑	☐
4.목욕하기	☐	☐	☐	☐	☑	☐
5.식사하기	☐	☐	☐	☐	☑	☐
6.체위변경하기	☐	☐	☐	☐	☑	☐
7.일어나 앉기	☐	☐	☐	☐	☑	☐
8.옮겨앉기	☐	☐	☐	☐	☑	☐
9.방밖으로 나오기	☐	☐	☐	☐	☑	☐
10.화장실 사용하기	☐	☐	☐	☐	☑	☐

11.와상상태 여부 ☐ 0.아니오 ☑ 1.예

12.일상생활수행능력의 재활 가능성 여부

a.환자나 직원들이 환자의 일상생활수행능력이 더 향상될 수 있다고 생각함 ☑ 0.아니오 ☐ 1.예

b.속도는 느리지만 일상생활을 수행할 수 있음 ☑ 0.아니오 ☐ 1.예

c.오전과 오후의 일상생활수행능력의 정도가 달라짐 ☑ 0.아니오 ☐ 1.예

자평가표 | 폐렴점검표 | 퍼혈점검표 | 점검상황

1 | 2 | 3 | **4** | 5 | 6

E.배설기능

1.대변조절 상태 ☐ 0.조절할 수 있음 ☐ 1.가끔 실금함 ☐ 2.자주 실금함 ☑ 3.조절 못함

2.소변조절 상태 ☐ 0.조절할 수 있음 ☐ 1.가끔 실금한 ☐ 2.자주 실금한 ☑ 3.조절 못한

3.환자에게 실시하는 배변조절 기구 및 프로그램(해당항목에 모두 체크)

☐ a.일정하게 짜여진 배뇨계획 ☐ b.방광 훈련 프로그램 ☐ c.규칙적 간헐적 도뇨 ☐ d.외부(콘돔형) 카테터

☑ e.패드,팬티형 기저귀 ☐ f.인공루 ☑ g.유치도뇨관 삽입 ☐ h.해당사항 없음

F.질병진단

1.질병(해당 항목에 모두 체크)

☐ a.당뇨(☞당뇨에 'V'표를 한 경우에만 아래(1),(2) 문항에 응답

(1) a.지난 1개월 이내 혈당검사 실시 여부 ☐ 0.아니오 ☐ 1.예

b.실시한 경우 가장 최근 혈당치 b-1. 공복시 혈당 [0] mg/dl b-2. 식후2시간 혈당 [0] mg/dl

(2) a.최근 1년 이내에 당화혈색소(HbA1c)검사 실시여부 ☐ 0.아니오 ☐ 1.예

b.실시한 경우 기재 b-1. HbA1c [0.0] % b-2.검사일 [----–--–--]

☐ b.고혈압 ☐ c.요로감염 ☐ d.말초혈관질환 ☐ e.하지마비 ☐ f.사지마비 ☑ g.편마비

☐ h.뇌성마비 ☑ i.뇌혈관질환 ☐ j.파킨슨병(G20) ☐ k.척수손상 ☐ 중증근무력증 및 기타 근신경성 장애(G70)

☐ m.근육의 원발성 장애(G71) ☐ n.다발경화증(G35) ☐ o.헌팅톤병(G10) ☐ p.유전성 운동실조(G11)

☐ q.척수성 근육위축 및 관련 증후군(G12)

☐ r.달리 분류된 질환에서의 일차적으로 중추신경계통에 영향을 주는 전신 위축(G13)

☐ s.진행성 핵상성 안근마비(G23.1) ☐ t.중추 신경계통의 비정형바이러스 감염(A81)

☐ u.아급성 괴사성뇌병증(리이증후군)(G31.8) ☐ v.해당사항 없음

2.영양관련 장애(해당 항목에 모두 체크)

☐ a.콰시오르코르(E40) ☐ b.영양성 소모증(E41) ☐ c.소모성 콰시오르코르(E42)

☐ d.상세불명의 중증 단백칼로리 영양실조(E43) ☐ e.중등도 및 경도의 단백칼로리 영양실조(E44)

☐ f.단백칼로리 영양실조로 인한 발육지체(E45) ☑ g.상세불명의 단백칼로리 영양실조(E46)

☐ h.해당사항 없음

자평가표 | 폐렴점검표 | 패혈점검표 | 점검상황

1 | 2 | 3 | 4 | **5** | 6

G.건강상태

1.문제상황(해당항목에 모두 체크) ☐ a.열 ☐ b.탈수 ☐ c.구토 ☐ d.체내출혈 ☑ e.해당사항 없음

2.통증의 강도 및 빈도(해당 칸에 'V'표시)

항 목	통증없음	통증 있으나 매일은 아님	매일 통증이 있음
	0	1	2
a.경미한 통증	☐	☑	☐
b.중증도의 통증	☑	☐	☐
c.격렬하거나 참을 수 없는 통증	☑	☐	☐

3.낙상여부 a.지난 30일 이내에 낙상 있었습니까? ☑ 0.아니오 ☐ 1.예 ☐ 2.확인 불가

b.지난 31일에서 180일 사이에 낙상 있었습니까? ☑ 0.아니오 ☐ 1.예 ☐ 2.확인 불가

4.말기질환 ☑ 0.아니오 ☐ 1.예

H.구강 및 영양 상태

1.물이나 음식을 삼키기가 어렵습니까? ☐ 0.아니오 ☑ 1.예

2-1.체중 a.환자평가표 작성기간에 체중 측정여부 ☑ 0.아니오 ☐ 1.예

b.측정한 경우 기재 b-1. [0.0] kg b-2. 측정일 [----–--–--]

2-2.체중감소가 있습니까? ☐ 0.아니오 ☐ 1.예 ☑ 2.확인 불가

3.영양섭취방법 a.정맥내 영양을 하고 있습니까? ☑ 0.아니오 ☐ 1.예

b.경관영양을 하고 있습니까? ☐ 0.아니오 ☑ 1.예

4.정맥 또는 경관을 통한 섭취(☞'3.영양섭취 방법' 중 하나라도 '1.예'인 경우만 응답)

a.지난 3일 동안에 정맥 또는 경관으로 섭취한 칼로리의 비율(1일평균)

☐ 0.없음 ☐ 1.1-25% ☐ 2.26-50% ☐ 3.51-75% ☑ 4.76-100%

b.지난 3일 동안에 정맥 또는 경관으로 섭취한 수분량(1일평균)

☐ 0.없음 ☐ 1.일일 1-500mℓ ☐ 2.일일 501-1000mℓ ☐ 3.일일 1001-1500mℓ ☑ 4.일일 1501-2000mℓ

☐ 5.일일 2001mℓ이상

환자평가표 | 퍼럼점검표 | 패혈점검표 | 점검상황

1 | 2 | 3 | 4 | 5 | 6

I.피부상태

1.피부궤양(욕창 또는 울혈성 궤양 등)수 기재(없는 경우 '0'으로 기재)

문 항	a.1단계	b.2단계	c.3단계	d.4단계
욕창(압박성 궤양)	0	0	0	0
울혈성 또는 허혈성 궤양 등	0	0	0	0

2.새로 발생한 욕창(압박성 궤양)

a.이전 평가 이후 새로운 욕창(압박성궤양) 발생 여부 ☑ 0.없음 ☐ 1.있음

b.발생한 경우 기재 발생일 ____-__-__

3.지난 1년 사이의 욕창(압박성궤양)과거력 (현재의 욕창은 제외) ☑ 0.없음 ☐ 1.있음 ☐ 2.확인 불가

4.피부의 기타 문제(해당 항목에 모두 체크)

☐ a.2도 이상의 화상 ☐ b.개방성 피부병변 ☞피부병변 부위 ☐ 1.발 ☐ 2.발 이외

☐ c.수술 창상 ☐ d.발의 감염 ☑ e.해당사항 없음

5.피부문제에 대한 처치(해당 항목에 모두 체크)

☑ a.압력을 줄여주는 도구 사용 ☑ b.체위변경 ☐ c.피부문제를 해결하기 위한 영양 공급

☐ d.피부궤양(욕창 및 울혈성궤양 등) 드레싱 ☞드레싱 부위 ☐ 1.발 ☐ 2.발 이외

☐ e.피부궤양(욕창 및 울혈성궤양 등) 이외의 드레싱 ☞드레싱 부위 ☐ 1.발 ☐ 2.발 이외

☐ f.수술창상 치료 ☐ g.해당사항 없음

J.투약

1.주사제 투여 횟수 ☑ 0.투여되지 않음 ☐ 1.투여되었으나 매일은 아님(1-6일) ☐ 2.매일 투여됨(7일)

K.특수 처치 및 전문재활 지료

1.특수 처치(해당항목에 모두 체크)

☐ a.정맥주사에 의한 투약 ☐ b.배뇨관련 루 관리 ☐ c.배변관련 루 관리 ☐ d.영양관련 루 관리 ☐ e.산소요법

☐ f.네뷸라이저 요법 ☑ g.흡인 ☐ h.기관절개관 관리 ☐ i.수혈 ☐ j.인공호흡기

☐ k.중심정맥 영양 ☐ l.해당사항 없음

2.지난 7일간 전문재활치료를 실시한 날 수(실시한 날이 없는 경우 '0'을 기재) 0 일

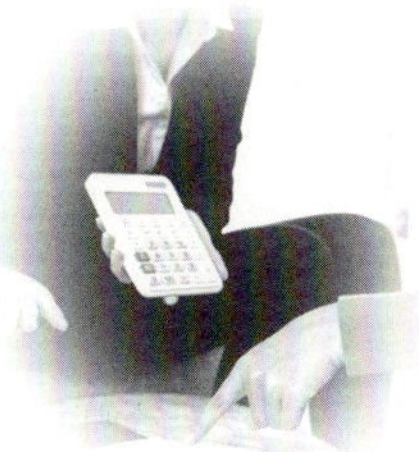

Chapter 11

의료급여

1. 의료급여의 개요

의료급여는 생활유지 능력이 없거나 생활이 어려운 저소득 국민의 의료문제를 국가가 보장하는 공공부조제도로, 건강보험과 함께 국민 의료보장의 중요한 수단이 되는 사회보장제도이다.

이 제도를 통해 국가는 의료급여기금을 조성하여 생활유지능력이 없거나 생활이 어려운 국민들에게 발생하는 의료문제, 즉 개인의 질병 · 부상 · 출산 등에 대해 의료서비스 진찰 · 검사, 치료 등를 제공한다.

① 의료급여기금은 국고 80%, 지방비 20%로 조성 서울특별시의 경우 국비 50%, 지방비 50% 되며, 생활무능력자 · 저소득층 등을 대상으로 의료비 일부 또는 전부를 지원

② 미국에서 1965년에 실시된 저소득층을 위한 Medicaid나 65세 이상의 노인과 신체장애자 및 중증신장질환자를 위한 Medicare 제도와 유사

③ 1977년 「의료보호법」이 제정되어 의료보호 시작, 2001년 5월 「의료급여법」으로 전면 개정

1. 지원대상

(1) 국민기초생활보장법에 의한 수급권자

부양의무자가 없거나 부양의무자가 있어도 부양능력이 없거나 또는 부양을 받을 수 없는 자로서, 소득인정액이 선정기준 이하인 사람

(2) 의료급여법에 의한 수급권자

행려환자

(3) 타법에 의한 수급권자

① 「재해구호법」에 따른 이재민으로서 보건복지부장관이 의료급여가 필요하다고 인정한 사람

② 「의사상자 등 예우 및 지원에 관한 법률」에 따라 의료급여를 받는 사람

③ 「입양특례법」에 따라 국내에 입양된 18세 미만의 입양아동

④ 「독립유공자 예우에 관한 법률」, 「국가유공자 등 예우 및 지원에 관한 법률」 및 「보훈보상대상자 지원에 관한 법률」의 적용을 받고 있는 사람과 그 가족으로서 국가보훈처장이 의료급여가 필요하다고 추천한 사람 중에서 보건복지부장관이 의료급여가 필요하다고 인정한 사람

⑤ 「무형문화재 보전 및 진흥에 관한 법률」에 따라 지정된 국가무형문화재의 보유자명예보유자를 포함와 그 가족으로서 문화재청장이 의료급여가 필요하다고 추천한 사람 중에서 보건복지부장관이 의료급여가 필요하다고 인정한 사람

⑥ 「북한이탈주민의 보호 및 정착지원에 관한 법률」의 적용을 받고 있는 사람과 그 가족으로서 보건복지부장관이 의료급여가 필요하다고 인정한 사람

⑦ 「5 · 18 민주화운동 관련자 보상 등에 관한 법률」 제8조에 따라 보상금 등을 받은 사람과 그 가족으로서 보건복지부장관이 의료급여가 필요하다고 인정한 사람

⑧ 「노숙인 등의 복지 및 자립지원에 관한 법률」에 따른 노숙인 등으로서 보건복지부장관이 의료급여가 필요하다고 인정한 사람

2. 지원유형(의료급여법 시행령 제3조)

의료급여 수급권자는 다음과 같이 1종 수급권자와 2종 수급권자로 구분한다.

(1) 1종 수급권자

- 국민기초생활보장수급자 : 근로무능력가구, 산정특례 등록한 결핵질환자, 희귀난치성질환자, 중증난치질환자 및 중증질환암환자, 중증화상환자만 해당등록자, 시설 수급자

- 행려환자
- 타법적용자 : 이재민, 의상자 및 의사자의 유족, 입양아동18세 미만, 국가유공자, 국가무형문화재의 보유자, 북한이탈주민, 5 · 18 민주화운동 관련자, 노숙인

(2) 2종 수급권자

- 국민기초생활보장대상자 중 1종 수급대상이 아닌 가구

3. 수급권자의 인정(법 제3조의3)

수급권자가 되려는 사람은 특별자치시장 · 특별자치도지사 · 시장특별자치도의 행정시장은 제외 · 군수 · 구청장구청장은 자치구의 구청장을 말하며, 이하 "시장 · 군수 · 구청장이라 함"에게 수급권자 인정 신청을 하여야 한다.

국가보훈처장과 문화재청장은 수급권자로 인정할 필요가 있는 사람을 추천하여 그 결과를 수급권자의 주소지를 관할하는 시장 · 군수 · 구청장에게 알려야 한다. 이 경우 수급권자가 되려는 사람이 수급권자 인정 신청을 한 것으로 본다.

시장 · 군수 · 구청장은 수급권자 인정 신청을 한 사람 중에서 수급권자의 인정 기준에 따라 수급권자를 정하여야 한다.

4. 의료급여의 보장기관 등

(1) 보장기관(법 제5조)

① 의료급여업무는 수급권자의 거주지를 관할하는 특별시장 · 광역시장 · 도지사와 시장 · 군수 · 구청장이 한다.

② 주거가 일정한 수급권자의 경우 수급자의 주민등록상의 거주지를 관할하는 시장 · 군수 · 구청장이 한다.

③ 주거가 일정하지 않은 수급권자의 경우 그가 실제 거주하는 지역을 관할하는 시장 · 군수 · 구청장이 한다.

④ 사회복지시설 입소자의 경우 사회복지시설을 실제 관리하는 시장 · 군수 · 구청장이 한다.

(2) 의료급여심의위원회(법 제6조)

① 중앙의료급여심의위원회

- 의료급여사업의 기본방향, 주요 정책 등을 심의하기 위해 보건복지부에 두어 다음 사항을 심의
  - 의료급여사업의 기본방향 및 대책 수립에 관한 사항
  - 의료급여의 기준 및 수가에 관한 사항
  - 그 밖에 보건복지부장관 또는 위원장이 부의하는 사항

② 의료급여심의위원회

- 의료급여사업 실시에 관한 사항 등을 심의하기 위해 시 · 도 및 시 · 군 · 구에 둠

(3) 업무위탁기관(법 제33조)

① 업무위탁

- 시장 · 군수 · 구청장의 업무 중 수급권자의 관리, 급여비용의 심사 · 조정, 의료급여의 적정성 평가, 급여대상여부의 확인 및 급여비용의 지급 업무 등 의료급여에 관한 업무 중 그 일부를 관계 전문기관에 위탁함

② 건강보험심사평가원 위탁업무

- 의료급여기관에서의 급여비용 심사청구에 대한 급여비용 건강검진비용 포함 의 심사 · 조정
- 의료급여 건강검진 포함 의 적정성 평가
- 의료급여비용의 심사기준 및 의료급여 적정성 평가기준의 설정

③ 국민건강보험공단 위탁업무

- 급여비용의 지급 및 급여비용의 지급 보류
- 건강검진의 실시 및 그 결과의 관리
- 의료급여의 제한에 필요한 실태조사 및 자료수집
- 다음 업무에 필요한 정보시스템의 구축 또는 운영
  - 의료급여의 한도 관리
  - 의료급여기금에서 부담하는 급여비용을 적용받는 수급권자의 관리
  - 수급권자의 자격 및 개인별 진료내용의 관리

5. 의료급여의 지원범위

① 수급권자의 질병 · 부상 · 출산 등에 대한 의료급여 내용

- 진찰 · 검사
- 약제 · 치료재료의 지급
- 처치 · 수술과 그 밖의 치료
- 예방 · 재활
- 입원
- 간호
- 이송과 그 밖의 의료목적 달성을 위한 조치

② 의료급여의 범위 및 급여비용

- 건강보험과 유사 : 정신과 입원, 혈액투석, 식대 수가체계 상이

– 요양비

– 임신 · 출산 진료비

– 장애인 및 임산부에 대한 특례

– 건강검진

③ 보건복지부장관은 의료급여의 기준을 정할 때에는 업무 또는 일상생활에 지장이 없는 진찰 등 보건복지부령으로 정하는 사항은 의료급여대상에서 제외할 수 있다.

6. 의료급여기관(법 제9조)

(1) 의료급여기관의 범위

① 의료기관

② 보건소 · 보건의료원 및 보건지소, 보건진료소

③ 약국 및 한국희귀 · 필수의약품센터

(2) 의료급여기관에서 제외되는 의료기관

① 「의료법」에 따라 개설된 부속 의료기관

② 「의료법」 또는 「약사법」에 따른 면허자격정지처분을 5년 동안에 2회 이상 받은 의료

인 또는 약사가 개설 · 운영하는 의료기관 또는 약국 제외기간: 1년 이하

③ 부당한 의료급여비용 청구와 관련하여 업무정지 또는 과징금 처분을 5년 동안에 2회 이상 받은 의료기관 또는 약국 제외기간: 1년 이하

④ 업무정지처분의 절차가 진행중이거나 업무정지처분을 받은 의료급여기관의 개설자가 개설한 의료기관 또는 약국 업무정지처분이 끝나는 날까지

(3) 의료급여기관의 구분

① 제1차 의료급여기관

- 의원, 치과의원, 한의원, 조산원
- 보건소, 보건의료원 및 보건지소, 보건진료소, 약국, 한국희귀 · 필수의약품센터

② 제2차 의료급여기관

- 종합병원, 병원, 치과병원, 한방병원, 요양병원, 정신병원

③ 제3차 의료급여기관

- 상급종합병원

7. 의료급여의 절차

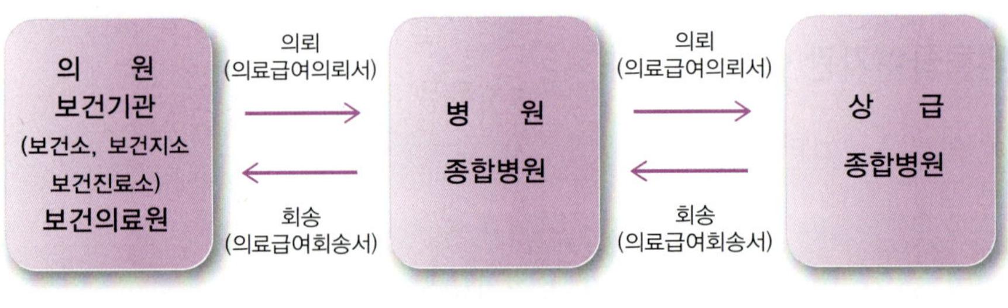

그림 11-1 3단계 의료급여 절차

8. 의료급여일수의 상한(시행규칙 제8조의3)

(1) 질환별 상한일수

① 수급권자가 의료급여기금의 부담으로 의료급여를 받을 수 있는 일수다만, 인체면역결핍증바이러스 질환자에 대하여는 상한일수를 제한하지 아니함 〈개정 2020. 12. 31〉

- 보건복지부장관이 정하여 고시하는 결핵질환, 희귀난치성질환 및 중증질환 : 각 질환별로 연간 365일윤년의 경우 366일
- 정신 및 행동장애뇌전증을 포함 등 보건복지부장관이 정하여 고시하는 만성질환 : 각 질환별로 연간 380일
- 이 외의 질환 : 모든 질환의 의료급여 일수를 합하여 연간 400일

(2) 선택의료급여기관 제도

의료기관의 중복방문이나 약물오남용 등으로 건강상의 위해가 발생할 가능성이 높은 수급권자 및 급여상한일수 초과자의 경우 의료급여기관을 어느 한 곳수급권자 본인이 자주 이용하는 의원급 기관 선택 원칙으로 제한함으로서 의료급여를 받을 수 있도록 도입한 제도이다. 이 제도는 또한 수급권자가 자발적으로도 참여할 수 있다.

이와 같이 선택의료급여기관을 이용하는 경우 외래진료시 본인부담금을 면제하고 있다. 그러나 다른 의료급여기관에서 외래진료를 받는 경우 선택의료기관에서 발급한 의료급여의뢰서가 필요하며, 의료급여기금에서 부담하는 급여비용을 제외한 비용에 대해서는 본인이 부담해야 한다.

9. 의료급여비용의 부담(시행령 제13조)

급여비용은 그 전부 또는 일부를 의료급여기금에서 부담하지만, 일부를 부담하는 경우 그 나머지 비용은 본인이 부담한다. 이 본인부담금은 의료급여기관의 청구에 의하여 수급권자가 의료급여기관에 지급한다. 그러나 비급여대상의 경우 전액 본인이 부담한다.

표 11-1 의료급여 수급권자의 본인부담금

구분		1차(의원)	2차(병원, 종합병원)	3차(상급종합병원)	약 국	PET 등 특수장비촬영
1종	입원	없음	없음	없음	-	없음
	외래	1,000원[1)]	1,500원[1)]	2,000원[1)]	500원	5%
2종	입원	10%	10%	10%	-	10%
	외래	1,000원[1)]	15%	15%	500원	15%

[1)] 원외처방전 발행이 있는 경우

* 보건복지부장관이 고시하는 경증질환[부록5]으로 종합병원 이상급 기관에서 원외처방전을 발급받아 약국에서 조제 받는 경우 약국약제비 본인부담은 급여비용총액의 3%

* 상기 본인부담금은 급여청구분에 대한 것으로 비급여 청구분은 전액 본인이 부담해야 하며 선별 급여시에는 급여항목별로 30~90% 본인이 부담해야 함

표 11-1은 수급권자가 의료급여기관을 이용한 경우 수급권자의 본인부담금을 나타낸 것이다. 여기에서 제1종 수급권자의 경우 외래진료 시 본인부담금이 없었으나 의료서비스 이용이 남용되지 않도록 2007년 7월 1일부터 본인 일부부담금제도가 도입되었다. 이때 본인부담금은 원외 조제용 처방전 발급이 이루어진 경우에 해당하며, 의약품의 직접 조제 시에는 의료급여기관의 종류에 따라 1,500 · 2,000 · 2,500원으로 차등화되었다.

또한 2010년 10월 1일부터는 의약품 거래의 투명성을 높이기 위하여 약제를 저렴하게 구입한 요양기관에 대해서는 일부 금액약제를 저렴하게 구입한 만큼의 차액의 70%을 요양급여비용에 추가로 지급할 수 있도록 하였으며, 본인부담금은 약제의 실제 구입금액을 기준으로 산정하고 있다.

(1) 1종 수급권자 본인부담금

① **입원** : 본인부담 없음

② **외래**

대상자	본인부담구분 코드	의료급여기관	구분	본인부담금
일반1종 (면제자, 선택의료급여기관 적용자 제외) 선택의료급여기관에서 의뢰된 자 1종	① 일반 1종의 경우 (본인부담코드 없음) ② 선택의료급여기관에서 의뢰된 자(B005) ③ 선택의료급여기관에서 의뢰되어 재의뢰된 자(B006) ④ 절차예외 경과규정 적용자 등(B009)	제1차 의료급여기관 (의원, 보건의료원)	원내 직접 조제	1,500원
			그 이외의 경우[2]	1,000원
			특수장비촬영 (CT, MRI, PET)	특수장비총액의 5%
		제2차 의료급여기관	원내 직접 조제	2,000원
			그 이외의 경우	1,500원
			특수장비촬영 (CT, MRI, PET)	특수장비총액의 5%
		제3차 의료급여기관	원내 직접 조제	2,500원
			그 이외의 경우	2,000원
			특수장비촬영 (CT, MRI, PET)	특수장비총액의 5%
본임부담 면제자 1종	M001~M017 *본인부담구분코드 참고	제1차 · 2차 · 3차 의료급여기관	0 (본인부담 없음)	
선택의료급여기관 이용자 1종	조건부연장승인자(M001) 자발적참여자(M002) M009~M010	제1~3차 의료급여기관	0 (본인부담 없음)	
	촉탁의 처방(B007)	제1차 · 2차 · 3차 의료급여기관	1,000~1,500원	
	제3선택, 제4선택기관(B008)	선택한의원, 선택치과의원	1,000~1,500원	

[2] 그 이외의 경우 : 원외처방전 발행이 있는 경우, 원내 직접조제와 원외처방이 동시에 발생한 경우, 원내 또는 원외로 의약품 처방없이 진료를 실시한 경우

③ 약국한국희귀 · 필수의약품센터의 본인부담금

구 분	본인부담금
처방조제	500원
직접조제	900원
보건소, 보건지소 및 보건진료소의 처방전	없음
선택의료급여기관에서 발부한 처방전에 의한 처방조제	없음
선택의료급여기관 적용자이지만 다른 의료급여기관으로 의뢰 또는 재의뢰된 의료기관에서 처방된 처방전에 의한 처방조제	500원
보건복지부장관이 고시하는 경증질환[부록5]으로 종합병원 이상급 기관에서 원외처방전을 발급받아 약국에서 조제 받는 경우[3)]	급여비용 총액의 3%

3) 경증질환 약제비 본인부담 차등 적용

④ 1종 수급권자 외래 본인부담금 면제자

- 당연 적용사유 발생시 일괄 적용 : 18세 미만인 자, 행려환자, 등록 결핵질환자, 등록 희귀 질환자 및 등록 중증-난치질환자, 선택의료급여기관 적용자
- 신청에 의한 적용외래진료 본인일부부담 면제신청서[서식 16] 제출 시 적용 : 20세 이하 재학자, 임산부, 가정간호대상자

(2) 2종 수급권자 본인부담금

① 입원

- 급여비용 총액의 10% 2004.1.1 이전 20%, 2009.6.1 이전 15%
- 특례의 경우 별도 기준 적용

② 외래

<table>
<tr><th>대상자</th><th>본인부담구분 코드</th><th colspan="2">의료급여기관</th><th>구분</th><th>본인부담금</th></tr>
<tr><td rowspan="10">일반2종
(선택의료 급여기관 적용자 제외)

선택의료급여 기관 이용자 2종

선택의료급여 기관에서 의뢰된 2종</td><td rowspan="8">① 일반 2종의 경우 (본인부담코드 없음)
② 조건부연장승인자 (B001)
③ 자발적 참여자(B002)
④ 선택의료급여기관에서 의뢰된 자(B005)
⑤ 선택의료급여기관에서 의뢰되어 재의뢰된 자 (B006)
⑥ 절차예외 경과규정 적용자 등 (B009)</td><td colspan="2" rowspan="3">제1차
의료급여기관
(의원, 보건의료원)</td><td>원내 직접 조제</td><td>1,500원</td></tr>
<tr><td>그 이외의 경우[2]</td><td>1,000원</td></tr>
<tr><td>특수장비촬영
(CT, MRI, PET)</td><td>특수장비총액의 15%</td></tr>
<tr><td rowspan="4">제2차
의료
급여
기관</td><td rowspan="3">만성질환자
*의료급여수가의 기준 및 일반기준 제17조</td><td>원내 직접 조제</td><td>1,500원</td></tr>
<tr><td>그 이외의 경우</td><td>1,000원</td></tr>
<tr><td>특수장비촬영
(CT, MRI, PET)</td><td>특수장비총액의 15%</td></tr>
<tr><td>만성질환자 외</td><td colspan="2">의료급여비용총액의 15%</td></tr>
<tr><td colspan="2">제3차
의료급여기관</td><td colspan="2">의료급여비용총액의 15%</td></tr>
<tr><td>선택의료급여기관 적용자의 촉탁의 처발 (B007)</td><td colspan="2">제1 · 2 · 3차
의료급여기관</td><td colspan="2">1,000원 ~ 1,500원</td></tr>
<tr><td>제3선택, 제4선택기관 (B008)</td><td colspan="2">선택한의원,
선택치과의원</td><td colspan="2">1,000원 ~ 1,500원</td></tr>
</table>

* 2종 장애인은 1차의료급여기관 외래 진료시 장애인의료비에서 750원만 지원, 1차의료급여기관 입원 및 2차 · 3차의료급여기관 입원 · 외래 진료 시 본인부담금은 전액 장애인의료비에서 지원

③ 약국한국희귀 · 필수의약품센터 의 본인부담금

구 분	본인부담금
처방조제	500원
직접조제	900원
보건소, 보건지소 및 보건진료소의 처방전	없음
선택의료급여기관에서 발부한 처방전에 의한 처방조제	없음
선택의료급여기관 적용자이지만 다른 의료급여기관으로 의뢰 또는 재의뢰된 의료기관에서 처방된 처방전에 의한 처방조제	500원
보건복지부장관이 고시하는 경증질환[부록5]으로 종합병원 이상급 기관에서 원외처방전을 발급받아 약국에서 조제 받는 경우[5]	급여비용 총액의 3%

* 2종 수급자 경증질환 약제비 본인부담 차등적용, 경증질환 약제비도 본인부담보상금상한제 적용 · 지정한 선택의료급여기관이 종합병원이나 상급종합병원인 경우는 해당기관에서 경증질환으로 약제를 처방받더라도 약제비 본인 부담은 기존과 동일하게 500원

④ 2종 수급권자 본인부담금 특례

- 자연 분만 산모입원 : 본인부담 없음'05.1.1부터
- 6세 미만 아동입원 : 본인부담 없음'06.1.1부터
- 6세 이상 15세 이하 아동입원 : 30%'17.10.1부터
- 중증질환자 중 뇌혈관 · 심장질환자수술 · 약제투여 · 입원 : 본인부담 없음최대 30일
- 중증외상환자권역외상센터 입원 : 본인부담 없음최대 30일
- 고위험 임신부: 5%'15.7.1부터
- 제왕절개분만 산모입원: 본인부담 없음'16.7.1부터
- 임신부, 조산아 및 저체중 출생아만3세까지 병원급 이상외래 : 5%'20.1.1 5세로 확대
- 정신질환으로 병원급 이상 외래 이용시 : 10%다만 조현병은 5% '17.3.13.부터
- 치매치료 : 입원 5%, 병원급 이상 외래 5%'17.10.1부터
- 1세 미만 아동의 외래 치료 : 의원급 면제, 병원급 이상 5%'19.1.1부터

(3) 보건기관(보건소, 보건지소, 보건진료소) 본인부담

1, 2종 모두 보건기관 이용 시 본인부담금 없음

(4) 식대 본인부담

① 식사종류일반식, 치료식, 멸균식, 분유, 산모식, 경관영양유도식별 식대의 20%

- 정신과 정액수가 적용환자 : 수가 내에 식대 포함되어 있어, 진료비에 대한 본인부담률과 동일1종 면제, 2종 10%

② 식대본인부담 면제 : 자연분만 · 6세 미만 입원1 · 2종 모두 및 행려환자

③ 식대본인부담 경감 : 중증질환등록암 · 화상환자, 심장 및 뇌혈관질환자, 중증외상환자 산정특례자1, 2종 모두의 해당 질환합병증 포함에 대한 진료 시 5%

(5) 65세 이상 노인 틀니 및 치과임플란트 본인부담

① 틀니 : 제 1 · 2 · 3차 의료급여기관 입원 · 외래 : 1종 5%, 2종 15%'17.11.1부터

② 치과임플란트 : 제 1 · 2 · 3차 의료급여기관 입원 · 외래 : 1종 10%, 2종 20%'18.7.1부터

③ 본인부담 보상제 및 상한제 적용 예외

(6) 선별급여

① 급여항목별 30~90% 본인부담

② 본인부담 보상제 및 상한제 적용 예외

– 건강생활유지비 차감 가능

(7) 병원급 이상 의료급여기관 상급병실(2·3인실) 입원료 본인일부부담 (2019.7.1부터)

① 상급종합병원 : 2인실 50%, 3인실 40%

② 종합병원 · 병원 · 한방병원 · 정신병원 · 의료재활시설 요양병원 및 치과병원 제외 : 2인실 40%, 3인실 30%

10. 동일성분 의약품 중복투약자 관리

① 의료급여 수급권자가 동일상병으로 여러 의료급여기관을 다니며 동일성분 의약품을 중복투약함에 따른 건강상의 위해 및 약물중독 위험을 방지하기 위해 도입

② 둘 이상의 의료급여기관을 방문하여 동일한 상병으로 동일성분 의약품을 6개월 동안 215일 이상 처방 · 조제받은 경우 관리 대상

③ 위반횟수에 따른 본인부담금 기준을 개인별 누적관리하며 가중 제재

11. 의료급여수급자 본인부담 완화

(1) 본인부담금 보상제와 상한제(시행령 제13조제5항, 제6항)

① 의료급여기관에 지급한 본인부담금이 1종의 경우 매 30일간 2만 원, 2종의 경우 20만 원을 초과 시 시장 · 군수 · 구청장이 그 초과금액의 50%를 수급권자에게 보상 노인틀니, 치과임플란트 및 선별급여 제외

② 본인부담금 보상제를 선 적용한 후 본인부담금이 일정 수준상한 기준액을 초과한 경우 본인부담금 상한제를 적용, 그 초과금액 전부를 시장 · 군수 · 구청장이 보상 입원진료비 외에 외래진료비 · 약제비도 포함

표 11-2 의료급여 수급권자에 대한 본인부담 보상금 제도와 상한제

구분	종별	기준	내용
본인부담 보상금제도	1종	매 30일간 2만 원 초과 시	초과금액 50% 보상
	2종	매 30일간 20만 원 초과 시	
본인부담 상한제	1종	매 30일간 5만 원 초과 시	초과금액 전액 보상
	2종	연간 80만 원 초과 시	

(2) 의료급여 대지급금 제도(법 제20조)

급여비용의 일부를 의료급여기금에서 부담하는 경우에 그 나머지 급여비용2종 수급권자가 의료급여기관에 입원하여 발생한 급여비용 중 본인부담금이 20만원을 초과한 경우, 수급권자 본인 또는 부양의무자의 신청에 의해 보장기관이 승인한 금액에 대하여는 수급권자 또는 그 부양의무자의 신청에 따라 시도에 설치된 의료급여기금에서 이를 대지급할 수 있다.

수급권자 또는 그 부양의무자가 기금에서 급여비용을 대지급받고자 하는 경우, 급여비용 대지급신청서를 의료급여를 행한 의료급여기관의 확인을 받아 시장 · 군수 · 구청장에게 제출하여야 한다. 시장 · 군수 · 구청장은 지체없이 대지급여부를 심사 · 결정하고 이를 승인한 때에는 급여비용 대지급승인서를 수급권자 또는 그 부양의무자에게 발급하여야 하며, 수급권자 또는 그 부양의무자는 승인서를 의료급여를 행한 의료급여기관에 제출하여야 한다. 이 경우 의료급여기관은 시장 · 군수 · 구청장의 급여비용 대지급 결정금액을 의료급여비용 명세서에 기재하여 심사평가원에 심사청구를 하여야 한다.

대지급을 승인한 시장 · 군수 · 구청장은 심사평가원으로부터 심사결과를 통보받은 때에는 그 급여비용 대지급금을 지체없이 의료급여기관에 지급하여야 한다.

대지급을 받은 수급권자 또는 그 부양의무자는 대지급금 총액을 다음과 같이 3개월마다 균등 분할하여 무이자 상환하여야 한다. 다만, 대지급금상환의무자의 경제적 사정을 고려하여 상환기간 및 상환횟수를 달리할 수 있다. 시행규칙 제27조제5항

- 대지급금액이 10만 원 미만 : 3회
- 대지급금액이 10만 원 이상 30만 원 미만 : 8회
- 대지급금액이 30만 원 이상 : 12회

(3) 건강생활유지비 지원제도

① 대상 : 1종 수급권자 전체

- 본인부담면제자[18세 미만자, 등록희귀질환, 등록난치질환자등록하지 않은 인체면역결핍바이러스질환자는 건강생활유지비 지급 또는 등록 중증질환자, 임산부, 행려환자, 가정간호 받고 있는 자, 선택의료급여기관 이용자, 노숙인 등], 급여제한자의 경우 제외
- 현역사병, 전투경찰 등 군복무자는 복무기간 동안 매년 1월분 지원

② 지원금액 : 1인당 매월 6천 원

- 외래진료 시 본인부담금을 건강생활유지비 잔액으로 납부건강생활유지비 선 차감 의무
- 건강생활유지비 잔액이 모자라거나 없는 경우에는 현금으로 본인부담금 전부 또는 일부 납부

12. 의료급여비용의 청구·심사·지급

의료급여의 운영체계는 의료급여 사업기관인 보건복지부와 지방자치단체, 건강보험공단, 건강보험심사평가원으로 나누어 이루어진다그림 11-2.

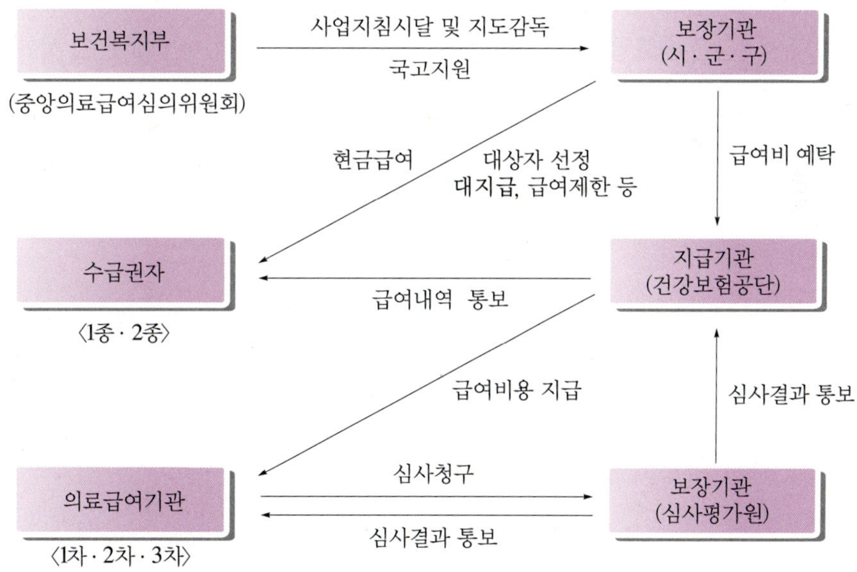

그림 11-2 의료급여 관리운영체계

(1) 청구 및 심사(시행규칙 제21조)

① 청구는 의료급여기관이 의료급여비용 심사청구서에 의료급여를 받은 자에 대한 의료급여비용 명세서를 첨부하여 건강보험심사평가원에 제출함으로써 이루어짐

② 건강보험심사평가원은 급여비용의 심사청구를 받은 때에는 그 심사청구내용이 의료급여의 기준 및 의료수가기준에 적합한지를 심사

③ 심사평가원장은 급여비용의 심사청구를 받은 때에는 40일 전자문서교환방식의 경우 15일 이내에 심사하여 의료급여비용 심사결과통보서를 시장 · 군수 · 구청장, 공단 및 그 의료급여기관에 송부하여야 함

(2) 지급

① 국민건강보험공단은 심사평가원으로부터 의료급여비용 심사결과를 통보받아 시 · 도별 예탁금의 범위 안에서 급여비용을 해당 의료급여기관에 지급

② 급여비용 지급내역이 기재된 의료급여비용 지급통보서를 시장 · 군수 · 구청장 및 그 의료급여기관에 송부하여야 함

(3) 서류보존(법 제11조의2)

① 의료급여기관은 의료급여가 끝난 날부터 5년간 급여비용의 청구에 관한 서류를 보존하여야 함.

② 약국 등 보건복지부령이 정하는 의료급여기관은 처방전을 급여비용을 청구한 날부터 3년간 보존하여야 함.

13. 의료급여 업무흐름도

(1) 예산주기

구 분	담당기관	비 고
1. 익년 의료급여 예산 확정	국회 → 기획재정부 → 복지부	12월(전년)
2. 국고보조금 월별 교부계획 통보	복지부 → 시 · 도 → 시 · 군 · 구	1월
3. 국고보조금 교부	복지부 → 시 · 도	매월
4. 의료급여비용 예탁	시 · 도 → 국민건강보험공단	매월
5. 의료급여비용 심사청구	의료급여기관 → 건강보험심사평가원	매월
6. 의료급여비용 심사 및 지급 요청	건강보험심사평가원 → 국민건강보험공단	매월
7. 의료급여비용 지급	국민건강보험공단 → 의료급여기관	매월
8. 의료급여기금 결산	시 · 군 · 구 → 시 · 도 → 복지부	3월(익년)

(2) 시행절차

구 분	담당부서	업무처리 내용
1. 대상자 선정	시 · 군 · 구	● 통합조사관리팀의 자산조사 등을 거쳐 국민기초생활보장 수급자 선정되면 의료급여 자격 취득 ● 타법지원 대상자는 해당부처의 통보 또는 민원인 신청을 받아 수급자로 선정 ● 행려환자는 병 · 의원의 신청을 받아 수급자로 선정
2. 건보공단 자료전송	시 · 군 · 구	● 수급자의 자격정보를 건보공단으로 전송 *수급자 병의원 이용시 건보공단 자료로 자격확인
3. 급여실시	병의원 약국 등	● 진료 전 의료급여 자격관리시스템 을 통한 자격확인 – 종별구분, 본인부담여부, 선택의료급여기관 적용여부 등 ● 진찰 · 검사 등 의료급여 실시 – 수급자 본인부담금 납부(건강생활유지비 지급 대상자는 잔액에서 차감 후 부족한 금액은 수급자 직접 납부) ● 진료 후 자격관리시스템을 통해 건보공단에 급여일수, 진료유형(입원, 외래) 등 전송 *건강보험공단에서 진료확인번호 부여
4. 비용심사	병의원 등 심사평가원	● 병의원 등 : 심사평가원에 비용심사 청구 – 진료확인번호 기재 – 의료급여비용 청구가능일로부터 3년 이내 청구 가능 ● 심사평가원 : 심사를 거쳐 의료급여비용 확정 · 통보 (병의원 및 건강보험공단)
5. 비용지급	건보공단	● 병의원에 의료급여비용 지급(심사평가원 통보금액)
6. 사후관리	복지부 시 · 군 · 구 건보공단 심사평가원	● 보건복지부 – 정책수립, 지도감독 및 행정처분 등 ● 시 · 군 · 구 – 전 · 출입, 사망 등 수급자 관리 – 확인조사 및 수시조사 실시 – 의료기관 과다 이용자 사례관리 등 – 부정수급자 관리 및 부당이득금 징수 등 ● 국민건강보험공단 – 부적정 수급 의심자(급여제한 대상 등) 발췌 – 시군구에 내역 제공 및 부정수급 조사 등 ● 건강보험심사평가원 – 의료급여기관 청구진료비 심사 – 병의원 허위 · 부당청구 현지조사 지원 등

14. 의료급여와 건강보험제도의 비교 (2020년 기준)

<table>
<tr><th>구 분</th><th colspan="2">의료급여</th><th colspan="2">건강보험</th></tr>
<tr><td>대상자</td><td colspan="2">1,524천 명('20.11월 현재)</td><td colspan="2">51,373명('20.11월 현재)</td></tr>
<tr><td>재 원</td><td colspan="2">9조 1,038억 원('19년말 기준)</td><td colspan="2">68조 643억 원('19년말 기준)</td></tr>
<tr><td>재원조달</td><td colspan="2">조세
• 국고 : 6조 8,769억 원
• 지방비 : 2조 2,269억 원</td><td colspan="2">보험료(일부 국고)
• 보험료 : 58조 7,428억 원
• 국고지원 : 5조 9,721억 원
• 담배부담금 : 1조 8,082억 원
• 기타 : 1조 5,412억 원</td></tr>
<tr><td>자격증명</td><td colspan="2">의료급여증 또는 신분증명서</td><td colspan="2">건강보험증 또는 신분증명서</td></tr>
<tr><td>급여수준</td><td colspan="2">건강보험 준용/영안실 안치료 별도 급여</td><td colspan="2">진찰, 검사, 약제, 치료, 입원 등</td></tr>
<tr><td>수가기준</td><td colspan="2">• 행위별 수가
• 정액수가 : 정신과, 혈액투석</td><td colspan="2">행위별 수가</td></tr>
<tr><td rowspan="4">종별가산율</td><td>제3차</td><td>22%</td><td>상급종합병원</td><td>30%</td></tr>
<tr><td>종합병원</td><td>18%</td><td>종합병원</td><td>25%</td></tr>
<tr><td>병원</td><td>15%</td><td>병원</td><td>20%</td></tr>
<tr><td>의원</td><td>11%</td><td>의원</td><td>15%</td></tr>
<tr><td></td><td colspan="2">1종 수급권자
• 1차 1,000원, 2차 1,500원, 3차 2,000원
• 약국 500원
• CT, MRI 등 : 급여비용의 5%
• 입원 : 본인부담 없음
2종 수급권자
• 1차 1,000원, 약국 500원
• 2차, 3차, CT, MRI 등
– 입원 : 급여비용의 10%
– 외래 : 급여비용의 15%</td><td colspan="2">• 입원 : 20%
• 외래
– 의원급 이하 : 30%
– 병원급 : 35%, 40%
– 종합병원급 : 45%, 50%
– 상급종합병원 : 60%
• 약국 : 30~50%
– 병 · 의원 : 30%
– 종합병원 : 40%
– 상급종합병원 : 50%</td></tr>
<tr><td>급여절차</td><td colspan="2">3단계(의원 → 병원, 종합병원 → 3차기관)</td><td colspan="2">2단계(의원, 병원, 종합 → 상급종합병원)</td></tr>
<tr><td>운영기관</td><td colspan="2">복지부 ↔ 시 · 도 ↔ 시 · 군 · 구(보장기관)
업무위탁
• 지급 : 건강보험공단
• 심사 : 심사평가원</td><td colspan="2">• 보건복지부(관장)
• 건강보험공단(보험자)</td></tr>
<tr><td>이의신청</td><td colspan="2">• 보장기관(자격 등 보장기관 처분)
• 심사평가원(심사, 적정성 평가)</td><td colspan="2">• 공단(자격 등 공단의 처분)
• 심사평가원(심사, 적정성 평가)</td></tr>
</table>

2. 의료급여의 수가기준

1. 의료급여기관의 급여비용 산정

의료급여기관의 급여비용 산정은 "의료급여수가의 기준 및 일반기준"에 의한다. 급여비용 산정은 「국민건강보험법 시행령」 제21조계약의 내용 등제2항 및 제3항, 「국민건강보험 요양급여의 기준에 관한 규칙」 제8조요양급여의 범위 등제2항 및 제4항의 규정에 의하여 고시한 "건강보험 행위 급여 · 비급여 목록표 및 급여 상대가치점수"이하 "상대가치점수"에 국민건강보험법 제45조요양급여비용의 산정 등제4항의 규정에 의하여 고시한 "건강보험 요양급여비용의 내역"의 단가를 곱한 금액과 「국민건강보험법 시행령」 제22조약제 · 치료재료의 요양급여비용에 따라 결정된 금액을 합하여 산정한다.

2. 의료급여기관의 종별가산율

상대가치점수 제1편 제1부 행위급여 일반원칙에 의하여 적용되는 의료급여기관 종별가산비율은 다음 각 호와 같이 적용한다. 다만, 조산원, 보건소, 보건지소, 보건진료소, 약국 및 정신건강의학과 정액진료비, 혈액투석 정액수가를 산정하는 경우는 종별가산율을 적용하지 아니한다.

① 다음 각 목에 해당되는 의료급여기관 : 22%

1. 제3차 의료급여기관으로 지정된 종합병원
2. 제3차 의료급여기관으로 지정된 종합병원에 설치된 치과대학 부속 치과병원
3. 제3차 의료급여기관으로 지정된 종합병원에 설치된 한의과대학 부속 한방병원

② 위에 해당되지 아니하는 종합병원, 치과대학 부속 치과병원 한의과대학 부속 한방병원 및 국립병원 한방진료부 : 18%

③ ①과 ②에 해당되지 아니하는 병원, 치과병원, 한방병원 또는 요양병원 : 15%

④ 의원, 치과의원, 한의원, 보건의료원 : 11%

※ ①의 규정에도 불구하고 ②2.의 종별가산율을 적용받는 종합병원이 의료법 제3조의3의 기준에 부적합한 경우에는 3월 이내의 범위 내에서 기간을 정하여 시정하도록 하고 동 시정기간 내에 시정하지 아니한 경우에는 시정기간 만료 익일부터는 제

1항제3호의 규정에 의한 종별가산율을 산정한다.

3. 진찰료

진찰료약국의 경우 조제료, 약국관리료, 기본조제기술료, 복약지도료는 상대가치점수 제1부 일반원칙 'III. 차등수가'는 적용하지 아니한다.

4. 입원진료 범위

제1차 의료급여기관보건의료원 제외에서는 입원진료비용을 산정할 수 없다. 다만, 다음의 경우 입원진료비용을 산정할 수 있다.

① 분만 및 수술을 동반하는 경우

② 정신질환, 한센병환자의 치료, 골절로 인하여 입원치료가 불가피한 경우

③ 입원진료 중 의료급여수급권자로 자격이 변동된 경우

④ 말기암환자에 대한 입원 진료가 필요한 경우

입원은 진료상 필요하다고 인정되는 경우 적절한 기간에 한하며, 단순한 통원불편이나 간병인력 부재 등의 사유로 입원지시를 하여서는 아니 된다.

5. 혈액투석수가

만성신부전증 환자가 외래 혈액투석 시에는 의료급여기관 종별에 불구하고 1회당 정액수가146,120원로 산정한다. 외래 1회당 혈액투석 정액수가에는 진찰료, 혈액투석수기료, 재료대, 투석액, 필수경구약제 및 Erythropoietin제제 등 투석당일 투여된 약제 및 검사료 등을 포함한다. 다만, 혈액투석을 위한 정맥 내 카테터삽입술 또는 혈관중재시술 등의 비용은 별도로 산정할 수 있다. 혈액투석을 받는 만성신부전증 환자가 같은 날 다른 상병으로 다른 진료 과목의 전문의에게 진료를 받는 경우 이에 대한 급여비용은 별도로 산정한다.

만성신부전증 환자가 의사의 처방전에 의하여 복막관류액 또는 자동복막투석에 사용되는 소모성 재료를 의료급여기관 외의 의약품판매업소에서 구입 · 사용한 경우 시장 · 군수 · 구청장은 긴급한 사유로 인정하여 수급권자에게 요양비를 지급한다.

6. 정신질환수가기준

한국표준질병 · 사인분류항목 중 정신 및 행동장애F00 99와 뇌전증G40, G41에 해당하는 질병정신질환으로 정신건강의학과 전문의료급여기관병원 및 종합병원급의 정신건강의학과 포함에서 진료한 경우에는 1일당 정액수가로 산정한다.

정신질환에 대한 정액수가에는 약제를 제외한 진찰료 · 입원료 · 투약료 · 주사료 · 정신요법료 · 검사료 등 환자진료에 필요한 제반비용이 포함되어 있으므로마약류관리료는 별도 산정가능 환자상태에 따라 적절한 진료를 행하여 치료기간을 단축시키도록 노력하여야 한다.

입원환자의 경우 1주일에 2회 이상개인정신치료 1회 이상 정신요법을 실시하고, 정신건강의학과 의사, 정신건강의학과 간호사 및 정신보건전문요원 인력 확보수준에 따른 차등제 적용 시 기관등급 G3에 해당하는 의료급여기관의 경우 1주일에 3회 이상개인정신치료 1회 이상, 기관등급 G2 이상에 해당하는 의료급여기관의 경우 1주일에 4회 이상개인정신치료 2회 이상 정신요법을 실시하여야 한다.

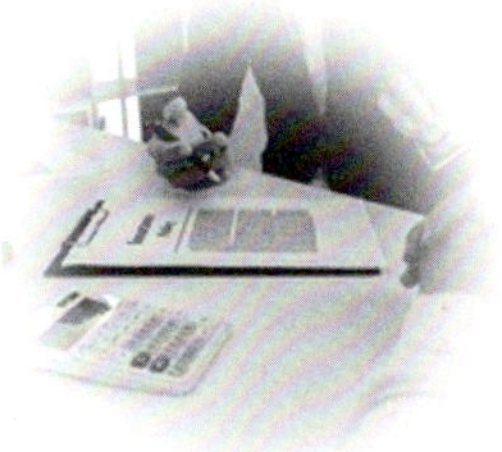

Chapter 12

산업재해보상보험

1. 산재보험제도의 개요

산업재해보상보험제도이하 "산재보험제도"는 공업화가 진전되면서 급격히 증가하는 산업재해 근로자를 보호하기 위하여 1964년에 도입된 우리나라 최초의 사회보험제도이다. 초기의 산업재해는 건설현장과 위험한 기계 · 기구를 설치 · 사용하는 사업장에서 주로 발생하였으나, 산업사회의 현대화 · 고도화 · 정보화 등으로 신종 직업병과 과로 및 스트레스 등에 기인한 재해가 급격히 증가하였다.

산업재해로부터 근로자를 보호하기 위해서는 산업재해 자체를 예방하는 것이 바람직하나 이미 발생한 산업재해로 인하여 부상 또는 사망한 경우 그 피해근로자나 가족을 보호 또는 보상해 주기 위한 제도가 필요하다. 산재보험은 산재근로자와 그 가족의 생활을 보장하기 위하여 국가가 책임을 지는 의무보험으로 국가가 사업주로부터 소정의 보험료를 징수하여 그 기금으로 사업주를 대신하여 산재근로자에게 보상을 해주는 제도이다.

산재보험 시행 전에는 근로기준법상 사업주가 직접 보상하였으나, 사업주의 개인적 능력에 따라 피해근로자에게 요양과 보상이 이루어져 충분한 보상이 되지 않는 경우가 많아 이러한 제도가 도입되었다.

산업재해보상보험법의 목적은 산재보험사업을 시행하여 근로자의 업무상의 재해를 신속하고 공정하게 보상하며, 재해근로자의 재활 및 사회복귀를 촉진하기 위하여 이에 필요한 보험시설을 설치 · 운영하고, 재해예방과 그 밖에 근로자의 복지증진을 위한 사업을 시행하여 근로자 보호에 이바지하는 것이다. 주요 발전과정은 다음과 같다.

① 1953. 5. 10 근로기준법 제정으로 사업주의 개별 보상책임제 시행

② 1963. 11. 5 산업재해보상보험법 제정 · 공포

③ 1964. 6. 9 산업재해보상보험법 시행령 제정 · 공포

④ 1994. 7. 1 산업재해보상보험제도 실시

⑤ 1995. 5. 1 근로복지공단 설립

⑥ 2000. 7. 1 산재대상 사업장 확대 1인 이상 사업장

1. 산재보험의 특성

① 근로자의 업무상 재해에 대하여 사용자에게는 고의 · 과실의 유무를 불문하는 무과실 책임주의

② 보험료는 수급권자가 부담하지 않고 사업주가 전액부담

③ 자진신고 및 자진납부 원칙

④ 타 사회보험과는 달리 사업장 중심의 관리

⑤ 보험급여는 재해발생에 따른 손해전체를 보상하는 것이 아니라 평균임금을 기초로 하는 정률보상방식으로 현물 및 현금급여 모두 제공

⑥ 재해보상과 관련된 이의신청을 신속히 하기 위하여 심사 및 재심사청구제도 운영

2. 산재보험 대상사업자의 확대

산재보험제도가 처음 시행된 1964년에는 상시근로자 500인 이상을 고용하는 대규모의 광업 및 제조업 부문에만 적용되었으며, 「근로기준법」에 규정한 재해보상이 이루어졌다. 그 후 적용범위가 점차 확대되어 2000년 7월 1일부터는 근로자 1인 이상을 고용하는 사업장의 근로자에게까지 확대되었고, 2005년 1월 1일부터는 고용보험 및 산재보험의 보험료를 통합징수하기 위한 「고용보험 및 산업재해보상보험의 보험료 징수 등에 관한 법률」이 제정되어 시행되고 있다.

2011년부터는 산재고용보험료의 보험료 산정기준이 현행 근로기준법상의 임금에서 소득세법에 따른 보수 과세대상근로소득 로 변경되었다.

표 12-1 산재보험 적용규모 확대과정 (단위: 인)

연도	'64	'65	'66	'67	'68	'72	'73	'76~'81	'82~'91	'92	'96	'98	2000.7.1
적용규모	500	200	150	100	50	30	16	5~16	5~10	5	5	5	1

3. 산재보험의 적용대상

근로자를 사용하는 모든 사업 또는 사업장이 적용대상이다. 다만, 위험률 · 규모 및 장소 등을 고려하여 다음의 사업 또는 사업장은 적용하지 않는다.

① 「공무원재해보상」 또는 「군인연금법」에 따라 재해보상이 되는 사업

② 「선원법」, 「어선원 및 어선 재해보상보험법」 또는 「사립학교교직원 연금법」에 따라 재해보상이 되는 사업

③ 가구 내 고용활동

④ 농업, 임업 벌목업 제외, 어업 및 수렵업 중 법인이 아닌 자의 사업으로서 상시근로자 수가 5명 미만인 사업

4. 산재보험의 운영체계 및 근로복지공단

① 운영체계는 산재보험사업을 관장하는 고용노동부장관과 산재보험 업무를 실제로 담당하는 근로복지공단, 보험료 납부 등 제반의무를 이행하는 보험가입자, 그리고 보험급여를 받을 권리가 있는 수급권자의 관계로 이루어짐 그림 12-1.

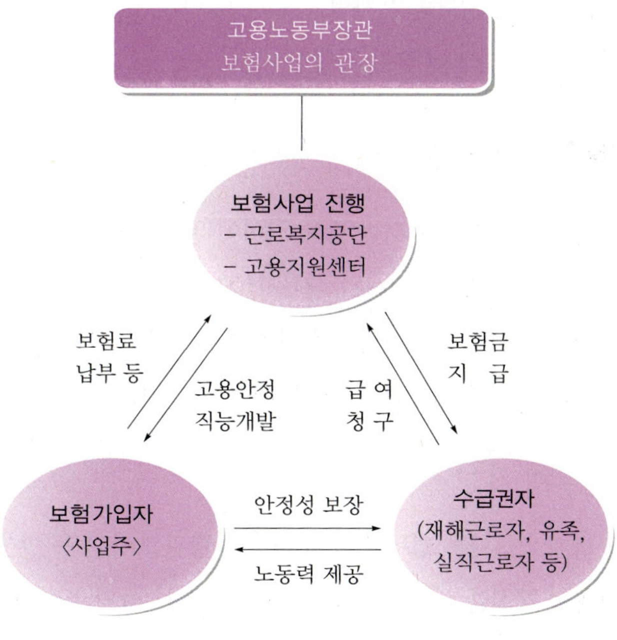

그림 12-1 산재보험의 운영체계

② 고용보험의 경우 고용노동부장관이 관장하며, 고용노동부 산하 고용지원센터에서 업무를 담당

③ 고용노동부장관은 보험사업, 산업재해 예방사업에 필요한 재원을 확보하고, 보험급여에 충당하기 위하여 산업재해보상보험 및 예방기금을 설치

④ 근로복지공단법인은 고용노동부 장관의 위탁을 받아 다음 업무를 수행법 제11조

1. 보험가입자와 수급권자에 관한 기록의 관리 · 유지
2. 보험료징수법에 따른 보험료와 그 밖의 징수금의 징수
3. 보험급여의 결정과 지급
4. 보험급여 결정 등에 관한 심사 청구의 심리 · 결정
5. 산업재해보상보험 시설의 설치 · 운영
6. 업무상 재해를 입은 근로자 등의 진료 · 요양 및 재활
7. 재활보조기구의 연구개발 · 검정 및 보급
8. 보험급여 결정 및 지급을 위한 업무상 질병 관련 연구
9. 근로자 등의 건강을 유지 · 증진하기 위하여 필요한 건강진단 등 예방 사업
10. 근로자의 복지 증진을 위한 사업
11. 그 밖에 정부로부터 위탁받은 사업
12. 5.부터 11.에 따른 사업에 딸린 사업

5. 업무상 재해의 인정기준

업무상의 재해는 업무와 재해에 의한 손해 사이에 일정한 인과관계가 있어야 하며업무기인성, 그 재해는 해당 근로관계하에서의 사건이어야 한다업무수행성. 근로자가 다음의 사유로 부상 · 질병 또는 장해가 발생하거나 사망하면 업무상의 재해로 본다. 다만, 업무와 재해 사이에 상당 인과관계가 없는 경우는 인정하지 않는다.

(1) 업무수행 중의 사고

① 근로자가 근로계약에 따른 업무나 그에 따르는 행위를 하던 중 발생한 사고

② 사업주가 제공한 시설물 등을 이용하던 중 그 시설물 등의 결함이나 관리소홀로 발생한 사고

③ 사업주가 주관하거나 사업주의 지시에 따라 참여한 행사나 행사준비 중에 발생한 사고
④ 휴게시간 중 사업주의 지배관리하에 있다고 볼 수 있는 행위로 발생한 사고
⑤ 그 밖에 업무와 관련하여 발생한 사고

(2) 업무상 질병

① 업무수행 과정에서 물리적 인자, 화학물질, 분진, 병원체, 신체에 부담을 주는 업무 등 근로자의 건강에 장해를 일으킬 수 있는 요인을 취급하거나 그에 노출되어 발생한 질병
② 업무상 부상이 원인이 되어 발생한 질병
③ 그 밖에 업무와 관련하여 발생한 질병

(3) 출퇴근 재해

① 사업주가 제공한 교통수단이나 그에 준하는 교통수단을 이용하는 등 사업주의 지배관리하에서 출퇴근하는 중 발생한 사고
② 그 밖에 통상적인 경로와 방법으로 출퇴근하는 중 발생한 사고

6. 산재보험료

① 사업주가 부담하여야 하는 산재보험료는 그 사업주가 경영하는 사업에 종사하는 근로자의 개인별 보수총액에 같은 종류의 사업에 적용되는 산재보험료율을 곱한 금액을 합한 금액으로 산정
② 보수총액의 추정액 또는 보수총액을 결정하기 곤란한 경우에는 대통령령으로 정하는 바에 따라 고용노동부장관이 정하여 고시하는 노무비율을 사용하여 보수총액의 추정액 또는 보수총액을 결정할 수 있음
③ 산재보험료율은 보험료 부담의 공평성 확보를 위하여 매년 6월 30일 현재 과거 3년 동안의 보수총액에 대한 산재보험급여총액의 비율을 기초로 하여 「산업재해보상보험법」에 따른 연금 등 산재보험급여에 드는 금액, 재해예방 및 재해근로자의 복지 증진에 드는 비용 등을 고려하여 사업 종류별로 구분하여 고용노동부령으로 정함

2. 산재보험의 급여관리

산재보험급여는 「산업재해보상보험법」의 적용을 받는 사업 또는 사업장 소속 근로자가 업무상 사유로 인하여 부상 · 질병 · 장해 또는 사망한 경우에 이를 회복시키거나 소득을 보장하고 그 가족의 생활보호를 위하여 지급되는 급여로, 지급 결정일부터 14일 이내에 지급하여야 한다.

보험급여의 종류는 요양급여, 휴업급여, 장해급여장해보상일시금 또는 장해보상연금, 간병급여, 유족급여유족보상일시금 또는 유족보상연금, 상병보상연금, 장례비, 직업재활급여 등 8종이 있다표 12-2. 그 밖에 장해특별급여와 유족특별급여가 있다. 근로복지공단은 장해보상연금 또는 유족보상연금을 지급하기로 결정한 경우 그 수급권자에게 연금증서를 내 주어야 한다.

표 12-2 산재보험급여의 종류

구분	구분
요양급여	업무상 재해로 요양기간이 4일 이상인 경우 국민건강보험 진료수가 범위 내에서 요양비 전액
휴업급여	요양으로 취업하지 못한 기간 1일에 대하여 평균임금의 70% 상당액
장해급여	업무상 재해의 치유 후 당해 재해와 상당인과관계가 있는 장해가 장해급여로 남게 되는 경우 그 장해 정도에 따라 지급(장해보상일시금 또는 장해보상연금)
간병급여	요양급여를 받은 자가 치유 후 의학적으로 상시 또는 수시로 간병이 필요한 경우 실제로 간병을 받는 자에게 지급
유족급여	업무상 재해로 사망하거나 사망의 추정 시 그 유족의 생활보장을 위하여 지급(유족보상일시금 또는 유족보상연금)
상병보상연금	당해 부상 또는 질병이 2년이 경과되어도 치유되지 않고 폐질등급 상병보상연금 1~3급에 해당하는 장기환자에 대하여 휴업급여 대신에 보다 높은 수준의 보험급여 지급
장례비	장제실행에 소요된 비용 지급
직업재활급여	산재근로자의 재취업 촉진을 위한 직업훈련비용 및 직업훈련수당, 직장복귀 촉진을 위한 직장복귀지원금, 직장적응훈련비, 재활운동비 등 지급

진폐분진을 흡입하여 폐에 생기는 섬유증식성 변화를 주된 증상으로 하는 질병에 따른 보험급여의 종류는 요양급여, 간병급여, 장례비, 직업재활급여, 진폐보상연금 및 진폐유족연금으로 하고, 제91조의12에 따른 건강손상자녀에 대한 보험급여의 종류는 요양급여, 장해급여, 간병급여, 장례비, 직업재활급여로 한다. 〈개정 2022. 1. 11.〉

1. 요양급여(법 제40조)

① 근로자가 업무상 부상 또는 질병에 걸린 경우 치유될 때까지 공단이 설치한 보험시설 또는 산재보험 의료기관에서 요양을 직접 행하게 하는 현물급여

② 비지정의료기관에서 요양을 받은 경우나 산재환자가 자비로 실시한 요양 등 부득이한 경우에는 산재근로자에게 요양비 직접 지급

③ 요양급여의 범위

- 진찰 및 검사
- 약제 또는 진료재료와 의지義肢, 그 밖의 보조기의 지급
- 처치, 수술, 그 밖의 치료
- 재활치료
- 입원
- 간호 및 간병
- 이송
- 그 밖에 고용노동부령으로 정하는 사항

(1) 요양급여의 지급요건

① 업무상의 부상 또는 질병 발생

- 산재보험 적용대상 근로자가 업무상의 사유로 부상을 당하거나 질병에 걸린 경우 그 근로자산재근로자에게 지급
- 개인질환의 경우 산재보험 요양급여의 대상에 해당되지 아니하나, 업무상 부상 또는 질병의 치료를 위하여 개인 질병의 조절이 반드시 선행되어야 한다는 것이 의학적으로 인정되는 경우에는 그 범위 내에서 필요한 요양을 예외적으로 제공

② 현물급여 원칙

- 산재보험 의료기관에서 요양하도록 하고 약국을 통하여 약제를 지급하나 부득이 한 경우 요양을 갈음하여 요양비를 지급할 수 있음

③ 4일 이상의 요양

- 업무상의 부상 또는 질병이 3일 이내의 요양으로 치유될 수 있으면 요양급여를 지급하지 아니하며, 「근로기준법」에 의해 소속 사업주에게 요양보상의무가 있어 사업주가 보상함 법 제40조제3항
- 요양개시 후 2일만에 사망한 경우와 같이 요양기간은 3일 이내이나 다른 보험급여 유족급여, 장례비 의 지급사유가 발생되는 경우 요양급여대상임

(2) 요양급여의 범위 및 비용산정기준

업무상의 재해를 입은 근로자에 대한 요양급여의 범위 및 요양에 소요된 비용의 산정기준은 「산업재해보상보험 요양급여 산정기준」에 의한다.

(3) 신청 및 신청절차(법 제41조)

업무상 재해로 인한 사유 발생 시 요양급여를 받으려는 자가 소속 사업장, 재해발생 경위, 그 재해에 대한 의학적 소견, 그 밖에 고용노동부령으로 정하는 사항을 적은 서류를 첨부하여 근로복지공단에 요양급여를 신청한다. 근로자를 진료한 산재보험 의료기관은 재해가 업무상의 재해로 판단되면 근로자의 동의를 받아 요양급여의 신청을 대행할 수 있다.

표 12-3 요양급여의 신청절차

구 분	신청사유	제출서류
요양 신청	산재보험 의료기관에서 요양을 받고자 할 때	• 최초 요양급여신청서 3부 작성 · 제출 (근로복지 공단 소정양식) • 근로복지공단, 회사, 의료기관에 제출
요양비 청구	긴급 · 기타 부득이한 사유로 요양승인을 받지 아니하고 자비로 치료한 경우	• 요양비청구서 작성, 근로복지공단 제출 • 구비서류 – 청구내용에 관한 증빙서류 – 대체지급보험급여금 지급청구서

① **신청자** : 의료기관, 약국 및 근로자

② **신청절차** : 7일 이내 지급여부 결정

(4) 산재보험 의료기관

① 근로복지공단에 두는 의료기관

② 「의료법」에 따른 상급종합병원

③ 고용노동부령으로 정하는 인력 · 시설 등의 기준에 해당하는 의료기관 또는 보건소 보건의료원 포함 중 공단이 지정한 의료기관 또는 보건소

(5) 진료비와 약제비 청구

① 산재보험 의료기관이 요양을 실시한 후 근로복지공단에 진료비 청구

② 약제의 지급은 약국을 통해 이루어지며, 약제비는 근로복지공단에 청구

(6) 재요양(법 제51조)

요양급여를 받은 사람이 치유 후 요양의 대상이 되었던 업무상의 부상 또는 질병이 재발하거나 치유 당시보다 상태가 악화되어 이를 치유하기 위한 적극적인 치료가 필요하다는 의학적 소견이 있는 경우 받을 수 있음 〈개정 2020. 5. 26〉

2. 휴업급여(법 제52조)

업무상 사유로 부상을 당하거나 질병에 걸린 근로자에게 요양으로 취업하지 못한 기간에 대하여 피근로자와 그 가족의 생활보호를 위하여 지급한다.

(1) 지급요건

① 업무상 부상 또는 질병으로 인한 요양 중일 것

- 요양에는 입원, 통원, 재가요양을 포함
- 의사 등의 진료 또는 지도를 받고 있는 것으로 근로자의 임의적인 요양은 배제

② 취업하지 못한 기간이 4일 이상일 것 4일 미만인 경우, 사업주가 휴업보상

③ 임금을 받지 못할 것

④ 금액산정 : 1일 평균임금의 70%를 지급

(2) 청구자 및 청구절차

① 청구자 : 산재근로자, 사업주수급권 대위시

② 청구시기 : 지급받기를 원하는 시기

3. 장해급여(법 제57조)

① 근로자가 업무상의 사유로 부상을 당하거나 질병에 걸려 치유된 후 신체적 또는 정신적 결손이 남게 되는 경우에 지급

② 장해등급14등급에 따라 장해보상일시금과 장해보상연금이 있으며, 수급권자의 선택에 따라 지급다만, 노동력을 완전히 상실한 장해등급의 근로자에게는 장해보상연금을 지급하고, 장해급여 청구 당시 대한민국 국민이 아닌 자로서 외국에서 거주하고 있는 근로자에게는 장해보상일시금을 지급

③ 장해보상연금은 수급자의 신청이 있는 경우, 그 연금의 최초 1~4년분의 절반에 상당하는 금액을 미리 지급 가능

④ 장해등급 판정은 요양이 끝난 때에 증상이 고정된 상태에서 실시6개월을 기준으로 판정

(1) 지급요건

① 업무상 재해로 인한 부상 또는 질병의 치유 후 신체에 장해가 잔존할 것

② 장해가 당해 업무상 부상 또는 질병과 상당 인과관계가 있을 것

(2) 청구자 및 청구절차

① 청구자 : 산재근로자, 사업주수급권 대위시

② 청구절차

장해보상 청구서 —제출→ 장해심사 통보 —출석→ 장해심사(자문의) 등급결정 ——→ 장해급여 입금조치

(X선 사진, 근전도 검사지 등 지참)

• 장해보상청구서를 작성하여 근로복지공단에 제출

4. 간병급여(법 제61조)

요양급여를 받은 근로자가 치유 후 의학적으로 상시 또는 수시로 간병이 필요하여 실제로 간병을 받는 사람에게 지급

(1) 적용대상 및 종류(시행령 제59조)

1) 상시 간병급여

① 신경계통의 기능, 정신기능 또는 흉·복부 장기의 기능에 장해등급 제1급에 해당하는 장해가 남아 일상생활에 필요한 동작을 하기 위하여 항상 다른 이의 간병이 필요한 사람

② 두 눈, 두 팔 또는 두 다리 중 어느 하나의 부위에 장해등급 제1급에 해당하는 장해가 남고, 다른 부위에 제7급 이상에 해당하는 장해가 남아 일상생활에 필요한 동작을 하기 위하여 항상 다른 사람의 간병이 필요한 사람

2) 수시 간병급여

① 신경계통의 기능, 정신기능 또는 흉·복부 장기의 기능에 장해등급 제2급에 해당하는 장해가 남아 일상생활에 필요한 동작을 하기 위하여 수시로 다른 사람의 간병이 필요한 사람

① 장해등급 제1급에 해당하는 장해가 남아 일상생활에 필요한 동작을 하기 위하여 수시로 다른 사람의 간병이 필요한 사람

(2) 청구 및 지급방법

① 간병급여는 간병급여의 지급 대상에 해당되는 사람이 실제로 간병을 받은 날에 대하여 지급함.

② 간병급여의 지급 기준은 「통계법」에 따른 지정통계 중 고용노동부장관이 작성하는 고용형태별 근로실태조사의 직종별 월급여총액 등을 기초로 하여 고용노동부장관이 고시하는 금액44,760원/일으로 함 시행령 제59조제3항

이 경우 수시 간병급여의 대상자에게 지급할 간병급여의 금액은 상시 간병급여의 지급 대상자에게 지급할 금액의 3분의 2에 해당하는 금액29,840원/일으로 함

③ 간병급여의 대상자가 무료요양소 등에 들어가 간병 비용을 지출하지 않았거나, 지급 기준보다 적은 금액을 지출한 경우에는 실제 지출한 금액을 지급

④ 간병급여 수급권자가 재요양을 받는 경우 그 재요양 기간 중에는 간병급여를 지급하지 않음

5. 유족급여

근로자가 업무상 사유로 사망 시 또는 사망으로 추정되는 경우, 그에 의하여 부양되고 있던 유족들의 생활보장을 위하여 지급

(1) 지급요건

① 업무상 사망 또는 사망으로 추정되는 경우

② 사망 추정의 요건

- 선박이 침몰 · 전복 · 멸실 또는 행방불명되거나 항공기가 추락 · 멸실 또는 행방불명되는 사고가 발생한 경우에 그 선박 또는 항공기에 타고 있던 근로자의 생사가 그 사고 발생일부터 3개월간 밝혀지지 아니한 경우
- 항행 중인 선박 또는 항공기에 타고 있던 근로자가 행방불명되어 그 생사가 행방불명된 날부터 3개월간 밝혀지지 아니한 경우
- 천재지변, 화재, 구조물 등의 붕괴, 그 밖의 각종 사고의 현장에 있던 근로자의 생사가 사고 발생일부터 3개월간 밝혀지지 아니한 경우

③ 사망으로 추정되는 자는 사고가 발생한 날 또는 행방불명된 날에 사망한 것으로 추정함

(2) 지급방법

① 유족급여는 유족보상연금으로 지급함이 원칙이나 근로자 사망 당시 연금수급자격자가 없는 경우 또는 유족이 대한민국 국민이 아닌 자로서 외국에서 거주하고 있는 경우 일시금으로 지급

② 유족보상연금 : 기본금액47%과 가산금액5~20%을 합산한 금액

- 기본금액 : 급여기초연액평균임금×365일의 100분의 47에 상당하는 금액

• 가산금액 : 유족보상연금수급자격자 1인당 급여기초연액의 100분의 5에 최대 4인까지 20% 가산

③ 유족보상일시금: 연금수급권자가 원하는 경우에는 유족일시금 평균임금의 1,300일분 의 50%를 일시금으로 지급하고 유족보상연금은 50%를 감액하여 지급

(3) 유족보상연금 수급자격자(법 제63조)

① 근로자 사망 당시 그 근로자와 생계를 같이 하고 있던 유족 중 배우자와 다음 각 호의 어느 하나에 해당하는 사람

• 부모 또는 조부모로서 각각 60세 이상인 사람

• 자녀로서 25세 미만인 사람 또는 손자녀로서 각각 19세 미만인 사람

• 형제자매로서 19세 미만이거나 60세 이상인 사람

• 위의 어느 하나에 해당하지 아니하는 자녀 · 부모 · 손자녀 · 조부모 또는 형제자매로서 「장애인복지법」에 따른 장애인 중 고용노동부령으로 정한 장애 정도에 해당하는 사람

• 근로자가 사망할 당시 태아였던 자녀가 출생한 경우 출생한 때부터 장래에 향하여 근로자가 사망할 당시 그 근로자와 생계를 같이 하고 있던 유족으로 봄

② 수급자격자 중 유족보상연금을 받을 권리 순위는 배우자 · 자녀 · 부모 · 손자녀 · 조부모 및 형제자매의 순

(4) 청구자 및 청구절차

① 청구자 : 수급권자 유족, 사업주 수급권 대위시

② 유족보상 · 장례비 청구서에 사망진단서 사체검안서, 수급권자의 호적등본 및 주민등록등본 등을 구비하여 공단에 제출

6. 상병보상연금(법 제66조)

• 요양개시 후 2년이 경과하여도 근로자의 부상이나 질병이 치유되지 아니하고 요양이 장기화됨에 따라 해당 근로자와 그 가족의 생활안정을 도모하기 위하여 휴업급여 대신 지급

(1) 지급요건

① 요양급여를 받는 근로자가 요양을 시작한지 2년이 지난 이후에 아래의 요건 모두에 해당하는 상태가 계속되면 휴업급여 대신 상병보상연금을 그 근로자에게 지급

- 그 부상이나 질병이 치유되지 아니한 상태일 것
- 그 부상이나 질병에 따른 중증요양상태의 정도가 대통령령으로 정하는 중증요양상태등급 기준에 해당할 것
- 요양으로 인하여 취업하지 못하였을 것

② 중증요양상태 등급에 따른 상병보상연금

표 12-4 상병보상연금표

중증요양상태 등급	상병보상연금
제1급	평균임금의 329일분
제2급	평균임금의 291일분
제3급	평균임금의 257일분

(2) 청구자 및 청구절차

① **청구자** : 산재근로자

② **적용시기** : 중증요양상태에 대한 의사의 진단서가 발급된 날부터 적용 다만, 중증요양이 발생하거나 변동된 날을 명백히 알 수 있는 경우는 중증요양이 발생하거나 변동된 날부터 적용

③ **청구절차** : 중증요양상태를 증명할 수 있는 의사의 진단서를 첨부하여 근로복지공단에 청구

7. 장례비(법 제71조)

① 근로자가 업무상 사유로 사망한 경우 그 장례에 소요되는 비용으로 실비의 성질을 가지고 있음 〈개정 2021. 1. 26〉

② 평균임금의 120일분 상당액을 지급

③ **청구자** : 장례를 지낸 유족

④ **청구시기** : 장례를 실행한 후

⑤ 청구절차 : 유족보상 · 장례비청구서를 작성하여 근로복지공단에 제출

8. 직업재활급여(법 제72조)

장해급여자 제1급~12급 중 직업훈련대상자에게 직업훈련비용 및 직업훈련수당을 지급하고, 고용을 유지하는 사업주에게는 직장복귀지원금, 직장적응훈련비 및 재활운동비를 지급한다.

9. 장해특별급여(법 제78조)

보험가입자의 고의 또는 과실로 발생한 업무상의 재해로 근로자가 장해등급 또는 진폐장해등급에 해당하는 장해를 입은 경우에 수급권자가 「민법」에 따른 손해배상청구를 갈음하여 장해특별급여를 청구하면 장해급여 또는 진폐보상연금 외에 장해특별급여를 지급할 수 있다. 다만, 근로자와 보험가입자 사이에 장해특별급여에 관하여 합의가 이루어진 경우에 한한다. 또한 장해특별급여를 지급하면 근로복지공단은 그 급여액 모두를 보험가입자로부터 징수한다.

10. 유족특별급여(법 제79조)

보험가입자의 고의 또는 과실로 발생한 업무상의 재해로 근로자가 사망한 경우 수급권자가 「민법」에 따른 손해배상청구를 갈음하여 유족특별급여를 청구하면 유족급여 또는 진폐유족연금 외에 유족특별급여를 지급할 수 있다.

Check point

평균임금의 산정

① 휴업급여, 장해급여, 유족급여, 상병보상연금 및 장례비 등의 산재보험급여를 지급할 때에 그 금액을 계산하기 위하여 일급개념으로 산출하는 임금

② 산정방법

$$\text{평균임금} = \frac{\text{산정사유발생일 이전 3개월 동안 지급된 임금총액}}{\text{산정사유발생일 이전 3개월 동안 총 일수}}$$

3. 산재보험의 산정기준

1. 요양급여의 범위 및 비용산정기준

산재근로자에 대한 요양급여의 범위 및 요양에 소요된 비용의 산정기준은 고용노동부장관이 고시하는 「산업재해보상보험 요양급여 산정기준 고용노동부고시 제2021-96호」에 의하며, 산재근로자에 대한 요양급여의 적용기준 및 방법은 국민건강보험법의 해당 규정에 의한다.

2. 비급여대상(고시 제5조)

① 업무상 부상 또는 질병의 치료목적이 아닌 진료 또는 투약

② 요양급여의 범위 및 요양에 소요된 비용의 산정기준에서 정하지 않은 요양급여

③ 상급병실 사용료 차액 다음의 경우 예외

- 종합병원 이상에서 요양하는 경우로서 상병상태가 응급진료, 수술 등으로 입원요양이 필요하나 일반병실이 없어 부득이하게 특실을 제외한 상급병실을 사용하는 경우 7일의 범위에서 인정 다만, 상급병실 사용 중 그 차급 또는 일반병실이 있음에도 병실을 옮기지 않은 경우는 불인정
- 증상이 위중하여 절대 안정을 필요로 하고, 의사 또는 간호사가 상시 감시하며, 수시 적절한 조치를 강구할 필요가 있다고 인정되는 경우

3. 요양기관의 종별가산율(고시 제4조의 별표 1)

① 행위 및 상대가치점수 제1편 제1부Ⅱ. 요양기관 종별가산율을 적용하는 경우 건강보험 요양기관 종별가산율에 다음 각 호의 비율을 가산하여 산정함

- 가목 상급종합병원은 15%
- 나목 종합병원은 12%
- 다목 병원은 1%

② 앞의 종별가산율을 적용함에 있어 공단에 두는 의료기관에 대해서는 법 시행규칙 제10조제2항에 따라 고용노동부장관의 승인을 얻어 조정한 등급을 적용함

표 12-5 요양기관의 종별가산율

요양기관의 종류	가산율
1. 상급종합병원 ① 상급종합병원으로 인정받은 종합병원 ② 상급종합병원에 설치된 치과대학 부속치과병원 ③ 상급종합병원에 설치된 특수전문병원	30%
2. 종합병원 등 요양기관 ① 상급종합병원을 제외한 종합병원 ② 상급종합병원에 설치된 경우를 제외한 치과대학 부속치과병원 ③ 허가 병상수가 30병상 이상이고, 한방 6개과가 설치되어 있는 한의과대학 부속한방병원 ④ 국립병원 한방진료비	25%
3. 병원 등 요양기관 ① 병원 ② 위에 해당하지 않는 치과병원 ③ 위에 해당되지 아니하는 한방병원 ④ 요양병원	20%
4. 의원, 치과의원, 한의원, 보건의료원	15%
5. ① 약국 및 한국희귀 · 필수의약품센터, ② 보건소, 보건지소, 보건진료소 ③ 의료법 제35조에 의한 사업장 부속 요양기관	적용 안됨

4. 입원료 산정

산재근로자에 대한 입원료는 「행위 및 상대가치점수」 제2부 제1장 제2호라목 및 제2부 제1장 분류번호 가-2에 따라 표 12-6과 같이 산정한다.

① 상급종합병원 및 공단에 두는 의료기관: 입원기간에 관계없이 행위 및 상대가치점수 중 소정점수의 100분의 100에 병원관리료의 100분의 100을 가산하여 산정

② 종합병원 : 입원기간에 관계없이 소정점수의 100분의 100을 산정

③ 병원요양병원 제외 및 의원: 입원일부터 50일째까지는 소정점수의 100분의 100, 입원 51일째부터 150일째까지는 소정점수의 100분의 90, 입원 151일째부터는 소정점수의 100분의 85를 산정

표 12-6 산재근로자의 입원료 산정 〈고시 제4조제1항, 별표 1〉

구분 \ 입원기간	1~50일	51~150일	151일 이후
상급종합병원 공단에 두는 의료기관	입원료 100% + 병원관리료 100% 가산 (입원료 체감제 미적용)		
종합병원	100% (입원료 체감제 미적용)		
병원 및 의원(요양병원 제외)	100%	90%	85%

5. 기타 진료비 산정

(1) 응급의료관리료

① 응급환자의 진료에 소요된 응급의료관리료의 산정은 보건복지부장관이 고시한 '응급의료수가기준'에 의함

② 휴일 · 야간 근로 등으로 인하여 발생한 업무상 재해의 진료를 위하여 부득이 휴일 또는 야간에 응급의료센터 및 응급의료기관을 이용한 경우, 응급의료관리료 산정 대상 응급증상에 해당하지 않아 '응급의료관리료'를 지급

(2) 이송료

① 의료기관의 구급차를 이용하여 환자를 이송한 경우 구급차 이용비용을 지급, 비용은「응급의료에 관한 법률 시행규칙」제11조 별표3 '이송처치료 기준'에 따라 산정

② 구급차 이외의 교통비와 숙박료 및 식대는 별표 제11절에 따라 산정

(3) 재활치료

①「행위 및 상대가치점수」 제7장 이학요법료 기본물리치료료, 단순재활치료료, 전문재활치료료 산정 시 진료상 반드시 필요하다는 의사의 소견서가 있는 경우는 보건복지부장관이 정한 산정횟수 제한에도 불구하고 추가로 인정할 수 있음

(4) 의약품관리료

• 입원환자 의약품관리료 = 건강보험 입원환자의 초일분 의약품관리료×투약일수

(5) 자기공명영상진단(Magnetic Resonance Imaging)

① 산재보험 MRI 인정범위는 「요양급여의 적용기준 및 방법에 관한 세부사항」에 따름

② ①에도 불구하고 업무상 부상 또는 질병에 대하여 자기공명영상진단MRI 검사를 실시한 경우 진단 시 1회 인정하며, 다음 각 호의 하나에 해당하는 경우에는 추가로 인정할 수 있음

- 장해상태의 확인을 위한 경우
- 상병상태가 호전되지 않거나 악화되어 진료방향을 결정하기 위한 촬영의 필요성이 의학적으로 인정되는 경우
- 수술 후 상병상태 확인을 위한 촬영의 필요성이 의학적으로 인정되는 경우

(6) 산소치료(고시 제4조제1항 별표 1)

① 진폐 합병증 등으로 통원요양하고 있는 경우에 시행한 동맥혈 가스검사 결과가 다음 어느 하나에 해당하여 산소치료서비스를 제공받는 경우에도 그 비용을 지급

1. 동맥혈 산소분압이 55mmHg 이하
2. 동맥혈 산소포화도가 88% 이하

② 산소치료 제공대상 산재근로자의 경제적 부담완화를 위해 전기요금 등의 비용으로 매월 30,000원을 정액으로 지급

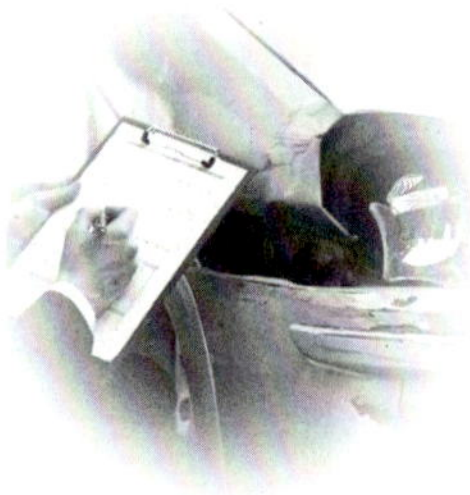

Chapter 13

자동차보험

1. 자동차보험제도의 개요

1. 교통사고의 정의

교통사고의 사전적 의미는 '운행 중이던 자동차나 기차 등이 사람을 치거나 다른 교통기관과 충돌하는 교통상의 모든 사고'를 말하며, 교통사고처리특례법 및 도로교통법에 의한 정의는 '차車의 교통으로 인하여 사람을 사상死傷하거나 물건을 손괴損壞하는 것'을 말한다. 여기서 차車라 함은 자동차, 증기, 원동기 장치 자전거, 자전거 또는 사람이나 가축의 힘, 그 밖의 동력에 의하여 도로에서 움직이는 것을 말하며, 철길 또는 가설된 선에 의하여 운전되는 것과 유모차 및 신체장애자용 의자차 등은 여기에서 제외된다.

이러한 교통사고는 광의, 협의, 최협의로 세분하여 정의를 정리할 수 있다.

광의의 교통사고는 차량, 궤도차, 열차, 항공기, 선박 등 교통기관이 운행 중 다른 교통기관, 사람 또는 사물에 충돌 접촉하거나 충돌 접촉의 위험을 야기하여 사람을 사상하거나 물건을 손괴한 결과가 발생하는 것을 말한다.

협의의 교통사고는 차 또는 궤도차의 교통으로 인하여 사람을 사상하거나 물건을 손괴한 경우를 말한다. 즉, 차의 운전자나 조종자 또는 그 밖의 보조자 등이 고의 과실에 의하여 다른 차 등이나 사람 또는 물건에 접촉 충돌하는 위험을 야기하여 사람을 사상하거나 물건을 손괴하여 피해를 발생시키는 것이다. 따라서 그 요건은 다음과 같다.

① 차 또는 궤도차의 통행으로 인하여 야기된 사고

② 도로상에서 야기된 사고

③ 사람을 사상하거나 물건을 손괴한 결과가 있는 사고이다.

최협의의 교통사고는 도로교통법 제54조제1항의 '차 또는 노면전차의 운전 등 교통으로 인하여 사람을 사상하거나 물건을 손괴한 경우'로 한정한 설명이며 '도로'에서 발생된 사고에 적용되고, 도로 이외의 장소는 적용되지 않는다.

여기서 말하는 도로는 도로법에 의한 도로고속국도, 일반도로, 특별시도, 지방도, 시도, 군도 등, 유료도로법에 의한 자동차전용도로, 사도법에 의한 사도[1], 자동차운송사업법 및 도로법에 의한 자동차 전용도로, 고속국도법에 의한 고속도로 등은 물론이고 공중의 교통에 이용되는 곳과 불특정 다수인이 실제 이용하고 있는 곳이다.

다음으로 '차'에 의한 사고여야 한다. '차'라 함은 자동차관리법 제3조에서 말하는 자동차승용, 승합, 화물, 특수, 이륜와 경운기나 중기, 그 밖에 인력 · 축산 · 동력에 의하여 도로에서 운반용으로 사용되는 것을 말한다. 예를들면, 손수레는 인력에 의한 차이며 우마차는 축력에 의한 차이고 원동기 장치 자전거는 동력에 의한 차이기 때문에 우마차나 손수레에 의한 사고도 교통사고에 해당된다. 다른 법령에서 규정한 기차, 전차, 케이블카, 전동차, 항공기, 선박 등은 포함하지 않으며, 유모차나 신체장애자용 의자차 등은 보행자로 보기 때문에 제외한다.

그 다음은 '교통으로 인하여' 발생한 사고여야 한다. 교통이라 함은 사람을 운송하거나 물건을 수송하는 운행행위를 말한다. 따라서 차의 본래 목적에 의하여 사용 중 발생된 사고를 교통사고로 보아야 하나, 차의 운행행위로 인한 사고로 볼 수 없는 경우는 교통사고라 할 수 없으며, 사고의 원인과 피해의 결과 사이에 충분한 인과관계가 성립되어야 한다.

마지막으로 피해의 결과물이 있어야 한다. 교통사고는 타인의 신체, 생명, 재산에 대하여 피해의 결과가 발생하여야 하며, 피해의 결과물이 없을 시는 법규위반의 문제일 뿐 교통사고라 할 수 없다. 여기서의 피해란 '타인의 피해'를 말하며 자기 자신의 피해를 말하지는 않는다.

이처럼 교통사고는 운전자에게 심리적 불안과 과중한 경제적 부담을 발생시키고, 피해자가 가해자로부터 적절한 보상을 받지 못하는 경우도 발생하므로, 교통사고 예방을 위한 국가 정책적인 배려와 교통사고 환자에 대한 최적의 진료 및 물적 피해를 최소화할

1) '사도'라 함은 「도로법」 제2조 제1항 제1호의 규정에 의한 도로나 도로법의 준용을 받는 도로가 아닌 것으로서 그 도로에 연결되는 길을 말한다.

수 있는 사회보장적 장치가 요구된다. 동시에 교통사고로 인하여 사망 또는 부상을 당한 피해자에 대한 구급진료는 대부분이 응급이면서도 종합적인 진료활동이 요구되며, 이후에도 의료기관 입장에서는 진료비의 원활한 수납문제나 자동차보험 관련 문제 등이 중요한 업무로 존재하게 되므로 이에 대한 정확한 이해와 실무에 대한 적용이 요구된다.

2. 교통사고처리 특례법 特例法

(1) 목적

이 법은 업무상 과실 또는 중대한 과실로 교통사고를 일으킨 운전자에 관한 형사처벌 등의 특례를 정함으로써 교통사고로 인한 피해의 신속한 회복을 촉진하고 국민생활의 편익을 증진시키기 위한 목적으로 제정된 법이다.

(2) 처벌의 특례

교통사고처리특례법은 업무상 과실 또는 중대한 과실로 교통사고를 일으킨 운전자에 대해 형사처벌을 가하도록 되어 있으나 교통사고의 경우 반의사불론죄[2])를 적용하여 가 · 피해자 간의 적절한 피해배상 합의를 하거나 가해자가 종합보험에 가입된 경우에는 공소제기를 할 수 없도록 형사처벌 등의 특례를 인정하는 제도이다. 특례법에 의한 형사처벌 대상 사고 항목은 표 13-1과 같다.

표 13-1 형사처벌 유형의 중과실 사고(1)

① 「도로교통법」에 따른 신호기가 표시하는 신호 또는 교통정리를 하는 경찰공무원 등의 신호를 위반하거나 통행금지 또는 일시정지를 내용으로 하는 안전표지가 표시하는 지시를 위반하여 운전한 경우
② 「도로교통법」을 위반하여 중앙선을 침범하거나 고속도로 등을 횡단, 유턴 또는 후진한 경우
③ 「도로교통법」에 따른 제한속도를 시속 20킬로미터 초과하여 운전한 경우
④ 「도로교통법」에 따른 앞지르기의 방법 · 금지시기 · 금지장소 또는 끼어들기의 금지를 위반하거나 고속도로에서의 앞지르기 방법을 위반하여 운전한 경우
⑤ 「도로교통법」에 따른 철길건널목 통과방법을 위반하여 운전한 경우

〈계속〉

2) 반의사불벌죄 : 가해자의 처벌을 원치 않는다는 피해자의 의사표시가 있으면 범죄자를 처벌할 수 없는 죄로 단순 · 존속폭행죄, 과실치상죄, 협박죄, 명예훼손죄 등이 있다.

표 13-1　형사처벌 유형의 중과실 사고(2)

⑥「도로교통법」에 따른 횡단보도에서의 보행자 보호의무를 위반하여 운전한 경우
⑦「도로교통법」, 「건설기계관리법」을 위반하여 운전면허 또는 건설기계조종사면허를 받지 아니하거나 국제운전면허증을 소지하지 아니하고 운전한 경우
⑧「도로교통법」을 위반하여 술에 취한 상태에서 운전을 하거나 약물의 영향으로 정상적으로 운전하지 못할 우려가 있는 상태에서 운전한 경우
⑨「도로교통법」을 위반하여 보도(步道)가 설치된 도로의 보도를 침범하거나 보도 횡단방법을 위반하여 운전한 경우
⑩「도로교통법」에 따른 승객의 추락 방지의무를 위반하여 운전한 경우
⑪「도로교통법」에 따른 어린이 보호구역에서 어린이의 안전에 유의하면서 운전하여야 할 의무를 위반하여 어린이의 신체를 상해(傷害)에 이르게 한 경우
⑫「도로교통법」을 위반하여 자동차의 화물이 떨어지지 않도록 필요한 조치를 하지 아니하고 운전한 경우

(3) 뺑소니 교통사고

모든 자동차의 운전자가 도로교통법 제54조제1항사고발생 시의 조치의 규정에 의한 조치를 취하지 아니하고 도주하거나 피해자를 사고 장소로부터 옮겨 유기하고 도주한 뺑소니 사고인 경우에는 위의 특례법에서 제외된다.

(4) 사망 교통사고

교통사고로 인한 사망 시에는 피해자와 합의한 경우라도 업무상 과실치상죄와 중과실치상죄 등은 처벌 특례의 혜택을 받지 못한다.

위의 특례법의 혜택을 받지 못하는 사고의 가해자는 종합보험에 가입하였더라도 형사상의 책임을 지게 되고 징역, 금고, 벌금, 과태료 등의 처벌을 받게 되며, 14일간의 유예기간 내의 합의여부에 따라 책임의 정도가 달라질 수 있다.

2. 자동차보험

(1) 자동차보험의 의의 및 목적

자동차보험은 피보험자가 자동차를 소유 · 사용 또는 관리하는 동안에 발생하는 불의의 사고로 인한 물적 손해를 보상하는 일련의 과정을 말한다. 이는 자동차를 소유한 사람들이 언제 발생할 지 모르는 자동차사고에 대비하여 일정한 보험료를 보험회사에 납부하고, 보험가입기간 내에 발생한 사고에 대해 인명과 재산 손해를 보상해 주는 사회보장제도이다.

언제 발생할 지 모르는 사고를 사전에 대비하여 미리 보험료를 보험회사에 납부하는 형태로 자동차의 운행으로 사람이 사망 또는 부상하거나 재물이 멸실 또는 훼손된 경우에 손해배상을 보장하는 제도를 확립하여 피해자를 보호하고 자동차 운송의 건전한 발전을 촉진시키는 데에 그 목적이 있다.

이러한 자동차보험은 1896년 미국에서 시작되었으며 우리나라에서는 1924년 일본의 미쓰이三井, Mitsui 물산 경성지점이 자동차보험 영업을 시작한 것이 효시가 되었다.

그 후 1937년 조선화재현재의 동양화재해상보험㈜의 전신가 최초로 자동차보험 영업인가를 받았다. 1962년 3월에는 한국자동차보험공영사동부화재해상보험의 전신가 발족하였으며, 1963년 6월에는 자동차손해배상보장법이 제정되어 책임보험을 의무적으로 가입하도록 하였다. 또한 1981년 교통사고처리특례법이 제정되어 1982년부터 시행하였으며, 1995년 8월 1일부터는 자동차보험진료수가를 고시하여 요양기관에 적용하고 있다.

2013년 7월부터 건강보험심사평가원은 의학적 전문성에 기초한 체계적이고 일관성 있는 자동차보험 진료비 심사를 통해 국민을 의학적으로 보호하고, 심사결과에 대한 의료기관의 수용성을 높이기 위해 보험회사와 공제조합의 자동차보험 진료비 심사업무를 위탁받아 수행하고 있다.

(2) 자동차보험의 종류 및 보상

개인용 자동차보험은 사회보험인 건강보험 · 산재보험 등의 공보험과 성격을 달리하는 사보험이나, 책임보험은 가입에 있어 강제성을 띠는 공보험적 요소를 가진다.

이러한 자동차보험은 자동차손해배상보장법에 의거 자동차 소유자는 의무적으로 가입해야 하는 강제보험인 책임보험과 보험자의 자유선택에 의해 가입할 수 있는 임의보험인 종합보험으로 구분된다. 책임과 종합보험은 자동차사고로 인해 타인제3자에게 피해를 입힌 경우 이를 보상하는 배상책임과 자신피보험자의 피해를 보상하는 배상책임 이외의 보장으로 구성된다. 배상책임에는 대인배상I책임보험, 대인배상II, 대물배상으로 구성되고, 배상책임 이외의 보장은 자기신체사고, 자기차량손해, 무보험차량에 의한 상해로 구성된다.

① 책임보험은 자동차를 소유한 사람은 누구나 의무적으로 가입해야 하는 대인배상보험으로 자동차의 운행으로 다른 사람이 사망하거나 부상한 경우에 피해자에게 대통령령으로 정하는 금액을 보상해 주는 것이다.

표 13-2 보험 종류

구 분			내 용
책임보험	자동차 대인배상		전 차종
종합보험	자동차보험	개인용	개인이 소유하고 있는 자가용 승용차
		업무용	회사(법인), 단체, 조합, 관공서가 소유하고 있는 자가용 승용차, 자가용 버스, 화물차, 중기, 특수차, 이륜차
		영업용	요금이나 대가를 받고 운행하는 모든 영업용(사업용) 자동차 및 영업용 건설기계
	운전자보험		운전면허를 가지고 있는 모든 운전자가 가입
	외환표시보험		외국인, 외국회사 소유 자동차
	자동차 취급업자 종합보험		자동차 취급업자가 가입(자동차 탁송업자, 정비업자, 중고 자동차 판매업자 등)

표 13-3 책임보험과 종합보험의 비교

구 분	책임보험	종합보험
내용	교통사고 피해보상, 사회보장사업	교통사고 피해보상
보상한도 (최고)	사망 1억 5천만 원 부상 3,000만 원 후유장해 1억 5천만 원	책임보험금 초과 손해 보상
기능	사회보장 기능(공보험적 성격)	손해배상 기능(사보험적 성격)

〈계속〉

구 분	책임보험	종합보험
법적근거	자동차 손해배상보장법	보험업법
계약형태	강제계약	임의계약(단, 사업용 자동차는 강제가입)
보험종류	대인배상보험	1) 대인배상(책임보험 초과손해) 보험 2) 대물배상 보험 3) 자기신체사고 보험 4) 자기차량손해 보험 5) 무보험상해 보험
배상책임	조건부 무과실 책임	과실의 확정
감독기관	국토교통부	기획재정부

② 종합보험은 보험자의 자유의사에 따른 보험으로 자동차보험, 운전자보험, 외환표시 자동차보험 및 자동차 취급업자보험으로 나누고 있다.

(1) 대인배상 I(책임보험)

이 법은 자동차손해배상보장법에 의한 손해배상책임의 이행을 보장하기 위한 것으로 가입자가 자동차의 운행으로 인해 타인을 사상시켜 손해배상책임을 짐으로써 입은 손해를 보험자가 보상해주는 보험으로 의무적으로 가입하는 강제보험이다. 사회보장적 차원에서 피해자를 보호하는 한편, 자동차 운송의 건전한 발전을 도모하기 위하여 최소한의 배상책임을 보장하는 것이다.

표 13-4 대인배상 I의 피해 보상한도

피해 종류	피해자 1인당 보상한도
사 망	최고 1억 5천만 원(최저 2,000만 원)
부 상	부상급별에 따라 최고(1급) 3,000만 원, 최저(14급) 50만 원
후유장해	신체장애급별에 따라 최고(1급) 1억 5천만 원, 최저(14급) 1천만 원

표 13-5 상해의 구분과 책임보험금의 한도금액
(자동차손해배상보장법 시행령 제3조제1항제2호 관련)

상해 급별	한도금액	상 해 내 용
1급	3천만 원	1. 수술 여부와 상관없이 뇌손상으로 신경학적 증상이 고도인 상해(신경학적 증상이 48시간 이상 지속되는 경우에 적용) 2. 양안 안구 파열로 안구 적출술 또는 안구내용 제거술과 의안 삽입술을 시행한 상해 3. 심장 파열로 수술을 시행한 상해 4. 흉부 대동맥 손상 또는 이에 준하는 대혈관 손상으로 수술 또는 스텐트그라프트 삽입술을 시행한 상해 5. 척주 손상으로 완전 사지마비 또는 완전 하반신마비를 동반한 상해 6. 척수 손상을 동반한 불안정성 방출성 척추 골절 7. 척수 손상을 동반한 척추 신연손상 또는 전위성(회전성) 골절 8. 상완신경총 완전 손상으로 수술을 시행한 상해 9. 상완부 완전 절단 소실로 재접합술을 시행한 상해(주관절부 이단을 포함) 10. 불안정성 골반골 골절로 수술을 시행한 상해 11. 비구 골절 또는 비구 골절 탈구로 수술을 시행한 상해 12. 대퇴부 완전 절단 소실로 재접합술을 시행한 상해(슬관절부 이단을 포함) 13. 골의 분절 소실로 유리생골 이식술을 시행한 상해(근육, 근막 또는 피부 등 연부 조직을 포함한 경우에 적용) 14. 화상 · 좌창 · 괴사창 등 연부 조직의 심한 손상이 몸 표면의 9% 이상인 상해 15. 그 밖에 1급에 해당한다고 인정되는 상해
2급	1천 5백만 원	1. 뇌손상으로 신경학적 증상이 중등도인 상해(신경학적 증상이 48시간 이상 지속되는 경우로 수술을 시행한 경우에 적용) 2. 흉부 기관, 기관지 파열, 폐 손상 또는 식도 손상으로 절제술을 시행한 상해 3. 내부 장기 손상으로 장기의 일부분이라도 적출 수술을 시행한 상해 4. 신장 파열로 수술한 상해 5. 척주 손상으로 불완전 사지마비를 동반한 상해 6. 신경 손상 없는 불안정성 방출성 척추 골절로 수술적 고정술을 시행한 상해 또는 경추 골절(치돌기 골절을 포함) 또는 탈구로 할로베스트나 수술적 고정술을 시행한 상해 7. 상완 신경총 상부간부 또는 하부간부의 완전 손상으로 수술을 시행한 상해 8. 전완부 완전 절단 소실로 재접합술을 시행한 상해 9. 고관절의 골절성 탈구로 수술을 시행한 상해(비구 골절을 동반하지 않은 경우에 적용)

〈계속〉

상해 급별	한도금액	상 해 내 용
2급	1천 5백만 원	10. 대퇴 골두 골절로 수술을 시행한 상해 11. 대퇴골 경부 분쇄 골절, 전자하부 분쇄 골절, 과부 분쇄 골절, 경골 과부 분쇄 골절 또는 경골 원위 관절내 분쇄 골절 12. 슬관절의 골절 및 탈구로 수술을 시행한 상해 13. 하퇴부 완전 절단 소실로 재접합술을 시행한 상해(족관절부 이단을 포함) 14. 사지 연부 조직에 손상이 심하여 유리 피판술을 시행한 상해 15. 그 밖에 2급에 해당한다고 인정되는 상해
3급	1천 2백만 원	1. 뇌손상으로 신경학적 증상이 고도인 상해(신경학적 증상이 48시간 미만 지속되는 경우로 수술을 시행한 경우에 적용) 2. 뇌손상으로 신경학적 증상이 중등도인 상해(신경학적 증상이 48시간 이상 지속되는 경우로 수술을 시행하지 않은 경우에 적용) 3. 단안 안구 적출술 또는 안구 내용 제거술과 의안 삽입술을 시행한 상해 4. 흉부 대동맥 손상 또는 이에 준하는 대혈관 손상으로 수술을 시행하지 않은 상해 5. 절제술을 제외한 개흉 또는 흉강경 수술을 시행한 상해(진단적 목적으로 시행한 경우는 4급에 해당) 6. 요도 파열로 요도 성형술 또는 요도 내시경을 이용한 요도 절개술을 시행한 상해 7. 내부 장기 손상으로 장기 적출 없이 재건수술 또는 지혈수술 등을 시행한 상해(장간막 파열을 포함) 8. 척주 손상으로 불완전 하반신마비를 동반한 상해 9. 견관절 골절 및 탈구로 수술을 시행한 상해 10. 상완부 완전 절단 소실로 재접합술을 시행하지 않은 상해(주관절부 이단을 포함) 11. 주관절부 골절 및 탈구로 수술을 시행한 상해 12. 수근부 완전 절단 소실로 재접합술을 시행한 상해 13. 대퇴골 또는 경골 골절(대퇴골 골두 골절은 제외) 14. 대퇴부 완전 절단 소실로 재접합술을 시행하지 않은 상해 15. 슬관절의 전방 및 후방 십자인대의 파열 16. 족관절 골절 및 탈구로 수술을 시행한 상해 17. 족근관절의 손상으로 족근골의 완전탈구가 동반된 상해 18. 족근부 완전 절단 소실로 재접합술을 시행한 상해 19. 그 밖에 3급에 해당한다고 인정되는 상해
4급	1천만 원	1. 뇌손상으로 신경학적 증상이 고도인 상해(신경학적 증상이 48시간 미만 지속되는 경우로 수술을 시행하지 않은 경우에 적용) 2. 각막 이식술을 시행한 상해

〈계속〉

상해 급별	한도금액	상 해 내 용
4급	1천만 원	3. 후안부 안내 수술을 시행한 상해(유리체 출혈, 망막 박리 등으로 수술을 시행한 경우에 적용) 4. 흉부 손상 또는 복합 손상으로 인공호흡기를 시행한 상해(기관절개술을 시행한 경우도 포함) 5. 진단적 목적으로 복부 또는 흉부 수술을 시행한 상해(복강경 또는 흉강경 수술도 포함) 6. 상완신경총 완전 손상으로 수술을 시행하지 않은 상해 7. 상완신경총 불완전 손상으로 수술을 시행한 상해(2개 이상의 주요 말초신경 장애를 보이는 손상에 적용) 8. 상완골 경부 골절 9. 상완골 간부 분쇄성 골절 10. 상완골 과상부 또는 상완골 원위부 관절내 골절로 수술을 시행한 상해(경과 골절, 과간 골절, 내과 골절, 소두 골절에 적용) 11. 요골 원위부 골절과 척골 골두 탈구가 동반된 상해(갈레아찌 골절) 12. 척골 근위부 골절과 요골 골두 탈구가 동반된 상해(몬테지아 골절) 13. 전완부 완전 절단 소실로 재접합술을 시행하지 않은 상해(완관절부 이단을 포함) 14. 요수근관절 골절 및 탈구로 수술을 시행한 상해(수근골간 관절 탈구, 원위 요척관절 탈구를 포함) 15. 수근골 골절 및 탈구가 동반된 상해 16. 무지 또는 다발성 수지의 완전 절단 소실로 재접합술을 시행한 상해 17. 불안정성 골반골 골절로 수술하지 않은 상해 18. 골반환이 안정적인 골반골 골절로 수술을 시행한 상해(천골 골절 및 미골 골절을 포함) 19. 골반골 관절의 이개로 수술을 시행한 상해 20. 비구 골절 또는 비구 골절 탈구로 수술을 시행하지 않은 상해 21. 슬관절 탈구로 수술을 시행한 상해 22. 하퇴부 완전 절단 소실로 재접합술을 시행하지 않은 상해(족관절부 이단을 포함) 23. 거골 또는 종골 골절 24. 무족지 또는 다발성 족지의 완전 절단 소실로 재접합술을 시행한 상해 25. 사지의 연부 조직에 손상이 심하여 유경 피판술 또는 원거리 피판술을 시행한 상해 26. 화상, 좌창, 괴사창 등으로 연부 조직의 손상이 몸 표면의 약 4.5퍼센트 이상인 상해 27. 그 밖에 4급에 해당한다고 인정되는 상해

〈계속〉

상해 급별	한도금액	상 해 내 용
5급	900만 원	1. 뇌손상으로 신경학적 증상이 중등도에 해당하는 상해(신경학적 증상이 48 시간 미만 지속되는 경우로 수술을 시행한 경우에 적용) 2. 안와 골절에 의한 복시로 안와 골절 재건술과 사시 수술을 시행한 상해 3. 복강내 출혈 또는 장기 파열 등으로 중재적 방사선학적 시술을 통하여 지혈술을 시행하거나 경피적 배액술 등을 시행하여 보존적으로 치료한 상해 4. 안정성 추체 골절 5. 상완 신경총 상부 간부 또는 하부 간부의 완전 손상으로 수술하지 않은 상해 6. 상완골 간부 골절 7. 요골 골두 또는 척골 구상돌기 골절로 수술을 시행한 상해 8. 요골과 척골의 간부 골절이 동반된 상해 9. 요골 경상돌기 골절 10. 요골 원위부 관절내 골절 11. 수근 주상골 골절 12. 수근부 완전 절단 소실로 재접합술을 시행하지 않은 상해 13. 무지를 제외한 단일 수지의 완전 절단 소실로 재접합술을 시행한 상해 14. 고관절의 골절성 탈구로 수술을 시행하지 않은 상해(비구 골절을 동반하지 않은 경우에 적용) 15. 고관절 탈구로 수술을 시행한 상해 16. 대퇴골두 골절로 수술을 시행하지 않은 상해 17. 대퇴골 또는 근위 경골의 견열골절 18. 슬관절의 골절 및 탈구로 수술을 시행하지 않은 상해 19. 슬관절의 전방 또는 후방 십자인대의 파열 20. 슬개골 골절 21. 족관절의 양과 골절 또는 삼과 골절(내과, 외과, 후과를 말함) 22. 족관절 탈구로 수술을 시행한 상해 23. 그 밖의 족근골 골절(거골 및 종골은 제외) 24. 중족족근관절 손상(리스프랑 관절) 25. 3개 이상의 중족골 골절로 수술을 시행한 상해 26. 족근부 완전 절단 소실로 재접합술을 시행하지 않은 상해 27. 무족지를 제외한 단일 족지의 완전 절단 소실로 재접합술을 시행한 상해 28. 아킬레스건, 슬개건, 대퇴 사두건 또는 대퇴 이두건 파열로 수술을 시행한 상해 29. 사지 근 또는 건 파열로 6개 이상의 근 또는 건 봉합술을 시행한 상해 30. 다발성 사지의 주요 혈관 손상으로 봉합술 또는 이식술을 시행한 상해 31. 사지의 주요 말초 신경 손상으로 수술을 시행한 상해

〈계속〉

상해 급별	한도금액	상 해 내 용
5급	900만 원	32. 23치 이상의 치과보철을 필요로 하는 상해 33. 그 밖에 5급에 해당한다고 인정되는 상해
6급	700만 원	1. 뇌손상으로 신경학적 증상이 경도인 상해(수술을 시행한 경우에 적용) 2. 뇌손상으로 신경학적 증상이 중등도에 해당하는 상해(신경학적 증상이 48시간 미만 지속되는 경우로 수술을 시행하지 않은 경우에 적용) 3. 전안부 안내 수술을 시행한 상해(외상성 백내장, 녹내장 등으로 수술을 시행한 경우에 적용) 4. 심장 타박 5. 폐좌상(일측 폐의 50퍼센트 이상 면적을 흉부 CT 등에서 확인한 경우에 한정) 6. 요도 파열로 유치 카테타, 부지 삽입술을 시행한 상해 7. 혈흉 또는 기흉이 발생하여 폐쇄식 흉관 삽관수술을 시행한 상해 8. 견관절의 회전근개 파열로 수술을 시행한 상해 9. 외상성 상부관절와순 파열로 수술을 시행한 상해 10. 견관절 탈구로 수술을 시행한 상해 11. 견관절의 골절 및 탈구로 수술을 시행하지 않은 상해 12. 상완골 대결절 견열 골절 13. 상완골 원위부 견열골절(외상과 골절, 내상과 골절 등에 해당) 14. 주관절부 골절 및 탈구로 수술을 시행하지 않은 상해 15. 주관절 탈구로 수술을 시행한 상해 16. 주관절 내측 또는 외측 측부 인대 파열로 수술을 시행한 상해 17. 요골간부 또는 원위부 관절외 골절 18. 요골 경부 골절 19. 척골 주두부 골절 20. 척골 간부 골절(근위부 골절은 제외) 21. 다발성 수근중수골 관절 탈구 또는 다발성 골절탈구 22. 무지 또는 다발성 수지의 완전 절단 소실로 재접합술을 시행하지 않은 상해 23. 슬관절 탈구로 수술을 시행하지 않은 상해 24. 슬관절 내측 또는 외측 측부인대 파열로 수술을 시행한 상해 25. 반월상 연골 파열로 수술을 시행한 상해 26. 족관절 골절 및 탈구로 수술을 시행하지 않은 상해 27. 족관절 내측 또는 외측 측부인대의 파열 또는 골절을 동반하지 않은 원위 경비골 이개

〈계속〉

상해 급별	한도금액	상 해 내 용
6급	700만 원	28. 2개 이하의 중족골 골절로 수술을 시행한 상해 29. 무족지 또는 다발성 족지의 완전 절단 소실로 재접합술을 시행하지 않은 상해 30. 사지 근 또는 건 파열로 3~5개의 근 또는 건 봉합술을 시행한 상해 31. 19치 이상 22치 이하의 치과보철을 필요로 하는 상해 32. 그 밖에 6급에 해당한다고 인정되는 상해
7급	500만 원	1. 다발성 안면 두개골 골절 또는 뇌신경 손상과 동반된 안면 두개골 골절 2. 복시를 동반한 마비 또는 제한 사시로 사시수술을 시행한 상해 3. 안와 골절로 재건술을 시행한 상해 4. 골다공증성 척추 압박골절 5. 쇄골 골절 6. 견갑골 골절(견갑골극, 체부, 흉곽내 탈구, 경부, 과부, 견봉돌기, 오구돌기를 포함) 7. 견봉 쇄골인대 및 오구 쇄골인대 완전 파열 8. 상완신경총 불완전 손상으로 수술을 시행하지 않은 상해 9. 요골 골두 또는 척골 구상돌기 골절로 수술을 시행하지 않은 상해 10. 척골 경상돌기 기저부 골절 11. 삼각섬유연골 복합체 손상 12. 요수근관절 탈구로 수술을 시행한 상해(수근골간관절 탈구, 원위 요척관절 탈구를 포함) 13. 요수근관절 골절 및 탈구로 수술을 시행하지 않은 상해(수근골간관절 탈구, 원위 요척관절 탈구를 포함) 14. 주상골 외 수근골 골절 15. 수근부 주상골 · 월상골간 인대 파열 16. 수근중수골 관절의 탈구 또는 골절탈구 17. 다발성 중수골 골절 18. 중수수지관절의 골절 및 탈구 19. 무지를 제외한 단일 수지의 완전 절단 소실로 재접합술을 시행하지 않은 상해 20. 골반골 관절의 이개로 수술을 시행하지 않은 상해 21. 고관절 탈구로 수술을 시행하지 않은 상해 22. 비골 간부 골절 또는 골두 골절 23. 족관절 탈구로 수술을 시행하지 않은 상해 24. 족관절 내과, 외과 또는 후과 골절

〈계속〉

상해급별	한도금액	상 해 내 용
7급	500만 원	25. 무족지를 제외한 단일 족지의 완전 절단 소실로 재접합술을 시행하지 않은 상해 26. 16치 이상 18치 이하의 치과보철을 필요로 하는 상해 27. 그 밖에 7급에 해당한다고 인정되는 상해
8급	300만 원	1. 뇌손상으로 신경학적 증상이 경도인 상해(수술을 시행하지 않은 경우에 적용) 2. 상악골, 하악골, 치조골 등의 안면 두개골 골절 3. 외상성 시신경병증 4. 외상성 안검하수로 수술을 시행한 상해 5. 복합 고막 파열 6. 혈흉 또는 기흉이 발생하여 폐쇄식 흉관 삽관수술을 시행하지 않은 상해 7. 3개 이상의 다발성 늑골 골절 8. 각종 돌기 골절(극돌기, 횡돌기) 또는 후궁 골절 9. 견관절 탈구로 수술을 시행하지 않은 상해 10. 상완골 과상부 또는 상완골 원위부 관절내 골절(경과 골절, 과간 골절, 내과 골절, 소두 골절 등)로 수술을 시행하지 않은 상해 11. 주관절 탈구로 수술을 시행하지 않은 상해 12. 중수골 골절 13. 수지골의 근위지간 또는 원위지간 골절 탈구 14. 다발성 수지골 골절 15. 무지 중수지관절 측부인대 파열 16. 골반환이 안정적인 골반골 골절(천골 골절 및 미골 골절을 포함)로 수술을 시행하지 않은 상해 17. 슬관절 십자인대 부분 파열로 수술을 시행하지 않은 상해 18. 3개 이상의 중족골 골절로 수술을 시행하지 않은 상해 19. 수족지골 골절 및 탈구로 수술을 시행한 상해 20. 사지의 근 또는 건 파열로 하나 또는 두 개의 근 또는 건 봉합술을 시행한 상해 21. 사지의 주요 말초 신경 손상으로 수술을 시행하지 않은 상해 22. 사지의 감각 신경 손상으로 수술을 시행한 상해 23. 사지의 다발성 주요 혈관손상으로 봉합술 혹은 이식술을 시행한 상해 24. 사지의 연부 조직 손상으로 피부 이식술이나 국소 피판술을 시행한 상해 25. 13치 이상 15치 이하의 치과보철을 필요로 하는 상해 26. 그 밖에 8급에 해당한다고 인정되는 상해

〈계속〉

상해 급별	한도금액	상 해 내 용
9급	240만 원	1. 안면부의 비골 골절로 수술을 시행한 상해 2. 2개 이하의 단순 늑골골절 3. 고환 손상으로 수술을 시행한 상해 4. 음경 손상으로 수술을 시행한 상해 5. 흉골 골절 6. 추간판 탈출증 7. 흉쇄관절 탈구 8. 주관절 내측 또는 외측 측부 인대 파열로 수술을 시행하지 않은 상해 9. 요수근관절 탈구로 수술을 시행하지 않은 상해(수근골간관절 탈구, 원위 요척관절 탈구를 포함) 10. 수지골 골절로 수술을 시행한 상해 11. 수지관절 탈구 12. 슬관절 측부인대 부분 파열로 수술을 시행하지 않은 상해 13. 2개 이하의 중족골 골절로 수술을 시행하지 않은 상해 14. 수족지골 골절 또는 수족지관절 탈구로 수술을 시행한 상해 15. 그 밖에 견열골절 등 제불완전골절 16. 아킬레스건, 슬개건, 대퇴 사두건 또는 대퇴 이두건 파열로 수술을 시행하지 않은 상해 17. 수족지 신전건 1개의 파열로 건 봉합술을 시행한 상해 18. 사지의 주요 혈관손상으로 봉합술 혹은 이식술을 시행한 상해 19. 11치 이상 12치 이하의 치과보철을 필요로 하는 상해 20. 그 밖에 9급에 해당한다고 인정되는 상해
10급	200만 원	1. 3cm 이상 안면부 열상 2. 안검과 누소관 열상으로 봉합술과 누소관 재건술을 시행한 상해 3. 각막, 공막 등의 열상으로 일차 봉합술만 시행한 상해 4. 견관절부위의 회전근개 파열로 수술을 시행하지 않은 상해 5. 외상성 상부관절와순 파열 중 수술을 시행하지 않은 상해 6. 수족지관절 골절 및 탈구로 수술을 시행하지 않은 상해 7. 하지 3대 관절의 혈관절증 8. 연부조직 또는 피부 결손으로 수술을 시행하지 않은 상해 9. 9치 이상 10치 이하의 치과보철을 필요로 하는 상해 10. 그 밖에 10급에 해당한다고 인정되는 상해

〈계속〉

상해 급별	한도금액	상 해 내 용
11급	160만 원	1. 뇌진탕 2. 안면부의 비골 골절로 수술을 시행하지 않는 상해 3. 수지골 골절로 수술을 시행하지 않은 상해 4. 수족지골 골절 또는 수족지관절 탈구로 수술을 시행하지 않은 상해 5. 6치 이상 8치 이하의 치과보철을 필요로 하는 상해 6. 그 밖에 11급에 해당한다고 인정되는 상해
12급	120만 원	1. 외상 후 급성 스트레스 장애 2. 3cm 미만 안면부 열상 3. 척추 염좌 4. 사지 관절의 근 또는 건의 단순 염좌 5. 사지의 열상으로 창상 봉합술을 시행한 상해(길이에 관계없이 적용) 6. 사지 감각 신경 손상으로 수술을 시행하지 않은 상해 7. 4치 이상 5치 이하의 치과보철을 필요로 하는 상해 8. 그 밖에 12급에 해당한다고 인정되는 상해
13급	80만 원	1. 결막의 열상으로 일차 봉합술을 시행한 상해 2. 단순 고막 파열 3. 흉부 타박상으로 늑골 골절 없이 흉부의 동통을 동반한 상해 4. 2치 이상 3치 이하의 치과보철을 필요로 하는 상해 5. 그 밖에 13급에 해당한다고 인정되는 상해
14급	50만 원	1. 방광, 요도, 고환, 음경, 신장, 간, 지라 등 손상으로 수술을 시행하지 않은 상해(장간막파열을 포함) 2. 수족지 관절 염좌 3. 사지의 단순 타박 4. 1치 이하의 치과보철을 필요로 하는 상해 5. 그 밖에 14급에 해당한다고 인정되는 상해

표 13-6 후유장해의 구분과 책임보험금의 한도금액

(자동차손해배상보장법 시행령 제3조제1항제3호 관련)

상해 급별	한도금액	상 해 내 용
1급	1억 5천만 원	1. 두 눈이 실명된 사람 2. 말하는 기능과 음식물을 씹는 기능을 완전히 잃은 사람 3. 신경계통의 기능 또는 정신 기능에 뚜렷한 장애가 남아 항상 보호를 받아야 하는 사람 4. 흉복부 장기의 기능에 뚜렷한 장애가 남아 항상 보호를 받아야 하는 사람 5. 반신불수가 된 사람 6. 두 팔을 팔꿈치관절 이상의 부위에서 잃은 사람 7. 두 팔을 완전히 사용하지 못하게 된 사람 8. 두 다리를 무릎관절 이상의 부위에서 잃은 사람 9. 두 다리를 완전히 사용하지 못하게 된 사람
2급	1억 3천 5백만 원	1. 한쪽 눈이 실명되고 다른 쪽 눈의 시력이 0.02 이하로 된 사람 2. 두 눈의 시력이 각각 0.02 이하로 된 사람 3. 두 팔을 손목관절 이상의 부위에서 잃은 사람 4. 두 다리를 발목관절 이상의 부위에서 잃은 사람 5. 신경계통의 기능 또는 정신 기능에 뚜렷한 장애가 남아 수시로 보호를 받아야 하는 사람 6. 흉복부 장기의 기능에 뚜렷한 장애가 남아 수시로 보호를 받아야 하는 사람
3급	1억 2천만 원	1. 한쪽 눈이 실명되고 다른 쪽 눈의 시력이 0.06 이하로 된 자 2. 말하는 기능이나 음식물을 씹는 기능을 완전히 잃은 사람 3. 신경계통의 기능 또는 정신 기능에 뚜렷한 장애가 남아 일생 동안 노무에 종사할 수 없는 사람 4. 흉복부 장기의 기능에 뚜렷한 장애가 남아 일생 동안 노무에 종사할 수 없는 사람 5. 두 손의 손가락을 모두 잃은 사람
4급	1억 5백만 원	1. 두 눈의 시력이 0.06 이하로 된 사람 2. 말하는 기능과 음식물을 씹는 기능에 뚜렷한 장애가 남은 사람 3. 고막이 전부 결손되거나 그 외의 원인으로 인하여 두 귀의 청력을 완전히 잃은 사람 4. 한쪽 팔을 팔꿈치관절 이상의 부위에서 잃은 사람 5. 한쪽 다리를 무릎관절 이상의 부위에서 잃은 사람 6. 두 손의 손가락을 모두 제대로 못쓰게 된 사람 7. 두 발을 족근중족(Lisfranc) 관절 이상의 부위에서 잃은 사람

〈계속〉

상해 급별	한도금액	상 해 내 용
5급	9천만 원	1. 한쪽 눈이 실명되고 다른 쪽 눈의 시력이 0.1 이하로 된 사람 2. 한쪽 팔을 손목관절 이상의 부위에서 잃은 사람 3. 한쪽 다리를 발목관절 이상의 부위에서 잃은 사람 4. 한쪽 팔을 완전히 사용하지 못하게 된 사람 5. 한쪽 다리를 완전히 사용하지 못하게 된 사람 6. 두 발의 발가락을 모두 잃은 사람 7. 신경계통의 기능 또는 정신 기능에 뚜렷한 장애가 남아 특별히 손쉬운 노무 외에는 종사할 수 없는 사람 8. 흉복부 장기의 기능에 뚜렷한 장애가 남아 특별히 손쉬운 노무 외에는 종사할 수 없는 사람
6급	7천 5백만 원	1. 두 눈의 시력이 0.1 이하로 된 사람 2. 말하는 기능이나 음식물을 씹는 기능에 뚜렷한 장애가 남은 사람 3. 고막이 대부분 결손되거나 그 외의 원인으로 인하여 두 귀의 청력이 귀에 입을 대고 말하지 아니하면 큰 말소리를 알아듣지 못하게 된 사람 4. 한 귀가 전혀 들리지 아니하게 되고 다른 귀의 청력이 40센티미터 이상의 거리에서는 보통의 말소리를 알아듣지 못하게 된 사람 5. 척주에 뚜렷한 기형이나 뚜렷한 운동장애가 남은 사람 6. 한쪽 팔의 3대 관절 중 2개 관절을 못 쓰게 된 사람 7. 한쪽 다리의 3대 관절 중 2개 관절을 못 쓰게 된 사람 8. 한쪽 손의 5개 손가락을 잃거나 한쪽 손의 엄지손가락과 둘째손가락을 포함하여 4개의 손가락을 잃은 사람
7급	6천만 원	1. 한쪽 눈이 실명되고 다른 쪽 눈의 시력이 0.6 이하로 된 사람 2. 두 귀의 청력이 모두 40센티미터 이상의 거리에서는 보통의 말소리를 알아듣지 못하게 된 사람 3. 한쪽 귀가 전혀 들리지 아니하게 되고 다른 쪽 귀의 청력이 1미터 이상의 거리에서는 보통의 말소리를 알아듣지 못하게 된 사람 4. 신경계통의 기능 또는 정신 기능에 장애가 남아 손쉬운 노무 외에는 종사하지 못하는 사람 5. 흉복부 장기의 기능에 장애가 남아 손쉬운 노무 외에는 종사하지 못하는 사람 6. 한쪽 손의 엄지손가락과 둘째손가락을 잃은 사람 또는 한쪽 손의 엄지손가락이나 둘째손가락을 포함하여 3개 이상의 손가락을 잃은 사람 7. 한쪽 손의 5개의 손가락 또는 한쪽 손의 엄지손가락과 둘째손가락을 포함하여 4개의 손가락을 제대로 못쓰게 된 사람 8. 한쪽 발을 족근중족 관절 이상의 부위에서 잃은 사람 9. 한쪽 팔에 가관절이 남아 뚜렷한 운동장애가 남은 사람

〈계속〉

<table>
<tr><th>상해
급별</th><th>한도금액</th><th>상 해 내 용</th></tr>
<tr><td>7급</td><td>6천만 원</td><td>10. 한쪽 다리에 가관절이 남아 뚜렷한 운동장애가 남은 사람
11. 두 발의 발가락을 모두 제대로 못쓰게 된 사람
12. 외모에 뚜렷한 흉터가 남은 사람
13. 양쪽의 고환을 잃은 사람</td></tr>
<tr><td>8급</td><td>4천
5백만 원</td><td>1. 한쪽 눈이 시력이 0.02 이하로 된 사람
2. 척추에 운동장애가 남은 사람
3. 한쪽 손의 엄지손가락을 포함하여 2개의 손가락을 잃은 사람
4. 한쪽 손의 엄지손가락과 둘째손가락을 제대로 못쓰게 된 사람 또는 한쪽 손의 엄지손가락이나 둘째손가락을 포함하여 3개 이상의 손가락을 제대로 못쓰게 된 사람
5. 한쪽 다리가 5센티미터 이상 짧아진 사람
6. 한쪽 팔의 3대 관절 중 1개 관절을 제대로 못쓰게 된 사람
7. 한쪽 다리의 3대 관절 중 1개 관절을 제대로 못쓰게 된 사람
8. 한쪽 팔에 가관절이 남은 사람
9. 한쪽 다리에 가관절이 남은 사람
10. 한쪽 발의 발가락을 모두 잃은 사람
11. 비장 또는 한쪽의 신장을 잃은 사람</td></tr>
<tr><td>9급</td><td>3천
8백만 원</td><td>1. 두 눈의 시력이 각각 0.6 이하로 된 사람
2. 한쪽 눈의 시력이 0.06 이하로 된 사람
3. 두 눈에 반맹증 · 시야협착 또는 시야결손이 남은 사람
4. 두 눈의 눈꺼풀에 뚜렷한 결손이 남은 사람
5. 코가 결손되어 그 기능에 뚜렷한 장애가 남은 사람
6. 말하는 기능과 음식물을 씹는 기능에 장애가 남은 사람
7. 두 귀의 청력이 모두 1미터 이상의 거리에서는 보통의 말소리를 알아듣지 못하게 된 사람
8. 한쪽 귀의 청력이 귀에 입을 대고 말하지 아니하면 큰 말소리를 알아듣지 못하고 다른 쪽 귀의 청력이 1미터 이상의 거리에서는 보통의 말소리를 알아듣지 못하게 된 사람
9. 한쪽 귀의 청력을 완전히 잃은 사람
10. 한쪽 손의 엄지손가락을 잃은 사람 또는 둘째손가락을 포함하여 2개의 손가락을 잃은 사람 또는 엄지손가락과 둘째손가락 외의 3개의 손가락을 잃은 사람
11. 한쪽 손의 엄지손가락을 포함하여 2개의 손가락을 제대로 못쓰게 된 사람
12. 한쪽 발의 엄지발가락을 포함하여 2개 이상의 발가락을 잃은 사람
13. 한쪽 발의 발가락을 모두 제대로 못쓰게 된 사람
14. 생식기에 뚜렷한 장애가 남은 사람</td></tr>
</table>

〈계속〉

상해 급별	한도금액	상 해 내 용
9급	3천 8백만 원	15. 신경계통의 기능 또는 정신 기능에 장애가 남아 노무가 상당한 정도로 제한된 사람 16. 흉복부 장기의 기능에 장애가 남아 노무가 상당한 정도로 제한된 사람
10급	2천 7백만 원	1. 한쪽 눈이 시력이 0.1 이하로 된 사람 2. 말하는 기능이나 음식물을 씹는 기능에 장애가 남은 사람 3. 14개 이상의 치아에 대하여 치과보철을 한 사람 4. 한쪽 귀의 청력이 귀에 입을 대고 말하지 아니하면 큰 말소리를 알아듣지 못하게 된 사람 5. 두 귀의 청력이 모두 1미터 이상의 거리에서 보통의 말소리를 듣는 데 지장이 있는 사람 6. 한쪽 손의 둘째손가락을 잃은 사람 또는 엄지손가락과 둘째손가락 외의 2개의 손가락을 잃은 사람 7. 한쪽 손의 엄지손가락을 제대로 못쓰게 된 사람 또는 한쪽 손의 둘째손가락을 포함하여 2개의 손가락을 제대로 못쓰게 된 사람 또는 한쪽 손의 엄지손가락과 둘째손가락 외의 3개의 손가락을 제대로 못쓰게 된 사람 8. 한쪽 다리가 3센티미터 이상 짧아진 사람 9. 한쪽 발의 엄지발가락 또는 그 외의 4개의 발가락을 잃은 사람 10. 한쪽 팔의 3대 관절 중 1개 관절의 기능에 뚜렷한 장애가 남은 사람 11. 한쪽 다리의 3대 관절 중 1개 관절의 기능에 뚜렷한 장애가 남은 사람
11급	2천 3백만 원	1. 두 눈이 모두 근접반사 기능에 뚜렷한 장애가 남거나 뚜렷한 운동 장애가 남은 사람 2. 두 눈의 눈꺼풀에 뚜렷한 장애가 남은 사람 3. 한쪽 눈의 눈꺼풀에 결손이 남은 사람 4. 한쪽 귀의 청력이 40센티미터 이상의 거리에서는 보통의 말소리를 알아듣지 못하게 된 사람 5. 두 귀의 청력이 모두 1미터 이상의 거리에서는 작은 말소리를 알아듣지 못하게 된 사람 6. 척주에 기형이 남은 사람 7. 한쪽 손의 가운데 손가락 또는 넷째손가락을 잃은 사람 8. 한쪽 손의 둘째손가락을 제대로 못쓰게 된 사람 또는 한쪽 손의 엄지손가락과 둘째손가락 외의 2개의 손가락을 제대로 못쓰게 된 사람 9. 한쪽 발의 엄지발가락을 포함하여 2개 이상의 발가락을 제대로 못쓰게 된 사람 10. 흉복부 장기의 기능에 장애가 남은 사람 11. 10개 이상의 치아에 대하여 치과보철을 한 사람

〈계속〉

상해급별	한도금액	상 해 내 용
12급	1천 9백만 원	1. 한쪽 눈의 근접반사 기능에 뚜렷한 장애가 있거나 뚜렷한 운동장애가 남은 사람 2. 한쪽 눈의 눈꺼풀에 뚜렷한 운동장애가 남은 사람 3. 7개 이상의 치아에 대하여 치과보철을 한 사람 4. 한쪽 귀의 귓바퀴가 대부분 결손된 사람 5. 쇄골, 흉골, 늑골, 견갑골 또는 골반골에 뚜렷한 기형이 남은 사람 6. 한쪽 팔의 3대 관절 중 1개 관절의 기능에 장애가 남은 사람 7. 한쪽 다리의 3대 관절 중 1개 관절의 기능에 장애가 남은 사람 8. 장관골에 기형이 남은 사람 9. 한쪽 손의 가운데 손가락이나 넷째손가락을 제대로 못쓰게 된 사람 10. 한쪽 발의 둘째발가락을 잃은 사람 또는 한쪽 발의 둘째발가락을 포함하여 2개의 발가락을 잃은 사람 또는 한쪽 발의 가운데 발가락 이하의 3개의 발가락을 잃은 사람 11. 한쪽 발의 엄지발가락 또는 그 외의 4개의 발가락을 제대로 못쓰게 된 사람 12. 국부에 뚜렷한 신경증상이 남은 사람 13. 외모에 흉터가 남은 사람
13급	1천 5백만 원	1. 한쪽 눈의 시력이 0.6 이하로 된 사람 2. 한쪽 눈에 반맹증, 시야협착 또는 시야결손이 남은 사람 3. 두 눈의 눈꺼풀의 일부에 결손이 남거나 속눈썹에 결손이 남은 사람 4. 5개 이상의 치아에 대하여 치과보철을 한 사람 5. 한쪽 손의 새끼손가락을 잃은 사람 6. 한쪽 손의 엄지손가락 마디뼈의 일부를 잃은 사람 7. 한쪽 손의 둘째손가락 마디뼈의 일부를 잃은 사람 8. 한쪽 손의 둘째손가락의 끝관절을 굽히고 펼 수 없게 된 사람 9. 한쪽 다리가 1센티미터 이상 짧아진 사람 10. 한쪽 발의 가운데발가락 이하의 발가락 1개 또는 2개를 잃은 사람 11. 한쪽 발의 둘째발가락을 제대로 못쓰게 된 사람 또는 한쪽 발이 둘째발가락을 포함하여 2개의 발가락을 제대로 못쓰게 된 사람 또는 한쪽 발의 가운데발가락 이하의 발가락 3개를 제대로 못쓰게 된 사람

〈계속〉

상해 급별	한도금액	상 해 내 용
14급	1천만 원	1. 한쪽 눈의 눈꺼풀의 일부에 결손이 있거나 속눈썹에 결손이 남은 사람 2. 3개 이상의 치아에 대하여 치과보철을 한 사람 3. 한쪽 귀의 청력이 1미터 이상의 거리에서는 보통의 말소리를 알아듣지 못하게 된 사람 4. 팔의 노출된 면에 손바닥 크기의 흉터가 남은 사람 5. 다리의 노출된 면에 손바닥 크기의 흉터가 남은 사람 6. 한쪽 손의 새끼손가락을 제대로 못쓰게 된 사람 7. 한쪽 손의 엄지손가락과 둘째손가락 외의 손가락 마디뼈의 일부를 잃은 사람 8. 한 손의 엄지손가락과 둘째손가락 외의 손가락 끝 관절을 제대로 못쓰게 된 사람 9. 한 발의 가운데 발가락 이하의 발가락 1개 또는 2개를 제대로 못쓰게 된 사람 10. 국부에 신경증상이 남은 사람

[비고]

1. 신체장애가 둘 이상 있는 경우에는 중한 신체장애에 해당하는 장애등급보다 한 등급 높은 금액으로 배상한다.
2. 시력의 측정은 국제식 시력표로 하며, 굴절 이상이 있는 사람에 대하여는 원칙적으로 교정시력을 측정한다.
3. **'손가락을 잃은 것'**이란 엄지손가락은 지관절, 그 밖의 손가락은 제1지관절 이상을 잃은 경우를 말한다.
4. **'손가락을 제대로 못쓰게 된 것'**이란 손가락 끝부분의 2분의 1 이상을 잃거나 중수지 관절 또는 제1지관절(엄지손가락의 경우에는 지관절을 말한다)에 뚜렷한 운동장애가 남은 경우를 말한다.
5. **'발가락을 잃은 것'**이란 발가락의 전부를 잃은 경우를 말한다.
6. **'발가락을 제대로 못쓰게 된 것'**이란 엄지발가락은 끝관절의 2분의 1 이상을, 그 밖의 발가락은 끝 관절 이상을 잃거나 중족지관절 또는 제1지관절 (엄지발가락의 경우에는 지관절을 말한다)에 뚜렷한 운동장애가 남은 경우를 말한다.
7. **'흉터가 남은 것'**이란 성형수술을 한 후에도 육안으로 식별이 가능한 흔적이 있는 상태를 말한다.
8. **'항상 보호를 받아야 하는 것'**이란 일상생활에서 기본적인 음식섭취, 배뇨 등을 다른 사람에게 의존하여야 하는 것을 말한다.
9. **'수시로 보호를 받아야 하는 것'**이란 일상생활에서 기본적인 음식섭취, 배뇨 등은 가능하나, 그 외의 일은 다른 사람에게 의존하여야 하는 것을 말한다.
10. **'항상 보호 또는 수시보호를 받아야 하는 기간'**은 의사가 판정하는 노동능력상실 기간을 기준으로 하여 타당한 기간으로 정한다.
11. **'제대로 못 쓰게 된 것'**이란 정상기능의 4분의 3 이상을 상실한 경우를 말하고, '뚜렷한 장애가 남은 것'이란 정상기능의 2분의 1 이상을 상실한 경우를 말하며, '장애가 남은 것'이란 정상기능의 4분의 1 이상을 상실한 경우를 말한다.
12. **'신경계통의 기능 또는 정신기능에 뚜렷한 장애가 남아 특별히 손쉬운 노무에는 종사할 수 없는 것'**이란 신경계통의 기능 또는 정신기능의 뚜렷한 장애로 노동능력이 일반인의 4분의 1 정도만 남아 평생 동안 특별히 쉬운 일 외에는 노동을 할 수 없는 사람을 말한다.

13. **'신경계통의 기능 또는 정신기능에 장애가 남아 노무가 상당한 정도로 제한된 것'**이란 노동능력이 어느 정도 남아 있으나 신경계통의 기능 또는 정신기능의 장애로 종사할 수 있는 직종의 범위가 상당한 정도로 제한된 경우로서 다음 각 목의 어느 하나에 해당하는 경우를 말한다.

    가. 신체적 능력은 정상이지만 뇌손상에 따른 정신적 결손증상이 인정되는 경우
    나. 전간(癲癇) 발작과 현기증이 나타날 가능성이 의학적 타각적(他覺的) 소견으로 증명되는 사람
    다. 사지에 경도(輕度)의 단마비(單痲痺)가 인정되는 사람

14. **'흉복부 장기의 기능에 뚜렷한 장애가 남아 특별히 손쉬운 노무 외에는 종사할 수 없는 것'**이란 흉복부 장기의 장애로 노동능력이 일반인의 4분의 1 정도만 남은 경우를 말한다.
15. **'흉복부 장기의 기능에 장애가 남아 손쉬운 노무 외에는 종사할 수 없는 것'**이란 중등도(中等度)의 흉복부 장기의 장애로 노동능력이 일반인의 2분의 1 정도만 남은 경우를 말한다.
16. **'흉복부 장기의 기능에 장애가 남아 노무가 상당한 정도로 제한 된 것'**이란 중등도의 흉복부 장기의 장애로 취업가능한 직종의 범위가 상당한 정도로 제한된 경우를 말한다.

(2) 대인배상 II

대인배상 I 책임보험에 체결된 경우에 가입하며 자동차사고로 다른 사람이 입은 재산상의 손해를 보상하여 주는 손해보험으로 한도는 무제한이다. 보상은 책임보험 초과손해를 보험가입금액 한도 내에서 보상한다.

표 13-7 대인배상 II 의 피해 보상내역

피해 종류	피해자 1인당 보상내역
사 망	장례비, 위자료, 상실수익액
부 상	치료비, 위자료, 휴업손해액, 구조수색비, 치료관계비용
후유장해	위자료, 상실수익액, 개호비

(3) 대물배상

사고차량이 남의 재물을 파손하여 원상회복이 가능한 경우에 사고 직전의 상태로 원상회복하는 데 소요되는 필요 타당한 비용을 지급하고, 실제 수리한 경우 수리비용은 피해물의 사고 직전 가액의 20%를 한도로 하여 지급하는 자동차사고보상보험이다.

(4) 자기신체사고

가입자가 자동차를 소유 · 관리 · 사용하는 동안에 가입자가 자신이 우연한 교통사고단독사고로 사망하거나 부상을 입었을 때 보상한다.

자손사고 보상의 내용으로는 가입자 본인, 부모, 배우자, 자녀와 가입자의 허락을 받은 운전자가 보상을 받을 수 있으며 특히 무면허 사고일 때도 자손으로 보상을 받을 수 있다. 단, 안전벨트 미착용으로 인한 사고 시에는 앞좌석 20%, 뒷좌석 10%의 과실이 적용되어 공제 후 보상처리한다.

표 13-8 자기신체사고의 보험가입 금액에 따른 내역

구분	보험가입금액			
사 망	1,500만 원	3,000만 원	5,000만 원	1억 원
부 상	1,500만 원부터 가입 가능하며, 부상등급(1~14급)에 따라 보상금의 차이가 있음			
후유장해	1,500만 원부터 가입 가능하며, 장애등급(1~14급)에 따라 보상금의 차이가 있음			

주) 부상과 장애등급은 자동차손해배상보장법 시행령 제3조제1항, 제2항 및 제3항에 따른다.

(5) 자기 차량 손해

보험 가입자의 차량이 파손된 경우에 다음의 사고로 인한 손해만 보상한다.

① 타차 또는 타물체와의 충돌, 접촉, 추락, 전복 또는 차량의 침수로 인한 손해

② 화재, 폭발, 낙뢰, 날아온 물체나 떨어지는 물체에 의한 손해 또는 풍력에 의한 차체 손해

③ 피보험 자동차 전부의 도난으로 인한 손해 자동차에 장착 또는 일부 부속품, 기계장치 만의 도난은 제외됨

(6) 무보험차량에 의한 상해

무보험 자동차에 의한 상해 담보로 무보험 자동차에 의한 사고로 사상을 입었을 때 상대편 차량이 무보험이므로 보상받지 못한 것을 보험회사에서 대신 보상해주는 담보이다. 무보험 자동차의 종류는 다음과 같다.

- 책임보험도 가입하지 않은 자동차
- 대인배상II의 계약이 없거나 보상받지 못하게 된 자동차
- 가해 차량이 명확히 밝혀지지 않은 뺑소니 자동차

(7) 보험 청구 시 유의사항

자동차 교통사고로 인한 보험금 청구는 사고발생일로부터 2년 이내에 가능하다. 또한 보험금 수령을 위한 입금통장은 반드시 피보험자 본인의 통장이어야 하며, 보험금 청구권을 타인에게 위임할 경우에는 위임장보험사 양식과 인감증명이 필요하다. 만약, 배우자 통장으로 수령을 원할 경우는 위임장을 첨부해야 하지만 피보험자가 미성년자인 경우는 친권자의 통장으로 입금이 가능하다.

표 13-9 교통사고 처리 과정

사고 발생	사고 처리	보험 처리
교통사고 발생 시 즉시 정차	• 피해자 후송 및 구호조치 • 사고현장 보존 • 목격자 확보	• 차량번호 • 운전자 인적 사항 • 사고일시, 장소, 경위 • 사고접수번호 확인

표 13-10 교통사고 보험처리 시

교통사고	1) 사고 접수지 또는 교통사고 사실 확인원 2) 진단서 3) 치료비명세서 4) 입원확인서(병원) 5) 차량등록증(운행 중 사고일 때만)

표 13-11 자동차보험의 종류별 보장 내역

<table>
<tr><th>종류</th><th colspan="3">보상범위 및 금액</th></tr>
<tr><td rowspan="4">대인배상 I
(책임보험)
(강제보험)</td><td>범위</td><td colspan="2">• 다른 사람을 사망케 하거나 부상당하게 하여 법률상 손해배상 책임을 짐으로써 입은 손해보상</td></tr>
<tr><td rowspan="3">금액</td><td>사망</td><td>사망자 1인당 실제 손해액을 지급(최고 1억 5천만 원~최저 2천만 원)</td></tr>
<tr><td>부상</td><td>부상등급별 한도액 내에서 실제 손해액을 지급(최고 3천만 원~최저 50만 원)</td></tr>
<tr><td>후유
장해</td><td>후유장해등급별 한도액 내에서 실제 손해액을 지급(최고 1억 5천만 원~최저 1천만 원)</td></tr>
<tr><td rowspan="2">대인배상
II</td><td>범위</td><td colspan="2">• 다른 사람을 사망케 하거나 부상을 당하게 하여 법률상 손해배상 책임을 짐으로써 입은 손해 중 대인배상 I의 보상범위를 초과하는 손해 보상
• 책임보험금을 초과하는 손해에 대해서 보상
• 사망보험금, 부상보험금, 후유장해보험금</td></tr>
<tr><td>금액</td><td colspan="2">가입금액 종류: 1인당 5천만 원, 1억 원, 2억 원, 3억 원, 무한 중 선택</td></tr>
<tr><td rowspan="2">대물배상</td><td>범위</td><td colspan="2">• 다른 사람의 차량이나 재물을 파손하여 법률상 손해배상 책임을 짐으로써 피해자의 손해를 보상하며, 보험가입금액 한도 내에서 직접, 간접 손해를 보상
• 주) 대물배상은 의무보험화됨(1천만 원 한도 이상 가입)</td></tr>
<tr><td>금액</td><td colspan="2">• 수리비용, 교환가액, 대차료, 휴차료, 영업손실
• 가입금액 종류: 1사고당 2천만 원 , 3천만 원, 5천만 원, 1억 원, 2억 원 중 선택(보험사별 가입금액에 차이가 있음)</td></tr>
<tr><td rowspan="4">자기신체
사고</td><td>범위</td><td colspan="2">• 자동차 사고로 운전자 및 약관에서 정한 직계 가족이 사망하거나 부상한 경우 보상</td></tr>
<tr><td rowspan="3">금액</td><td colspan="2">가입금액 종류(1인당 보상한도액)</td></tr>
<tr><td>사망
후유장해</td><td>1천 5백만 원, 3천만 원, 5천만 원, 1억 원 중 선택</td></tr>
<tr><td>부상</td><td>1천 5백만 원</td></tr>
<tr><td rowspan="2">자기차량
손해</td><td>범위</td><td colspan="2">• 자동차사고 등으로 보험에 가입한 차에 직접 손해 또는 도난당한 경우에 보상</td></tr>
<tr><td>금액</td><td colspan="2">• 자동차의 보험가입금액(차량가)한도 내 보상
• 자기부담금 : 0원, 5만 원, 10만 원, 20만 원, 30만 원, 50만 원 중 1가지 선택 가입</td></tr>
<tr><td rowspan="2">무보험
차상해</td><td>범위</td><td colspan="2">• 뺑소니차량이나 보험에 가입되지 않은 자동차에 본인이나 직계가족이 다친 경우 혹은 본인이 다른 자동차 운전 중 사고로 타인 및 타인 재물에 손상시킨 경우 보상</td></tr>
<tr><td>금액</td><td colspan="2">최고 2억 원 한도 내 보상</td></tr>
</table>

3. 자동차손해배상보장법

1. 목적

이 법은 자동차의 운행으로 사람이 사망 또는 부상하거나 재물이 멸실 또는 훼손된 경우에 손해배상을 보장하는 제도를 확립하여 피해자를 보호하고 자동차 사고로 인한 사회적 손실을 방지함으로써 자동차 운송의 건전한 발전을 촉진시키기 위한 목적으로 제정된 법이다.

2. 정의

① '**자동차**'란 「자동차관리법」의 적용을 받는 자동차와 「건설기계관리법」의 적용을 받는 건설기계 중 대통령령으로 정하는 것을 말한다.

② '**운행**'이란 사람 또는 물건의 운송 여부와 관계없이 자동차를 그 용법에 따라 사용하거나 관리하는 것을 말한다.

③ '**자동차보유자**'란 자동차의 소유자나 자동차를 사용할 권리가 있는 자로서 자기를 위하여 자동차를 운행하는 자를 말한다.

④ '**운전자**'란 다른 사람을 위하여 자동차를 운전하거나 운전을 보조하는 일에 종사하는 자를 말한다.

⑤ '**책임보험**'이란 자동차보유자와 「보험업법」에 따라 허가를 받아 보험업을 영위하는 자이하 '보험회사'가 자동차의 운행으로 다른 사람이 사망하거나 부상한 경우, 이 법에 따른 손해배상책임을 보장하는 내용을 약정하는 보험을 말한다.

⑥ '**책임공제**'란 사업용 자동차의 보유자와 「여객자동차운수사업법」, 「화물자동차운수사업법」, 「건설기계관리법」에 따라 공제사업을 하는 자이하 '공제사업자'가 자동차의 운행으로 다른 사람이 사망하거나 부상한 경우, 이 법에 따른 손해배상책임을 보장하는 내용을 약정하는 공제를 말한다.

⑦ "**자동차보험진료수가**"란 자동차의 운행으로 사고를 당한 자이하 '교통사고 환자'가 「의료법」에 따른 의료기관이하 '의료기관'에서 진료를 받음으로써 발생하는 비용으로서 다음 각 목의 어느 하나의 경우에 적용되는 금액을 말한다.

- 보험회사공제사업자를 포함. 이하 '보험회사 등'의 보험금공제금을 포함. 이하 '보험금등'으로 해당 비용을 지급하는 경우
- 제30조에 따른 자동차손해배상 보장사업의 보상금으로 해당 비용을 지급하는 경우
- 교통사고 환자에 대한 배상제30조에 따른 보상을 포함이 종결된 후 해당 교통사고로 발생한 치료비를 교통사고 환자가 의료기관에 지급하는 경우

⑧ "자동차사고 피해지원사업"이란 자동차사고로 인한 피해를 구제하거나 예방하기 위한 사업을 말하며, 다음 각 목과 같이 구분한다.

- 자동차손해배상 보장사업 : 제30조에 따라 국토교통부장관이 자동차사고 피해를 보상하는 사업
- 자동차사고 피해예방사업 : 제30조의2에 따라 국토교통부장관이 자동차사고 피해예방을 지원하는 사업
- 자동차사고 피해자 가족 등 지원사업 : 제30조제2항에 따라 국토교통부장관이 자동차사고 피해자 및 가족을 지원하는 사업
- 자동차사고 후유장애인 재활지원사업 : 제31조에 따라 국토교통부장관이 자동차사고 후유장애인 등의 재활을 지원하는 사업

3. 자동차손해배상책임

자기를 위하여 자동차를 운행하는 자는 그 운행으로 다른 사람을 사망하게 하거나 부상하게 한 경우에는 그 손해를 배상할 책임을 진다. 다만, 다음 각 호의 어느 하나에 해당하면 그러하지 아니하다.

① 승객이 아닌 자가 사망하거나 부상한 경우에 자기와 운전자가 자동차의 운행에 주의를 게을리하지 아니하였고, 피해자 또는 자기 및 운전자 외의 제3자에게 고의 또는 과실이 있으며, 자동차의 구조상의 결함이나 기능상의 장애가 없었다는 것을 증명한 경우

② 승객이 고의나 자살행위로 사망하거나 부상한 경우

4. 보험의 가입 및 가입의무 면제

(1) 보험의 가입의무

① 자동차보유자는 자동차의 운행으로 다른 사람이 사망하거나 부상한 경우에 피해자 피해자가 사망한 경우에는 손해배상을 받을 권리를 가진 자에게 대통령령으로 정하는 금액을 지급할 책임을 지는 책임보험이나 책임공제 이하 '책임보험 등'에 가입하여야 한다.

② 자동차보유자는 책임보험 등에 가입하는 것 외에 자동차의 운행으로 다른 사람의 재물이 멸실되거나 훼손된 경우에 피해자에게 대통령령으로 정하는 금액을 지급할 책임을 지는 「보험업법」에 따른 보험이나 「여객자동차운수사업법」, 「화물자동차운수사업법」 및 「건설기계관리법」에 따른 공제에 가입하여야 한다.

③ 다음 각 호의 어느 하나에 해당하는 자는 책임보험 등에 가입하는 것 외에 자동차 운행으로 인하여 다른 사람이 사망하거나 부상한 경우에 피해자에게 책임보험 등의 배상책임 한도를 초과하여 대통령령으로 정하는 금액을 지급할 책임을 지는 「보험업법」에 따른 보험이나 「여객자동차운수사업법」, 「화물자동차운수사업법」 및 「건설기계관리법」에 따른 공제에 가입하여야 한다.

- 「여객자동차운수사업법」에 따라 면허를 받거나 등록한 여객자동차 운송 사업자
- 「여객자동차운수사업법」에 따라 등록한 자동차 대여사업자
- 「화물자동차운수사업법」에 따라 허가를 받은 화물자동차 운송사업자 및 화물자동차 운송가맹사업자
- 「건설기계관리법」에 따라 등록한 건설기계 대여업자

④ 대통령령으로 정하는 자동차와 도로「도로교통법」에 따른 도로가 아닌 장소에서만 운행하는 자동차에 대하여는 적용하지 아니한다.

⑤ 책임보험 등과 보험 또는 공제에는 각 자동차별로 가입하여야 한다.

(2) 보험의 가입 의무 면제

① 자동차보유자는 보유한 자동차제5조제3항 각 호의 자가 면허 등을 받은 사업에 사용하는 자동차는 제외를 해외체류 등으로 6개월 이상 2년 이하의 범위에서 장기간 운행할 수 없는 경

우로서 대통령령으로 정하는 경우에는 그 자동차의 등록업무를 관할하는 특별시장 · 광역시장 · 도지사 · 특별자치도지사자동차의 등록업무가 시장 · 군수 · 구청장에게 위임된 경우에는 시장 · 군수 · 구청장을 말한다. 이하 "시 · 도지사"의 승인을 받아 그 운행중지기간에 한하여 제5조제1항 및 제2항에 따른 보험 또는 공제에의 가입 의무를 면제받을 수 있다. 이 경우 자동차보유자는 해당 자동차등록증 및 자동차등록번호판을 시 · 도지사에게 보관하여야 한다.

② 제1장에 따라 보험 또는 공제에의 가입 의무를 면제받은 자는 면제기간 중에는 해당 자동차를 도로에서 운행하여서는 아니 된다.

③ 제1장에 따른 보험 또는 공제에의 가입 의무를 면제받을 수 있는 승인 기준 및 신청 절차 등 필요한 사항은 국토교통부령으로 정한다.

5. 의무보험 미가입자에 대한 조치

① 보험회사 등은 자기와 자동차보유자가 가입하여야 하는 보험 또는 공제이하 '의무보험'의 계약을 체결하고 있는 자동차 보유자에게 그 계약 종료일의 75일 전부터 30일 전까지의 기간 및 30일 전부터 10일 전까지의 기간에 각각 그 계약이 끝난다는 사실을 알려야 한다. 다만, 보험회사 등은 자동차보유자가 자기와 다시 계약을 체결하거나 다른 보험회사 등과 새로운 계약을 체결한 사실을 안 경우에는 통지를 생략할 수 있다.

② 보험회사 등은 의무보험에 가입하여야 할 자가 다음 각 호의 어느 하나에 해당하면 그 사실을 국토교통부령으로 정하는 기간 내에 특별자치도지사 · 시장 · 군수 또는 구청장 자치구의 구청장을 말하며, 이하 '시장 · 군수 · 구청장'에게 알려야 한다.

- 자기와 의무보험계약을 체결한 경우
- 자기와 의무보험계약을 체결한 후 계약 기간이 끝나기 전에 그 계약을 해지한 경우
- 자기와 의무보험계약을 체결한 자가 그 계약 기간이 끝난 후 자기와 다시 계약을 체결하지 아니한 경우

③ 통지를 받은 시장 · 군수 · 구청장은 의무보험에 가입하지 아니한 자동차 보유자에게 지체 없이 10일 이상 15일 이하의 기간을 정하여 의무보험에 가입하고 그 사실을 증명할 수 있는 서류를 제출할 것을 명하여야 한다.

④ 시장 · 군수 · 구청장은 의무보험에 가입되지 아니한 자동차의 등록번호판이륜자동차 번호판 및 건설기계의 동록번호표를 포함한다. 이하 같다을 영치할 수 있다.

⑤ 시장 · 군수 · 구청장은 의무보험에 가입되지 아니한 자동차의 등록번호판을 영치하기 위하여 필요하면 경찰서장에게 협조를 요청할 수 있다. 협조를 요청받은 경찰서장은 특별한 사유가 없으면 이에 따라야 한다.

⑥ 시장 · 군수 · 구청장은 의무보험에 가입되지 아니한 자동차의 등록번호판을 영치하면 「자동차관리법」이나 「건설기계관리법」에 따라 그 자동차의 등록업무를 관할하는 시 · 도지사와 그 자동차보유자에게 그 사실을 통보하여야 한다.

⑦ 제1항과 제2항에 따른 통지의 방법과 절차에 관하여 필요한 사항, 제4항에 따른 자동차 등록번호판의 영치 및 영치 해제의 방법 · 절차 등에 관하여 필요한 사항은 국토교통부령으로 정한다.

6. 의무보험 가입관리전산망의 구성·운영

① 국토교통부장관은 의무보험에 가입하지 아니한 자동차보유자를 효율적으로 관리하기 위하여 「자동차관리법」에 따른 전산정보처리조직과 「보험업법」에 따른 보험요율산출기관이하 '보험요율산출기관'이 관리 · 운영하는 전산정보처리조직을 연계하여 **의무보험가입관리전산망**이하 '가입관리전산망'을 구성하여 운영할 수 있다.

② 국토교통부장관은 지방자치단체의 장, 보험회사 및 보험관련 단체의 장에게 가입관리전산망을 구성 · 운영하기 위하여 대통령령으로 정하는 정보의 제공을 요청할 수 있다. 이 경우, 관련 정보의 제공을 요청받은 자는 특별한 사유가 없으면 요청에 따라야 한다.

③ 가입관리전산망의 운영에 필요한 사항은 대통령령으로 정한다.

7. 의무보험의 가입증명서 발급 및 보험금의 청구

의무보험에 가입한 자와 그 의무보험 계약의 피보험자이하 '보험가입자 등' 및 이해관계인은 권리의무 또는 사실관계를 증명하기 위하여 필요하면 보험회사 등에게 의무보험에 가입한 사실을 증명하는 서류의 발급을 청구할 수 있다.

① 보험가입자 등에게 손해배상책임이 발생하면 그 피해자는 대통령령으로 정하는 바에 따라 보험회사 등에게 「상법」에 따라 보험금 등을 자기에게 직접 지급할 것을 청구할 수 있다. 이 경우 피해자는 자동차보험진료수가에 해당하는 금액은 진료한 의료기관에 직접 지급하여 줄 것을 청구할 수 있다.

② 보험가입자 등은 보험회사 등이 보험금 등을 지급하기 전에 피해자에게 손해에 대한 배상금을 지급한 경우에는 보험회사 등에게 보험금 등을 보상한도 내에서 그가 피해자에게 지급한 금액의 지급을 청구할 수 있다.

8. 피해자에 대한 가불금

① 보험가입자 등이 자동차의 운행으로 다른 사람을 사망하게 하거나 부상하게 한 경우에 피해자는 대통령령으로 정하는 바에 따라 보험회사 등에게 자동차보험진료수가에 대하여는 그 전액을, 그 외의 보험금 등에 대하여는 대통령령으로 정한 금액을 제10조에 따른 보험금 등을 지급하기 위한 가불금으로 지급할 것을 청구할 수 있다.

② 보험회사 등은 제1항에 다른 청구를 받으면 국토교통부령으로 정하는 기간에 그 청구받은 가불금을 지급하여야 한다.

③ 보험회사 등은 제2항에 따라 지급한 가불금이 지급하여야 할 보험금 등을 초과하면 가불금을 지급받은 자에게 그 초과액의 반환을 청구할 수 있다.

④ 보험회사 등은 제2항에 따라 가불금을 지급한 후 보험가입자 등에게 손해배상책임이 없는 것으로 판명된 경우에는 가불금을 지급받은 자에게 그 지급액의 반환을 청구할 수 있다.

⑤ 보험회사 등은 제3항 및 제4항에 따른 반환청구에도 불구하고 가불금을 반환받지 못하는 경우로서 대통령령으로 정하는 요건을 갖추면 반환받지 못한 가불금의 보상을 정부에 청구할 수 있다.

9. 자동차보험 진료수가의 청구 및 지급, 위탁

(1) 자동차보험 진료수가의 청구 및 지급

① 보험회사 등은 보험가입자 등 또는 피해자가 청구하거나 그 밖의 원인으로 교통사고 환자가 발생한 것을 안 경우에는 지체 없이 그 교통사고 환자를 진료하는 의료기관에 해당 진료에 따른 자동차보험진료수가의 지급 의사 유무와 지급 한도를 알려야 한다.

② 보험회사 등으로부터 자동차보험진료수가의 지급의사와 지급한도를 통지받은 의료기관은 그 보험회사 등에게 국토교통부장관이 고시한 기준에 따라 자동차보험진료수가를 청구할 수 있다.

③ 의료기관이 ②에 따라 보험회사 등에게 자동차보험진료수가를 청구하는 경우에는 「의료법」에 따른 진료기록부의 진료기록에 따라 청구하여야 한다.

④ 의료기관이 자동차보험진료수가를 청구하면 보험회사 등은 30일 이내에 그 청구액을 지급하여야 한다. 다만, 보험회사 등이 위탁한 경우 전문심사기관이 심사결과를 통지한 날부터 14일 이내에 심사결과에 따라 자동차보험진료수가를 지급하여야 한다.

⑤ 의료기관은 ②에 따라 보험회사 등에게 자동차보험진료수가를 청구할 수 있는 경우에는 교통사고 환자환자의 보호자를 포함한다에게 이에 해당하는 진료비를 청구하여서는 아니된다. 다만, 다음 각 호의 어느 하나에 해당하는 경우에는 해당 진료비를 청구할 수 있다.

- 보험회사 등이 지급의사가 없다는 사실을 알리거나 지급의사를 철회한 경우
- 보험회사 등이 보상하여야 할 대상이 아닌 비용의 경우
- ①에 따라 보험회사 등이 알린 지급한도를 초과한 진료비의 경우
- 제10조제1항 또는 제11조제1항에 따라 피해자가 보험회사 등에게 자동차보험진료수가를 자기에게 직접 지급할 것을 청구한 경우
- 그 밖에 국토교통부령으로 정하는 사유에 해당하는 경우

(2) 업무의 위탁

① 보험회사 등은 의료기관이 청구하는 자동차보험진료수가의 심사 · 조정 업무 등을

대통령령으로 정하는 전문심사기관이하 "전문심사기관"에 위탁할 수 있다.

② 전문심사기관은 의료기관이 청구한 자동차보험진료수가가 자동차보험진료수가에 관한 기준에 적합한지를 심사한다.

③ 삭제 〈2015. 6. 22〉

④ 전문심사기관에 위탁한 경우 청구, 심사, 지급, 이의제기 등의 방법 및 절차 등은 국토교통부령으로 정한다.

⑤ 대통령령으로 정하는 전문심사기관이란 건강보험심사평가원을 말한다.

⑥ 건강보험심사평가원은 진료수가를 청구받은 때에는 해당보험회사 등에 청구받은 사실을 알려야 한다.

10. 입원환자의 관리

① 보험회사 등에 자동차보험진료수가를 청구할 수 있는 의료기관은 교통사고로 입원한 환자이하 "입원환자"의 외출이나 외박에 관한 사항을 기록 · 관리하여야 한다.

② 입원환자는 외출하거나 외박하려면 의료기관의 허락을 받아야 한다.

③ 자동차보험진료수가의 지급의사 유무 및 지급한도를 통지한 보험회사 등은 입원환자의 외출이나 외박에 관한 기록의 열람을 청구할 수 있다.

11. 진료기록의 열람

① 보험회사 등은 의료기관으로부터 자동차보험진료수가를 청구받으면 그 의료기관에 대하여 관계 진료기록의 열람을 청구할 수 있다.

② 심사 등을 위탁받은 전문심사기관은 심사 등에 필요한 자료를 의료기관에 요청할 수 있다.

③ 위 ①, ②의 경우 의료기기관은 정당한 사유가 없는 한 이에 응하여야 한다.

④ 보험회사 등은 보험금 지급 청구를 받은 경우 대통령령으로 정하는 바에 따라 경찰청 등 교통사고 조사기관에 대하여 고통사고 관련 조사기록의 열람을 청구할 수 있다. 이 경우 경찰청 등 교통사고 조사기관은 특별한 사정이 없는 한 열람하게 하여야 한다.

⑤ 보험회사 등 또는 전문심사기관에 종사하거나 종사한 자는 ①~④에 따른 진료기록 또는 교통사고 관련 조사기록의 열람으로 알게 된 다른 사람의 비밀을 누설하여서는 아니 된다.

4. 자동차보험 진료수가 기준

1. 목적 및 정의

(1) 목적

이 고시는 자동차보험 진료수가에 관하여 「자동차손해배상보장법」 제15조자동차보험진료수가 등 및 같은 법 시행규칙 제7조자동차보험진료수가기준에 포함되어야 하는 사항에서 위임한 사항과 그 시행에 관하여 필요한 사항을 규정함을 목적으로 한다.

(2) 정의

① '자동차보험'이라 함은 상법 제726조의2의 규정에 의한 계약을 내용으로 하는 보험업법에 의한 보험과 여객자동차운수사업법 · 화물자동차운수사업법 및 건설기계관리법에 의한 공제를 말한다.

② '자동차보험진료수가'란 「자동차손해배상보장법」이하 "법" 제2조제7호에서 정한 것을 말한다.

③ '교통사고 환자'라 함은 자동차의 운행으로 인한 사고이하 "자동차사고"로 말미암아 의료기관에서 진료를 받았거나 받고 있는 자를 말한다.

④ '교통사고 환자 진료비'라 함은 교통사고 환자가 자동차사고로 인한 상병부상으로 인한 제 증상을 진료하기 위하여 소요한 비용을 말한다.

⑤ '의료기관'이란 의료법 제3조에 따른 '의료기관' 및 「지역보건법」 제12조에 따른 "보건의료원"을 말한다.

⑥ '보험회사' 등이라 함은 다음 각 목의 1에 해당하는 자를 말한다.

- 보험업법에 의한 보험회사이하 "보험회사"

- 여객자동차운수사업법 · 화물자동차운수사업법 및 건설기계관리법에 따른 공제사업을 하는 자 이하 "공제사업자"
- 법 제45조제1항의 규정에 의하여 동항 제2호의 업무를 위탁받은 자 이하 "자동차손해배상보장사업자"

2. 진료수가 기준

(1) 진료의 기준

의료기관은 교통사고 환자의 조속한 원상회복을 위하여 필요한 진료에 최선을 다하되, 그 진료는 의학적으로 인정되는 범위 안에서 보편타당한 방법 · 범위 및 기술 등에 따라 행하여야 한다.

(2) 진료수가의 인정범위

교통사고 환자에 대한 진료수가의 인정범위는 다음과 같다.

- 「국민건강보험법」에 따라 보건복지부장관 보건복지부장관이 그 권한을 위임하거나 위탁한 경우에는 그 위임 또는 위탁을 받은 자를 포함한다. 이하 같다. 이 정한 내역 및 기준
- 「국민건강보험법」 시행규칙 별표7에 따른 '장애인보장기기에 대한 보험급여기준'
- 「응급의료에 관한 법률」에 따른 응급의료수가기준

(3) 건강보험 및 응급의료기준과 달리 적용되는 사항

자동차보험진료수가에 있어 건강보험 및 응급의료기준과 달리 적용되는 사항은 표 13-12와 같다.

표 13-12 건강보험 및 응급의료기준 중 달리 적용하는 사항

대분류	건강보험기준 및 응급의료기준 중 달리 적용하는 사항
일반사항	[의료기관 종별가산율] 「건강보험 행위 급여 · 비급여목록표 및 급여 상대가치점수」의 제1편 제1부 "Ⅱ. 요양기관 종별가산육" 제1항의 의료기관 종별에 따라 가산하는 비율을 다음과 같이 한다. 1. 가목은 45% 2. 나목은 37% 3. 다목은 21% 4. 라목은 15%
제1장 기본진료료	[입원료] 「건강보험 행위 급여 · 비급여목록표 및 급여 상대가치점수」[산정지침] 2. 입원료 등 라. (5) 및 (6)을 다음과 같이 한다. 1. 상급종합병원과 종합병원을 제외한 의료기관의 입원료(가-2)는 입원 51일째부터 150일까지는 해당 점수의 90%를 산정하고(산정코드 첫 번째 자리에 '8'로 기재), 입원 151일째부터 해당 점수의 85%를 산정한다.(산정코드 첫 번째 자리에 '9'로 기재), 2. 종합병원 입원료(가-2)는 입원기간에 관계없이 해당 점수의 100%를 산정한다. 3. 상급종합병원의 입원료(가-2, 가-9)는 입원기간에 관계없이 해당 점수의 100%에 병원관리료 100%를 가산하여 산정한다(산정코드 두 번째 자리에 '9'로 기재)
제5장 주사료	[주사료] 피하 또는 근육내주사(마-1)는 외래는 1일 1회, 입원은 1일 4회 이내만 산정한다. 다만, 응급을 요하거나 진료상 반드시 필요한 경우에는 예외로 한다. 수액제 주입로를 통한 주사(마-5-1)는 외래는 1일 1회, 입원은 1일 4회 이내만 산정한다.
제7장 이학요법료	[이학요법료] 표층열치료(사-101), 한냉치료(사-101-1), 경피적전기자극치료(사-104), 간섭파전류치료(사-104의 '주')는 수상일로부터 17일까지 외래는 1일 1회 2부위까지, 입원은 1일 2회 2부위까지 산정하며, 수상일로부터 18일 이후부터는 부위 불문하고 외래는 1일 1회, 입원은 1일 2회만 산정한다.
제9장 처치 및 수술료 등	[처치 및 수술료 등] 안면 또는 경부에 대하여 창상봉합술(자-2-가)을 시행한 경우에는 1회의 시술에 한하여 별도로 50,000원을 가산한다.(키-9, VI010) 「건강보험 행위 급여 · 비급여목록표 및 급여 상대가치점수」 제1편 제2부 제9장 자-24 반흔구축성형술[운동제한이 있는 것], 저-21 자가 지방 혹은 진피-지방이식술, 자-13-1 색소레이저광선치료'는 다음의 키-10 반흔구축성형술, 키-11 자가 지방 혹은 진피-지방이식술, 키-14 레이저 반흔성형술로 산정한다.

〈계속〉

대분류	건강보험기준 및 응급의료기준 중 달리 적용하는 사항
제9장 처치 및 수술료 등	키-10 반흔구축성형술 Release of Scar Contracture 주 : 1. 운동제한유무와 관계없이 산정한다. 2. 안면성형술 시 사용된 봉합사는 실구입가로 산정한다. 3. Z-plasty 혹은 W-plasty 등 국소피판에 해당하는 피부성형술을 시행한 경우 시술전 반흔 길이의 1.5배를 산정한다. 가. 안면(cm당) (1) 상급종합병원 100,000원(VI021) (2) 종합병원 80,000원(VI022) (3) 병원 70,000원(VI023) (4) 의원 60,000원(VI024) 나. 기타부위(cm당) (1) 상급종합병원 70,000원(VI031) (2) 종합병원 60,000원(VI032) (3) 병원 50,000원(VI033) (4) 의원 40,000원(VI034) 키-11 자가 지방 혹은 진피-지방이식술 Autogenous Fat Graft or Dermo-Fat Graft 주: 2부위 이상 시술시 이식한 부위 면적을 합하여 산정한다. 가. 4cm² 미만 511,800원(VI041) 나. 4cm² 이상~16cm² 미만 716,520원(VI042) 다. 16cm² 이상~36cm² 미만 921,240원(VI043) 라. 36cm2 이상~100cm² 미만 1,535,400원(VI044) 마. 100cm² 이상 2,047,200원(VI045) 키-14 레이저 반흔성형술 주: 2부위 이상 시술시 면적을 합산하며, 레이저 종류를 불문하고 산정한다. 가. 0~25cm² 미만 153,540원(VI071) 나. 25cm² 이상~100cm² 미만 255,900원(VI072) 다. 100cm² 이상~358,260원(VI073)
제14장 한방시술 및 처치료	[시술료] 온냉경락요법(하-70)은 수상일로부터 17일까지 외래는 1일 1회 2부위까지, 입원은 1일 2회 2부위까지 산정하며, 수상일로부터 18일 이후부터는 부위 불문하고 외래는 1일 1회, 입원은 1일 2회만 산정한다.
응급의료 기준	[응급의료관리료] 응급의료수가기준의 2.산정기준 "가"항에 의거 응급실에서 응급환자 또는 응급실에 내원한 환자에게 응급처치 및 응급의료를 행한 경우 초일에 한하여 산정하되, 응급환자에 해당되지 않는 환자의 경우에도 보험회사 등이 응급의료관리료 전액을 부담한다.

일반적으로 자동차보험 환자의 진료수가는 건강보험수가기준을 준용하는 것을 원칙으로 하지만 다음의 일부항목은 건강보험과 다르게 정하고 있다.

주요 내용을 살펴보면 입원료체감률은 입원 50일까지 100%, 51일부터 150일까지 90%, 150일 이상은 80%를 산정한다. 다만 종합병원의 경우에는 입원기간에 관계없이 해당 점수의 100%를 산정하고, 종합전문요양기관 또는 전문요양기관의 경우 입원기간에 관계없이 해당 점수의 100%에 병원관리료 100%를 가산하여 산정한다. 또한, 건강보험에서 비 보험으로 초음파검사, MRI 등을 보험급여로 인정한다.

(4) 건강보험 기준에 규정되지 않은 진료항목

건강보험 기준에 규정되지 않았거나 요양급여로 정하지 아니한 진료항목에 대해 표 13-13과 같다. 표 13-13에서 정하지 아니한 항목의 진료수가에 대하여 고용노동부장관이 고시한 「산업재해보상보험 요양급여 산정기준」에서 규정하는 "산재보험에서 추가로 인정하는 요양급여의 범위 및 비용산정기준"을 적용한다. 다만, 제1절 치과보철료의 [진료원칙] 중 제6호 및 제11절 이송료는 제외한다.

표 13-13 건강보험 기준에 규정되지 않은 진료항목

분류번호	코드	분류	점수	금액(원)
		[입원료]		실제소요비용(일반병실료와의 차액)
키-1		상급병실료		
	VA011 (90011)	가. 1인용		
	VA012 (90012)	나. 2인용		
	VA013 (90013)	다. 3인용		
		[검사료]		
노-72		혈소판복합기능검사 Platelet Multi-Function Test		
	BZ073	가. Epinephrine		30,710
	BZ074	나. ADP		30,710
노-115	CZ115	프로칼시토닌 정량검사 Procalcitonin Quantification Test		40,940

〈계속〉

분류번호	코 드	분 류	점 수	금액(원)
노-371	CZ371	약물동력학적 해석 및 보고 주: 「건강보험 행위 급여 · 비급여 목록표 및 급여 상대가치점수」 제1편 제2부 제2장 나-450가(2)의 소정점수에 6,140원을 가산하여 산정한다.		
노-671	FZ671	후각기능검사		
		가. 인지 (산정코드 첫 번째 자리에 '1'로 기재)		30,710
		나. 역치 (산정코드 첫 번째 자리에 '2'로 기재)		40,940
노-697	FZ697	단섬유근전도		
		가. 상급종합병원(산정코드 세 번째 자리에 '1'로 기재)		50,000
		나. 종합병원(산정코드 세 번째 자리에 '2'로 기재)		47,000
		다. 병원(산정코드 세 번째 자리에 '3'으로 기재)		43,000
		라. 의원 (산정코드 세 번째 자리에 '4'로 기재)		41,000
노-704	FZ731	신경인지기능검사 가. 각성도 및 주의력 검사 Alertness & Attention Test		30,710
	FZ011 FZ012	(1) 연속수행력검사[시각1), 청각2) 각각] Continuous performance test [Visual, Auditory]	162.46	
	FZ021 FZ022	(2) 경계력검사 [시각1), 청각2) 각각] Vigilance Test[Visual, Auditory]	162.46	
	FZ023	(3) 무시증후군검사 Neglect test	239.81	20,470
	FZ024	(4) 기호잇기검사 Trail making test	140.77	
	FZ025	(5) 숫자-기호바꾸기검사 Digit symbol modalities test	162.46	
		나. 기억력 검사 Memory test		
	FZ031 FZ032	(1) 단기기억력검사[시각1), 청각2) 각각] Short-term memory retention test[Visual, Auditory]	179.27	
	FZ033	(2) 캘리포니아 언어학습검사 California(Auditory) verbal learning test	179.13	
	FZ034	(3) 홉킨스 언어학습검사 Hopkins verbal learning test	335.96	

〈계속〉

분류번호	코드	분류	점수	금액(원)
노-704	FZ035	(4) 시각 학습 검사 Visual learning test	179.27	
	FZ036	(5) 자서전적 기억평가면접 Autobiographical memory interview	217.28	
	FZ037	(6) 웩슬러 기억 평정척도 Wechsler memory scale	168.14	
		다. 언어능력검사 Language test		
	FZ038	(1) 성인 진단적 언어능력 검사 Adult Diagnostic Language Ability Test	187.90	
	FZ039	(2) 성인 진단적 이해력 검사 Adult Diagnostic Comprehension Test	187.90	
	FZ040	(3) 단어유창성검사 Verbal fluency test	117.54	
	FZ041	(4) 보스톤사물이름대기검사 Boston Naming test	308.97	
	FZ042	(5) 웨스턴 실어증검사 Western aphasia battery	564.41	
		라. 지각 및 시공간능력 검사 Perceptual and Visuospatial test		
	FZ051 FZ052	(1) 인식력검사[시각1), 청각2) 각각] Recognition test [Visual, Auditory]	186.61	
	FZ044	(2) 레이 복합도형검사 Rey-osterreith complex figure test	349.27	
	FZ045	(3) 좌-우 구분검사 Right-left orientation test	186.61	
	FZ046	(4) 구성능력검사 Construction test	186.61	
	FZ047	(5) 후퍼 시각조직화검사 Hooper visual organization test	202.29	
		마. 감각 · 운동 협응검사 Sensory-motor coordination test		
	FZ048	(1) 손가락 두드리기 검사 Finger tapping test	179.09	
	FZ071 FZ072	(2) 반응시간 검사[시각1), 청각2) 각각] Reaction time[Visual, Auditory]	179.09	
	FZ053	(3) 페그보드검사 Pegboard testt	170.65	
	FZ054	(4) 시청각-운동 협응검사 Audiovisual-motor coordination test	179.09	
	FZ055	(5) 손잡이 검사 Handedness inventory	98.58	
		바. 전두엽 및 고위인지 기능검사 Frontal lobe & Higher Cognitive Function test		
	FZ056	(1) 논리적 사고력 검사 Reasoning test	183.33	

〈계속〉

분류번호	코 드	분 류	점 수	금액(원)
노-704	FZ057	(2) 카테고리검사 Category test	183.33	
	FZ058	(3) 레이븐 매트릭스검사 Raven's progressive matrices	232.62	
	FZ059	(4) 위스콘신 카드분류검사 Wisconsin Card-Sorting test	241.54	
	FZ060	(5) 스트룹검사 Stroop test	206.75	
	FZ061	(6) 성인 진단적 계산력 검사 Adult Diagnostic Arithmetic Test	183.33	
	FZ062	(7) 표정인식력(재인)검사 Facial affect recognition test	183.33	
	FZ063	(8) 보속성 검사 Perseverance test	183.33	
	FZ064	(9) 실행증검사 Apraxia test	199.72	
노-731	FZ731	동적체평형검사 Dynamic Posturography 주: 치료기간 중 1회 산정한다.		30,710
노-732	FZ732	회전검사 Rotatory Chair Test	2,444.00	
노-733	FZ733	비디오전기안진검사 Video-Nystagmography 주: 「건강보험 행위 급여 · 비급여 목록표 및 급여 상대가치점수」제1편 제2부 제2장 나-633 평형기능검사[전기안진검사]의 소정점수를 산정한다.(산정코드 첫 번째 자리에 '1~9'로 기재)		
노-734	FZ734	전정유발근전위검사 Vestibular Evoked Myogenic Potential(VEMP) Test 주: 「건강보험 행위 급여 · 비급여 목록표 및 급여 상대가치점수」제1편 제2부 제2장 나-618 뇌유발전위검사 라. 청각유발전위의 소정점수를 산정한다.		
노-775	EZ775	관절계를 이용한 무릎관절인대검사		20,470
노-776		체온열검사 Thermography(전신)		
	VB021 ~VB024 (91021 ~91024)	주: 부위별 수가는 전신의 60%를 산정한다.		
	VB011 (91011)	가. 상급종합병원		117,510

〈계속〉

분류번호	코드	분류	점수	금액(원)
노-776	VB012 (91012)	나. 종합병원		95,710
	VB013 (91013)	다. 병원		92,120
	VB014 (91014)	라. 의원		92,120
노-794	EZ794	레이저시신경유두및섬유분석[편측] Optic Nerve Fiberlayer & Optic Disk Analysis		35,830
노-796	EZ796	안구광학단층촬영 Optical Coherence Tomography		
		가. 단안 (산정코드 첫 번째 자리에 '1'로 기재)		35,830
		나. 양안 (산정코드 첫 번째 자리에 '2'로 기재)		102,360
키-2		수면 다원 검사 주: 사용된 약제는 실사용량으로 산정한다.		
	VB031	가. 입원		20,470
	VB032	나. 외래		40,940
키-3		수면 다원 검사 주: 치료기간 중 1회 산정한다.		
	VB051	(1) 상급종합병원		350,000
	VB052	(2) 종합병원		330,000
	VB053	(3) 병원		300,000
	VB054	(4) 의원		280,000
		[영상진단 및 방사선 치료료]		
키-5		**X-Ray** 필름 복사(매당)		
	VC011	가. 상급종합병원		4,000
	VC012	나. 종합병원		3,700
	VC013	다. 병원		3,400
	VC014	라. 의원		3,200
키-24	VC040	영상진단 저장매체 복사수수료(개당) 주: 1. CD 등 저장매체 종류에 불문하고 소정금액을 산정한다. 2. 타 의료기관으로의 전원 등 진료상 필요하여 복사한 경우 산정한다.		10,000

〈계속〉

분류번호	코드	분류	점수	금액(원)
		[이학요법료]		
소-2	MZ002	기립경사훈련		4,910
소-8	MZ008	연하재활 기능적 전기자극치료 Functional Electrical Stimulation for Rehabilitative Dysphgia Therapy		25,590
키-8	VG010	정맥혈전예방처치(1일당) 주: 「치료재료 급여 · 비급여 목록 및 급여 상한 금액표」의 "정맥혈전증 예방용"중 사용된 재료대는 별도 산정한다.		11,260
		[정신요법료]		
오-5	NZ005	안구운동 민감소실 및 재처리요법 Eye Movement Desensitization & Reprocessing Therapy		102,360
오-6	NZ006	행동치료 Behavior Therapy		20,470
		[처치 및 수술료]		
조-83	SZ083	추간판내고주파열치료술 Intra Discal Electrothermal Therapy 주: 1.「건강보험 행위 급여ᆞ비급여 목록표 및 급여 상대가치점수」제1편 제2부 제9장 자-49다. 척추수핵용해술 소정점수에 25%를 가산하여 산정한다. 2.「치료재료 급여.비급여 목록 및 급여 상한 금액표」의 "추간판내 고주파 열치료술용" 중 사용된 재료대는 별도 산정한다.		
조-632	SZ632	신경계 수술을 위한 무탐침정위기법	5,000.00	
키-12		비성형술 Corrective Rhinoplasty		
	VI051	가. 소 주: 한쪽만 골절시킨 경우에 산정한다.		2,047,200
	VI052	나. 중 주: 양쪽(4군데이하) 골절시킨 경우에 산정한다.		2,354,280
	VI053	다. 대 주: 5군데 이상 골절시킨 경우에 산정한다.		2,866,080

〈계속〉

분류번호	코드	분류	점수	금액(원)
키-13		융비술 Augmentation		
	VI061	가. 소 주: 인공이식만 실시한 경우에 산정한다.		1,023,600
	VI062	나. 중 주: 인공이식과 자가조직이식을 실시한 경우에 산정한다.		1,535,400
	VI063	다. 대 주: 연골이나 자가조직이식과 더불어 비첨부성형술을 동시에 실시한 경우에 산정한다.		2,047,200
키-15	VI080	조직확장기 삽입술 주: 1. 소정금액에는 조직확장기 삽입술 및 확장유도술의 비용이 포함되어 있다. 2. 사용된 조직확장기는 별도 산정한다.		1,023,600
키-23		모발이식술[모발분리비 포함]		
	VI094	주: 500모 미만 시술시 1모당 2,500원을 산정한다.		
	VI091	가. 500모~1,000모 미만		2,400,000
	VI092	나. 1,000모~2,000모 미만		4,500,000
	VI093	다. 2,000모 이상		6,600,000
		[치과 처치 · 수술료]		
키-26	VJ010	완전도재전장관 All Ceramic Crown 주: 「산업재해보상보험 요양급여 산정기준」[별표] 제1절 [치과 보철료] 중 '카-3 도재전장주조관(귀금속)'의 소정금액을 산정하며, [진료원칙] 및 [보철원칙]도 동일하게 적용한다.		
초-5	UZ005	광중합형 복합레진충전[1치당]	1,712.61	
초-42	UZ042	교합안정장치	8,555.92	
		[한방 투약 및 조제료]		
버-1	13010	한방 첩약(1첩당)		6,690
버-2	13020	한방 탕전료(1첩당)		670
키-100		한방 관련 의약품 주: 식약처 허가사항 범위내에서 산정한다.		실구입가
	92011	가. 복합엑스제		

〈계속〉

분류번호	코 드	분 류	점 수	금액(원)
	92012	나. 한방파스		
		[한방 시술 및 처치료]		
허-1	93011	약침술	97.47	
	93012	주: 1. 사용된 약제는 실사용량으로 산정한다. 2. 신체를 두·경부, 흉·복부, 요·배부, 상지부, 하지부의 5부위로 구분하여 2개 부위 이상을 시술한 경우에는 소정점수의 50%를 가산한다.		
	93012			
허-2	93021	추나요법 [1일당]	149.16	
	93022	주: 신체를 두⌈경부, 상지부, 흉·요추부, 골반·하지부의 4부위로 구분하여 2개 부위 이상을 시술한 경우에는 소정점수의 50%를 가산한다.		
		[기 타]		
키-16	VM010	Bobath sling		30,710
키-17	VM020	Shoe strap(foot plate)		23,030
키-18	VM030	Shoe elevation		23,540
키-19	VM040	Safety Walking Belt		51,180
키-20		사후처치		
	VM051 (97011)	가. 상급종합병원		20,000
	VM052 (97012)	나. 종합병원		18,000
	VM053 (97013)	다. 병원, 한방병원		17,000
	VM054 (97014)	라. 의원, 한의원		16,000
키-21		슬링 Sling		실구입가
키-21	VM061	가. 팔걸이 arm sling		
키-21	VM062	나. 쇄골밴드, 8자형 밴드		
키-22	VM070	캐스트 신발 cast or splint shoe		실구입가

주: 행위에 사용된 약제 및 치료재료는 별도로 명시한 경우를 제외하고는 각 분류항목의 소정점수(금액)에 포함되므로 별도 산정하지 아니한다.

(5) 진료수가의 인정범위에서 제외되는 항목

① 명백히 당해 자동차사고와 인과관계가 없는 상병에 대한 진료비. 다만, 당해 자동차사고 당시에는 증상이 없었으나 환자에게 고의 또는 중대한 과실이 없으며 의료기관 또한 고의 또는 과실 없이 진료 중에 발생한 증상'합병증'을 말한다에 대한 진료비는 그러하지 아니하다.

② 해당 자동차사고가 있기 전에 이미 가지고 있던 증상'기왕증'을 말한다에 대한 진료비. 다만, 기왕증이라 하여도 당해 자동차사고로 인하여 악화된 경우에 그 악화로 인하여 추가된 진료비는 그러하지 아니하다.

③ 교통사고 환자의 요구로 발생한 상급병실료일반병실료와의 차액을 말한다. 다만, 보험업법에 따라 인가된 자동차보험약관이 정하는 기준에 의하여 부득이하게 상급병실을 사용한 경우에는 그러하지 아니하다.

④ 교통사고 환자가 제12조제1항에 따른 의료기관의 퇴원 또는 전원지시에 불응하는 경우에 그 지시일의 다음날부터 그 의료기관에서 입원함으로 인하여 증가된 진료비. 다만, 퇴원 또는 전원 지시에 따라 통원치료 또는 다른 의료기관으로 전원하여 발생한 진료비는 그러하지 아니하다.

⑤ 제1항에 따라 진료수가의 인정범위에서 제외되는 비용은 교통사고 환자 등에게 청구할 수 있다. 다만, 제1항 제1호 단서 중 의료기관의 고의 또는 과실로 인한 합병증에 대한 진료비는 그러하지 아니하다.

(6) 자동차보험 진료수가 적용기준 및 방법에 관한 세부사항

1) 일반사항

① **진료수가**행위 **인정범위**

- 교통사고 환자에 대한 진료수가행위는 건강보험 요양급여목록에 등재고시되어 있는 행위를 우선 인정함.
- 건강보험기준에서 비급여로 정해진 행위에 대해서는 요양급여대상에 대체가능한 행위가 없거나 환자의 증상 및 질병의 정도에 따라 진료상 반드시 필요한 경우 사례별로 인정함.

② 진료수가약제 인정범위

• 교통사고 환자에게 사용하는 약제는 약사법령에 의한 허가 · 신고사항효능 · 효과, 용법 · 용량 등 범위 내에서 환자의 증상 등에 따라 필요 · 적절하게 투여하여야 함.

• 이 경우 건강보험 「약제급여목록 및 급여상한 금액표」에 등재된 약제를 우선 인정하고, 등재되지 않은 약제를 사용하는 경우에는 별도 산정이 가능한 약제로서 등재된 약제 중 대체 가능한 약제가 없거나 환자의 증상 및 질병의 정도에 따라 진료상 반드시 필요한 경우 사례별로 인정함.

③ 진료수가치료재료 인정범위

• 교통사고 환자에게 사용하는 치료재료는 약사법 및 기타 다른 관계법령에 의하여 허가 · 신고 또는 인정된 사항효능 · 효과 및 사용방법의 범위 내에서 환자의 증상에 따라 의학적 판단에 의하여 필요 적절하게 사용하여야 함.

• 이 경우 건강보험에서 요양급여 대상인 치료재료를 우선 인정하고, 비급여 대상으로 정해진 치료재료는 요양급여 대상 치료재료 중 대체 가능한 치료재료가 없거나 환자의 증상 및 질병의 정도에 따라 진료 상 반드시 필요한 경우 사례별로 인정함.

• 건강보험기준에서 인정범위 등이 별도 정해지지 않은 경우에는 「치료재료 급여 · 비급여 목록 및 급여 상한금액표」 상 중분류의 사용용도 범위 내에서 사용하되, 환자 진료 상 불가피하게 사용 용도범위를 벗어나 사용한 것으로 확인이 되는 경우는 사례별로 인정함.

④ 진료수가신의료기술 등 인정범위

• 건강보험에서 요양급여 대상 또는 비급여 대상으로 결정되지 않은 새로운 행위 및 치료재료신의료기술 등를 자동차사고 환자에게 시행 또는 사용하는 경우, 인정범위는 건강보험 요양급여 대상 여부의 결정신청서가 접수된 행위 · 치료재료로서, 건강보험기준 중 대체 가능한 행위 · 치료재료가 없거나 환자의 증상 및 질병의 정도에 따라 의학적으로 불가피한 경우에 인정함.

• 이 경우 의료기관은 해당 신의료기술 등에 대한 가격행위는 실제비용, 치료재료는 실구입가을 기재한 비용 산정 목록표를 심사평가원에 제출하여야 함.

⑤ 건강보험기준 중 전액본인부담 항목에 대한 인정기준

- 자동차보험 진료수가기준 제5조제1항에 의한 건강보험기준 중 인정기준을 초과하여 환자 본인이 전액을 부담하는 부분에 대해서는 교통사고 환자의 진료를 위해 필요한 경우 인정할 수 있음.

2) 선택진료

① 교통사고 환자의 선택진료비용 청구방법은 교통사고 환자가 「의료법」 제46조에 따른 선택진료를 받은 경우 「선택진료에 관한 규칙」에 따라 진료형태입원, 외래별로 선택진료신청서를 각각 작성하여야 한다.

② 의료기관은 자동차보험진료수가 청구 시 관련 선택진료신청서를 첨부하여 제출하여야 한다.

3) 입원료

① 교통사고 환자에 대한 상급병실료 산정기준

- 「자동차보험진료수가에 관한 기준」 제6조제1항에 의거 보험업법에 따라 인가된 자동차보험약관에 의하여 부득이하게 상급병실을 사용한 경우에는 입원 당 약관에서 정하는 범위 내에서 기본 입원료 외에 상급병실료일반 병실료와의 차액를 별도 산정하되, 보험회사 등은 상급병실의 사용이 부득이한지 여부를 면밀히 관찰하여 불필요한 상급병실 사용이 발생하지 않도록 하여야 함.

② 건강보험의료급여 포함 또는 산재 등 타 법령에 의거 진료를 받고 있던 환자가 자동차보험으로 적용될 경우 입원료 체감제 적용방법

- 건강보험의료급여 포함 또는 산재 등 타 법령에 의거 진료를 받고 있던 환자가 자동차 보험으로 적용될 경우 입원료 체감제는 자동차보험 적용일로부터 적용함.

4) 의약품 관리료

① 건강보험의료급여 포함 또는 산재 등 타 법령에 의거 진료를 받고 있던 환자가 자동차보험으로 적용될 경우 입원환자 의약품 관리료 산정방법

• 건강보험 의료급여 포함 또는 산재 등 타 법령에 의거 진료를 받고 있던 환자가 자동차 보험으로 적용될 경우 입원환자 의약품 관리료는 자동차보험 적용일을 시점으로 하여 해당 소정 점수의 의약품 관리료를 산정함.

5) 이학요법료

① 교통사고 환자에 대한 물리치료사 1인당 1일 물리치료 실시 인원

• 해당 항목의 물리치료를 실시할 수 있는 일정한 면적의 해당 치료실과 실제 사용할 수 있는 장비를 보유하고 있는 의료기관에서 재활 및 물리치료를 실시한 경우에 상근하는 물리치료사 1인당 물리치료 실시인원 물리치료 실시 총 청구건수를 의미함은 월평균 또는 주평균 1일 30명까지 인정함.

다만, 상근물리치료사 1인 이상이 근무하는 기관에서 시간제, 격일제 근무자 주 3일 이상이면서 주20시간 이상 근무하는 자의 경우 0.5인으로 보아 월평균 또는 주평균 1일 15명까지 인정함.

※ 월평균 주 평균 물리치료실시인원 = 1개월간 1주일간 총 물리치료청구건수 물리치료 실시 연인원 ÷ 1개월간 1주일간 물리치료사 근무일수

6) 한방 물리요법

① 교통사고 환자에 대한 한의사 1인당 1일 한방 물리요법 실시인원

• 의료기관 보건의료원 포함의 침구실 등에서 한방물리요법을 실시한 경우에 상근하는 한의사 1인당 한방 물리요법 실시인원 한방 물리요법 실시 총 청구건수를 의미함은 월평균 또는 주평균 1일 20명까지 인정함.

다만, 시간제, 격일제 근무자는 주 3일 이상이면서 주 20시간 이상인 경우 0.5인으로 보아 월평균 또는 주 평균 1일 10명까지 인정함.

※ 월평균 주 평균 한방 물리요법 실시인원 = 1개월간 1주일간 총 한방 물리요법 청구건수 한방 물리요법 실시 연인원 ÷ 1개월간 1주일간 한의사 근무일수

7) 입원료 및 식대 심사기준

① 교통사고 환자의 입원은 의사가 진료상 필요하다고 인정하여 진료기록상 의학적으로 타당한 기록이 있는 경우 인정함.

② 의료기관은 입원 중인 교통사고 환자의 입원이 불필요하다고 판단한 경우 환자에게 퇴원을 지시하여야 함.

- 환자가 퇴원지시에 불응하는 경우 의료기관은 퇴원 또는 전원 소견을 보험회사 등에 즉시 서면으로 통지하고, 환자나 보호자에게 퇴원 및 전원의 필요성을 충분히 납득할 수 있도록 설명하고 진료기록부에 기재하여야 함.
- 보험회사 등은 의료기관에서 통지된 퇴원 또는 전원 가능 소견서에 대하여 의료기관에 입원진료비 지급보증 중지 여부를 회신하여야 함.
- 심사기관은 보험회사등이 의료기관으로부터 퇴원 또는 전원 가능소견을 통지 받고 입원진료비 지급보증 중지를 회신하기 전까지의 입원료와 입원진료비 지급보증 중지를 회신하지 아니한 경우의 입원료는 인정하여야 함.

③ 입원 중인 환자가 주치의의 허가를 받아 외박 시 입원료는 인정가능하나, 연속하여 24시간을 초과하는 경우에는 입원료 중 입원환자 병원관리료만 산정함. 이때 병원관리료 산정방법은 건강보험 입원환자 외박 시 병원관리료 산정방법과 동일함. 또한 입원중인 환자가 무단으로 외출, 외박하는 경우에는 무단 외출, 외박일 이후 입원료는 인정하지 아니함.

8) 진료수가 제외대상 진료비 처리방법

① 명백히 해당 자동차사고와 인과관계가 없는 상병에 대한 진료비 및 교통사고 환자가 해당 자동차사고가 있기 전에 가지고 있던 증상“기왕증”을 말한다의 진료비에 대하여

- 보험회사 등은 환자 또는 보호자에게 ‘건강보험 등으로 처리됨’을 서면으로 안내
- 의료기관은 주치의의 의학적 판단에 따라 진료비 구분하여 청구
- 심사기관은 자동차보험 진료수가 인정범위에서 제외되는 것으로 판단하는 경우 그 진료비를 인정하지 아니하나, 제6조제1항제1호 및 제2호의 단서조항에 해당하는 경우 해당 진료비를 인정함.

9) 처치 및 수술료

① 동일 피부 절개 하에 2가지 이상 수술을 동시 시술 시 수가 산정방법

- 동일 피부 절개하에 2가지 이상 수술을 동시에 시술한 경우 자동차보험진료수가의 인정범위제5조 내에서 모든 수술료에 대하여 주된 수술은 소정점수또는 금액에 의하여 산정하고, 제2의 수술부터는 해당 수술 소정점수또는 금액의 50%, 상급종합병원 · 종합병원은 해당수술 소정점수또는 금액의 70%를 산정함. 다만, 주된 수술 시에 부수적으로 동시에 실시하는 수술의 경우에는 주된 수술의 소정점수또는 금액만 산정함.

10) 요양병원

기왕증이 있는 자동차사고 환자가 요양병원 입원 시 환자분류군별 정액수가 및 기왕증 비용 산정방법

① 기왕증이 악화된 경우

- 기왕증이 악화된 상태를 반영하여 환자분류군별 정액수가 산정
- 기왕증에 대한 비용은 환자분류군별 정액수가에 포함되어 있으므로 건강보험 또는 의료급여로 별도 산정 불가

② 기왕증이 악화되지 않은 경우

- 기왕증이 환자분류군 변경을 수반하는 경우
  - 기왕증을 제외한 자동차사고로 인한 환자상태로 환자분류군별 정액수가 산정
  - 환자분류군별 정액수가에 포함되지 않은 기왕증 비용은 건강보험 또는 의료급여로 청구 가능
- 기왕증이 환자분류군 변경을 수반하지 않는 경우
  - 기왕증을 포함하여 환자분류군별 정액수가 산정
  - 기왕증에 대한 비용은 환자분류군별 정액수가에 포함되어 있으므로 건강보험 또는 의료급여로 별도 산정 불가

11) 치아보철

치아보철비의 경우 보험업법에 따라 인가된 자동차보험약관에 의하여 인정되는 범위 내에서 산정함.

12) 시범재활 치료

① 대상자 선정절차

- 재활의학과 전문의는 시범재활치료가 필요하다고 판단한 환자에게 시범재활치료에 대해 설명한 후 '시범재활치료계획 및 환자동의서'별지 제6호 서식를 작성하고, 7일 이내에 지급의사를 통지받은 보험회사 등에게 제출
- 시범재활치료 대상자를 통보받은 보험회사 등은 의료재활시설이 심사기관으로 해당 환자에 대한 자동차보험진료수가를 청구한 경우 해당 환자가 시범재활치료 대상자임을 심사기관에 알려야 함.
- 시범재활치료 대상자의 시범재활치료 기간 연장이 필요한 경우, 재활의학과 전문의는 '시범재활치료계획 및 환자동의서'에 현재의 환자 상태, 기간 연장이 필요한 사유 및 연장 기간 등을 기재하여 시범재활치료 기간이 종료되기 7일전까지 보험회사 등에게 제출

(7) 종별 가산율 산정

의료기관 종별 가산율은 상급종합병원이 45%, 종합병원 37%, 병원 21%, 의원 15%를 가산한다표 13-14.

표 13-14 자동차 보험의 의료기관 종별 가산율

의료기관 종별	가산율
상급종합병원	45%
종합병원	37%
병원	21%
의원	15%

3. 환자관리

교통사고시에는 의사표시의 정확한 전달과 표준화를 위하여 보험회사 등 및 의료기관이 사용하여야 할 서식을 다음과 같이 한다 별첨 서식 참조.

[제1호 서식] 교통사고환자 진료기록 확인 요청서

[제2호 서식] 교통사고환자에 대한 진료비 지급보증 중지 통보서

[제3호 서식] 교통사고 입원환자 퇴원 가능 소견서

[제4호 서식] 입원진료비 지급보증 중지 불가 통보서

[제5호 서식] 교통사고환자 진료비 안내문

[제6호 서식] 자동차 보험 시범재활치료계획 및 환자 동의서

[제7호 서식] 재활치료계획서

[제8호 서식] 재활심리상담 개인 결과서

[제9호 서식] 자동차보험 재가적응훈련계획 및 동의서

보험 등 가입의무의 면제 신청서

접수번호	접수일자	처리기간 7일

신청인	성명(명칭)	생년월일
	주 소	(전화번호 :)
자동차	소유자명	등록번호
	차 명	주행거리

보험 등 가입의무의 면제기간

보험 등 가입의무의 면제사유

「자동차손해보상보장법」 제5의2 및 「자동차손해배상보장법 시행규칙」 제1조의2에 따라 보험 등 가입의무 면제를 신청합니다.

년 월 일

신청인 (서명 또는 인)

시 · 도지사 귀하

신청인 제출서류	1. 보험 등 가입의무의 면제 사유 및 운행중지기간을 증명하는 서류 2. 자동차등록증 사본

주의사항

1. 보험 등 가입의무의 면제기간 중에는 해당 자동차를 도로에서 운행하여서는 아니되며, 면제기간 중에 자동차를 운행하려는 경우에는 지체없이 가입하여야 합니다.
2. 해외체류 등의 기간이 2년을 초과하는 경우 보험 등 가입의무를 면제받은 날로부터 2년이 경과되기 전에 의무보험에 가입하여야 합니다.
3. 의무보험에 가입하지 아니한 경우에는 「자동차손해배상보장법」 제48조제3항제1호에 따라 300만 원 이하의 과태료가 부과되며, 보험 등에 가입되어 있지 않은 자동차를 운행한 경우에는 「자동차손해배상보장법」 제46조제2항에 따라 1년 이하의 징역 또는 500만 원 이하의 벌금이 부과됩니다.

처리절차

신청서 작성	➔	접 수	➔	사실관계 확인 또는 검토	➔	기안 및 결재	➔	결과 알림
신청인		시 · 도지사		시 · 도지사		시 · 도지사		

〈제1호 서식〉

교통사고환자 진료기록 확인 요청서

보 험 회 사 명 (기　　호)		의 료 기 관 명 (기　　호)	
환　자　명		환자 생년월일	(남, 여)
진 료 기 관		진 료 과 목	

목　록	세 부 확 인 요 청 사 항
□ 응급실 기록지	
□ 경과 기록지	
□ 의사 명령지	
□ 수술 기록지	
□ 마취 기록지	
□ 투약 기록지	
□ 간호 기록지	
□ 검사 결과지	
□ 방사선 결과지	
□ 기　　타	

「자동차손해배상 보장법」 제14조제1항과 국토교통부고시 「자동차보험진료수가에 관한 기준」 제10조제1항에 따라 교통사고환자 진료기록의 [ ]열람, [ ]자료제출을 위와 같이 요청합니다.

년　　월　　일

○ ○ 보험주식회사(보상센터장)　　　　(인)

〈제2호 서식〉

지급보증 중지번호 :

교통사고환자에 대한 진료비 지급보증 중지 통보서

수　　신 : ○○병(의)원장 귀하
제　　목 : 교통사고환자에 대한 진료비 지급보증 중지 통보서

1. 귀 의료기관의 발전을 기원합니다.

2. 귀 의료기관에서 진료한 다음 교통사고 환자는 우리 회사(조합)와 합의가 성립되어 자동차손해배상보장법 제12조제1항에 따라 귀 의료기관에 자동차보험진료수가기준에 의한 진료비를 지급할 의사가 없음을 통보합니다.

- 다　　　음 -

환자 성명	(남, 여)
환자 생년월일	
지급보증번호	
지급보증 중지일자	20　년　월　일
특이사항	

20　년　월　일

주소 :　　　　　　　　　　　　○○보험주식회사　○○센터장 (인)

〈제3호 서식〉

문서번호 :

교통사고 입원환자 퇴원 가능 소견서

수　　신 : ○○보험 주식회사 (공제조합) ○○ 보상팀장(보상사무소장) 귀하
주　　소 :

제　　목 : 교통사고 입원환자 퇴원 가능 소견서 제출

1. 귀 사(조합)가 자동차보험진료수가로 지급보증한 교통사고입원환자에 대하여 진료한 결과, 의학적인 판단상 우리 의료기관에서의 입원진료가 더 이상 필요하지 않다고 사료되기에 다음과 같이 통지하오니 참고하시기 바랍니다.

2. 따라서 자동차보험진료수가에 관한 기준에 따라 귀 사(조합)가 이 통지를 받은 이후 별도의 지급보증 중지여부를 통지하지 아니할 경우에는 그 때까지의 입원진료비는 지급의사가 있는 것으로 간주하여 청구하겠으니 지급하여 주시기 바랍니다.

- 다　　　음 -

가. 환　자　명:
나. 환자 생년월일:　　　　　　　(남, 여)
다. 주요 진단명 :
라. 향후 치료 방법에 대한 소견 :
　("치료종료", "통원", "타의료기관으로의 전원입원" 중 하나를 기재)
마. 특기사항 : (환자의 퇴원가능 사유, 현 증상 및 상태, 향후 치료내용, 형태 등을 기술).끝.

20　년　월　일

주소 :

주치의 : ○○○ (면허번호 :　　　　) (서명)
○○ 병(의)원 원장 ○○○ (인)

도달증명	1. 직접전달, 팩스전송	수령일시		수령인명		수령인서명	
	2. 등기우편	등기번호 : ○○ 우체국 20 년 월 일 제　　호					
	3. 내용증명	우체국 접수증명인으로 대체					

※ 비　고 : 동 서식은 2매 1조로 작성하여 1부는 의료기관이 보관하고 1부는 보험회사등에게 전달하여야 합니다. 의료기관보관용에는 반드시 도달증명에 대한 기재가 있어야 하며, 심사평가원에 진료수가 청구시 제출합니다.

〈제4호 서식〉

문서번호 :

입원진료비 지급보증 중지(불가) 통보서

수　　신 : ○○ 병(의)원장 귀하
주　　소 :

제　　목 : 입원(식대 포함) 진료비 지급보증 중지(불가) 통보서

1. 귀 의료기관의 발전을 기원합니다.

2. 귀 의료기관에 입원한 다음 교통사고환자의 경우 (이전 진료 의료기관에서) 충분히 진료를 받아 통원진료가 가능하다는 소견이 제출되었던 바 우리 회사(조합)는 교통사고와 상당 인과관계가 있는 의료행위에 대한 진료비는 그 지급을 보증하고 다만, 입원료 및 식대에 대하여는 지급 보증할 수 없음을 알려드리니 참고하시기 바랍니다.

- 다　　　　음 -

환 자 명 :
환자 생년월일 :　　　　　(남, 여)

20　년　월　일

주소 :

○○보험주식회사 ○○ 센터장 (인)

<table>
<tr><td rowspan="3">도달
증명</td><td>1. 직접전달, 팩스전송</td><td>수령일시</td><td></td><td>수령인명</td><td></td><td>수령인서명</td><td></td></tr>
<tr><td>2. 등기우편</td><td colspan="6">등기번호 : ○○ 우체국　20　년　월　일 제　　　호</td></tr>
<tr><td>3. 내용증명</td><td colspan="6">우체국 접수증명인으로 대체</td></tr>
</table>

※ 비 고 : 동 서식은 2매 1조로 작성하여 1부는 보험회사등이 보관하고 1부는 의료기관에게 전달하여야 합니다. 보험회사 등 보관용에는 반드시 도달증명에 대한 기재가 있어야 하며 보험회사등은 심사평가원으로부터 청구내역 통보를 받으면 2일 이내에 심사평가원에 제출합니다.

〈제5호 서식〉

교통사고 환자 진료비 안내문

뜻하지 않은 교통사고로 고통을 겪고 계시는 귀하와 가족분들께 진심으로 위로의 말씀을 드리며, 조속히 쾌유하시길 바랍니다. 교통사고로 인하여 처리되는 진료비에 대한 이해를 돕고자 다음과 같이 안내를 드립니다.

- 다　　음 -

교통사고로 인한 진료비는 보험회사에서 지급되고, 기존질병에 대한 진료비는 건강보험 등으로 처리됩니다.

1. 교통사고로 인해 발생된 진료비는 자동차보험으로 처리됩니다. 이 경우 의료기관은 이에 해당하는 진료비를 교통사고환자에게 직접 청구할 수 없습니다.
2. 기존 질병 및 해당 자동차사고와 관련이 없는 상병에 대한 진료비는 건강보험 등으로 처리되며 이 경우 환자측의 본인부담금이 발생합니다.
3. 다만, 기존질병이라고 하여도 당해 교통사고로 인하여 악화된 경우, 그 악화로 인한 진료비 또는 자동차사고와 인과관계가 없으나 고의 또는 과실 없이 진료 중에 발생한 합병증 진료비는 자동차보험으로 처리됩니다.

※ 관련규정

1. 「자동차손해배상보장법」 제12조
2. 국토교통부 고시 「자동차보험진료수가에 관한 기준」 제6조 제1항

손해보험협회 · 대한의사협회 · 대한병원협회 · 대한치과의사협회 · 대한한의사협회

(담당자 : ○○ 화재(공제), ○○○, 전화 ___-______)

〈제6호 서식〉

자동차보험 시범재활치료계획 및 환자동의서

1. 일반사항 및 상태소견

① 성명 : ☐남 ☐여	② 생년월일 :	③ 지급보증번호 :
④ 사고일자 : 년 월 일	⑤ 입(내)원일자 : 년 월 일	

⑥ 주소 :

⑦ 입(내)원사유 :

⑧ 상병코드 및 상병명(주/부/파생은 주상병, 부상병, 파생상병을 의미하며 상병코드는 KCD-6 에 의거 작성)

주/부/파생	상병코드	상병명	치료유무	주/부/파생	상병코드	상병명	치료유무

⑨ 주요검사 (모두표시)	☐없음 ☐X-ray ☐MRI ☐CT ☐초음파 ☐근전도·신경전도 ☐관절경 ☐적외선체열검사 ☐정신상태검사 ☐심리학적검사 ☐Bone scan ☐기타( )

⑩ 주요검사 결과 요약

⑪ 주요장애 :

⑫ 주요 활동한계 :

⑬ 신체부위 마비정도[신경손상 환자에 대해 수행]

마비부위	☐없음 ☐좌상지 ☐좌하지 ☐우상지 ☐우하지			
측정일자 (가장 최근일)	우 측		좌 측	
	상지	하지	상지	하지
년 월 일				

G5(Normal) : 충분한 저항을 이겨내고 완전운동범위 수행
G4(Good) : 약간의 저항 이겨내고 완전운동범위 수행
G3(Fair) : 중력 이겨내고 완전운동범위 수행가능
G2(Poor) : 중력 제거 상태에서 부분적 운동범위 수행
G1(Trace) : 관절운동 없으나 약간 근수축이 있는 경우
G0(Zero) : 관절운동 및 근수축도 없는 경우

⑭ 신체기능자립도[입원환자 및 중등도 신경손상환자에 대해 수행]

	항목	자립도
ADL	옷 벗고 입기	☐완전자립 ☐부분도움 ☐완전도움
	세수 하기	☐완전자립 ☐부분도움 ☐완전도움
	식사하기	☐완전자립 ☐부분도움 ☐완전도움
	화장실사용하기	☐완전자립 ☐부분도움 ☐완전도움
	일어나 앉기	☐완전자립 ☐부분도움 ☐완전도움
	이동하기	☐완전자립 ☐부분도움 ☐완전도움
처치 요구	욕창	☐없음 ☐있음
	특수처치요구	☐없음 ☐있음(장루,기관지관리, 투석)
	배변장해	☐없음 ☐있음
	배뇨장해	☐없음 ☐있음

⑮ 최근통원주기	☐1주일에 3~5회 ☐1주일에 1~2회 ☐2주일에 1~2회 ☐3주일에 1~2회 ☐월 1~2회 정도 ☐해당없음
⑯ 수술여부	☐없음 ☐있음(수술명: , 수술일 :)

⑰ 현재까지 치료 요약 및 상병상태에 대한 종합 소견(주요 치료내역 및 상병상태 경과, 통증정도 등에 대하여 기재)

2. 시범재활치료계획

①예상기간	년 월 일 ~ 년 월 일 (주)	☐ 입원( ) ☐ 통원( )
②중점재활분야		

③ 위 예상치료기간이 필요한 사유 및 향후 치료계획(필요한 치료 또는 조치 예정 내역 기재)

④ 기능상태평가	평 가 항 목	평 가 일 자	평 가 점 수

3. 환자동의서

본인은 시범재활치료에 대하여 주치의로부터 설명을 들었으며, 시범재활치료 대상자로 선정되는 경우 시범재활치료를 받는 것에 동의합니다.

년 월 일

성명 : (서명) 환자와의 관계 :

위에 기재한 내용이 사실임을 확인합니다. 작성일자 : 년 월 일

의사면허번호 : 호

전문 과목 : 성명 : (서명)

보험회사 귀하

〈제7호 서식〉

재활치료 계획서

<table>
<tr><td rowspan="2">환 자</td><td>성 명</td><td colspan="2">(남, 여)</td><td>생년월일</td><td></td></tr>
<tr><td>지급보증번호</td><td colspan="2"></td><td>입(내)원일자</td><td></td></tr>
<tr><td>치료기간</td><td colspan="5">~ (주)</td></tr>
<tr><td>주 치 의</td><td colspan="2"></td><td>팀 회의 일자</td><td colspan="2">. . .</td></tr>
<tr><td>장 애
(Impairment)</td><td colspan="5"></td></tr>
<tr><td>활동 한계
(Activity limitation)</td><td colspan="5"></td></tr>
<tr><td>기 왕 증</td><td colspan="5"></td></tr>
<tr><td>회의 참석자</td><td colspan="5"></td></tr>
<tr><td>주요 안건</td><td colspan="5"></td></tr>
<tr><td rowspan="6">평가내용</td><td>물리치료평가</td><td colspan="4">※ 근력, 균형, 보행여부 등의 내용</td></tr>
<tr><td>작업치료평가</td><td colspan="4">※ 정량적 일상생활동작(K-MBI) 등의 내용</td></tr>
<tr><td>재활사회사업</td><td colspan="4">※ need 파악, 가족지지, 향후 퇴원이후 계획 등의 내용</td></tr>
<tr><td>재활심리평가</td><td colspan="4">※ MMSE, 치료동기, 행동장애 여부 등의 내용</td></tr>
<tr><td>재활간호평가</td><td colspan="4">※ 혈압, 당뇨 등 내과적 문제, 욕창여부 등의 내용</td></tr>
<tr><td>기타 평가</td><td colspan="4">※ 언어치료 평가, 등 표준화된 검사내용을 기재</td></tr>
<tr><td>특이사항</td><td colspan="5"></td></tr>
<tr><td>종합평가
및
치료계획</td><td colspan="5">※ 평가내용을 근거로 치료목표와 연결되는 재활치료계획(치료목표 및 치료방법, 예상 치료기간 등)을 기재</td></tr>
<tr><td colspan="6">전문과목 : 재활의학과 면허번호 :
의사성명 : (서명 또는 인)</td></tr>
</table>

〈제8호 서식〉

재활심리상담(개인) 결과서

환자번호		진 료 과			
성 명		연령 / 성별		결혼	
사고일자		평가일자			
진 단 명		주 치 의			
평가방법					

상담내용 (개인 /가족)	※ 환자가 호소하는 문제에 대해 다양한 치료 기법 중 환자에게 적합한 것을 선택하여 문제와 갈등의 원인, 해결을 위해 심층적인 상담을 실시하고 기록하되, 치료 동기, 우울 및 불안에 대한 상태, 대인 관계, 가족 관계 및 직업 복귀에 대한 내용이 포함되도록 상담 후 작성
상담결과	

자격종별 :　　　　자격번호 :

성　　명 :　　　　(서명 또는 인)

〈제9호 서식〉

자동차보험 재가적응훈련계획 및 동의서

1. 일반사항

① 성명 : □남 □여 | ② 생년월일 : | ③ 지급보증번호 :

④ 사고일자 : 년 월 일

⑤ 주소 :

⑥ 상병코드 및 상병명(주/부/파생은 주상병, 부상병, 파생상병을 의미하며 상병코드는 KCD-7에 의거 작성)

주/부/파생	상병코드	상병명	치료유무	주/부/파생	상병코드	상병명	치료유무

⑦ 주요장애 :

⑧ 일상생활동작 수행 정도 : □ 수정바델지수 ( ) 점
□ 기타 일상생활동작 평가 지수 - 평가명 ( ), 점수 (점)

2. 재가적응훈련계획

⑨ 예상기간 | 년 월 일 ~ 년 월 일 (일) | ⑩ □ 신규 □ 재훈련

■ 재가적응훈련의 목적

교통사고 환자 및 가족(보호자)에게 다양한 신체손상으로 인한 불완전한 가정생활에 대한 실제적이고 개별적인 가정생활 적응훈련을 통하여 안전한 가정생활과 원활한 역할수행을 지원하고자 합니다.

특히 환자 자신의 안전한 독립생활을 돕고, 가족(보호자)에게도 실제 가정생활 환경에서 환자 돌봄 교육·훈련을 통해 환자에게 필요한 도움의 범위와 가정생활 활동을 이해하도록 하여 가정 내 돌봄의 미숙함과 두려움을 줄여 안전하고 원활한 가정생활 복귀를 돕고자 합니다.

■ 재가적응훈련의 대상

교통사고로 인하여 독립적 일상생활동작의 수행이 완벽하지 못하여 간헐적으로 타인의 도움이 필요하다고 판단되는 **환자 및 가족(보호자)**으로, 다만 아래의 경우는 제외됩니다.

1. 불안정한 신체징후로 인하여 의료진의 집중관리가 필요하다고 판단되는 경우
2. 전염성 피부질환 및 감염으로 인하여 현재 치료 중이거나 전염의 우려가 있는 경우

■ 재가적응훈련의 기간

재가적응훈련관 이용 기간은 최대 7일 이내에서 담당 재활의학과 전문의의 처방에 따릅니다.

본인은 재가적응훈련 계획에 대하여 담당 의사로부터 설명을 들었으며, 대상자로 선정되는 경우 재가적응훈련을 받는 것에 동의합니다.

년 월 일

환자 : (서명)

환자와의 관계 : 참여 가족(보호자/법정대리인) : (서명)

* 환자 이외 재가적응훈련 참여 가족(보호자/법정대리인)만 서명하게 된 사유
□ 환자의 신체, 정신적 장애로 인하여 상기 내용에 대하여 이해하지 못함
□ 미성년자로서 상기 내용에 대하여 이해하지 못함
□ 기타______________________

재가적응훈련 계획에 대하여 환자 및 가족(보호자)에게 설명하였음을 확인합니다.

작성일자 : 년 월 일

전문 과목 :

의사면허번호 : 성명 : (서명)

보험회사 귀중

(별지 제1호 서식)　　　　　　　　　　　　　　　　　　　　　　　　〈별첨 1. 입원〉

보험사업자 (코　드)	(　　　　　　)	자동차보험 진료수가 지급청구서	의 료 기 관 명	
환 자 명 주민번호	(　　-　　)		명 칭 (코드)	(　　　　　　)

상 병 명	분류기호	진료과목			소재지		
					종 별		(인)
		청구형태	1. 중간　　2. 완결		대표자		
		진료기간	. . . ~ . . .		진료결과	1계속 2이송 3회송 4사망 5기타	

입원일수	일	기본진료.약제 특정재료(Ⅰ)	진료행위 (Ⅱ)	분　류	자보 단가	1일투여량 또는 실시횟수	총투여일수 또는 실시횟수	금 액
구　분								
1.진찰료	①초진　회	원	야간.공휴 회					
	②재진　회	원	야간.공휴 회					
	③의약품관리료　회	원						
	④응급 및 회송료　회	원						
	⑤기타　회	원						
2.입원료	①일반　일	원						
	② 내 과 . 정 신 과 만8세미만의소아　일	원						
	③집중치료실　일	원						
	④격리병실　일	원						
	⑤무균치료실　일	원						
	⑥기타　일	원						
3.투약 및 처방전료	①내복　일분	원	원					
	②외용　일분	원	원					
	③처방전　회	원	원					
4.주사료	①피하또는근육내 일	원	원					
	②정맥내　일	원	원					
	③수액제　회	원	원					
	④기 타　회	원	원					
	⑤특정재료	원						
5.마취료	①　회	원	원					
6.이학요법료	①　종	원	원					
7.정신요법료	①　종	원	원					
8.처치 및 수술료	①처치　종	원	원					
	②수술　종	원	원					
	③수혈　회	원	원					
	④캐스트　회	원	원					
9.검사료	①자체검사　종	원	원					
	②위탁검사관리료	원						
	③위탁검사　종	원	원					
10.영상진단 및 방사선 치료료	①진단　종	원	원					
	②치료　종	원	원					
	③CT　회	원	원					
11.기타	①MRI　회	원	원					
	②기타검사　종	원	원					
12.식대	식	원						
13.소　계		원	원					
14.가　산　율		%	원					
15.진　료　비　총　액			원					
일 련 번 호								

청구일자　　. . .　　　　　　　　　　　　　　257mm x 364mm(B4일반용지 70g/m³)

비고 : 제17조제1항의 규정에 의한 전자문서교환방식에 따라 청구할 경우에는 서식의 내용이 아닌 용지의 종류 또는 규격은 이를 적용하지 아니한다.

(별지 제1호 서식) 〈별첨 2. 외래〉

자동차보험 진료수가 지급청구서

보험사업자 (코　드)	(　　　　)	의 료 기 관 명	
환 자 명 주민번호	(　-　)	명 칭 (코드)	(　　　　)

상　병　명	분류기호	진료과목			소재지		
					종　별		(인)
		진료기간	. . . ~ . . .		대표자		
					진료결과	1계속 2이송 3회송 4사망 5기타	
총내원일수	일	내원일	1 2 3 4 5 6 7 8 9 10 11 12 13 14 15 16 17 18 19 20 21 22 23 24 25 26 27 28 29 30 31				

구　분		기본진료. 약제 특정재료(Ⅰ)	진료행위 (Ⅱ)	분　류	자보단가	1일투여량 또는 실시횟수	총투여일수 또는 실시횟수	금 액
1.진찰료	①초진 회	원	야간.공휴 회					
	②재진 회	원	야간.공휴 회					
	③의약품관리료 회	원						
	④응급 및 회송료 회	원						
	⑤기타 회	원						
3.투약 및 처방전료	①내복 일분	원	원					
	②외용 일분	원	원					
	③처방전 회	원	원					
4.주사료	①피하또는근육내 일	원	원					
	②정맥내 일	원	원					
	③수액제 회	원	원					
	④기 타 회	원	원					
	⑤특정재료	원						
5.마취료	① 회	원	원					
6.이학요법료	① 종	원	원					
7.정신요법료	① 종	원	원					
8.처치 및 수술료	①처치 종	원	원					
	②수술 종	원	원					
	③수혈 회	원	원					
	④캐스트 회	원	원					
9.검사료	①자체검사 종	원	원					
	②위탁검사관리료	원						
	③위탁검사 종	원	원					
10.영상진단 및 방사선 치료료	①진단 종	원	원					
	②치료 종	원	원					
	③CT 회		원					
11.기타	①MRI 회	원	원					
	②기타검사 종	원	원					
13.소 계		원	원					
14.가 산 율		%	원					
15.진 료 비 총 액			원					
일 련 번 호								

청구일자 . . . 257mm x 364mm(B4일반용지 70g/m³)

비고 : 제17조제1항의 규정에 의한 전자문서교환방식에 따라 청구할 경우에는 서식의 내용이 아닌 용지의 종류 또는 규격은 이를 적용하지 아니한다.

(별지 제3호 서식)

〈의과입원〉

자동차보험 진료수가 명세서

보험회사등 명칭		서식번호	C	0	0	2
보험회사등 코드		의료기관 기호				
환자 성명		의료기관 명칭				
환자 주민번호	-	사고접수번호				

상병명	분류기호	수술	진료과목	당월진료개시일 / 최초입원개시일	지급보증번호	
					당월진료일수 (투약일수포함)	일
					진료결과	

입원일수 일 / 구분		기본진료,약제, 특정재료(Ⅰ) (원)	진료행위(Ⅱ) (원)
1.	①초진		
	②재진		
	③의약품관리료		
	④응급및회송료		
	⑤선택진료비		
	⑥기타		
2.	①일반		
	②내과질환자.정신질환자 만8세미만의소아		
	③중환자실		
	④격리병실		
	⑤신생아		
	⑥기타		
	⑦기본식대		
	⑧가산식대		
	⑨상급병실료		
3.	①내 복		
	②외 용		
	③처방전		
4.	①피하또는근육내		
	②정맥내		
	③수액제		
	④기타		
	⑤특정재료		
	⑥수혈		
5.	①마취		
	②선택진료비		
6.	①이학요법료		
7.	①정신요법료		
8.	①처치 및 수술		
	③캐스트		
	④선택진료비		
	⑤기타		
9.	①자체검사		
	②위탁검사관리		
	③위탁검사		
10.	①진단		
	②치료		
	③선택진료비		
11.	①환자납부액		
S.	①CT		
	②MRI		
	③PET		
12.소 계			
13.가 산 율		%	
15.진 료 비 총 액			
16.환 자 납 부 총 액			
17.청 구 액			
일 련 번 호		※ 심사조정	

처방전 발급번호			처방일수	
점검번호				

줄번호	코드구분	약품코드 (일반명 또는 제품명코드)	약품명(일반명 또는 제품명)		1회 투약량	1일투여 횟수	총투약 일수	
줄번호	코드구분	코드	분류 (예외구분코드)	단가	1회투약량	1일투여량 또는 실시횟수	총투여일수 또는 실시횟수	금 액

특정내역	

※ 심사내역	구분	코드	조정	Ⅰ.Ⅱ	구분	코드	조정	Ⅰ.Ⅱ
	계				계			

주) 구분 : 1.진찰료(외래관리료 포함), 2.입원료, 3.투약료 및 처방전, 4.주사료, 5.마취료, 6.이학요법료, 7.정신요법료, 8.처치 및 수술료, 9.검사료, 10.영상진단 및 방사선 치료료, 11.환자납부액, S. 특수장비

257㎜ x 364㎜ (B4 일반용지 70g/㎡)

자동차보험 환자의 경우에는 보험사의 지불보증서 및 진료의뢰서소견서 등 확인 후 진료접수하며, 보험사의 보증제외 항목에 대하여 자세한 설명 후에 반드시 동의서를 받아야 한다.

사고와 인과관계 여부에 따라 기왕증 등은 건강보험이나 일반환자 등의 보험 유형으로 처리하고 책임 · 자손보험 등 한도금액 확인 후 접수한다.

자동차보험 환자의 업무 흐름도는 다음과 같다.

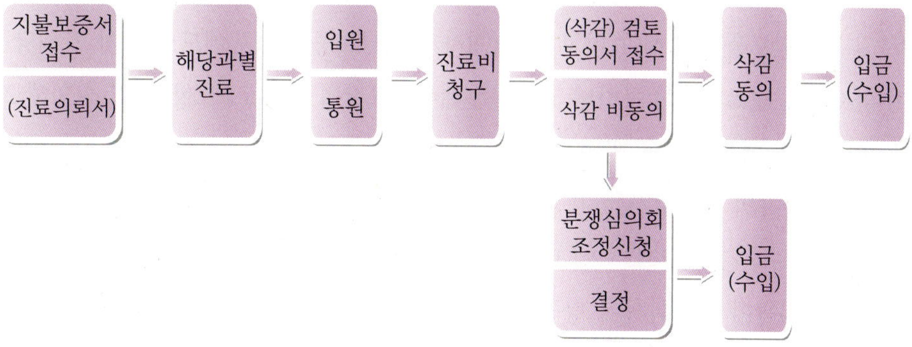

그림 13-1 자동차보험 환자의 업무 흐름도

자동차 사고는 대부분이 응급실을 통하여 내원하게 되며, 이때 의료기관에서는 신속하게 피해자의 인적사항과 대략의 사고경위를 파악하여 가해차량의 운전자와 차량번호 및 가입된 보험회사를 미리 파악해 두어야 한다. 한편, 가해자는 관할 경찰서 및 보험회사에 사고접수를 하여 피해자가 금전적인 부담없이 진료를 받을 수 있도록 해야 한다.

대부분의 가해자는 종합보험에 가입이 되어 있지만, 피해자가 경미한 부상인 경우에는 가해자가 직접 의료기관에 진료비 지급의사를 밝히면 가해자에게 지불보증각서를 받아 처리할 수 있으며, 종합보험에 가입이 안 된 가해자의 경우에도 인적사항 및 기타 연락처 등을 정확히 파악하여 진료비 수급에 문제가 발생하지 않도록 적절한 조치를 취해야 한다.

가해자가 보험사에게 사고접수를 하였을 경우에는 자동차손해배상보장법 시행령 제11조에 의하여 보험회사는 의료기관에게 지급보증의 통지를 서류, FAX, 전산파일 등의 문서로 처리하여야 하고 철회할 경우에도 마찬가지이다.

자동차손해배상보장법에 의하면 의료기관이 청구한 진료비는 보험회사 등이 100% 지급하여야 하고, 보험회사 등이 의료기관의 동의를 받거나 심의회에 심사청구를 하여, 그 결정된 결과에 의해서만 진료비를 삭감할 수 있다. 보험회사 등이 임의삭감을 하는 경우에는 해당 시 · 군 · 구청에 교통과 또는 교통지도계에 고발하면 5천만 원 이하의 과태료 처분을 받게 된다.

의료기관이 교통사고 환자에 대한 진료비를 환자에게 직접 청구하는 것은 금지되어 있다. 보험회사는 교통사고 환자의 발생을 알았을 경우 지체없이 해당 병원에 지급의사 유무 및 지급한도를 통지해야 하고, 보험회사가 지급보증을 했음에도 불구하고 해당 병원이 환자에게 진료비를 청구하면 자동차손해배상보장법 제48조제2항제2호에 의해 2천만 원 이하의 과태료 처벌을 받게 된다.

교통사고 환자의 진료수가는 자동차보험진료수가기준으로 산정하며, 진료수가기준은 자동차보험진료수가기준 제3조에 따라 교통사고와 관련된 모든 치료비용을 말한다. 여기에는 의료기관이 보험회사에 청구하는 비용, 교통사고 환자가 진료비를 직접 부담하는 비용, 향후 치료비 등이 있다.

의료기관이 보험회사 등에게 교통사고 환자의 진료비를 청구할 때에는 의료법 제22조의 규정에 의한 진료기록에 따라 청구하여야 한다. 진료기록과 다르게 청구하거나 이를 청구할 목적으로 허위진료기록을 작성한 의료기관은 자동차손해배상보장법 제46조제4항에 의해 5천만 원 이하의 벌금처벌을 받게 된다.

참고문헌

김병환 외, "건강보험의 이론과 실제", 계축문화사, 2011.

노동부 근로복지공단, "2017년도 산재 · 고용보험실무편람", 2017.

대한의사협회, "건강보험요양급여비용(2010년 1월판)", 2010.

남철현 외, "보건의료관계법규", 메디시언, 2019.

문옥륜 외, "건강보장론", 신광출판사, 2014.

박민수, "건강보험 제정 안정과 국민의료비 절감을 위한 주요정책 추진방향", 한국보험심사평가사협회

2012년도 산학협력세미나, 2012

박재원 외, "건강보험 및 건강증진관계법규", 배영출판사, 2016.

박재원 외, "건강보험청구실제", 배영출판사, 2016.

이준협 외, "NEW 원무관리", 메디시언, 2019.

2018 건강보험통계연보. 건강보험심사평가원. 2019.

2018 보건복지 가족 백서, 보건복지부, 2019.

건강보험요양급여비용, 대한병원협회, 2018.

교통사고처리특례법, 2016. 12.

국민건강보험 요양급여의 기준에 관한 규칙

국민건강보험공단 정관

국민건강보험법, 법률 제15874호, 2018. 12.

노동부 고시, 산업재해보상보험 요양급여 산정기준, 2018.

노인장기요양보험법, 법률 제15881호 2018. 12.

대한병원협회, 건강보험 요양급여 비용, 2018.

보건복지부 기초의료보장과, 2017년 의료급여사업안내, 2017.

보건복지부, 저소득층 복지정책(기초의료보장),

보건복지부고시, 본인일부부담금 산정특례에 관한 기준

요양병원 입원료 차등수가 개정 내용, 건강보험심사평가원 급여기준실, 2017.

요양병원형 수가제도, 건강보험심사평가원, 2017. 12.

질병군(DRG) 포괄수가제도 요양급여비용 및 실무 안내, 건강보험심사평가원, 발행 2022. 1.

요양급여비용 청구방법, 심사청구서 · 명세서서식 및 작성요령, 건강보험심사평가원, [2020년 7월판]

요양급여비용 심사 · 지급업무 처리기준[보건복지부고시 제2019-233호]

장기요양급여 제공기준 및 급여비용 산정방법 등에 관한 고시[보건복지부고시 제2021-324호]

복지용구 급여범위 및 급여기준 등에 관한 고시[보건복지부고시 제2021-22호]

보건의료기본법, 보건복지부, 2018. 12.

의료법, 보건복지부, 2019. 4.

의료급여법, 보건복지부, 2019. 1.

자동차관리법, 2022. 7.

자동차보험 진료수가에 관한 기준, 2020. 12.

자동차손해배상보장법, 2022. 7.

자동차손해배상보장법 시행규칙, 2021. 1.

자동차손해배상보장법 시행령, 2022. 3.

입원료 및 식대 십사지침, 자동차보험진료수가분쟁심의회, 2017.

http://mccm.co.kr/, 2009.

http://team.mw.go.kr/blss/contents/contentsView.jsp?no=24&menu_cd=B_04_01_01, 2018.

http://www.kcomwel.or.kr/data/data_01.asp, 2018.

http://www.kcomwel.or.kr/main/movie2/main.htm, 2018.

http://www.who.int/about/definition/en/print.html

http://www.aimfrc.or.kr

http://www.hira.or.kr

http://www.longtermcare.or.kr/portal/site/nydev

http://www.nhic.or.kr

http://www.moleg.go.kr

찾아보기

ㅈ

에센스 건강보험론

2022년 9월 5일 초판 인쇄
2022년 9월 13일 초판 발행

저 자 강공언 · 김재윤 · 남영희 · 류장근 · 박경렬
박재원 · 신은경 · 오향숙 · 유진영 · 홍보경

발행인 주 병 오 · 주 민 기

발행처 메디시인

경기도 파주시 회동길 209 (문발동)
파주출판문화정보산업단지
영업부 (031) 955-7566 · 7577
편집부 (031) 955-7731
FAX (031) 955-7730

등록번호 2005년 2월 16일 제 406-2005-000045 호

ISBN 979-11-90839-71-6 값 28,000 원

총판 (주) 지구문화

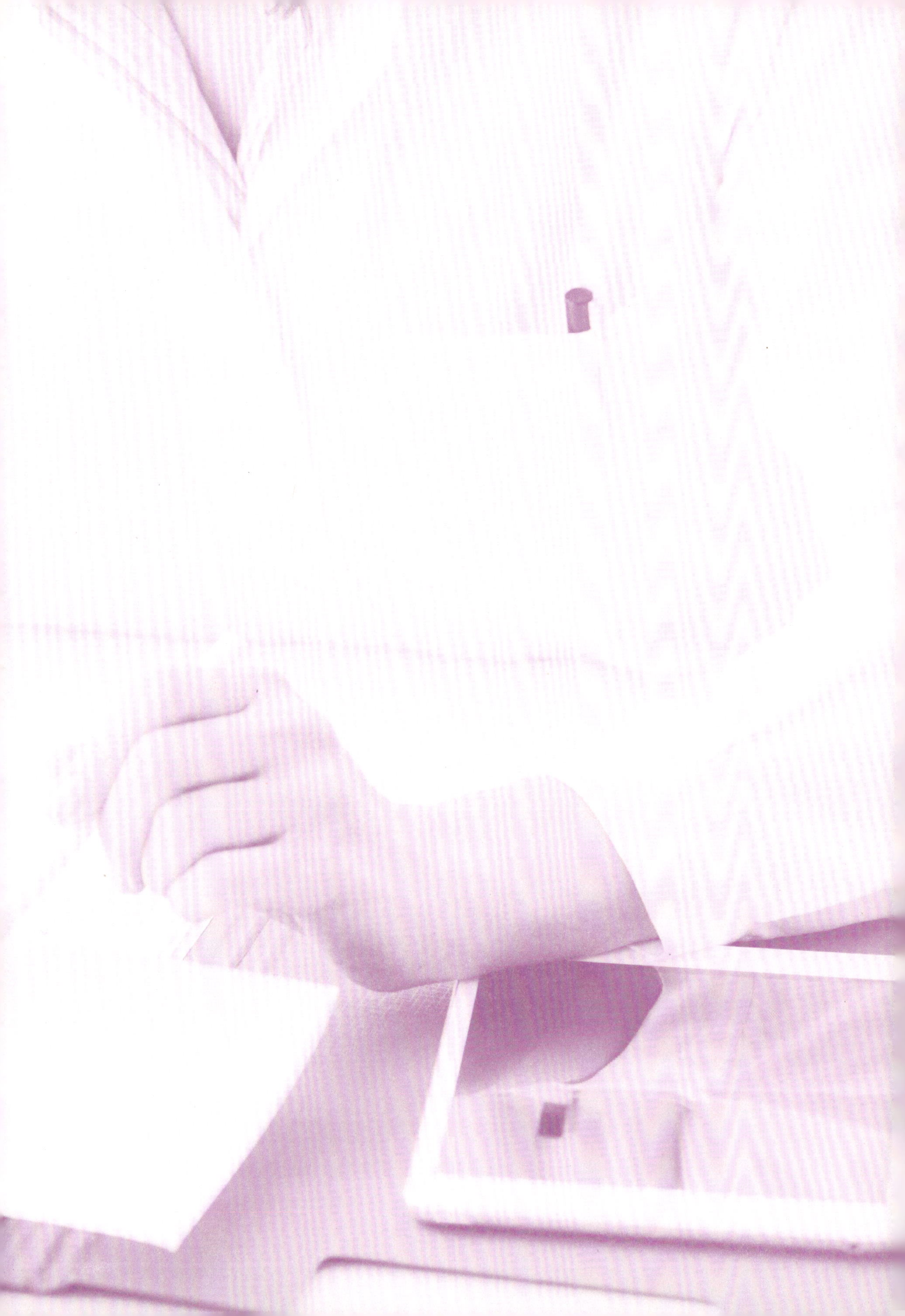